中医执业医师资格考试
实践技能拿分考典

阿虎医考研究组 编

中国中医药出版社
·北 京·

图书在版编目（CIP）数据

中医执业医师资格考试实践技能拿分考典/阿虎医考研究组编. —北京：中国中医药出版社，2018.12

执业医师资格考试通关系列

ISBN 978-7-5132-5125-9

Ⅰ.①中… Ⅱ.①阿… Ⅲ.①中医师－资格考试－自学参考资料 Ⅳ.①R2

中国版本图书馆 CIP 数据核字（2018）第 162301 号

中国中医药出版社出版

北京市朝阳区北三环东路 28 号易亨大厦 16 层
邮政编码　100013
传　真　010-64405750
肥城新华印刷有限公司印刷
各地新华书店经销

开本 787×1092　1/16　印张 22.75　字数 500 千字
2018 年 12 月第 1 版　2018 年 12 月第 1 次印刷
书号　ISBN 978-7-5132-5125-9

定价　78.00 元
网址　www.cptcm.com

答 疑 热 线　010-86464504
购 书 热 线　010-89535836
维 权 打 假　010-64405753

微信服务号　zgzyycbs
微商城网址　https://kdt.im/LIdUGr
官方微博　http://e.weibo.com/cptcm
天猫旗舰店网址　https://zgzyycbs.tmall.com

如有印装质量问题请与本社出版部联系（010-64405510）
版权专有　侵权必究

前　言

执业医师资格考试于每年2月报名，分为实践技能考试和医学综合笔试两部分。所有考生必须先通过6月举行的实践技能考试，才有资格继续参加8月下旬（"一年两试"试点地区按具体安排执行）举行的医学综合笔试。

实践技能考试为三站式考试。第一站病案（例）分析，每人随机抽取2道病例分析题，在答题卡上进行笔试，答题时间60分钟，总分40分，该部分权重最大，是需要重点复习的部分。第二站为基本操作，是实际操作，操作过程还需回答考官的提问，操作时间总计15分钟，总分30分。第三站为临床答辩，每人随机抽取4道题，答题时间总计15分钟，总分30分，该部分为口试。三站总计100分，达到60分即可通过实践技能考试。于7月份可上网查询实践技能考试成绩，通过者才能参加8月份的综合笔试考试。

为了帮助报考中医执业医师实践技能考试的广大考生在短时间内熟练掌握大纲要求的各项内容，顺利通过实践技能考试，我们按照《中医执业医师资格实践技能考试大纲》和《国家医师资格考试实践技能考试指导·中医执业医师》，根据历年真卷将考点去粗取精，归纳总结成本书，突出应试模式。让考生能够轻松通过本阶段考试，安心复习医学综合笔试内容。

本书根据实践技能考试的顺序分为三站，每站以【考点汇总】为中心，前有考试样题及答题模板，考点后附有实战演练。实战演练的题目均来自最近几年的真题，题量大，考点全面，方便考生熟悉考试题型与解答方法。【考点汇总】为每一站的重点内容，以"★"作为重点标注，★★★最为重要，表明该考点为高频考点；★★次之，表明该考点较为重要；★最次，表明近几年考过1次；近几年未出现过的考点则一笔带过，不作标注。以此提醒考生着重复习，强化记忆。

根据我们对近年来真题的研究归纳，总结考点及出题规律，可以看出，实践技能考试重点突出，重要内容反复考察。考生只要熟记星标考点，勤加练习，则不难通过实践技能考试。

为了帮助记忆，本书将复杂的医考考点内容以表格形式呈现，简洁精练，各个考点之间的异同点也一目了然,这样可以极大地简化复习过程,让考生在最短的时间内掌握最核心的内容,真正做到踏进考场胸有成竹。

最后,衷心祝愿大家考试顺利!

目 录

第一站　病案（例）分析 ································ (1)
第二站　基本操作 ···································· (145)
　第一部分　中医技术操作 ····························· (147)
　　一、针灸常用腧穴定位 ····························· (147)
　　二、针灸临床技术操作 ····························· (162)
　　三、中医望、闻、切诊技术的操作 ···················· (180)
　第二部分　体格检查 ································ (189)
　第三部分　西医基本操作 ····························· (209)
第三站　临床答辩 ···································· (223)
　第一部分　中医问诊答辩 ····························· (225)
　第二部分　中医答辩 ································ (229)
　　一、疾病的辨证施治 ······························· (229)
　　二、针灸常用腧穴主治病证 ·························· (229)
　　三、针灸异常情况处理 ····························· (247)
　　四、常见急症的针灸治疗 ···························· (250)
　第三部分　双重诊断答辩 ····························· (255)
　第四部分　西医答辩或临床判读 ························ (275)
　　一、西医答辩 ···································· (275)
　　二、临床判读 ···································· (339)

第一站

病案（例）分析

病案（例）分析分值表

	考试项目	所占分值
病案（例）分析1（内科） 病案（例）分析2（外、妇、儿科） 各20分，共计40分 考试方法：书面笔试 考试时间：60分钟	主诉	0.5
	现病史	1
	既往史	0.5
	中医疾病诊断	2.5
	中医证候诊断	2.5
	中医辨病辨证依据	4
	中医病证鉴别	2.5
	中医治法	2
	方剂名称	1.5
	药物组成、剂量及煎服法	3
	合计	20

通关技巧

考生依据题目所提供的中医四诊等临床资料以书面形式答出主诉、现病史、既往史、中医辨病辨证依据（含病因病机分析）、中医病证鉴别、中医诊断、治法、方剂名称、药物组成、剂量及煎服法。答题重点在中医辨病辨证依据，所占分值也最高，所包含的内容主要是主诉、现病史、既往史及病因病机分析。

1. 中医疾病诊断（2.5分） 以题干描述的第一症状为主要判断要点，结合相关体征表现确定疾病诊断。

2. 中医证候诊断（2.5分） 根据题干中描述的中医四诊信息综合归纳分析，可从八纲和脏腑辨证角度初步分析，结合大纲中疾病的证型名称确定证型诊断，要求证型名称必须与大纲中原有名称保持一致。

3. 中医辨病辨证依据（含病因病机分析）（6分）

（1）主诉（0.5分） 一般为题干中第一句症状描述的语句，结合持续、复发或加重的时间即可。

（2）现病史（1分） 一般将题干中刻下症状表现抄录即可，关键词多为"刻下""现症"。辨证依据需要写清楚该证型的特征，包括主症、兼症、舌脉特征。

（3）既往史（0.5分） 主要包括个人史、过敏史、婚育史、家族史，根据题干中相关内容，抄录即可。

（4）病因病机分析（4分） 根据现病史+既往史，运用中医理论分析证型，注意将症状和体征归类描述，写出病因、病位（所侵犯的脏腑）及脏腑出现的问题。

4. 中医病证鉴别（2.5分） 先描述两个疾病的相同点，但本部分重点在于抓住两个疾病的不同点，主要分为症状鉴别要点、病因病机鉴别要点，前者多为主症相近，但伴随症状存在差异，后者多为症状表现类似，但病因和发病机理存在差异。实在不会的情况下仅仅罗列两种疾病的症状也能得分。

5. **中医治法（2分）** 根据疾病和证型诊断，设立中医治法，一般为2个四字的专业中医治法词汇。

6. **方剂名称（1.5分）** 根据考点内容熟记正确的方剂名称，原方名后添加"加减"二字。

7. **药物组成、剂量及煎服方法（3分）**

（1）组成 原方主体用药要求基本书写，根据题目具体情况进行相关药物的加减，不能出现与证型明显不合的药物。

（2）剂量 一般书写临床常用剂量，常用药物以10～15g为基本剂量，有明确毒副作用的药物需要在规定剂量以内。注意写明特殊煎煮方法。

（3）煎服方法 基本都可使用"三剂，水煎服，每日一剂，早晚分服"的模板回答。

一、考试介绍

本站为技能考试中分值最高的部分。考试涉及的知识点主要是中医内科学、中医外科学、中医妇科学及中医儿科学的内容。要求考生在60分钟内完成2道病案（例）分析试题，每题20分，总分40分。

【样题1】

病案（例）摘要：尤某，男，38岁，已婚，工人。2014年6月10日初诊。患者1年前受惊吓刺激，而出现房事时阴茎举而不坚，善惊易恐。现症：阳痿不振，心悸易惊，胆怯多疑，夜多噩梦，舌苔薄白，脉弦细。

答题要求：1. 根据上述摘要，在答题卡上完成书面分析。2. 中医病证鉴别：请与早泄相鉴别。

【样题2】

病案（例）摘要：李某，女，48岁，已婚，干部。2015年2月15日初诊。患者以往月经尚正常，经量中等，无痛经。近半年来月经周期紊乱，有时2～3个月一行，有时10～20天一行，或量多如崩，或淋沥量少，持续半月余不净，经色暗淡。质清晰，伴腰脊酸软，舌暗淡，苔白润，脉沉细。

答题要求：1. 根据上述摘要，在答题卡上完成书面分析。2. 中医病证鉴别：请与经间期出血相鉴别。

答案：

1. 中医疾病诊断：阳痿。

中医证型诊断：惊恐伤肾证。

中医辨病辨证（含病因病机分析）：以房事时阴茎举而不坚为主症，辨病为阳痿。现症见阳痿不振，心悸易惊，胆怯多疑，夜多噩梦，舌苔薄白，脉弦细，辨证为惊恐伤肾证。惊恐伤肾，肾精破散，心气逆乱，气血不达宗筋。

中医病证鉴别：阳痿是指欲性交时阴茎不能勃起，或举而不坚，坚而不久，不能进行正常性生活的病证，而早泄是同房时，阴茎能勃起，但因过早射精，射精后阴茎痿软的病证。二者在临床表现上有明显差别，但在病因病机上有相同之处。若早泄日久不愈，可进一步导致阳痿，故阳痿病情重于早泄。

治法：益肾宁神。

方剂名称：启阳娱心丹加减。

药物组成、剂量、煎服方法：人参6g，远志12g，茯神15g，菖蒲3g，甘草3g，橘红3g，砂仁（后下）3g，柴胡3g，菟丝子24g，白术24g，生枣仁12g，当归12g，白芍12g，山药18g，神曲9g。炼蜜为丸，每日服15g，白开水送下。

2. 中医疾病诊断：崩漏。

中医证型诊断：肾气虚证。

中医辨病辨证（含病因病机分析）：以经血非时暴下不止，或淋沥不净为主症，辨病为崩漏。经血量多，或淋沥不尽，经色暗淡，质清稀，伴腰脊酸软，舌暗淡，苔白润，脉沉细，辨证为肾气虚证。经断前后，肾气虚衰，封藏失司，冲任不调。

中医病证鉴别：崩漏与经间期出血都是非时而下。但经间期出血发生在两次月经中间，颇有规律，且出血时间仅2~3天，不超过7天左右自然停止。而崩漏是周期、经期、经量的严重失调，出血不能自止。

治法：补益肾气，固冲止血。

方剂名称：加减苁蓉菟丝子丸加党参、黄芪、阿胶。

药物组成、剂量、煎服方法：肉苁蓉9g，菟丝子9g，覆盆子9g，蛇床子9g，当归3g，白芍药3g，川芎3g，牡蛎（先煎）24g，乌贼骨24g，五味子18g，防风18g，黄芩15g，艾叶9g，党参9g，黄芪9g，阿胶（烊化）9g。炼蜜为丸，每服30~40丸，盐汤送下，早晚分服。

二、考点汇总

（一）内科疾病

考点1★★★ 感冒

【诊断要点】

以恶风或恶寒，伴或不伴有发热，以及鼻咽症状为主症，可见鼻塞、流涕、多嚏、咽痒、咽痛、周身酸楚不适等。若风邪夹暑、夹湿、夹燥，还可见相关症状，四季皆可发病，而以冬、春两季为多。

【辨证论治】

证型	证候	证机概要	治法	方剂	组成
风寒感冒	恶寒重发热轻，无汗头痛，流涕咽痒，咳嗽痰白，苔白，脉浮紧	风寒外束，卫阳被郁，腠理闭塞，肺气不宣	辛温解表	荆防达表汤或荆防败毒散加减	荆防达表苏芷苓，姜葱神曲橘杏仁，辛温疏表宣肺卫，风寒感冒服康宁；荆防败毒草苓芎，羌独柴前枳桔同

续表

证型	证候	证机概要	治法	方剂	组成
风热感冒	恶寒轻发热重，流黄浊涕，咳嗽痰黄，口干欲饮，舌边尖红，苔微黄，脉浮数	风热犯表，热郁肌腠，卫表失和，肺失清肃	辛凉解表	银翘散或葱豉桔梗汤加减	银翘散主上焦疴，竹叶荆牛豉薄荷，甘桔芦根凉解法，清疏风热煮无过；葱豉桔梗薄荷翘，山栀竹叶加甘草
暑湿感冒	身热，微恶风，头昏重，咳嗽痰黏，胸闷脘痞，渴不多饮，苔薄黄腻，脉濡数	暑湿遏表，湿热伤中，表卫不和，肺气不清	清暑祛湿解表	新加香薷饮加减	三物香薷豆朴先，散寒化湿功效兼，若益银翘豆易花，新加香薷祛暑煎
气虚感冒	恶寒较甚，咳痰无力，神疲体弱，气短懒言，舌淡苔白，脉浮而无力	气虚卫弱，风寒乘袭，气不达邪	益气解表	参苏饮加减	参苏饮内用陈皮，枳壳前胡半夏齐，干葛木香甘桔茯，内伤外感此方宜
阴虚感冒	身热，微恶风寒，少汗，心烦，口干咽燥，舌红少苔，脉细数	阴亏津少，外受风热，表卫失和，津不作汗	滋阴解表	加减葳蕤汤化裁	加减葳蕤用白薇，豆豉生葱桔梗随，草枣薄荷共八味，滋阴发汗此方魁

【病证鉴别】

（1）感冒与风温

病名	相同点	不同点
感冒	风热感冒与风温初起颇为相似	发热一般不高或不发热，病势轻，不传变，服解表药后，多能汗出热退，脉静身凉，病程短，预后良好
风温		病势急骤，寒战发热甚至高热，汗出后热虽暂降，但脉数不静，身热旋即复起，咳嗽胸痛，头痛较剧，甚至出现神志昏迷、惊厥、谵妄等传变入里的证候

（2）普通感冒与时行感冒

病名	不同点
普通感冒	病情较轻，全身症状不重，少有传变。在气候变化时发病率可以升高，但无明显流行特点。若感冒1周以上不愈，发热不退或反见加重，应考虑感冒继发他病，传变入里
时行感冒	病情较重，发病急，全身症状显著，可以发生传变，化热入里，继发或合并他病，具有广泛的传染性、流行性

考点2★★★ 咳嗽

【诊断要点】

以咳嗽、咳痰为主症，外感咳嗽起病急，病程短，常伴肺卫表证。内伤咳嗽，常反复发作，病程长，多伴其他兼证。

【辨证论治】

证型	证候	证机概要	治法	方剂	组成
风寒袭肺	咳重气急，鼻塞流清涕，痰稀色白，恶寒发热，无汗	风寒袭肺，肺气失宣	疏风散寒，宣肺止咳	三拗汤合止嗽散加减	甘草、麻黄、杏仁；止嗽散用百部菀，白前桔草荆陈研，宣肺疏风止咳痰，姜汤调服不必煎
风热犯肺	咳频气粗，鼻流黄涕，痰黄口渴，恶风，身热汗出	风热犯肺，肺失清肃	疏风清热，宣肺止咳	桑菊饮加减	桑菊饮中桔杏翘，芦根甘草薄荷饶
风燥伤肺	呛咳，鼻唇咽口干，痰少而黏，身热微寒	风燥伤肺，肺失清润	疏风清肺，润燥止咳	桑杏汤加减	桑叶汤中浙贝宜，沙参栀豉与梨皮
痰湿蕴肺	咳重痰多质黏，食后尤甚，胸闷脘痞，舌苔白腻	脾湿生痰，上渍于肺，壅遏肺气	燥湿化痰，理气止咳	二陈平胃散合三子养亲汤加减	半夏、橘红、白茯苓、甘草、苍术、厚朴、陈皮；三子养亲祛痰方，芥苏莱菔共煎汤，大便实硬加熟蜜，冬寒更可加生姜
痰热郁肺	咳声粗促，痰多质稠，胸胁胀满，身热，口干欲饮	痰热壅肺，肺失肃降	清热肃肺，豁痰止咳	清金化痰汤加减	清金化痰黄芩栀，桔梗麦冬桑贝知，瓜蒌橘红苓草茨
肝火犯肺	咳逆阵作，咽干口苦，随情绪波动增减	肝郁化火，上逆侮肺	清肺泻肝，顺气降火	黛蛤散合黄芩泻白散加减	青黛、蛤壳；泻白桑皮地骨皮，甘草粳米四般宜，参茯知芩皆可入，肺热喘嗽此方施＋黄芩
肺阴亏耗	干咳声促，痰少黏白或痰中带血丝，或伴午后潮热，颧红盗汗	肺阴亏虚，虚热内灼，肺失润降	滋阴润肺，化痰止咳	沙参麦冬汤加减	沙参麦冬扁甘桑，竹粉甘寒救燥伤

【病证鉴别】

（1）咳嗽与喘证

病名	相同点	不同点
咳嗽	均为肺气上逆之病证，临床上也常咳、喘并见	以气逆有声，咯吐痰液为主
喘证		以呼吸困难，甚则不能平卧为临床特征

（2）咳嗽与肺痨

病名	相同点	不同点
咳嗽	均可有咳嗽、咯痰症状	以气逆有声，咯吐痰液为主
肺痨		感染"痨虫"所致，有传染性，同时兼见潮热、盗汗、咯血、消瘦

考点3★★★ 哮病

【诊断要点】

呈反复发作性。以发作时喉中有明显哮鸣声，呼吸困难，不能平卧，甚至面色苍白，唇甲青紫为特点，平时可一如常人，多因内外因刺激后表现为突然发作，可于数分钟、数小时后缓解。

【辨证论治】

证型	证候	证机概要	治法	方剂	组成
冷哮	喉中哮鸣如水鸡声，喘憋气促，痰少色白，形寒怕冷	寒痰伏肺，遇感触发，痰升气阻，肺失宣畅	宣肺散寒，化痰平喘	射干麻黄汤加减	射干麻黄治寒哮，细辛款冬加姜枣，紫菀半夏加五味，重在宣肺不发表
热哮	喉中痰鸣如吼，痰色黄质黏，口渴喜饮，身热	痰热蕴肺，壅阻气道，肺失清肃	清热宣肺，化痰定喘	定喘汤加减	定喘白果与麻黄，款冬半夏桑白皮，苏子黄芩甘草杏，宣肺平喘效力彰
寒包热哮	喉中哮鸣有声，痰黏色黄，发热恶寒无汗，口干便干，苔白腻罩黄	痰热壅肺，复感风寒，客寒包火，肺失宣降	解表散寒，清化痰热	小青龙加石膏汤或厚朴麻黄汤加减	麻黄、芍药、细辛、干姜、炙甘草、桂枝、五味子、半夏、石膏；厚朴、麻黄、石膏、杏仁、半夏、干姜、细辛、小麦、五味子
风痰哮	痰涎壅盛，声如拽锯或吹哨笛，坐不得卧，痰黏难出，起病多急	痰浊伏肺，风邪引触，肺气郁闭，升降失司	祛风涤痰，降气平喘	华盖散合三子养亲汤加味	华盖杏甘配麻黄，苏子陈皮茯苓桑；三子养亲祛痰方，芥苏莱菔共煎汤，大便实硬加熟蜜，冬寒更可加生姜
虚哮	喉中哮鸣如鼾，声低气短，咳痰无力，痰稀	哮病久发，痰气瘀阻，肺肾两虚，摄纳失常	补肺纳肾，降气化痰	平喘固本汤加减	平喘胡桃苏橘红，党参半夏坎脐冬，沉香五味磁虫草，肺肾双疗固本雄

续表

证型	证候	证机概要	治法	方剂	组成
肺脾气虚	气短声低，自汗怕风，倦怠无力，食少便溏，痰稀色白	哮病日久，肺虚不能主气，脾虚健运无权，气不化津，痰饮蕴肺，肺气上逆	健脾益气，补土生金	玉屏风散合六君子汤加减	玉屏风散用防风，黄芪相畏效相成，白术益气更实卫，表虚自汗服之应；四君子汤中和义，人参苓术甘草比，益气健脾基础剂，脾胃气虚治相宜。益以夏陈名六君，健脾化痰又理气
肺肾两虚	短气息促，脑转耳鸣，腰酸腿软，不耐劳累	哮病久发，精气亏乏，肺肾摄纳失常，气不归原，津凝为痰	补肺益肾	生脉地黄汤合金水六君煎加减	熟地黄、山萸肉、胡桃肉、当归、人参、麦冬、五味子、茯苓、半夏、陈皮、甘草

【病证鉴别】

病名	相同点	不同点
哮病	呼吸急促、困难	哮必兼喘，但喘未必兼哮。哮指声响言，喉中哮鸣有声，是一种反复发作的独立性疾病
喘证		喘指气息言，为呼吸气促困难，是多种肺系急慢性疾病的一个症状

考点4★★★ 喘证

【诊断要点】

以喘促短气，呼吸困难，甚至张口抬肩，鼻翼扇动，不能平卧，口唇发绀为特征。可有慢性咳嗽、哮病、肺痨、心悸等病史，每遇外感及劳累而诱发。

【辨证论治】

证型	证候	证机概要	治法	方剂	组成
风寒壅肺	喘逆胸胀，痰黏色白，恶寒发热无汗，口不渴	风寒上受，内舍于肺，邪实气壅，肺气不宣	宣肺散寒	麻黄汤合华盖散加减	麻黄汤中臣桂枝，杏仁甘草四般施。华盖杏甘配麻黄，苏子陈皮茯苓桑
表寒肺热	喘逆胸胀，息粗鼻扇，痰黏，形寒身热，口渴	寒邪束表，热郁于肺，肺气上逆	解表清里，化痰平喘	麻杏石甘汤加味	麻黄、杏仁、石膏、甘草、黄芩、桑白皮、苏子、半夏、款冬花

续表

证型	证候	证机概要	治法	方剂	组成
痰热郁肺	喘逆胸胀，痰黏色黄，身热有汗，渴喜冷饮	邪热蕴肺，蒸液成痰，痰热壅滞，肺失清肃	清热化痰，宣肺平喘	桑白皮汤加减	桑皮汤治肺热喘，芩栀贝杏苏连半（裙子背心苏联办）
痰浊阻肺	喘逆胸胀，痰黏难咯，呕恶食少，口黏不渴	中阳不运，积湿生痰，痰浊壅肺，肺失肃降	祛痰降逆，宣肺平喘	二陈汤合三子养亲汤加减	二陈汤用半夏陈，苓草梅姜一并存；白芥子、紫苏子、莱菔子
肺气郁痹	遇情志刺激而诱发，息粗气憋，咽中如窒	肝郁气逆，上冲犯肺，肺气不降	开郁降气，平喘	五磨饮子加减	四磨饮子七情侵，人参乌药及槟沉，去参加入木香枳，五磨饮子白酒斟
肺气虚耗	气怯声低，咳声低弱，自汗畏风	肺气亏虚，气失所主，或肺阴亏虚，虚火上炎导致肺失清肃	补肺益气，养阴	生脉散合补肺汤加减	生脉麦味与人参；补肺阿胶马兜铃，鼠粘甘草杏糯停
肾虚不纳	呼多吸少，气不得续，汗出肢冷，口咽干燥	肺病及肾，肺肾俱虚，气失摄纳	补肾纳气	金匮肾气丸合参蛤散加减	附子、肉桂、山萸肉、胡桃肉、紫河车、熟地、山药、当归；人参、蛤蚧
正虚喘脱	张口抬肩，鼻扇气促，端坐不能平卧，汗出如珠	肺气欲绝，心肾阳衰	扶阳固脱，镇摄肾气	参附汤送服黑锡丹配蛤蚧粉	人参、黄芪、炙甘草、山萸肉、五味子、蛤蚧（粉）、龙骨、牡蛎

【病证鉴别】

病名	相同点	不同点
哮病	呼吸急促、困难	哮指声响言，喉中哮鸣有声，亦伴呼吸困难，是一种反复发作的独立性疾病
喘证		喘指气息言，为呼吸气促困难，甚则张口抬肩，摇身撷肚，是多种肺系急慢性疾病的一个症状。喘未必兼哮，而哮必兼喘

考点5★★★ 肺痨

【诊断要点】

以咳嗽、咯血、潮热、盗汗及形体明显消瘦为主症。有与肺痨病人接触史。

【辨证论治】

证型	证候	证机概要	治法	方剂	组成
肺阴亏损	干咳，痰黏带血，午后自觉手足心热，口干咽燥	阴虚肺燥，肺失滋润，肺伤络损	滋阴润肺	月华丸加减	北沙参、麦冬、天冬、玉竹、百合、白及、百部
虚火灼肺	呛咳气急，痰黏，咯血，五心烦热，急躁易怒	肺肾阴伤，水亏火旺，燥热内灼，络损血溢	滋阴降火	百合固金汤合秦艽鳖甲散加减	百合固金二地黄，玄参贝母桔甘藏，麦冬芍药当归配，喘咳痰血肺家伤；秦艽鳖甲治风劳，地骨柴胡及青蒿，当归知母乌梢合，止嗽除蒸敛汗超
气阴耗伤	咳嗽无力，气短声低，午后潮热，自汗盗汗	阴伤气耗，肺脾两虚，肺气不清，脾虚不健	益气养阴	保真汤或参苓白术散加减	保真治痨功不小，二冬八珍川芎少，莲心知柏骨陈皮，柴胡朴芪五味枣；参苓白术扁豆陈，山药甘莲砂薏仁，桔梗上浮兼保肺，枣汤调服益脾神
阴阳两虚	少气，自汗盗汗，肢冷形寒，五更泄泻	阴伤及阳，精气虚竭，肺、脾、肾俱损	滋阴补阳	补天大造丸加减	补天大造参术芪，归芍山药远志依，枣仁枸杞紫河车，龟鹿茯苓大熟地

【病证鉴别】

（1）肺痨与虚劳

病名	相同点	不同点
肺痨	慢性、虚损性疾患	肺痨具有传染特点，是一个独立的慢性传染性疾患，有其发生发展及传变规律。病位主要在肺，病理主在阴虚
虚劳		病缘于内伤亏损，是多种慢性疾病虚损证候的总称。五脏并重，以肾为主，病理以阴阳并重

（2）肺痨与肺痿

病名	相同点	不同点
肺痨	病位在肺的慢性虚损性疾患	以咳嗽、咯血、潮热、盗汗为特征。若肺痨的晚期，出现干咳、咳吐涎沫等症者，即已转属肺痿之候
肺痿		肺痿是肺部多种慢性疾患后期转归而成，如肺痈、肺痨、久嗽等导致肺叶痿弱不用，俱可成痿。以咳吐浊唾涎沫为主症

考点6★★★ 心悸

【诊断要点】

以自觉心中悸动不安，心搏异常，或快，或慢，或跳动过重，或忽跳忽止，呈阵发性或持续不解，神情紧张，心慌不安，不能自主为主症，伴胸闷不舒，易激动等症。常由情志刺激诱发。

【辨证论治】

证型	证候	证机概要	治法	方剂	组成
心虚胆怯	心悸不宁，善惊易恐，坐卧不安，多梦易惊，恶闻声响	气血亏损，心虚胆怯，心神失养	镇惊定志，养心安神	安神定志丸加减	安神定志用远志，人参菖蒲合龙齿，茯苓茯神二皆用，心虚胆怯用此治
心血不足	心悸气短，头晕健忘，面色无华，倦怠乏力	心血亏耗，心失所养，心神不宁	补血养心，益气安神	归脾汤加减	归脾汤用术参芪，归草茯神远志随，酸枣木香龙眼肉，煎加姜枣益心脾
心阳不振	心悸不安，胸闷气短，形寒肢冷，舌淡苔白	心阳虚衰，无以温养心神	温补心阳，安神定悸	桂枝甘草龙骨牡蛎汤合参附汤加减	桂枝甘草组成方，龙牡加入安神良；人参、附子
水饮凌心	心悸眩晕，胸满闷，渴不欲饮，浮肿尿少，形寒肢冷	脾肾阳虚，水饮内停，上凌于心，扰乱心神	振奋心阳，化气行水，宁心安神	苓桂术甘汤加减	苓桂术甘痰饮主，桂枝甘草加苓术
阴虚火旺	心悸易惊，五心烦热，口干盗汗，急躁易怒，舌红少苔	肝肾阴虚，水不济火，心火内动，扰动心神	滋阴清火，养心安神	天王补心丹合朱砂安神丸加减	补心地归二冬仁，远茯味砂桔三参；朱砂安神东垣方，归连甘草合地黄
瘀阻心脉	心悸不安，胸痛如刺，唇甲青紫，舌质紫暗	血瘀气滞，心脉瘀阻，心阳被遏，心失所养	活血化瘀，理气通络	桃仁红花煎合桂枝甘草龙骨牡蛎汤	桃仁红花煎四物，理气青皮与香附，祛瘀丹参和元胡，归芎加入心瘀除；桂枝甘草组成方，龙牡加入安神良
痰火扰心	心悸时发时止，受惊易作，口干苦，便结尿赤，苔黄腻	痰浊停聚，郁久化火，痰火扰心，心神不安	清热化痰，宁心安神	黄连温胆汤加减	温胆夏茹枳陈助，佐以茯草姜枣煮＋黄连

【病证鉴别】

（1）惊悸与怔忡

病名	不同点
惊悸	多与情绪因素有关，可由骤遇惊恐、忧思恼怒、悲哀过极或过度紧张而诱发，多为阵发性，病来虽速，病情较轻，实证居多，病势轻浅，可自行缓解，不发时如常人
怔忡	由久病体虚，心脏受损所致，无精神等因素亦可发生，常持续心悸，心中惕惕，不能自控，活动后加重，多属虚证，或虚中夹实，病来虽渐，病情较重，不发时亦可兼见脏腑虚损症状。惊悸日久不愈，亦可形成怔忡

（2）心悸与奔豚

病名	相同点	不同点
心悸	心胸躁动不安	心中剧烈跳动，发自于心
奔豚		上下冲逆，发自少腹

考点7★★★ 胸痹

【诊断要点】

以胸部闷痛为主症，多见膻中或心前区憋闷疼痛，甚则痛彻左肩背、咽喉、胃脘部、左上臂内侧等部位，呈反复发作性，一般持续几秒到几十分钟，伴心悸、气短、自汗。常因劳累、饮食不节或气候变化而发。

【辨证论治】

证型	证候	证机概要	治法	方剂	组成
心血瘀阻	心胸疼痛，如刺如绞，痛有定处，入夜为甚，舌紫暗有瘀斑	血行瘀滞，胸阳痹阻，心脉不畅	活血化瘀，通脉止痛	血府逐瘀汤加减	血府当归生地桃，红花枳壳膝芎饶，柴胡赤芍甘桔梗，血化下行不作痨
气滞心胸	心胸满闷，隐痛阵发，时欲太息，遇情志不遂时易诱发	肝失疏泄，气机郁滞，心脉不和	疏肝理气，活血通络	柴胡疏肝散加减	柴胡疏肝芍川芎，枳壳陈皮草香附
痰浊闭阻	胸闷重而心痛微，痰多气短，体沉肥胖，舌胖边有齿痕	痰浊盘踞，胸阳失展，气机痹阻，脉络阻滞	通阳泄浊，豁痰宣痹	瓜蒌薤白半夏汤合涤痰汤加减	瓜蒌薤白半夏汤，祛痰宽胸效显彰；清心涤痰汤效灵，补正除邪两收功，参苓橘半连茹草，枳实菖枣星麦冬
寒凝心脉	卒然心痛如绞，心痛彻背，遇寒而发，形寒肢冷，面色苍白	素体阳虚，阴寒凝滞，心脉痹阻，心阳不振	辛温散寒，宣通心阳	枳实薤白桂枝汤合当归四逆汤加减	枳实、薤白、桂枝、芍药、甘草、大枣；当归四逆用桂芍，细辛通草甘大枣
气阴两虚	心胸隐痛，时作时休，心悸气短，倦怠乏力，声息低微，舌胖边有齿痕	心气不足，阴血亏耗，血行瘀滞	益气养阴，活血通脉	生脉散合人参养荣汤加减	人参、黄芪、炙甘草、肉桂、麦冬、玉竹、五味子、丹参、当归
心肾阴虚	心痛憋闷，虚烦不寐，盗汗，腰酸膝软，头晕耳鸣，舌红少津	水不济火，虚热内灼，心失所养，血脉不畅	滋阴清火，养心和络	天王补心丹合炙甘草汤加减	补心地归二冬仁，远茯味砂桔三参；炙甘草汤参桂姜，麦冬生地麻仁裹，大枣阿胶加酒服，桂枝生姜为佐药

续表

证型	证候	证机概要	治法	方剂	组成
心肾阳虚	心悸而痛，气短自汗，面色㿠白，神倦怯寒，舌胖边有齿痕	阳气虚衰，胸阳不振，气机痹阻，血行瘀滞	温补阳气，振奋心阳	参附汤合右归饮加减	参、附＋姜、枣；右归八味减三泻，杜仲甘草枸杞入

【病证鉴别】

（1）胸痹与悬饮

病名	相同点	不同点
胸痹	胸痛	当胸闷痛，并可向左肩或左臂内侧等部位放射，常因受寒、饱餐、情绪激动、劳累而突然发作，历时短暂，休息或用药后得以缓解
悬饮		胸胁胀痛，持续不解，多伴有咳唾、转侧、呼吸时疼痛加重，肋间饱满，并有咳嗽、咳痰等肺系证候

（2）胸痹与胃脘痛

病名	相同点	不同点
胸痹	心在脘上，脘在心下，故有胃脘当心而痛之称，以其部位相近	胸痹之不典型者，其疼痛可在胃脘部，极易混淆。但胸痹以闷痛为主，时间极短，虽与饮食有关，但休息、服药常可缓解
胃脘痛		胃脘痛与饮食相关，以胀痛为主，局部有压痛，持续时间较长，常伴有泛酸、嘈杂、嗳气、呃逆等胃部症状

（3）胸痹与真心痛

真心痛乃胸痹的进一步发展，症见心痛剧烈，甚则持续不解，伴有汗出、肢冷、面白、唇紫、手足青至节、脉微或结代等的危重急症。

考点8★★ 不寐

【诊断要点】

轻者入寐困难或寐而易醒，醒后不寐，连续3周以上，重者彻夜难眠，伴头痛、头昏、心悸、健忘等症。常有饮食不节，情志失常，劳倦、思虑过度，病后体虚等病史。

【辨证论治】

证型	证候	证机概要	治法	方剂	组成
肝火扰心	不寐多梦，急躁易怒，头晕头胀，口干而苦	肝郁化火，上扰心神	疏肝泻火，镇心安神	龙胆泻肝汤加减	龙胆泻肝栀芩柴，木通泽泻车前归
痰热扰心	心烦不寐，胸闷脘痞，泛恶嗳气，口苦，舌红苔黄腻	湿食生痰，郁痰生热，扰动心神	清化痰热，和中安神	黄连温胆汤加减	温胆夏茹枳陈助，佐以茯草姜枣煮＋黄连

续表

证型	证候	证机概要	治法	方剂	组成
心脾两虚	多梦易醒，心悸健忘，神疲食少，腹胀便溏，面色少华	脾虚血亏，心神失养，神不安舍	补益心脾，养血安神	归脾汤加减	归脾汤用术参芪，归草茯神远志随，酸枣木香龙眼肉，煎加姜枣益心脾
心肾不交	心烦不寐，心悸多梦，头晕耳鸣，腰膝酸软，潮热盗汗，五心烦热	肾水亏虚，不能上济于心，心火炽盛，不能下交于肾	滋阴降火，交通心肾	六味地黄丸合交泰丸加减	地八山山四，丹苓泽泻三；心肾不交交泰丸，一份桂心十份连
心胆气虚	虚烦不寐，触事易惊，胆怯心悸，气短自汗，乏力	心胆虚怯，心神失养，神魂不安	益气镇惊，安神定志	安神定志丸合酸枣仁汤加减	安神定志用远志，人参菖蒲合龙齿，茯苓茯神二皆用，心虚胆怯用此治；酸枣仁汤治失眠，川芎知草茯苓煎

【病证鉴别】

不寐应与一时性失眠、生理性少寐、他病痛苦引起的失眠相区别。

不寐是指单纯以失眠为主症，表现为持续的、严重的睡眠困难。若因一时性情志影响或生活环境改变引起的暂时性失眠不属病态。至于老年人少寐早醒，亦多属生理状态。若因其他疾病痛苦引起失眠者，则应以祛除有关病因为主。

考点9★★ 痫病

【诊断要点】

以突然昏倒，不省人事，两目上视，项背强直，四肢抽搐，口吐涎沫，伴有喉间发出牛羊般异常叫声。醒后如常人，反复发作。多有家族史。

【辨证论治】

证型	证候	证机概要	治法	方剂	组成
风痰闭阻	病前眩晕，胸闷乏力，痰多，心情不悦，发作呈多样性，苔白腻	痰浊素盛，肝阳化风，痰随风动，风痰闭阻，上干清窍	涤痰息风，开窍定痫	定痫丸加减	定痫二茯贝天麻，丹麦陈远菖蒲夏，胆星蝎蚕草竹沥，姜汁琥珀与朱砂
痰火扰神	昏仆抽搐，吐涎吼叫，急躁易怒，咳痰不爽，口苦咽干	痰浊蕴结，气郁化火，痰火内盛，上扰脑神	清热泻火，化痰开窍	龙胆泻肝汤合涤痰汤加减	龙胆泻肝栀芩柴，木通泽泻车前归；清心涤痰汤效灵，补正除邪两收功，参苓橘半连茹草，枳实菖枣星麦冬

续表

证型	证候	证机概要	治法	方剂	组成
瘀阻脑络	平素头痛有定处，常伴单侧肢体抽搐，颜面口唇青紫，舌有瘀斑	瘀血阻窍，脑络闭塞，脑神失养而风动	活血化瘀，息风通络	通窍活血汤加减	通窍全凭好麝香，桃红大枣老葱姜，川芎黄酒赤芍药，表里通经第一方
心脾两虚	反复发痫，神疲乏力，心悸气短，面色苍白，体瘦纳呆，大便溏薄	痫发日久，耗伤气血，心脾两伤，心神失养	补益气血，健脾宁心	六君子汤合归脾汤加减	四君子汤中和义，人参苓术甘草比，益以夏陈名六君，健脾化痰又理气；归脾汤用术参芪，归草茯神远志随，酸枣木香龙眼肉，煎加姜枣益心脾
心肾亏虚	痫病频发，心悸健忘，头晕目眩，耳轮焦枯，腰膝酸软	痫病日久，心肾精亏，髓海不足，脑失所养	补益心肾，潜阳安神	左归丸合天王补心丹加减	左归丸内山药地，萸肉枸杞与牛膝，菟丝龟鹿二胶合；补心地归二冬仁，远茯味砂桔三参

【病证鉴别】

（1）痫病与中风

病名	相同点	不同点
痫病	突然仆倒，昏不知人	有反复发作史，发时口吐涎沫，两目上视，四肢抽搐，或作怪叫声，可自行苏醒，无半身不遂、口舌歪斜等症
中风		仆地无声，昏迷持续时间长，醒后常有半身不遂等后遗症

（2）痫病与厥证

病名	相同点	不同点
痫病	突然仆倒，昏不知人	有反复发作史，发时口吐涎沫，两目上视，四肢抽搐，或作怪叫声，可自行苏醒，无半身不遂、口舌歪斜等症
厥证		面色苍白，四肢厥冷，或见口噤，握拳，手指拘急，无口吐涎沫，两目上视，四肢抽搐和病作怪叫之见症

（3）痫病与痉证

病名	相同点	不同点
痫病	四肢抽搐	四肢抽搐仅见于发作之时，兼有口吐涎沫，病作怪叫，醒后如常人
痉证		多见持续发作，伴有角弓反张，身体强直，经治疗恢复后，或仍有原发疾病的存在

考点 10 ★★★ 胃痛

【诊断要点】

以上腹近心窝处胃脘部发生疼痛为特征,常伴食欲不振、恶心呕吐等上消化道症状。多有反复发作病史。畅饮劳累、饮食不节、气候变化等诱发。

【辨证论治】

证型	证候	证机概要	治法	方剂	组成
寒邪客胃	胃痛暴作,恶寒喜暖,得温痛减,遇寒加重	寒凝胃脘,阳气被遏,气机阻滞	温胃散寒,行气止痛	良附丸加减	高良姜、香附、吴茱萸、乌药、陈皮、木香
饮食伤胃	脘胀拒按,嗳腐吞酸,吐不消化食物	饮食积滞,阻塞胃气	消食导滞,和胃止痛	保和丸加减	保和山楂莱菔曲,夏陈茯苓连翘齐
肝气犯胃	脘痛连胁,喜长叹息,遇烦恼则痛作或痛甚	肝气郁结,横逆犯胃,胃气阻滞	疏肝解郁,理气止痛	柴胡疏肝散加减	柴胡疏肝芍川芎,枳壳陈皮草香附
湿热中阻	脘闷灼热,口干口苦,渴不欲饮,舌苔黄腻	湿热蕴结,胃气痞阻	清化湿热,理气和胃	清中汤加减	黄连、栀子、制半夏、茯苓、草豆蔻、陈皮、甘草
瘀血停胃	胃脘痛如针刺,痛有定处,入夜尤甚	瘀停胃络,脉络塞滞	化瘀通络,理气和胃	失笑散合丹参饮加减	五灵脂、蒲黄、丹参、檀香、砂仁
胃阴亏耗	胃脘灼痛,饥不欲食,口燥咽干,五心烦热	胃阴亏耗,胃失濡养	养阴益胃,和中止痛	一贯煎合芍药甘草汤加减	一贯煎中生地黄,沙参归杞麦冬藏+芍药甘草
脾胃虚寒	胃隐痛绵绵,喜温喜按,得食则缓,受凉后加重	脾虚胃寒,失于温养	温中健脾,和胃止痛	黄芪建中汤加减	小建中汤芍药多,桂枝甘草姜枣和,更加饴糖补中气,虚劳腹痛服之瘥;黄芪建中补不足,表虚身痛效无过

【病证鉴别】

(1) 胃痛与真心痛

病名	不同点
胃痛	位置在胃脘部,常见胀痛、刺痛、隐痛,有反复发作史,一般无放射痛,伴有嗳气、泛酸、嘈杂等脾胃证候
真心痛	心经病变所引起的心痛证,多见于老年人,为当胸而痛,其多绞痛、闷痛,动辄加重,痛引肩背,常伴心悸气短、汗出肢冷,病情危急

(2) 胃痛与胁痛

病名	不同点
胃痛	以胃脘部疼痛为主症,肝气犯胃的胃痛有时亦可攻痛连胁
胁痛	以胁部疼痛为主症,可伴发热恶寒,或目黄肤黄,或胸闷太息,极少伴嘈杂泛酸、嗳气吞腐

(3) 胃痛与腹痛

病名	不同点
胃痛	部位以上腹胃脘部近心窝处疼痛,但因胃处腹中,与肠相连,因而胃痛可以影响及腹,而腹痛亦可牵连于胃,这就要从其疼痛的主要部位和如何起病来加以辨别
腹痛	部位以胃脘部以下,耻骨毛际以上整个位置疼痛为主症

考点 11 ★★★ 呕吐

【诊断要点】

初起呕吐量多,吐出物多有酸腐气味,久病呕吐,时作时止,吐出物不多,酸臭气味不甚。常有饮食不节、过食生冷、恼怒气郁、久病不愈等病史。

【辨证论治】

证型	证候	证机概要	治法	方剂	组成
外邪犯胃	突然呕吐,胸脘满闷,发热恶寒,头身疼痛	外邪犯胃,中焦气滞,浊气上逆	疏邪解表,化浊和中	藿香正气散加减	藿香正气大腹苏,甘桔陈苓芷术朴,夏曲加入姜枣煎,外寒内湿均能除
食滞内停	呕吐酸腐,脘腹胀满,嗳气厌食	食积内停,气机受阻,浊气上逆	消食化滞,和胃降逆	保和丸加减	保和山楂莱菔曲,夏陈茯苓连翘齐
痰饮内阻	呕恶纳呆,头眩身重,舌苔白腻	痰饮内停,中阳不振,胃气上逆	温中化饮,和胃降逆	小半夏汤合苓桂术甘汤加减	半夏、生姜、茯苓、白术、甘草、桂枝
肝气犯胃	呕吐吞酸,嗳气频繁,善太息,胸胁胀痛	肝气不疏,横逆犯胃,胃失和降	疏肝理气,和胃降逆	四七汤加减	四七汤理七情气,半夏厚朴茯苓苏,姜枣煎之舒郁结,痰涎呕痛尽能纾,又有局方名四七,参桂夏草妙更殊
脾胃气虚	恶心呕吐,纳呆,食欲不振,食入难化,大便不畅	脾胃气虚,纳运无力,胃虚气逆	健脾益气,和胃降逆	香砂六君子汤加减	党参、茯苓、白术、甘草、半夏、陈皮、木香、砂仁
脾胃阳虚	食多即吐,面色㿠白,喜暖恶寒,四肢不温	脾胃虚寒,失于温煦,运化失职	温中健脾,和胃降逆	理中汤加减	理中汤主温中阳,人参甘草术干姜,呕哕腹痛阴寒盛,再加附子更扶阳

续表

证型	证候	证机概要	治法	方剂	组成
胃阴不足	时作干呕，饥不欲食，口燥咽干，舌红少津	胃阴不足，胃失濡润，和降失司	滋养胃阴，降逆止呕	麦门冬汤加减	麦门冬汤用人参，枣草粳米半夏存

【病证鉴别】

（1）呕吐与反胃

病名	相同点	不同点
呕吐	同属胃部的病变，其病机都是胃失和降，气逆于上，而且都有呕吐的临床表现	有感受外邪、饮食不节、情志失调和胃虚失和的不同，往往吐无定时，或轻或重，吐出物为食物或痰涎清水，呕吐量或多或少
反胃		系脾胃虚寒，胃中无火，难以腐熟食入之谷物，朝食暮吐，暮食朝吐，吐出物多为未消化之宿食，呕吐量较多，吐后即感舒适

（2）呕吐与噎膈

病名	相同点	不同点
呕吐	皆有呕吐	呕吐之病，进食顺畅，吐无定时。呕吐大多病情较轻，病程较短，预后尚好
噎膈		噎膈之病，进食哽噎不顺或食不得入，或食入即吐，甚则因噎废食。噎膈多因内伤所致，病情深重，病程较长，预后欠佳

考点12★★★ 腹痛

【诊断要点】

以胃脘以下、耻骨毛际以上部位的疼痛为主要表现，若病因外感，突然剧痛，伴发症状明显者，属于急性腹痛；病因内伤，起病缓慢，痛势缠绵者，则为慢性腹痛。

【辨证论治】

证型	证候	证机概要	治法	方剂	组成
寒邪内阻	腹痛拘急，遇寒痛甚，得温痛减，形寒肢冷	寒邪凝滞，中阳被遏，脉络痹阻	散寒温里，理气止痛	良附丸合正气天香散加减	高良姜、香附，正气天香台乌，半夏香附陈苏
湿热壅滞	腹痛拒按，烦渴引饮，大便秘结，或溏滞不爽，小便短黄	湿热内结，气机塞滞，腑气不通	泄热通腑，行气导滞	大承气汤加减	大承气汤用硝黄，配伍枳朴泻力强
饮食积滞	腹胀拒按，嗳腐吞酸，痛而欲泻，泻后痛减	食滞内停，运化失司，胃肠不和	消食导滞，理气止痛	枳实导滞丸加减	枳实导滞重大黄，芩连白术与茯苓，泽泻蒸饼糊丸服，湿热积滞力能攘

续表

证型	证候	证机概要	治法	方剂	组成
肝郁气滞	腹痛胀闷，痛窜两胁，得矢气则舒，遇怒则剧	肝气郁结，气机不畅，疏泄失司	疏肝解郁，理气止痛	柴胡疏肝散加减	柴胡疏肝芍川芎，枳壳陈皮草香附
瘀血内停	腹痛如针刺，痛处固定，舌紫暗	瘀血内停，气机阻滞，脉络不通	活血化瘀，和络止痛	少腹逐瘀汤加减	少腹茴香与炒姜，元胡灵脂没芎当，蒲黄官桂赤芍药，调经种子第一方
中虚脏寒	腹痛绵绵，喜温喜按，形寒肢冷，气短懒言	中阳不振，气血不足，失于温养	温中补虚，缓急止痛	小建中汤加减	小建中汤芍药多，桂姜甘草大枣和，更加饴糖补中脏，虚劳腹冷服之瘥

【病证鉴别】

（1）腹痛与胃痛

病名	相同点	不同点
腹痛	胃处腹中，与肠相连，腹痛常伴有胃痛的症状，胃痛亦时有腹痛的表现	腹痛部位在胃脘以下，上述症状在腹痛中较少见
胃痛		胃痛部位在心下胃脘之处，常伴有恶心、嗳气等胃病见症

（2）腹痛与其他内科疾病中的腹痛症状

病名	相同点	不同点
腹痛	皆有腹痛	以腹部疼痛为主要表现
内科疾病腹痛		如痢疾之腹痛，伴有里急后重，下痢赤白脓血；积聚之腹痛，以腹中包块为特征等，此时的腹痛只是该病的症状

考点13★★★ 泄泻

【诊断要点】

以大便粪质稀溏，频次增多，每日三五次以至十数次以上为主要依据，或完谷不化，或如水样，伴腹胀、腹痛、肠鸣、纳呆。常由外邪、饮食或情志等因素诱发。

【辨证论治】

证型	证候	证机概要	治法	方剂	组成
寒湿内盛	泄泻清稀，甚如水样，腹痛肠鸣，肢体酸痛	寒湿内盛，脾失健运，清浊不分	芳香化湿，解表散寒	藿香正气散加减	藿香正气大腹苏，甘桔陈苓芷术朴，夏曲加入姜枣煎，外寒内湿均能除

续表

证型	证候	证机概要	治法	方剂	组成
湿热伤中	泻下急迫，粪色黄褐，肛门灼热，烦渴	湿热壅滞，损伤脾胃，传化失常	清热燥湿，分利止泻	葛根芩连汤加减	葛根、黄芩、黄连、甘草、车前草、苦参
食滞肠胃	腹痛肠鸣，泻后痛减，脘腹胀满，嗳腐酸臭	宿食内停，阻滞肠胃，传化失司	消食导滞，和中止泻	保和丸加减	保和山楂莱菔曲，夏陈茯苓连翘齐
肝气乘脾	腹中雷鸣，攻窜作痛，矢气频作，情志诱发	肝气不舒，横逆犯脾，脾失健运	抑肝扶脾	痛泻要方加减	痛泻要方用陈皮，术芍防风共成剂
脾胃虚弱	时溏时泻，食后脘闷不舒，稍进油腻则大便次数增加	脾虚失运，清浊不分	健脾益气，化湿止泻	参苓白术散加减	参苓白术扁豆陈，山药甘莲砂薏仁，桔梗上浮兼保肺，枣汤调服益脾神
肾阳虚衰	黎明前脐腹痛，肠鸣即泻，完谷不化，腹部喜暖，形寒肢冷	命门火衰，脾失温煦	温肾健脾，固涩止泻	四神丸加减	四神故纸吴茱萸，肉蔻五味四般齐，大枣生姜同煎合，五更肾泻最相宜

【病证鉴别】

（1）泄泻与痢疾

病名	相同点	不同点
泄泻	大便次数增多、粪质稀薄	大便次数增加，粪质稀溏，甚则如水样，或完谷不化为主症，大便不带脓血，也无里急后重，或无腹痛
痢疾		腹痛、里急后重、便下赤白脓血

（2）泄泻与霍乱

病名	不同点
泄泻	以大便稀溏、次数增多为特征，一般预后良好
霍乱	是一种上吐下泻并作的病证，发病特点是来势急骤，变化迅速，病情凶险，起病时先突然腹痛，继则吐泻交作，所吐之物均为未消化之食物，气味酸腐热臭，所泻之物多为黄色粪水，或吐下如米泔水，常伴恶寒、发热，部分病人在吐泻之后，津液耗伤，迅速消瘦，或发生转筋，腹中绞痛。若吐泻剧烈，可致面色苍白，目眶凹陷，汗出肢冷等津竭阳衰之危候

考点14★★★ 痢疾

【诊断要点】

以腹痛、里急后重、大便次数增多、泻下赤白脓血便为主症，多有饮食不洁史。

【辨证论治】

证型	证候	证机概要	治法	方剂	组成
湿热痢	痢下赤白脓血，腥臭，里急后重，肛门灼热	湿热蕴结，熏灼肠道，气血壅滞	清肠化湿，调气和血	芍药汤加减	芍药汤内用槟黄，芩连归桂草木香
疫毒痢	起病急骤，痢下鲜紫脓血，后重感著，壮热口渴	疫邪热毒，壅盛肠道，燔灼气血	清热解毒，凉血除积	白头翁汤加减	秦连白柏（秦连伯伯）
寒湿痢	痢下赤白黏冻，白多赤少，里急后重，头身困重	寒湿客肠，气血凝滞，传导失司	温中燥湿，调气和血	不换金正气散加减	藿香、苍术、半夏、厚朴、炮姜、桂枝、陈皮、大枣、甘草、木香、枳实
阴虚痢	痢下赤白，脓血黏稠，虚坐努责，心烦口干	阴虚湿热，肠络受损	养阴和营，清肠化湿	驻车丸加减	驻车丸方出千金，湿热久郁而伤阴，阿胶炮姜归黄连，止痢要求寒热均
虚寒痢	痢下赤白清稀，腹部隐痛，喜按喜温，形寒畏冷	脾肾阳虚，寒湿内生，阻滞肠腑	温补脾肾，收涩固脱	桃花汤合真人养脏汤	桃花汤中赤石脂，干姜粳米共用之；真人养脏诃粟壳，肉蔻当归桂木香，术芍参甘为涩剂，脱肛久痢早煎尝
休息痢	下痢时发时止，迁延不愈，饮食受凉劳累而发	病久正伤，邪恋肠腑，传导不利	温中清肠，调气化滞	连理汤加减	黄连+理中汤（理中汤主温中阳，人参甘草术干姜）

【病证鉴别】

病名	相同点	不同点
痢疾	多发于夏秋季节，病变部位在胃肠，病因亦有相同之处，症状都有腹痛、大便次数增多	大便次数虽多而量少，排赤白脓血便，腹痛伴里急后重感明显
泄泻		大便溏薄，粪便清稀，或如水样，或完谷不化，而无赤白脓血便，腹痛多伴肠鸣，少有里急后重感

考点15★★ 便秘

【诊断要点】

以排便间隔时间超过自己的习惯1天以上，或两次排便时间间隔3天以上，便粪质干结，排出艰难，或欲大便而艰涩不畅为主症，伴腹胀、腹痛等。有饮食不节、情志内伤、劳倦过度等病史。

【辨证论治】

证型	证候	证机概要	治法	方剂	组成
热秘	大便干结,腹胀腹痛,口干口臭,面红心烦	肠腑燥热,津伤便结	泻热导滞,润肠通便	麻子仁丸加减	麻子仁丸治脾约,枳朴大黄麻杏芍
气秘	大便干结,肠鸣矢气,腹中胀痛,嗳气频作	肝脾气滞,腑气不通	顺气导滞	六磨汤加减	木香、乌药、沉香、大黄、槟榔、枳实
冷秘	大便艰涩,胁下偏痛,手足不温,呃逆呕吐	阴寒内盛,凝滞胃肠	温里散寒,通便止痛	温脾汤加减	温脾附子大黄硝,当归干姜人参草
气虚秘	排便困难,努挣则汗出短气,便后乏力,肢倦懒言	脾肺气虚,传送无力	益气润肠	黄芪汤加减	黄芪、麻仁、白蜜、陈皮
阴虚秘	便干如羊屎状,形体消瘦,头晕耳鸣,潮热盗汗	阴津不足,肠失濡润	滋阴通便	增液汤加减	增液麦地与玄参
阳虚秘	排便困难,面色㿠白,四肢不温,腰膝酸冷	阳气虚衰,阴寒凝结	温阳通便	济川煎加减	济川归膝肉苁蓉,泽泻升麻枳壳从

【病证鉴别】

病名	相同点	不同点
便秘	大便秘结不通	多为慢性久病,因大肠传导失常所致,表现为腹部胀满,大便干结艰行,可有矢气和肠鸣音,或有恶心欲吐,食纳减少
肠结		多为急病,因大肠通降受阻所致,表现为腹部疼痛拒按,大便完全不通,且无矢气和肠鸣音,严重者可吐出粪便

考点 16★★ 胁痛

【诊断要点】

以一侧或两侧胁肋部疼痛为主症,伴胸闷、腹胀、嗳气呃逆等症,有饮食不节、情志不遂、感受外湿、跌仆闪挫或劳欲久病等病史。

【辨证论治】

证型	证候	证机概要	治法	方剂	组成
肝郁气滞	胁肋胀痛,走窜不定,因情志变化而增减,嗳气频作	肝失条达,气机郁滞,络脉失和	疏肝理气	柴胡疏肝散加减	柴胡疏肝芍川芎,枳壳陈皮草香附
肝胆湿热	胁肋胀痛或灼热,口苦黏,小便黄赤,身目发黄,苔黄腻	湿热蕴结,肝胆失疏,络脉失和	清热利湿	龙胆泻肝汤加减	龙胆泻肝栀芩柴,木通泽泻车前归

续表

证型	证候	证机概要	治法	方剂	组成
瘀血阻络	胁肋刺痛，痛有定处，痛处拒按，入夜痛甚，舌质紫暗	瘀血停滞，肝络痹阻	祛瘀通络	血府逐瘀汤或复元活血汤加减	血府当归生地桃，红花甘草壳赤芍，柴胡芎桔牛膝等，血化下行不作劳；复元活血用柴胡，大黄花粉桃红入，当归山甲与甘草
肝络失养	胁肋隐痛，悠悠不休，遇劳加重，头晕目眩	肝肾阴亏，精血耗伤，肝络失养	养阴柔肝	一贯煎加减	一贯煎中用地黄，沙参杞子麦冬襄，当归川楝水煎服，阴虚肝郁是妙方

【病证鉴别】

（1）胁痛与胃脘痛

病名	相同点	不同点
胁痛	皆有肝郁的病机	病位在胁肋部，伴有目眩、口苦、胸闷、喜太息的症状
胃脘痛		病位在胃脘，兼有嗳气频作、吞酸嘈杂等胃失和降的症状

（2）胁痛与胸痛

病名	相同点	不同点
胁痛	胸痛中的肝郁气滞证，与胁痛的肝气郁结证病机基本相同	以一侧或两侧胁肋部胀痛或窜痛为主，伴有口苦、目眩等症
胸痛		以胸部胀痛为主，可涉及胁肋部，伴有胸闷不舒、心悸少寐

考点17★★★ 黄疸

【诊断要点】

以目黄，肤黄，小便黄，其中目睛黄染为主症，黄色鲜明者属阳黄，黄色晦暗者属阴黄，常伴食欲减退、恶心呕吐、胁痛腹胀等症，有外感湿热疫毒，内伤酒食不节，或有胁痛、癥积等病史。

【辨证论治】

证型	证候	证机概要	治法	方剂	组成
热重于湿	身目俱黄，黄色鲜明，发热口渴，舌苔黄腻	湿热熏蒸，困遏脾胃，壅滞肝胆，胆汁泛滥	清热通腑，利湿退黄	茵陈蒿汤加减	茵陈、栀子、大黄

续表

证型	证候	证机概要	治法	方剂	组成
湿重于热	身目俱黄，黄色不甚鲜明，头重身困，胸脘痞满	湿遏热伏，困阻中焦，胆汁失道	利湿化浊运脾，佐清热	茵陈五苓散合甘露消毒丹加减	五苓散治太阳腑，白术泽泻猪茯苓，桂枝化气兼解表，小便通利水饮逐；甘露消毒蔻藿香，茵陈滑石木通菖，芩翘贝母射干薄，湿热时疫是主方
胆腑郁热	身目发黄，黄色鲜明，上腹、右胁胀闷疼痛	湿热砂石郁滞，脾胃不和，肝胆失于疏泄	疏肝泄热，利胆退黄	大柴胡汤加减	柴胡汤用大黄，枳芩夏芍枣生姜
疫毒炽盛	发病急骤，黄疸迅速加深，其色如金，高热口渴	疫毒炽盛，深入营血，内陷心肝	清热解毒，凉血开窍	千金犀角散加味	犀角散内用黄连，升麻茵陈山栀全
寒湿阻遏	身目俱黄，黄色晦暗，脘腹痞胀，神疲畏寒	中阳不振，寒湿滞留，肝胆失疏	温中化湿，健脾和胃	茵陈术附汤加减	附子、白术、干姜、茵陈、茯苓、泽泻、猪苓
脾虚湿滞	面目及肌肤淡黄，肢软乏力，心悸气短，便溏	黄疸日久，脾虚血亏，湿滞残留	健脾养血，利湿退黄	黄芪建中汤加减	小建中汤芍药多，桂枝甘草姜枣和，更加饴糖补中气，虚劳腹痛服之瘥；黄芪建中补不足，表虚身痛效无过
湿热留恋	黄疸退后，脘痞腹胀，胁肋隐痛，口苦尿赤	湿热留恋，余邪未清	清热利湿	茵陈四苓散加减	茵陈、黄芩、黄柏、茯苓、泽泻、车前草、苍术、苏梗、陈皮
肝脾不调	黄疸退后，脘腹痞闷，肢倦乏力，大便不调	肝脾不调，疏运失职	调和肝脾，理气助运	柴胡疏肝散或归芍六君子汤加减	柴胡疏肝芍川芎，枳壳陈皮草香附；归芍参苓术草
气滞血瘀	黄疸退后，胁下结块，面颈赤丝，舌有紫斑	气滞血瘀，积块留着	疏肝理气，活血化瘀	逍遥散合鳖甲煎丸	逍遥散中当归芍，柴苓术草加姜薄；鳖甲煎丸疟母方，䗪虫鼠妇及蜣螂，蜂窠石韦人参射，桂朴紫葳丹芍姜，瞿麦柴芩胶半夏，桃仁葶苈和硝黄，疟疾日久胁下硬，癥消积化保安康

【病证鉴别】
（1）黄疸与萎黄

病名	相同点	不同点
黄疸	身黄	发病与感受外邪、饮食劳倦或病后有关；其病机为湿滞脾胃，肝胆失疏，胆汁外溢；其主症为身黄、目黄、小便黄
萎黄		与饥饱劳倦、食滞虫积或病后失血有关；其病机为脾胃虚弱，气血不足，肌肤失养；主症为肌肤萎黄不泽，目睛及小便不黄，常伴头昏倦怠、心悸少寐、纳少便溏等症状

（2）阳黄与阴黄

病名	不同点
阳黄	黄色鲜明，发病急，病程短，常伴身热、口干苦、舌苔黄腻、脉弦数。急黄为阳黄之重症，病情急骤，疸色如金，兼见神昏、发斑、出血等危象
阴黄	黄色晦暗，病程长，病势缓，常伴纳少、乏力、舌淡、脉沉迟或细缓

考点18★★★ 头痛

【诊断要点】
以头部疼痛为主症，病发或突然或缓慢或反复，持续时间可长可短。外感头痛者多有起居不慎，感受外邪病史，内伤头痛者常有情绪波动、失眠、饮食不节、劳倦、房事不节、病后体虚等病史。

【辨证论治】

证型	证候	证机概要	治法	方剂	组成
风寒头痛	痛连项背，恶风畏寒，遇风尤剧，口不渴	风寒外袭，上犯颠顶，凝滞经脉	疏散风寒止痛	川芎茶调散加减	川芎茶调散荆防，辛芷薄荷甘草羌
风热头痛	头痛而胀，发热恶风，面红目赤，口渴喜饮	风热外袭，上扰清空，窍络失和	疏风清热和络	芎芷石膏汤加减	菊花、桑叶、薄荷、蔓荆子、川芎、白芷、羌活、生石膏、黄芩
风湿头痛	头痛如裹，肢体困重，胸闷纳呆，便溏	风湿之邪，上蒙头窍，困遏清阳	祛风胜湿通窍	羌活胜湿汤加减	羌活胜湿独防风，蔓荆秦本草川芎
肝阳头痛	头昏胀痛，心烦易怒，口苦面红，胁痛	肝失条达，气郁化火，阳亢风动	平肝潜阳息风	天麻钩藤饮加减	天麻钩藤石决明，栀杜寄生膝与芩，夜藤获神益母草，主治眩晕与耳鸣

续表

证型	证候	证机概要	治法	方剂	组成
血虚头痛	头痛隐隐，心悸失眠，面色少华，神疲乏力	营血不足，不能上荣，窍络失养	养血滋阴，和络止痛	加味四物汤加减	当归、生地、白芍、首乌、川芎、菊花、蔓荆子、五味子、远志、炒枣仁
痰浊头痛	头痛昏蒙，胸脘满闷，纳呆呕恶	脾失健运，痰浊中阻，上蒙清窍	健脾燥湿，化痰降逆	半夏白术天麻汤加减	半夏白术天麻汤，苓草橘红枣生姜
肾虚头痛	头痛且空，耳鸣腰酸，滑精带下	肾精亏虚，髓海不足，脑窍失荣	养阴补肾，填精生髓	大补元煎加减	大补元煎益精方，人参草药培脾安，归地山萸滋真水，杜仲枸杞冲任藏
瘀血头痛	头痛不愈，痛有定处，日轻夜重，舌暗	瘀血阻窍，络脉滞涩，不通则痛	活血化瘀，通窍止痛	通窍活血汤加减	通窍全凭好麝香，桃红大枣老葱姜，川芎黄酒赤芍药，表里通经第一方
气虚头痛	头痛隐隐，遇劳加重，纳呆乏力，气短懒言	脾胃虚弱，中气不足，清阳不升，脑失所养	健脾益气升清	益气聪明汤加减	黄芪、甘草、人参、升麻、葛根、蔓荆子、芍药

【病证鉴别】

（1）头痛与眩晕

病名	相同点	不同点
头痛	可单独出现，也可同时出现	病因有外感与内伤两方面，临床表现以疼痛为主，实证较多
眩晕		病因以内伤为主，临床表现以昏眩为主，虚证较多

（2）真头痛与一般头痛

真头痛为头痛的一种特殊重症，其特点为起病急骤，多表现为突发的剧烈头痛，持续不解，阵发加重，手足逆冷至肘膝，甚至呕吐如喷，肢厥抽搐，本病凶险，应与一般头痛区别。

考点19★★★ 眩晕

【诊断要点】

以头晕目眩，视物旋转为主症，轻者闭目即止，重者如坐车船，甚则仆倒。

【辨证论治】

证型	证候	证机概要	治法	方剂	组成
肝阳上亢	眩晕耳鸣，头目胀痛，口苦失眠，遇烦劳郁怒加重	肝阳风火，上扰清窍	平肝潜阳，清火息风	天麻钩藤饮加减	天麻钩藤石决明，栀杜寄生膝与芩，夜藤茯神益母草，主治眩晕与耳鸣
气血亏虚	眩晕劳累即发，面色㿠白，神疲乏力，唇甲不华	气血亏虚，清阳不展，脑失所养	补益气血，调养心脾	归脾汤加减	归脾汤用术参芪，归草茯神远志随，酸枣木香龙眼肉，煎加姜枣益心脾
肾精不足	眩晕日久不愈，腰酸膝软，颧红咽干，形寒肢冷	肾精不足，髓海空虚，脑失所养	滋养肝肾，益精填髓	左归丸加减	左归丸内山药地，萸肉枸杞与牛膝，菟丝龟鹿二胶合，补阴填精功效奇
痰湿中阻	眩晕，头重昏蒙，胸闷恶心，呕吐痰涎	痰浊中阻，上蒙清窍，清阳不升	化痰祛湿，健脾和胃	半夏白术天麻汤加减	半夏白术天麻汤，苓草橘红枣生姜
瘀血阻窍	眩晕时作，头痛如刺，耳鸣耳聋，面唇紫暗	瘀血阻络，气血不畅，脑失所养	祛瘀生新，活血通窍	通窍活血汤加减	通窍全凭好麝香，桃红大枣老葱姜，川芎黄酒赤芍药，表里通经第一方

【病证鉴别】

（1）眩晕与中风

病名	相同点	不同点
中风	部分中风病人，以眩晕、头痛为其先兆表现	以猝然昏仆，不省人事，口舌歪斜，半身不遂，失语，或不经昏仆，仅以喎僻不遂为特征
眩晕		中风昏仆与眩晕之甚者相似，眩晕之甚者亦可仆倒，晕倒者记忆空白，瞬间即醒，但无半身不遂及不省人事、口舌歪斜诸症

（2）眩晕与厥证

病名	不同点
眩晕	严重者也有欲仆或晕旋仆倒的表现，但眩晕病人记忆空白，意识并不丧失
厥证	以突然昏仆、不省人事、四肢厥冷为特征，发作后可在短时间内苏醒，严重者可一厥不复而死亡

考点20★★★ 中风

【诊断要点】

以突然昏仆、不省人事、半身不遂、偏身麻木、口眼歪斜、言语謇涩等为主症，中经络多仅见眩晕,偏身麻木,口眼㖞斜,半身不遂等,中脏腑则多伴见不省人事,意识模糊等重症,有眩晕、头痛、心悸等病史,情志失调、饮食不当或劳累等诱因。

【辨证论治】

证型	证候	证机概要	治法	方剂	组成
风痰入络	肌肤不仁,手足麻木,口眼㖞斜,语言不利,口角流涎,半身不遂	脉络空虚,风痰乘虚入中,气血闭阻	祛风化痰,通络	真方白丸子加减	真方白丸半夏附,南星天麻与川乌,全蝎木香枳壳合,祛风化痰通经络
风阳上扰	头晕头痛,耳鸣目眩,口眼㖞斜,舌强语謇,脉弦	肝火偏旺,阳亢化风,横窜络脉	平肝潜阳,活血通络	天麻钩藤饮加减	天麻钩藤石决明,栀杜寄生膝与芩,夜藤茯神益母草,主治眩晕与耳鸣
阴虚风动	头晕耳鸣,腰酸,口眼㖞斜,言语不利,手指瞤动	肝肾阴虚,风阳内动,风痰瘀阻经络	滋阴潜阳,息风通络	镇肝息风汤加减	镇肝息风芍天冬,玄参牡蛎赭茵供,麦龟膝草龙川楝,肝风内动有奇功
痰热腑实	心烦易怒,半身不遂,口舌㖞斜,舌强语謇,神识欠清,便秘,痰多而黏	痰热阻滞,风痰上扰,腑气不通	通腑泄热,息风化痰	桃仁承气汤加减	桃仁、大黄、芒硝、枳实、陈胆星、黄芩、全瓜蒌、桃仁、赤芍、丹皮、牛膝
痰火瘀闭	不省人事,口噤不开,两手握固,大小便闭,肢体强痉,身热躁扰,气粗口臭	肝阳暴张,阳亢风动,痰火壅盛,气血上逆,神窍闭阻	息风清火,豁痰开窍	羚角钩藤汤加减	羚角钩藤菊花桑,地芍贝茹茯草襄,凉肝息风又养阴,肝热生风急煎尝
痰浊瘀闭	不省人事,口噤不开,两手握固,肢痉二便闭,面白唇暗,痰涎壅盛	痰浊偏盛,上塞清窍,内蒙心神,神机闭塞	化痰息风,宣郁开窍	涤痰汤加减	清心涤痰汤效灵,补正除邪两收功,参苓橘半连茹草,枳实菖枣星麦冬
脱证(阴竭阳亡)	目合口张,鼻鼾息微,手撒肢冷,汗多,大小便自遗,肢软	正不胜邪,元气衰微,阴阳欲绝	回阳救阴,益气固脱	参附汤合生脉散加味	人参、附子、麦冬、五味子、山萸肉
风痰瘀阻	口眼㖞斜,舌强语謇,半身不遂,肢体麻木,苔滑腻	风痰阻络,气血运行不利	搜风化痰,行瘀通络	解语丹加减	解语南星甘木香,向附天麻远志菖,羌活全蝎一并入,中风不语自然康

续表

证型	证候	证机概要	治法	方剂	组成
气虚络瘀	肢体偏枯不用，肢软无力，面色萎黄	气虚血瘀，脉阻络瘀	益气养血，化瘀通络	补阳还五汤加减	补阳还五芎桃红，赤芍归尾加地龙，四两生芪为君药
肝肾亏虚	半身不遂，肢硬，拘挛变形，舌强不语，肌肉萎缩	肝肾亏虚，阴血不足，筋脉失养	滋养肝肾	左归丸合地黄饮子加减	左归丸内山药地，萸肉枸杞与牛膝，菟丝龟鹿二胶合；地黄饮子山茱斛，麦味菖蒲远志茯，苁蓉桂附巴戟天，少入薄荷姜枣服

【病证鉴别】

（1）中风与口僻

口僻俗称吊线风，主要症状是口眼㖞斜，但常伴耳后疼痛，口角流涎，言语不清，而无半身不遂或神志障碍等表现，多因正气不足，风邪入脉络，气血痹阻所致，不同年龄均可罹患。

（2）中风与厥证

厥证也有突然昏仆、不省人事之表现，一般而言，厥证神昏时间短暂，发作时常伴有四肢逆冷，移时多可自行苏醒，醒后无半身不遂、口眼㖞斜、言语不利等表现。

（3）中风与痉证

病名	不同点
痉证	以四肢抽搐、项背强直甚至角弓反张为主症，发病时也可伴神昏，神昏多出现在抽搐之后，抽搐时间长，无半身不遂、口眼㖞斜等症状
中风	多在起病时即有神昏，而后可以出现抽搐，抽搐时间短

（4）中风与痿证

病名	不同点
痿证	肢体瘫痪、活动无力等类似中风之表现，起病缓慢，以双下肢瘫痪或四肢瘫痪，或肌肉萎缩，筋惕肉瞤为多见，起病时无神昏
中风	半身不遂日久不能恢复者，亦可见肌肉瘦削，筋脉弛缓。肢体瘫痪多起病急骤，且以偏瘫不遂为主，常有不同程度的神昏

（5）中风与痫证

病名	相同点	不同点
痫证	发作时起病急骤，突然昏仆倒地	阵发性神志异常的疾病，猝发仆地时常口中作声，如猪羊啼叫，四肢频抽而口吐白沫，神昏多为时短暂，移时可自行苏醒，醒后一如常人，但可再发
中风		仆地无声，一般无四肢抽搐及口吐涎沫，昏仆倒地，其神昏症状严重，持续时间长，难以自行苏醒，需及时治疗方可逐渐清醒，多伴有半身不遂、口眼㖞斜等症

考点 21★★★ 水肿

【诊断要点】

水肿先从眼睑或下肢开始,继及四肢全身,轻者仅眼睑或足胫浮肿,重者全身皆肿,先从眼睑发病,病势迅速,皮肤绷急光亮,按之即起者,属阳水,先从下肢发病,病势缓慢,皮肤按之凹陷不起者,属阴水。

【辨证论治】

证型	证候	证机概要	治法	方剂	组成
风水相搏	全身皆肿,来势迅速,恶寒发热,肢节酸楚,小便不利	风邪袭表,肺气闭塞,通调失职,风遏水阻	疏风清热,宣肺行水	越婢加术汤加减	麻黄、杏仁、防风、浮萍、白术、茯苓、泽泻、车前子、石膏、桑白皮、黄芩
湿毒浸淫	眼睑浮肿延及全身,尿少色赤,身发疮痍溃烂	疮毒内归脾肺,三焦气化不利,水湿内停	宣肺解毒,利湿消肿	麻黄连翘赤小豆汤合五味消毒饮加减	麻黄、杏仁、桑白皮、赤小豆、银花、野菊花、蒲公英、紫花地丁、紫背天葵
水湿浸渍	全身水肿,下肢明显,按之没指,身体困重	水湿内侵,脾气受困,脾阳不振	运脾化湿,通阳利水	五皮饮合胃苓汤加减	桑白皮、陈皮、大腹皮、茯苓皮、生姜皮、苍术、厚朴、草果、桂枝、白术、茯苓、猪苓、泽泻
湿热壅盛	遍体浮肿,皮肤绷急光亮,胸脘痞闷,烦热,口渴	湿热内盛,三焦壅滞,气滞水停	分利湿热	疏凿饮子加减	羌活、秦艽、防风、大腹皮、茯苓皮、生姜皮、猪苓、茯苓、泽泻、椒目、赤小豆、黄柏、商陆、槟榔、生大黄
脾阳虚衰	身肿日久,脘腹胀闷,纳减便溏,神疲乏力	脾阳不振,运化无权,土不制水	健脾温阳,利水	实脾饮加减	干姜、附子、草果、桂枝、白术、茯苓、泽泻、车前子、木瓜、木香、厚朴、大腹皮
肾阳衰微	身肿日久,腰酸冷痛,四肢厥冷,怯寒神疲	脾肾阳虚,水寒内聚	温肾助阳,化气行水	济生肾气丸合真武汤加减	六味地黄丸+肉桂、附子、牛膝、车前子;真武附苓术芍姜
瘀水互结	身肿日久,皮肤瘀斑,腰部刺痛,舌紫暗	水停湿阻,气滞血瘀,致三焦气化不利	活血祛瘀,化气行水	桃红四物汤合五苓散	桃红芎地归芍;五苓散治太阳腑,白术泽泻猪茯苓

【病证鉴别】

病名	相同点	不同点
水肿	肢体水肿，腹部膨隆	肺、脾、肾三脏气化失调，而导致水液泛滥肌肤。头面或下肢先肿，继及全身，严重时出现腹水，腹部膨隆，面色白，但无腹壁青筋暴露
鼓胀		由于肝、脾、肾功能失调，导致气滞、血瘀、水湿聚于腹中。单腹胀大，面色苍黄，腹壁青筋暴露，四肢多不肿，反见瘦削，后期或可伴见轻度肢体浮肿

考点22★★★ 淋证

【诊断要点】

以小便频数，淋沥涩痛，小腹拘急引痛为各种淋证的主症，病因分虚实两端。

【辨证论治】

证型	证候	证机概要	治法	方剂	组成
热淋	尿黄频数短涩，灼热刺痛，少腹拘急胀痛，口苦呕恶	湿热蕴结下焦，膀胱气化失司	清热利湿，通淋	八正散加减	八正木通与车前，萹蓄大黄栀滑研，草梢瞿麦灯心草
石淋	尿中夹砂石，排尿时突然中断，尿道窘迫疼痛	湿热蕴结下焦，尿液煎熬成石，膀胱气化失司	清热利湿，排石通淋	石韦散加减	瞿麦、萹蓄、通草、滑石、金钱草、海金沙、鸡内金、石韦、穿山甲、虎杖、王不留行、牛膝、青皮、乌药、沉香
血淋	小便热涩刺痛，尿色深红，或夹血块	湿热下注膀胱，热甚灼络，迫血妄行	清热通淋，凉血止血	小蓟饮子加减	小蓟饮子藕蒲黄，滑竹通栀归草襄
气淋	郁怒之后，小便涩滞，淋沥不宣，少腹胀满疼痛	气机郁结，膀胱气化不利	理气疏导，通淋利尿	沉香散加减	沉香、青皮、乌药、香附、石韦、滑石、冬葵子、车前子
膏淋	小便混浊如米泔水，或伴有絮状凝块物	湿热下注，阻滞络脉，脂汁外溢	清热利湿，分清泄浊	程氏萆薢分清饮加减	萆薢、石菖蒲、黄柏、车前子、飞廉、水蜈蚣、向日葵心、莲子心、连翘心、丹皮、灯心
劳淋	小便不甚赤涩，时作时止，遇劳即发	湿热留恋，脾肾两虚，膀胱气化无权	补脾益肾	无比山药丸加减	党参、黄芪、怀山药、莲子肉、茯苓、薏苡仁、泽泻、扁豆衣、山茱萸、菟丝子、芡实、金樱子、煅牡蛎

【病证鉴别】
（1）淋证与癃闭

病名	相同点	不同点
淋证	小便量少，排尿困难	尿频而尿痛，且每日排尿总量多为正常
癃闭		无尿痛，每日排尿量少于正常，严重时甚至无尿。但癃闭复感湿热，常可并发淋证，而淋证日久不愈，亦可发展成癃闭

（2）血淋与尿血

病名	相同点	不同点
血淋	小便出血，尿色红赤，甚至溺出纯血	一般以痛者为血淋，不痛者为尿血
尿血		多无疼痛之感，虽亦间有轻微的胀痛或热痛，但终不若血淋的小便滴沥而疼痛难忍

（3）膏淋与尿浊

膏淋与尿浊在小便混浊症状上相似，但后者在排尿时无疼痛滞涩感，可资鉴别。

考点23★★ 阳痿

【诊断要点】

成年男子性交时，阴茎痿而不举，或举而不坚，或坚而不久，无法进行正常性生活，常有神疲乏力，腰酸膝软，畏寒肢冷等症，有房劳过度，手淫频繁，久病体弱等病史。

【辨证论治】

证型	证候	证机概要	治法	方剂	组成
命门火衰	阳事不举，精薄清冷，畏寒肢冷，腰膝酸软	命门火衰，精气虚冷，宗筋失养	温肾壮阳	赞育丸加减	巴戟天、肉桂、淫羊藿、韭菜子、熟地黄、山茱萸、枸杞子、当归
心脾亏虚	阳痿不举，心悸失眠，面黄乏力，纳呆便溏	心脾两虚，气血乏源，宗筋失养	补益心脾	归脾汤加减	归脾汤用术参芪，归草茯神远志随，酸枣木香龙眼肉，煎加姜枣益心脾
肝郁不舒	阳事不起，心情抑郁，胸胁胀痛，脘闷	肝郁气滞，血行不畅，宗筋所聚无能	疏肝解郁	逍遥散加减	逍遥散中当归芍，柴苓术草加姜薄
惊恐伤肾	阳痿不振，心悸易惊，胆怯多疑，有被惊吓史	惊恐伤肾，肾精破散，心气逆乱，气血不达宗筋	益肾宁神	启阳娱心丹加减	人参、菟丝子、当归、白芍、远志、茯神、龙齿、石菖蒲、柴胡、香附、郁金

续表

证型	证候	证机概要	治法	方剂	组成
湿热下注	阴茎痿软,阴囊潮湿,瘙痒腥臭,小便涩痛	湿热下注肝经,宗筋经络失畅	清利湿热	龙胆泻肝汤加减	龙胆泻肝栀芩柴,木通泽泻车前归

【病证鉴别】

病名	相同点	不同点
阳痿	二者在临床表现上有明显差别,但在病因病机上有相同之处	欲性交时阴茎不能勃起,或举而不坚,或坚而不久,不能进行正常性生活的病证
早泄		同房时,阴茎能勃起,但因过早射精,射精后阴茎痿软的病证。若早泄日久不愈,可进一步导致阳痿,故阳痿病情重于早泄

考点 24★★ 郁证

【诊断要点】

以忧郁不畅、情绪不宁、胸胁胀满疼痛为主症,或有易怒易哭,或有咽中如有炙脔,吞之不下,咯之不出的特殊症状。病情的反复与情志因素密切相关,多发于青中年女性。

【辨证论治】

证型	证候	证机概要	治法	方剂	组成
肝气郁结	精神抑郁,情绪不宁,胁肋胀痛,脘闷嗳气	肝郁气滞,脾胃失和	疏肝解郁,理气畅中	柴胡疏肝散加减	柴胡疏肝芍川芎,枳壳陈皮草香附
气郁化火	情绪不宁,急躁易怒,胸胁胀满,口苦而干	肝郁化火,横逆犯胃	疏肝解郁,清肝泻火	丹栀逍遥散加减	柴胡、薄荷、郁金、制香附、当归、白芍、白术、茯苓、丹皮、栀子
痰气郁结	精神抑郁,胸部闷塞,咽中如有物梗塞	气郁痰凝,阻滞胸咽	行气开郁,化痰散结	半夏厚朴汤加减	半夏厚朴与紫苏,茯苓生姜共煎服
心神失养	精神恍惚,多疑易惊,悲忧善哭,喜怒无常	营阴暗耗,心神失养	甘润缓急,养心安神	甘麦大枣汤加减	甘草、小麦、大枣、郁金、合欢花
心脾两虚	多思善疑,头晕神疲,心悸胆怯,失眠健忘	脾虚血亏,心失所养	健脾养心,补益气血	归脾汤加减	归脾汤用术参芪,归草茯神远志随,酸枣木香龙眼肉,煎加姜枣益心脾+神曲

续表

证型	证候	证机概要	治法	方剂	组成
心肾阴虚	情绪不宁,心悸健忘,五心烦热,盗汗咽干	阴精亏虚,阴不涵阳	滋养心肾	天王补心丹合六味地黄丸加减	补心地归二冬仁,远茯味砂桔三参(人参、丹参、玄参);地八山山四,丹苓泽泻三

【病证鉴别】

(1) 郁证梅核气与虚火喉痹

病名	相同点	不同点
郁证梅核气	咽部异物感	多见于青中年女性,因情志抑郁而起病,自觉咽中有物梗塞,但无咽痛及吞咽困难,咽中梗塞的感觉与情绪波动有关,在心情愉快、工作繁忙时,症状可减轻或消失,而当心情抑郁或注意力集中于咽部时,则梗塞感觉加重
虚火喉痹		以青中年男性发病较多,多因感冒、长期吸烟饮酒及嗜食辛辣食物而引发,咽部除有异物感外,尚觉咽干、灼热、咽痒,咽部症状与情绪无关,但过度辛劳或感受外邪则易加剧

(2) 郁证梅核气与噎膈

病名	相同点	不同点
郁证梅核气	咽中有物梗塞感	咽中梗塞的感觉与情绪波动有关,当心情抑郁或注意力集中于咽部时,则梗塞感觉加重,但无吞咽困难
噎膈		多见于中老年人,男性居多,梗塞的感觉主要在胸骨后的部位,与情绪波动无关,吞咽困难的程度日渐加重,进行食管检查常有异常发现

(3) 郁证脏躁与癫证

病名	相同点	不同点
郁证脏躁	两者均与五志过极、七情内伤有关,临床表现都有心神失常症状	多发于青中年妇女,在精神因素的刺激下呈间歇性发作,在不发作时可如常人
癫证		多发于青壮年,男女发病率无显著差别,病程迁延,主要表现为精神错乱,失去自控能力,心神失常的症状极少自行缓解

考点 25★★★ 血证

【诊断要点】

(1) 鼻衄:血自鼻道外溢而非因外伤、倒经所致者。

(2) 齿衄:血自齿龈或齿缝外溢,且排除外伤所致者。

(3) 咳血：血经咳嗽而出，或觉喉痒胸闷，一咯即出，血色鲜红，或夹泡沫，或痰血相兼，痰中带血。

(4) 吐血：血随呕吐而出，常伴食物残渣，血色多为咖啡、紫暗或鲜红色，大便色黑如漆，或呈暗红色。

(5) 便血：大便色鲜红、暗红或紫暗，甚至黑如柏油样，次数增多。

(6) 尿血：小便中混有血液或夹有血丝，排尿时无疼痛。

(7) 紫斑：肌肤出现青紫斑点，小如针尖，大者融合成片，压之不褪色，好发于四肢，以下肢为甚。

【辨证论治】

	证型	证候	证机概要	治法	方剂	组成
鼻衄	热邪犯肺	鼻燥衄血，口干咽燥，身热恶风	燥热伤肺，血热妄行，上溢清窍	清泄肺热，凉血止血	桑菊饮加减	桑菊饮中桔杏翘，芦根甘草薄荷饶
	胃热炽盛	血色鲜红，口渴欲饮，口干臭秽	胃火上炎，迫血妄行	清胃泻火，凉血止血	玉女煎加减	玉女石膏熟地黄，知母麦冬牛膝襄
	肝火上炎	头痛目眩，烦躁易怒，两目红赤	火热上炎，迫血妄行，上溢清窍	清肝泻火，凉血止血	龙胆泻肝汤加减	龙胆泻肝栀芩柴，木通泽泻车前归
	气血亏虚	神疲乏力，面色㿠白，心悸难寐	气虚不摄，血溢清窍，血去气伤，气血两亏	补气摄血	归脾汤加减	归脾汤用术参芪，归草茯神远志随，酸枣木香龙眼肉，煎加姜枣益心脾＋阿胶、仙鹤草、茜草

	证型	证候	证机概要	治法	方剂	组成
齿衄	胃火炽盛	血色鲜红，齿龈红肿疼痛，口臭	胃火内炽，循经上犯，灼伤血络	清胃泻火，凉血止血	加味清胃散合泻心汤加减	生地黄、丹皮、水牛角、大黄、黄连、黄芩、连翘、当归、甘草、白茅根、大蓟、小蓟、藕节
	阴虚火旺	血色淡红，因受热烦劳而发，齿摇不坚	肾阴不足，虚火上炎，络损血溢	滋阴降火，凉血止血	六味地黄丸合茜根散加减	熟地黄、山药、山茱萸、茯苓、丹皮、泽泻、茜草根、黄芩、侧柏叶、阿胶

	证型	证候	证机概要	治法	方剂	组成
咳血	燥热伤肺	喉痒咳嗽，痰中带血，口干鼻燥	燥热伤肺，肺失清肃，肺络受损	清热润肺，宁络止血	桑杏汤加减	桑叶汤中浙贝宜，沙参栀豉与梨皮
	肝火犯肺	咳嗽阵作，痰中带血，烦躁易怒	木火刑金，肺失清肃，肺络受损	清肝泻火，凉血止血	泻白散合黛蛤散加减	青黛、黄芩、桑白皮、地骨皮、海蛤壳、甘草、旱莲草、白茅根、大小蓟
	阴虚肺热	咳嗽痰少，痰中带血，潮热盗汗	虚火灼肺，肺失清肃，肺络受损	滋阴润肺，宁络止血	百合固金汤加减	百合固金二地黄，玄参贝母桔甘藏，麦冬芍药当归配

	证型	证候	证机概要	治法	方剂	组成
吐血	胃热壅盛	吐血色红，夹食物残渣，口臭便秘	胃热内郁，热伤胃络	清胃泻火，化瘀止血	泻心汤合十灰散加减	黄芩、黄连、大黄、丹皮、栀子、大蓟、小蓟、侧柏叶、茜草根、白茅根
	肝火犯胃	吐血色红，口苦胁痛，心烦易怒	肝火横逆，胃络损伤	泻肝清胃，凉血止血	龙胆泻肝汤加减	龙胆泻肝栀芩柴，木通泽泻车前归
	气虚血溢	吐血缠绵不止，乏力气短，面色苍白	中气亏虚，统血无权，血液外溢	健脾益气摄血	归脾汤加减	归脾汤用术参芪，归草茯神远志随，酸枣木香龙眼肉，煎加姜枣益心脾

	证型	证候	证机概要	治法	方剂	组成
便血	肠道湿热	便血色红黏稠，口苦，舌红苔黄腻	湿热蕴结，脉络受损，血溢肠道	清化湿热，凉血止血	地榆散合槐角丸加减	地榆、茜草、槐角、栀子、黄芩、黄连、茯苓、防风、枳壳、当归
	气虚不摄	便血色红，食少体倦，面色萎黄	中气亏虚，气不摄血，血溢胃肠	益气摄血	归脾汤加减	归脾汤用术参芪，归草茯神远志随，酸枣木香龙眼肉，煎加姜枣益心脾
	脾胃虚寒	便血紫暗，腹部隐痛，喜热饮，便溏	中焦虚寒，统血无力，血溢胃肠	健脾温中，养血止血	黄土汤加减	黄土汤中芩地黄，术附阿胶甘草尝

	证型	证候	证机概要	治法	方剂	组成
尿血	下焦湿热	尿血鲜红，心烦口渴，面赤口疮	热伤阴络，血渗膀胱	清热利湿，凉血止血	小蓟饮子加减	小蓟生地藕蒲黄，滑竹通栀归草襄
	肾虚火旺	头晕耳鸣，颧红潮热，腰膝酸软	虚火内炽，灼伤脉络	滋阴降火，凉血止血	知柏地黄丸加减	地八山山四，丹苓泽泻三+知母、黄柏、旱莲草、大蓟、小蓟、藕节、蒲黄
	脾不统血	久病尿血，体倦乏力，气短声低	中气亏虚，统血无力，血渗膀胱	补中健脾，益气摄血	归脾汤加减	归脾汤用术参芪，归草茯神远志随，酸枣木香龙眼肉，煎加姜枣益心脾
	肾气不固	久病尿血，头晕耳鸣，腰脊酸痛	肾虚不固，血失藏摄	补益肾气，固摄止血	无比山药丸加减	熟地、山药、山茱萸、怀牛膝、肉苁蓉、菟丝子、杜仲、巴戟天、茯苓、泽泻、五味子、赤石脂、仙鹤草、蒲黄、槐花、紫珠草

	证型	证候	证机概要	治法	方剂	组成
紫斑	血热妄行	皮肤见青紫斑点，发热，口渴，便秘	热壅经络，迫血妄行，血溢肌腠	清热解毒，凉血止血	十灰散加减	十灰散用大小蓟，荷柏茅茜棕丹皮，山栀大黄俱为灰
	阴虚火旺	皮肤出现青紫斑点，手足心热，潮热盗汗	虚火内炽，灼伤脉络，血溢肌腠	滋阴降火，宁络止血	茜根散加减	茜草根、黄芩、侧柏叶、生地黄、阿胶、甘草
	气不摄血	肌衄久病不愈，神疲乏力，面色苍白	中气亏虚，统摄无力，血溢肌腠	补气摄血	归脾汤加减	归脾汤用术参芪，归草茯神远志随，酸枣木香龙眼肉，煎加姜枣益心脾

【病证鉴别】

（1）鼻衄

①内科鼻衄与外伤鼻衄：因碰伤、挖鼻等引起血管破裂而致鼻衄者，出血多在损伤的一侧，且经局部止血治疗不再出血，没有全身症状，与内科所论鼻衄有别。

②内科鼻衄与经行衄血：经行衄血又名倒经、逆经，其发生与月经周期有密切关系，多于经行前期或经期出现，与内科所论鼻衄机理不同。

（2）齿衄

齿衄与舌衄：齿衄为血自齿缝、牙龈溢出；舌衄为血出自舌面，舌面上常有如针眼样出血点，与齿衄不难鉴别。

(3) 咳血

咳血与吐血：咳血与吐血血液均经口出，但两者截然不同。咳血是血由肺来，经气道随咳嗽而出，血色多为鲜红，常混有痰液，咳血之前多有咳嗽、胸闷、喉痒等症状，大量咳血后，可见痰中带血数天，大便一般不呈黑色。吐血是血自胃而来，经呕吐而出，血色紫暗，常夹有食物残渣，吐血之前多有胃脘不适或胃痛、恶心等症状，吐血之后无痰中带血，但大便多呈黑色。

(4) 吐血

吐血与鼻腔、口腔及咽喉出血：吐血经呕吐而出，血色紫暗，夹有食物残渣，常有胃病史。鼻腔、口腔及咽喉出血，血色鲜红，不夹食物残渣，在五官科进行有关检查即可明确具体部位。

(5) 便血

①便血与痢疾：痢疾初起有发热、恶寒等症，其便血为脓血相兼，且有腹痛、里急后重、肛门灼热等症。便血无里急后重，无脓血相兼，与痢疾不同。

②便血与痔疮：痔疮属外科疾病，其大便下血特点为便时或便后出血，常伴有肛门异物感或疼痛，进行肛门直肠检查时，可发现内痔或外痔，与内科所论之便血不难鉴别。

(6) 尿血

①尿血与血淋：血淋与尿血均表现为血由尿道而出，两者以小便时痛与不痛为其鉴别要点，不痛者为尿血，痛（滴沥刺痛）者为血淋。

②尿血与石淋：两者均有血随尿出。但石淋尿中时有砂石夹杂，小便涩滞不畅，时有小便中断，或伴腰腹绞痛等症，若砂石从小便排出则痛止，此与尿血不同。

(7) 紫斑

①紫斑与出疹：紫斑与出疹均有局部肤色的改变，紫斑呈点状者需与出疹的疹点区别。紫斑隐于皮内，压之不退色，触之不碍手；疹高出于皮肤，压之退色，摸之碍手。且二者成因、病位均有不同。

②紫斑与温病发斑：紫斑与温病发斑在皮肤表现的斑块方面，有时虽可类似，但两者病情、病势、预后迥然有别。温病发斑发病急骤，常伴有高热烦躁、头痛如劈、昏狂谵语、四肢抽搐、鼻衄、齿衄、便血、尿血、舌质红绛等，病情险恶多变。杂病发斑（紫斑）一般不如温病发斑急骤，常有反复发作史，也有突然发生者，虽时有热毒亢盛表现，但一般舌不红绛，不具有温病传变急速的特点。

③紫斑与丹毒：丹毒属外科皮肤病，以皮肤色红如丹得名，轻者压之退色，重者压之不退色，但其局部皮肤灼热肿痛，与紫斑有别。

考点26★★★ 消渴

【诊断要点】

以口渴多饮、多食易饥、尿频量多、形体消瘦或尿有甜味为主症，有的患者"三多"症状不著，但中年后发病且嗜食膏粱厚味、醇酒炙煿，以及病久并发眩晕、肺痨等症者，应考虑消渴的可能性。家族史可供参考。

【辨证论治】

	证型	证候	证机概要	治法	方剂	组成
上消	肺热津伤	口渴多饮，口舌干燥，尿频量多，烦热多汗	肺脏燥热，津液失布	清热润肺，生津止渴	消渴方加减	天花粉、葛根、麦冬、生地黄、藕汁、黄连、黄芩、知母
中消	胃热炽盛	多食易饥，口渴尿多，形体消瘦，大便干燥	胃火内炽，胃热消谷，耗伤津液	清胃泻火，养阴增液	玉女煎加减	玉女石膏熟地黄，知母麦冬牛膝裹
中消	气阴两虚	口渴引饮，能食与便溏并见，精神不振，乏力	气阴不足，脾失健运	益气健脾，生津止渴	七味白术散加减	黄芪、党参、白术、茯苓、怀山药、甘草、木香、藿香、葛根、天冬、麦冬
下消	肾阴亏虚	尿频量多，腰膝酸软，口干唇燥，皮肤干燥	肾阴亏虚，肾失固摄	滋阴固肾	六味地黄丸加减	地八山山四，丹苓泽泻三
下消	阴阳两虚	小便频数，饮一溲一，耳轮干枯，畏寒肢冷	阴损及阳，肾阳衰微，肾失固摄	滋阴温阳，补肾固涩	金匮肾气丸加减	熟地黄、山萸肉、枸杞子、五味子、怀山药、茯苓、附子、肉桂

【病证鉴别】

（1）消渴与口渴症

病名	相同点	不同点
消渴	口干多饮	伴多食、多尿、尿甜、瘦削等消渴的特点
口渴症		指口渴饮水的一个临床症状，可出现于多种疾病过程中，尤以外感热病为多见，这类口渴各随其所患病证的不同而出现相应的临床症状

（2）消渴与瘿病

病名	相同点	不同点
消渴	多食易饥，消瘦	多饮、多尿、尿甜
瘿病		瘿病中气郁化火、阴虚火旺的类型，以情绪激动、多食易饥、形体日渐消瘦、心悸、眼突、颈部一侧或两侧肿大为特征。其中的多食易饥、消瘦，类似消渴病的中消，但眼球突出，颈前瘿肿有形则与消渴有别

考点27★★ 内伤发热

【诊断要点】

起病缓，病程长，多为低热，或自觉发热，而体温并不升高，高热者较少，不恶寒，或虽怯冷，但得衣被则温。常伴头晕神疲、自汗盗汗等症。有气血阴阳亏虚或气郁、血瘀、湿阻或有反复发热史。

【辨证论治】

证型	证候	证机概要	治法	方剂	组成
阴虚发热	午后潮热,夜间发热,不欲近衣,手足心热	阴虚阳盛,虚火内炽	滋阴清热	清骨散加减	银柴胡、知母、胡黄连、地骨皮、青蒿、秦艽、鳖甲
血虚发热	低热,头晕眼花,身倦乏力,面白少华,唇甲色淡	血虚失养,阴不配阳	益气养血	归脾汤加减	归脾汤用术参芪,归草茯神远志随,酸枣木香龙眼肉,煎加姜枣益心脾
气虚发热	劳累后低热,倦怠乏力,气短懒言,自汗	中气不足,阴火内生	益气健脾,甘温除热	补中益气汤加减	补中益气芪术陈,升柴参草当归身
阳虚发热	发热而欲近衣,形寒怯冷,腰膝酸软,面色㿠白	肾阳亏虚,火不归原	温补阳气,引火归原	金匮肾气丸加减	附子、桂枝、山茱萸、地黄、山药、茯苓、丹皮、泽泻
气郁发热	热势随情绪波动起伏,胁肋胀满,烦躁易怒,口干苦	气郁日久,化火生热	疏肝理气,解郁泄热	丹栀逍遥散加减	丹皮、栀子、柴胡、薄荷、当归、白芍、白术、茯苓、甘草
痰湿郁热	午后热甚,心内烦热,胸闷脘痞,纳呆,渴不欲饮	痰湿内蕴,壅遏化热	燥湿化痰,清热和中	黄连温胆汤合中和汤加减	半夏、厚朴、枳实、陈皮、茯苓、通草、竹叶、黄连
血瘀发热	夜晚发热,自觉身体某些部位发热,痛有定处	血行瘀滞,瘀热内生	活血化瘀	血府逐瘀汤加减	血府逐瘀生地桃,红花当归草赤芍,桔梗枳壳柴芎膝

【病证鉴别】

内伤发热与外感发热:内伤发热的诊断要点已如上述,而外感发热表现的特点是:因感受外邪而起,起病较急,病程较短,发热初期大多伴有恶寒,其恶寒得衣被而不减。发热的热度大多较高,发热的类型随病种的不同而有所差异。初起常兼有头身疼痛、鼻塞、流涕、咳嗽、脉浮等表证。外感发热由感受外邪,正邪相争所致,属实证者居多。

考点28★ 虚劳

【诊断要点】

多见形神衰败,身体羸瘦,大肉尽脱,食少厌食,心悸气短,自汗盗汗,面容憔悴,或五心烦热,或畏寒肢冷,脉虚无力等症。

【病证鉴别】

	证型	证候	证机概要	治法	方剂	组成
气虚	肺气虚	咳嗽无力,平素易感冒	肺气不足,表虚不固	补益肺气	补肺汤加减	人参、黄芪、沙参、熟地、五味子、百合
	心气虚	心悸气短,神疲体倦	心气不足,心失所养	补益心气	七福饮加减	人参、白术、炙甘草、熟地黄、当归、酸枣仁、远志
	脾气虚	饮食减少,食后胃脘不舒,倦怠乏力	脾虚失健,生化乏源	健脾益气	加味四君子汤加减	人参、黄芪、白术、甘草、茯苓、扁豆
	肾气虚	神疲乏力,腰膝酸软,小便清频	肾气不充,腰督失养,固摄无权	益气补肾	大补元煎加减	人参、山药、炙甘草、杜仲、山茱萸、熟地黄、枸杞子、当归

	证型	证候	证机概要	治法	方剂	组成
血虚	心血虚	心悸怔忡,健忘失眠,面色不华	心血亏虚,心失所养	养血宁心	养心汤加减	人参、黄芪、茯苓、五味子、甘草、当归、川芎、柏子仁、酸枣仁、远志、肉桂、半夏曲
	肝血虚	头晕目眩,胁痛,肢体麻木,筋脉拘急	肝血亏虚,筋脉失养	补血养肝	四物汤加减	芎地归芍、黄芪、党参、白术

	证型	证候	证机概要	治法	方剂	组成
阴虚	肺阴虚	干咳咽燥,咯血,潮热盗汗	肺阴亏虚,肺失清润	养阴润肺	沙参麦冬汤加减	沙参、麦冬、玉竹、天花粉、桑叶、甘草
	心阴虚	心悸失眠,潮热盗汗,口舌生疮	心阴亏耗,心失濡养	滋阴养心	天王补心丹加减	补心地归二冬仁,远茯味砂桔三参
	脾胃阴虚	口干唇燥,纳呆,便干,面色潮红	脾胃阴伤,失于濡养	养阴和胃	益胃汤加减	沙参、麦冬、生地黄、玉竹、白芍、乌梅、甘草、谷芽、鸡内金、玫瑰花
	肝阴虚	头痛眩晕,视物不明,急躁易怒,面潮红	阴虚阳亢,上扰清空	滋养肝阴	补肝汤加减	地黄、当归、芍药、川芎、木瓜、甘草、山茱萸、首乌
	肾阴虚	腰酸,遗精,眩晕耳鸣,颧红,舌红少津	肾精不足,失于濡养	滋补肾阴	左归丸加减	左归丸内山药地,萸肉枸杞与牛膝,菟丝龟鹿二胶合,补阴填精功效奇

	证型	证候	证机概要	治法	方剂	组成
阳虚	心阳虚	心悸自汗，形寒肢冷，面色苍白	心阳不振，心气亏虚，运血无力	益气温阳	保元汤加减	人参、黄芪、肉桂、甘草、生姜
	脾阳虚	面黄便溏，食少形寒，受寒或饮食不慎而加剧	中阳亏虚，温煦乏力，运化失常	温中健脾	附子理中汤加减	党参、白术、甘草、附子、干姜
	肾阳虚	腰背酸痛，遗精阳痿，畏寒肢冷，五更泻	肾阳亏虚，失于温煦，固摄无权	温补肾阳	右归丸加减	右归丸中地附桂，山药茱黄菟丝归，杜仲鹿胶枸杞子，益火之源此方魁

【病证鉴别】

（1）虚劳与肺痨

病名	不同点
虚劳	由多种原因所导致，久虚不复，病程较长，无传染性，以脏腑气血阴阳亏虚为其基本病机，分别出现五脏气血阴阳亏虚的多种症状
肺痨	正气不足而被痨虫侵袭所致，主要病位在肺，具有传染性，以阴虚火旺为其病理特点，以咳嗽、咳痰、咯血、潮热、盗汗、消瘦为主要临床症状

（2）虚劳与其他疾病的虚证

虚劳与内科其他病证中的虚证在临床表现、治疗方药方面有类似之处，两者主要区别有二：其一，虚劳的各种证候，均以出现一系列精气亏虚的症状为特征，而其他病证的虚证则各以其病证的主要症状为突出表现。其二，其他病证中的虚证虽然也以久病属虚者为多，但亦有病程较短而呈现虚证者，且病变脏器单一。

考点29★癌病

【诊断要点】

（1）脑癌：有头痛、呕吐、视力障碍等症，随脑组织受损部位的不同而有相应的局部症状，有助于定位诊断。

（2）肺癌：近期发生呛咳，顽固性干咳持续不愈，或反复咯血痰，或顽固性胸痛、气急发热，或伴消瘦疲乏。有长期吸烟史。

（3）肝癌：无明因右胁不适或疼痛，原有肝病症状加重伴全身不适、胃纳减退、乏力、体重减轻等应考虑。右胁部肝脏进行性肿大，质地坚硬而拒按，表面有结节隆起为中晚期体征。

（4）大肠癌：30岁以上患者见如下情况应考虑：持续性腹部不适，隐痛，胀气，经一般治疗症状不缓解；大便习惯改变；粪便带脓血、黏液或血便，而无胃肠道病史；结肠部位出现肿块；贫血或体重减轻。

(5) 肾癌、膀胱癌：肾癌早期常无症状，晚期部分可有血尿、腰部疼痛、上腹或腰部肿块三联征。膀胱癌主症为血尿、尿急、尿频、尿痛，或持续性尿意感。

【辨证论治】

	证型	证候	证机概要	治法	方剂	组成
脑瘤	痰瘀阻窍	头晕头痛，视物不清，呕吐，失眠，肢体麻木	痰瘀互结，闭阻清窍	息风化痰，祛瘀通窍	通窍活血汤加减	石菖蒲、桃仁、红花、川芎、赤芍、三七、白芥子、胆南星
	风毒上扰	头痛头晕，呕吐，面红目赤，抽搐震颤，神昏谵语	阳亢化风，热毒内炽，上扰清窍	平肝潜阳，清热解毒	天麻钩藤饮合黄连解毒汤加减	天麻钩藤石决明，栀杜寄生膝与芩，夜藤茯神益母草；芩连柏栀
	阴虚风动	头痛头晕，虚烦肢麻，言謇颈强，手足蠕动，口眼歪斜	肝肾阴亏，虚风内动	滋阴潜阳，息风	大定风珠加减	大定风珠鸡子黄，麦地胶芍草麻仁，三甲并同五味子

	证型	证候	证机概要	治法	方剂	组成
肺癌	瘀阻肺络	咳嗽不畅，胸闷气憋，胸痛有定处，痰血暗红	气滞血瘀，痹阻于肺	行气活血，散瘀消结	血府逐瘀汤加减	血府逐瘀生地桃，红花当归草赤芍，桔梗枳壳柴芎膝
	痰湿蕴肺	咳嗽咳痰，憋气，痰质稠黏，胸闷胸痛	脾虚生痰，痰湿蕴肺	健脾燥湿，行气祛痰	二陈汤合瓜蒌薤白半夏汤加减	二陈汤用半夏陈，益以茯苓甘草成；瓜蒌、薤白、紫菀、款冬花
	阴虚热毒	咳嗽，痰中带血，心烦寐差，低热盗汗，口渴便干	肺阴亏虚，热毒炽盛	养阴清热，解毒散结	沙参麦冬汤合五味消毒饮加减	沙参、玉竹、麦冬、甘草、桑叶、天花粉、金银花、野菊花、蒲公英、紫花地丁、紫背天葵
	气阴两虚	咳嗽痰少，气短，神疲乏力，面色㿠白	气虚阴伤，肺痿失用	益气养阴	生脉散合百合固金汤加减	人参、麦冬、五味子；百合固金二地黄，玄参贝母桔甘藏，麦冬芍药当归配

	证型	证候	证机概要	治法	方剂	组成
肝癌	肝气郁结	右胁部胀痛，右胁下肿块，胸闷不舒，善太息	肝气不疏，气机郁结	疏肝健脾，活血化瘀	柴胡疏肝散加减	柴胡疏肝芍川芎，枳壳陈皮草香附
	气滞血瘀	右胁疼痛，入夜更甚，右胁下结块质硬拒按，乏力脘胀，舌紫暗	气滞血瘀，结为癥块，不通则痛	行气活血，化瘀消积	复元活血汤加减	复原活血用柴胡，大黄花粉桃红入，当归山甲与甘草，损伤瘀血酒煎去
	湿热聚毒	右胁疼痛，右胁部结块，身黄目黄，口干口苦，心烦易怒，便干溲赤	湿邪化热，聚而为毒	清热利胆，泻火解毒	茵陈蒿汤加减	茵陈、栀子、大黄、白花蛇舌草、黄芩、蒲公英
	肝阴亏虚	胁肋疼痛，胁下结块，质硬拒按，五心烦热，潮热盗汗，头晕目眩	病程较久，阴血暗耗，肝阴亏虚	养血柔肝，凉血解毒	一贯煎加减	一贯煎中生地黄，沙参归杞麦冬藏

	证型	证候	证机概要	治法	方剂	组成
大肠癌	湿热郁毒	腹部阵痛，便血，里急后重，肛门灼热，舌苔黄腻	肠腑湿热，灼血为瘀，热盛酿毒	清热利湿，化瘀解毒	槐角丸加减	槐角、地榆、侧柏叶、黄芩、黄连、黄柏、荆芥、防风、枳壳、当归尾
	瘀毒内阻	腹部拒按，里急后重，脓血便，烦热口渴，肌肤甲错	瘀血内结，瘀滞化热，热毒内生	活血化瘀，清热解毒	膈下逐瘀汤加减	桃仁、红花、五灵脂、延胡索、丹皮、赤芍、当归、川芎、香附、乌药、枳壳、黄连、黄柏、败酱草、甘草
	脾肾双亏	腹痛喜温喜按，五更泄泻，面色苍白，腰酸膝冷	脾肾气虚，气损及阳	温阳益精	大补元煎加减	人参、山药、黄芪、熟地黄、杜仲、枸杞子、山茱萸、肉苁蓉、巴戟天
	肝肾阴虚	腹痛隐隐，便秘，腰膝酸软，视物昏花，五心烦热，口干盗汗	肝肾阴伤，阴虚火旺	滋肾养肝	知柏地黄丸加减	地八山山四，丹苓泽泻三＋知母、黄柏

	证型	证候	证机概要	治法	方剂	组成
肾癌、膀胱癌	湿热郁毒	腰痛，腰腹坠胀不适，尿血，发热，尿急尿频尿痛	湿热蕴结下焦，膀胱气化不利	清热利湿，解毒通淋	八正散或龙胆泻肝汤加减	八正木通与车前，萹蓄大黄栀滑研，草梢瞿麦灯心草，湿热诸淋宜服煎；龙胆泻肝栀芩柴，生地车前泽泻偕，木通甘草当归合，肝经湿热力能排
	瘀血内阻	面色晦暗，腰腹疼痛，尿血，发热，舌质紫暗	瘀血蓄结，壅阻气机	活血化瘀，理气散结	桃红四物汤加减	桃红芎地归芍 + 香附、木香、枳壳
	脾肾两虚	腰痛腹胀，尿血，腰腹部肿块，纳差呕恶，乏力便溏，畏寒肢冷	脾肾气虚，气损及阳	健脾益肾，软坚散结	大补元煎加减	人参、山药、黄芪、熟地黄、杜仲、枸杞子、山茱萸、海藻、昆布
	阴虚内热	腰痛，腰腹部肿块，五心烦热，口干尿短赤，便秘	肝肾阴亏，虚火内生	滋阴清热，化瘀止痛	知柏地黄丸加减	地八山山四，丹苓泽泻三 + 知母、黄柏、延胡索、郁金

【鉴别诊断】

（1）脑瘤

①脑瘤与脑血管疾病

病名	不同点
脑瘤	可见颅内压增高、偏瘫，应注意与脑血管疾病相鉴别
脑血管疾病	多见于老年人，常有高血压和动脉硬化病史，多突然出现昏迷，可有颅内压增高症状和偏瘫。头颅电子计算机X线断层扫描技术（CT）、磁共振（MRI）成像检查有助于鉴别

②脑瘤与癫痫：脑瘤患者可以有症状性癫痫，常伴有颅内压增高的症状（如头痛、呕吐、视力下降等）和其他局灶性症状（如精神障碍、感觉障碍、运动障碍等）持续存在。原发性癫痫通常缺少局灶性脑症状，发作过后多无明显症状。头颅CT、MRI有助于鉴别。

（2）肺癌

①肺癌与肺痨

病名	相同点	不同点
肺癌	咳嗽、咯血、胸痛、发热、消瘦	好发于40岁以上的中老年男性，肺癌经抗结核治疗病情无好转，借助肺部X线检查、痰结核菌检查、痰脱落细胞学检查、纤维支气管镜检查等，有助于两者的鉴别
肺痨		多发生于青壮年，部分肺痨患者的已愈合的结核病灶所引起的肺部瘢痕可恶变为肺癌，肺结核经抗痨治疗有效

②肺癌与肺痈

病名	相同点	不同点
肺癌	发热、咳嗽、咳痰	发病较缓，热势一般不高，呛咳，咳痰不爽或痰中带血，伴见神疲乏力、消瘦，在感受外邪时，也可出现高热、咳嗽加剧等症，此时更应详细问问病史，四诊合参，并借助肺部 X 线检查、痰和血的病原体检查、痰脱落细胞学检查等实验室检查加以鉴别
肺痈		急性发病，高热，寒战，咳嗽，咳吐大量脓臭痰，痰中可带血，伴有胸痛

③肺癌与肺胀

病名	不同点
肺癌	起病较为隐匿，以咳嗽、咯血、胸痛、发热、气急为主要临床表现，伴见消瘦、乏力等全身症状，借助肺部 X 线检查、痰脱落细胞学检查等不难鉴别
肺胀	是多种慢性肺系疾患反复发作，迁延不愈所致的慢性肺部疾病。病程长达数年，反复发作，多发生于 40 岁以上人群，以咳嗽、咳痰、喘息、胸部膨满为主症

（3）肝癌

①肝癌与黄疸

病名	不同点
肝癌	以右胁疼痛、肝脏进行性肿大、质地坚硬、腹胀大、乏力、形体逐渐消瘦为特征，中晚期可伴有黄疸，此时，黄疸仅视为一个症状而不是独立的病种，以扶正（补益气血）祛邪（疏肝理气、活血化瘀、清热利湿、泻火解毒、消积散结等）、标本兼顾为治疗原则，并需结合西医抗癌治疗。此外，结合血清总胆红素、尿胆红素、直接胆红素测定及血清谷丙转氨酶、甲胎球蛋白、肝脏 B 超、CT 扫描等检查以明确诊断
黄疸	以目黄、身黄、小便黄为主，主要病机为湿浊阻滞，胆液不循常道外溢而发黄，起病有急缓，病程有长短，黄疸色泽有明暗，以利湿解毒为治疗原则

②肝癌与鼓胀

肝癌失治，晚期伴有腹水的患者可有腹胀大、皮色苍黄、脉络暴露的症状而为鼓胀，属于鼓胀的一种特殊类型。肝癌所致之鼓胀，病情危重，预后不良，在鼓胀辨证论治的基础上，需结合西医抗癌治疗。可结合实验室检查明确诊断，协助治疗。

（4）大肠癌

①大肠癌与痢疾

病名	相同点	不同点
大肠癌	腹痛、泄泻、里急后重、排脓血便	起病较为隐匿，早期症状多较轻或不明显，中晚期伴见明显的全身症状，如神疲倦怠、消瘦等，腹痛常为持续性隐痛，常见腹泻，但每日次数不多，泄泻与便秘交替出现是其特点。此外，实验室检查对明确诊断具有重要价值，如血常规检查、大便细菌培养、大便隐血试验、直肠指诊、全结肠镜检查
痢疾		腹痛腹泻、里急后重、排赤白脓血便，具有传染性的外感疾病。一般发病较急，常以发热伴有呕吐开始，继则腹痛腹泻、里急后重、排赤白脓血便为突出的临床特征，其腹痛多呈阵发性，常在腹泻后减轻，腹泻次数可达每日10~20次，粪便呈胶冻状、脓血状

②大肠癌与痔疾：痔疾也常见大便带血、肛门坠胀或异物感的临床表现，应注意区别。痔疾属外科疾病，起病缓，病程长，一般不伴有全身症状，其大便下血特点为便时或便后出血，常伴有肛门坠胀或异物感，多因劳累、过食辛辣等而诱发或加重。直肠指诊、直肠镜等检查有助于明确诊断。

（5）肾癌

①肾癌与多囊肾：多囊肾常有腰、腹疼痛，血尿或蛋白尿，出现肾功能障碍和高血压的患者较多，往往合并其他多囊脏器。B超、CT、MRI检查有助于鉴别诊断。

②肾癌、膀胱癌与泌尿系结石：泌尿系结石多有急性疼痛，可伴见尿血，B超、腹部X线检查等有助于诊断。

③肾癌、膀胱癌与肾及膀胱结核：肾及膀胱结核也常有尿路刺激征，尿血，脓尿，并伴低热、盗汗、消瘦等症状，尿中查到结核杆菌。抗癌治疗有效。

考点30★★★ 痹证

【诊断要点】

以肢体关节、肌肉疼痛，屈伸不利，或疼痛游走不定，甚则关节剧痛、肿大、强硬、变形为主症，发病及病情的轻重常与劳累以及天气变化有关。

【辨证论治】

证型		证候	证机概要	治法	方剂	组成
风寒湿痹	行痹	肢体关节、肌肉酸痛，屈伸不利，疼痛呈游走性，初起可见恶风	风邪兼夹寒湿，留滞经脉，闭阻气血	祛风通络，散寒除湿	防风汤加减	防风、麻黄、桂枝、葛根、当归、茯苓、生姜、大枣、甘草
	痛痹	肢体关节疼痛，屈伸不利，部位固定，遇寒痛甚，得热痛缓	寒邪兼夹风湿，留滞经脉，闭阻气血	散寒通络，祛风除湿	乌头汤加减	制川乌、麻黄、芍药、甘草、蜂蜜、黄芪
	着痹	肢体关节、肌肉酸楚重着，麻木不仁，肿胀散漫	湿邪兼夹风寒，留滞经脉，闭阻气血	除湿通络，祛风散寒	薏苡仁汤加减	薏苡仁、苍术、甘草、羌活、独活、防风、麻黄、桂枝、制川乌、当归、川芎

续表

证型	证候	证机概要	治法	方剂	组成
风湿热痹	游走性关节疼痛，局部灼热红肿，得冷则舒，伴发热恶风汗出口渴	风湿热邪壅滞经脉，气血闭阻不通	清热通络，祛风除湿	白虎加桂枝汤或宣痹汤加减	知母、甘草、石膏、粳米、桂枝；宣痹汤是温病方，己杏苡滑半夏帮，栀翘蚕砂赤小豆，风湿热痹服之康
痰瘀痹阻	肌肉关节刺痛，痛处固定不移，关节肌肤紫暗肿胀，胸闷痰多	痰瘀互结，留滞肌肤，闭阻经脉	化痰行瘀，蠲痹通络	双合汤加减	桃仁、红花、当归、川芎、白芍、茯苓、半夏、陈皮、白芥子、竹沥、姜汁
肝肾亏虚	关节屈伸不利，肌肉瘦削，腰膝酸软，骨蒸劳热，心烦口干	肝肾不足，筋脉失于濡养、温煦	培补肝肾，舒筋止痛	独活寄生汤加减	独活寄生艽防辛，归芎地芍桂苓均，杜仲牛膝人参草

【病证鉴别】

病名	不同点
痹证	以关节疼痛为主，因痛而影响活动，由于疼痛甚或关节僵直不能活动，日久废而不用导致肌肉萎缩
痿证	肢体力弱，无疼痛症状，无力运动，部分痿证病初即有肌肉萎缩

考点 31 ★★ 痉证

【诊断要点】

多突然起病，以项背强急，四肢抽搐，甚至角弓反张为主症，部分可有意识障碍。发病前多有外感或内伤等病史。

【辨证论治】

证型	证候	证机概要	治法	方剂	组成
邪壅经络	头痛，项背强直，恶寒发热，肢体酸重，口噤抽搐	风寒湿邪侵于肌表，壅滞经络	祛风散寒，燥湿和营	羌活胜湿汤加减	羌活胜湿独防风，蔓荆秦本草川芎
肝经热盛	高热头痛，口噤，手足躁动，项背强急，四肢抽搐，角弓反张	邪热炽盛，动风伤津，筋脉失和	清肝潜阳，息风镇痉	羚角钩藤汤加减	羚角钩藤菊花桑，地芍贝茹茯草襄，凉肝息风又养阴，肝热生风急煎尝
阳明热盛	壮热汗出，项强急，口噤，角弓反张，腹满便结，渴喜冷饮	阳明热盛，腑气不通，热盛伤津，筋脉失养	清泄胃热，增液止痉	白虎汤合增液承气汤加减	白虎汤用石膏偎，知母甘草粳米陪，亦有加入人参者，躁烦热渴舌生苔；增液承气用黄硝，玄参麦地五药挑，热结阴亏大便秘，增水行舟此方宜

续表

证型	证候	证机概要	治法	方剂	组成
心营热盛	高热烦躁，神昏谵语，项背强急，四肢抽搐，角弓反张	热入心营，扰动神明，灼伤阴津，筋脉失养	清心透营，开窍止痉	清营汤加减	犀地银翘玄连竹、丹麦清热更护阴
痰浊阻滞	头痛昏蒙，项背强急，四肢抽搐，胸脘满闷，呕吐痰涎	痰浊中阻，上蒙清窍，经络阻塞，筋脉失养	豁痰开窍，息风止痉	导痰汤加减	半夏、石菖蒲、陈皮、胆南星、姜汁、竹沥、枳实、茯苓、白术、全蝎、地龙、蜈蚣
阴血亏虚	项背强急，肢麻抽搐，直视口噤，头目昏眩，自汗气短	失血、伤津，阴血亏耗，筋脉失养	滋阴养血，息风止痉	四物汤合大定风珠加减	芍地芍归。大定风珠鸡子黄，麦地胶芍草麻仁，三甲并同五味子，滋阴息风是妙方

【病证鉴别】

（1）痉证与痫病

病名	不同点
痉证	痉证的抽搐、痉挛发作多呈持续性，不经治疗难以自行恢复，痉证多有发热、头痛等伴发症状
痫病	发作性的神志异常的疾病，其大发作的特点为突然仆倒，昏不知人，口吐涎沫，两目上视，四肢抽搐，或口中如作猪羊声，大多发作片刻即自行苏醒，醒后如常人。痫病多为突然发病，其抽搐、痉挛症状发作片刻可自行缓解，既往有类似发病史

（2）痉证与中风

病名	不同点
痉证	以项背强急、四肢抽搐、无偏瘫症状为临床特点
中风	以突然昏仆，不省人事，或不经昏仆，而表现为以半身不遂、口舌歪斜为主要特点

（3）痉证与颤证

病名	不同点
痉证	肢体抽搐幅度大，抽搐多呈持续性，有时伴短阵性间歇，手足屈伸牵引，弛纵交替，部分病人可有发热、两目上视、神昏等症状
颤证	是一种慢性疾病过程，以头颈、手足不自主颤动、振摇为主要症状，手足颤抖动作幅度小，频率较快，多呈持续性，无发热、神昏等症状

（4）痉证与破伤风

破伤风古称"金疮痉"，现属外科疾病范畴。因金疮破伤，伤口不洁，感受风毒之邪致痉，临床表现为项背强急，四肢抽搐，角弓反张，发痉多始于头面部，肌肉痉挛，口噤，苦笑面容，逐渐延及四肢或全身，病前有金疮破伤、伤口不洁病史，可与痉证鉴别。

考点32★★ 痿证

【诊断要点】

肢体筋脉弛缓不收，下肢或上肢，一侧或双侧，软弱无力，甚则瘫痪，部分病人伴肌肉萎缩。部分病人发病前有感冒、腹泻病史，有的病人有神经毒性药物接触史或家族遗传史。

【辨证论治】

证型	证候	证机概要	治法	方剂	组成
肺热津伤	发病急，病起发热，突见肢体软弱无力，心烦口渴，咳呛咽干	肺燥伤津，五脏失润，筋脉失养	清热润燥，养阴生津	清燥救肺汤加减	清燥救肺桑麦膏，参胶胡麻杏杷草
湿热浸淫	肢体困重，痿软无力，扪及微热，喜凉恶热，胸脘痞闷	湿热浸渍，壅遏经脉，营卫受阻	清热利湿，通利经脉	加味二妙散加减	苍术、黄柏、萆薢、防己、薏苡仁、蚕砂、木瓜、牛膝、龟甲
脾胃虚弱	肢体软弱无力，神疲懒言，肌肉萎缩，纳呆便溏	脾虚不健，生化乏源，气血亏虚，筋脉失养	补中益气，健脾升清	参苓白术散合补中益气汤加减	参苓白术扁豆陈，山药甘莲砂薏仁，桔梗上浮兼保肺，枣汤调服益脾神；补中益气芪术陈，升柴参草当归身
肝肾亏损	肢体痿软无力，腰膝酸软，眩晕耳鸣，舌咽干燥	肝肾亏虚，阴精不足，筋脉失养	补益肝肾，滋阴清热	虎潜丸加减	虎潜足痿是妙方，虎骨陈皮并锁阳，龟甲干姜知母芍，再加柏地作丸尝
脉络瘀阻	久病体虚，四肢痿弱，青筋显露，肌肉瘦削，手足麻木不仁	气虚血瘀，阻滞经络，筋脉失养	益气养营，活血行瘀	圣愈汤合补阳还五汤加减	熟地黄、白芍、川芎、党参、当归身、黄芪；补阳还五芎桃红，赤芍归尾加地龙，四两生芪为君药

【病证鉴别】

（1）痿证与偏枯

偏枯亦称半身不遂，是中风症状，病见一侧上下肢偏废不用，常伴有语言謇涩、口眼㖞斜，久则患肢肌肉枯瘦，其瘫痪是由于中风而致，二者临床不难鉴别。

（2）痿证与痹证

痹证后期，由于肢体关节疼痛，不能运动，肢体长期废用，亦有类似痿证之瘦削枯萎者。但痿证肢体关节一般不痛，痹证则均有疼痛，其病因病机、治法也不相同，应予鉴别。

考点33★★ 腰痛

【诊断要点】

轻微活动即可引起一侧或两侧腰部疼痛加重，脊柱两旁常有明显的按压痛为急性腰痛；缠绵难愈，腰部多隐痛或酸痛，因体位不当、劳累过度、天气变化等因素而加重为慢性腰痛。

【辨证论治】

证型		证候	证机概要	治法	方剂	组成
寒湿腰痛		腰部冷痛重着，转侧不利，寒冷和阴雨天加重	寒湿闭阻，滞碍气血，经脉不利	散寒行湿，温经通络	甘姜苓术汤加减	干姜、桂枝、甘草、牛膝、茯苓、白术、杜仲、桑寄生、续断
湿热腰痛		腰部疼痛，重着而热，暑湿阴雨天气加重，身体困重，小便短赤	湿热壅遏，经气不畅，筋脉失舒	清热利湿，舒筋止痛	四妙丸加减	二妙散中苍柏兼，若云三妙牛膝添，四妙再加薏苡仁，湿热下注痿痹痊
瘀血腰痛		腰痛如刺，痛处固定拒按，日轻夜重，舌暗紫	瘀血阻滞，经脉痹阻，不通则痛	活血化瘀，通络止痛	身痛逐瘀汤加减	身痛逐瘀膝地龙，香附羌秦草归芎，黄芪苍柏量加减，要紧五灵桃没红
肾虚腰痛	肾阴虚	腰部隐痛，口燥咽干，面色潮红，手足心热	肾阴不足，不能濡养腰脊	滋补肾阴，濡养筋脉	左归丸加减	左归丸内山药地，黄肉枸杞与牛膝，菟丝龟鹿二胶合
	肾阳虚	腰部冷痛，局部发凉，喜温喜按，面色㿠白，肢冷畏寒	肾阳不足，不能温煦筋脉	补肾壮阳，温煦经脉	右归丸加减	右归丸中地附桂，山药茱黄菟丝归，杜仲鹿胶枸杞子，益火之源此方魁

【病证鉴别】

（1）腰痛与背痛、尻痛、胯痛

病名	不同点
腰痛	腰背及其两侧部位的疼痛
背痛	背膂以上部位疼痛
尻痛	尻骶部位的疼痛
胯痛	尻尾以下及两侧胯部的疼痛

（2）腰痛与肾痹

病名	不同点
腰痛	以腰部疼痛为主
肾痹	腰背强直弯曲，不能屈伸，行动困难而言，多由骨痹日久发展而成

（二）外科疾病

考点34 ★ 乳癖

【诊断要点】

乳房疼痛以胀痛为主。乳房肿块可发生于单侧或双侧，大多位于乳房的外上象限，质地中等或质硬不坚，表面光滑或呈颗粒状，活动度好，多伴压痛，并可于经前期增大变硬，经后稍见缩小变软。疼痛和肿块可同时出现，也可先后出现或以乳痛为主，或以乳房肿块为主。

【辨证论治】

证型	证候	证机概要	治法	方剂	组成
肝郁痰凝	乳房肿块随喜怒消长，胸闷胁胀，善郁易怒，心烦口苦	肝气郁久化热，热灼津液为痰，气滞痰凝血瘀成块	疏肝解郁，化痰散结	逍遥蒌贝散加减	逍遥蒌贝用柴胡，归芍茯苓山慈菇，半夏南星生牡蛎，疏肝理气乳癖服
冲任失调	乳房肿块经前加重，经后缓减，腰酸乏力，月经失调	冲任失调，使气血瘀滞，或阳虚痰湿内结，经脉阻塞	调摄冲任	二仙汤合四物汤加减	二仙汤将癥疹医，仙茅巴戟仙灵脾，方中知柏当归合，调补冲任贵合机；芎地归芍

【病证鉴别】

（1）乳岩常无意中发现肿块，不痛，逐渐长大，肿块质地坚硬如石，表面高低不平，边缘不整齐，常与皮肤粘连，活动度差，患侧淋巴结可肿大，后期溃破呈菜花样。

（2）乳核多见于20～25岁女性，乳房肿块形如丸卵，质地坚实，表面光滑，边界清楚，活动度好，病程进展缓慢。

考点35 ★ 湿疮（2016版大纲新增考点）

【诊断要点】

（1）急性湿疮：皮损常为对称性、原发性和多形性（常有红斑、潮红、丘疹、丘疱疹、水疱、脓疱、流滋、结痂并存）。常为片状或弥漫性对称分布于头面、耳后、手足、阴囊、外阴、肛门等处。

（2）亚急性湿疮：皮损多局限于小腿、手足、肘窝、腘窝、外阴、肛门等某一处，表现为皮肤肥厚粗糙，触之较硬，色暗红或紫褐色，皮纹显著或呈苔藓样变。患者自觉瘙痒，呈阵发性，夜间或精神紧张、饮酒、食辛辣发物时瘙痒加剧。

【辨证论治】

证型	证候	证机概要	治法	方剂	组成
湿热蕴肤	皮损有潮红、丘疱疹，灼热瘙痒，抓破渗液流脂水，心烦口渴，便干尿短赤	外受风邪，风湿热邪浸淫肌肤所致	清热利湿，止痒	龙胆泻肝汤合萆薢渗湿汤加减	龙胆泻肝栀芩柴，木通泽泻车前归；萆薢渗湿湿作怪，赤苓苡米水气败，丹皮滑石川黄柏，泽泻通草渗透快
脾虚湿蕴	皮损潮红，丘疹，瘙痒，抓后糜烂渗出，可见鳞屑，腹胀便溏，纳差易乏	脾胃受损，失其健运，湿热内生	健脾利湿，止痒	除湿胃苓汤加减	除湿胃苓厚朴苍，陈泽赤苓猪苓尝，木通肉桂草灯心，白术防风滑栀襄
血虚风燥	皮损色暗，粗糙肥厚，剧痒，遇热或肥皂水烫洗后瘙痒加重，口干不欲饮	病久耗伤阴血	养血润肤，祛风止痒	当归饮子或四物消风饮加丹参、鸡血藤、乌梢蛇	当归饮子治血燥，病因皆是血虚耗，四物荆防与芪草，首乌蒺藜最重要；当归生地赤芍川，荆防柴胡白鲜蝉，薄荷独活加红枣，养血祛风疹自安

【病证鉴别】

（1）接触性皮炎主要与急性湿疮鉴别。接触性皮炎常有明确的接触史，皮损常限于接触部位，皮疹较单一，有水肿、水疱，境界清楚，祛除病因后较快痊愈，不再接触即不复发。

（2）牛皮癣与慢性湿疮相鉴别。本病好发于颈侧、肘、尾骶部，常不对称，有典型的苔藓样变，皮损倾向干燥，无多形性损害。

考点36★痔

【诊断要点】

（1）内痔

可见便血、便秘，排便时痔核脱出肛门外，肛周潮湿、瘙痒。脱出的内痔发生嵌顿，可有剧痛。指诊检查可触及柔软、表面光滑、无压痛的黏膜隆起，肛门镜下可见齿线上黏膜有半球状隆起，色暗紫或深红，表面可有糜烂或出血点。

（2）外痔

①静脉曲张性外痔：发生在肛管或肛缘皮下，局部有椭圆形或长形肿物，触之柔软。腹压增加时，肿物增大，并呈暗紫色，按之较硬，便后或按摩后肿物缩小变软。一般不疼痛，仅觉肛门部坠胀不适。

②血栓性外痔：肛门部突然剧烈疼痛，肛缘皮下有一触痛性肿物，排便、坐下、行走甚至咳嗽等动作均可使疼痛加剧。检查时在肛缘皮肤表面有一暗紫色圆形硬结节，界限清楚，触按痛剧。

③结缔组织外痔：肛门边缘处赘生皮瓣，逐渐增大，质地柔软，一般无疼痛，不出血，仅觉肛门有异物感。

（3）混合痔

内痔与外痔相连，无明显分界，括约肌间沟消失。腹压增加，可一并扩大隆起。

【辨证论治】

证型	证候	证机概要	治法	方剂	组成
风热肠燥	大便带血，色鲜红，大便秘结，肛门瘙痒	风热相夹，伤及肠络，血不循经，下溢则便血	清热凉血祛风	凉血地黄汤加减	生地、黄连、白芍、地榆、槐角、当归、升麻、天花粉、黄芩、荆芥、枳壳
湿热下注	便血色鲜量多，肛内肿物外脱，可自行回纳，肛门灼热	脾失运化，湿自内生，湿与热结，热迫血络	清热利湿止血	脏连丸加减	猪大肠、黄连
气滞血瘀	肛内肿物脱出后嵌顿，肛管紧缩，坠胀疼痛，肛缘水肿	风湿燥热下注，蕴结入肠，气血瘀滞不通	清热利湿，行气活血	止痛如神汤加减	当归、黄柏、桃仁、槟榔、皂角、苍术、秦艽、防风、泽泻、大黄
脾虚气陷	痔脱不能自行回纳，面色少华，纳少便溏	脾虚失摄，中气下陷	补中益气，升阳举陷	补中益气汤加减	补中益气芪术陈，升柴参草当归身

【病证鉴别】

（1）直肠息肉：多见于儿童，脱出息肉一般为单个。头圆而有长蒂，表面光滑，质较痔核稍硬，活动度大，容易出血，但多无射血、滴血现象。

（2）肛乳头肥大：呈锥形或鼓槌状，灰白色，表面为上皮，一般无便血，常有疼痛或肛门坠胀，过度肥大者，便后可脱出肛门外。

（3）脱肛：直肠黏膜或直肠环状脱出，有螺旋状皱折，表面光滑，无静脉曲张，一般不出血，脱出后有黏液分泌。

（4）直肠癌：多见于中老年人，粪便中混有脓血、黏液、腐臭的分泌物，便意频数，里急后重，晚期大便变细。指检常可触及菜花状肿物，或凹凸不平溃疡，质地坚硬，不能推动，触之易出血。

（5）下消化道出血：溃疡性结肠炎、克罗恩病、直肠血管瘤、憩室病、家族性息肉病等，常有不同程度的便血，需做乙状结肠镜、纤维结肠镜检查或X线钡剂灌肠造影才能鉴别。

（6）肛裂：便鲜血，量较少，肛门疼痛剧烈，呈周期性，多伴有便秘，局部检查可见6点或12点处肛管有梭形裂口。

考点 37 ★ 脱疽

【诊断要点】

好发于四肢末端，下肢多见。初起发凉、苍白、麻木，伴间歇性跛行，剧痛，日久坏死变黑。临床一般可分为三期：①一期（局部缺血）：患足轻度肌肉萎缩，皮肤干燥，皮温稍低，足背动脉减弱；②二期（营养障碍）：跛行加重，静息痛，肌肉明显萎缩，足背动脉消失；③三期（坏死期）：二期加重，足趾紫红肿胀、溃烂坏死，干性坏疽，剧痛，全身发热。

【辨证论治】

证型	证候	证机概要	治法	方剂	组成
寒湿阻络	患趾（指）喜暖怕冷，麻木酸痛，皮肤苍白，触之发凉	寒湿之邪阻于脉络，气血凝滞，经络阻塞，不通则痛	温阳散寒，活血通络	阳和汤加减	阳和熟地鹿角胶，姜炭肉桂麻芥草
血脉瘀阻	患趾（指）酸胀疼痛加重，夜难入寐，患趾（指）皮色暗红或紫暗	邪阻脉中，经络阻塞，气血凝滞，气血不达四末，失于濡养	活血化瘀，通络止痛	桃红四物汤加减	桃红芎地归芍
湿热毒盛	患肢剧痛，浸淫蔓延，溃破腐烂，身热口干，便秘溲赤	寒邪久蕴，郁而化热，湿热浸淫	清热利湿，活血化瘀	四妙勇安汤加减	四妙勇安用当归，玄参银花甘草随，清热解毒兼活血，脉管炎证此方魁
热毒伤阴	皮肤干燥，毫毛脱落，肌肉萎缩，趾（指）呈干性坏疽，口干欲饮	寒从热化，毒热蕴结，伤阴耗血，肌肤失养	清热解毒，养阴活血	顾步汤加减	顾步汤中用参芪，石斛当归与牛膝，银花菊花生甘草，公英地丁奏效奇
气阴两虚	坏死组织脱落后疮面久不愈合，倦怠乏力，形体消瘦，五心烦热	病程日久，气阴两伤	益气养阴	黄芪鳖甲汤加减	黄芪鳖甲地骨皮，芫菀参苓柴半知，地黄芍药天冬桂，甘桔桑皮劳热宜

【病证鉴别】

雷诺病（肢端动脉痉挛症）：多见于青年女性；上肢较下肢多见，好发于双手；每因寒冷和精神刺激双手出现发凉苍白，继而发绀、潮红，最后恢复正常的三色变化（雷诺现象），患肢动脉搏动正常，一般不出现肢体坏疽。

考点 38 ★★ 精癃（2016 版大纲新增考点）

【诊断要点】

患者出现进行性尿频，夜间为甚，伴排尿困难，尿线变细。直肠指检，前列腺常有不同程度的增大，表面光滑，中等硬度而富有弹性，中央沟变浅或消失。

【辨证论治】

证型	证候	证机概要	治法	方剂	组成
湿热下注	小便黄数,尿道灼热,点滴不通,小腹胀满,便干口黏	湿热下注,蕴结不散,瘀阻于下焦,诱发本病	清热利湿,消癃通闭	八正散加减	八正木通与车前,萹蓄大黄栀滑研,草梢瞿麦灯心草,湿热诸淋宜煎服
脾肾气虚	尿频滴沥,夜间遗尿,神疲乏力,纳谷不香,便溏脱肛	年老脾肾气虚,推动乏力,不能运化水湿,终致痰湿凝聚,阻于尿道而生本病	补脾益气,温肾利尿	补中益气汤加减	补中益气芪术陈,升柴参草当归身
气滞血瘀	小便不畅,尿道涩痛,小腹胀满隐痛,偶有血尿	肝气郁结,疏泄失常,可致气血瘀滞,阻塞尿道	行气活血,通窍利尿	沉香散加减	沉香散用滑石归,陈皮冬葵与石韦,白芍甘草王不留
肾阴亏虚	小便频数,尿少热赤,腰膝酸软,五心烦热	肝肾亏虚,无阴则阳无以化	滋补肾阴,通窍利尿	知柏地黄丸加丹参、琥珀、王不留行、地龙	知母、黄柏+六味地黄丸(地八山山四,丹苓泽泻三)
肾阳不足	小便频数,夜间尤甚,面色无华,畏寒肢冷	肾阳虚损,命门火衰,膀胱气化不及而传送无力	温补肾阳,通窍利尿	济生肾气丸加减	附子、肉桂、牛膝、车前子+六味地黄丸(地八山山四,丹苓泽泻三)

【病证鉴别】

(1) 前列腺癌:两者发病年龄相似,且可同时存在。但前列腺癌有早期发生骨骼与肺转移的特点。直肠指诊前列腺多不对称,表面不光滑,可触及不规则、无弹性的硬结。前列腺特异抗原(PSA)和酸性磷酸酶增高。盆腔部CT或前列腺穿刺活体组织检查可确定诊断。

(2) 神经源性膀胱功能障碍:部分脑神经系统疾病、糖尿病患者可发生排尿困难、尿潴留或尿失禁等,且多见于老年人,需注意与前列腺增生症鉴别。神经系统检查常有会阴部感觉异常或肛门括约肌松弛等。此外,尿流动力学、膀胱镜检查可协助鉴别。

考点39★ 肠痈

【诊断要点】

(1) 初期:腹痛多起于脐周或上腹部,数小时后转移并固定在右下腹部,疼痛呈持续性、进行性加重,伴轻度发热、恶心、纳减、舌苔白腻、脉弦滑或弦紧等。

(2) 酿脓期:腹痛加剧,右下腹明显压痛、反跳痛,局限性腹皮挛急,或右下腹可触及包块,壮热不退,恶心呕吐,纳呆,口渴,便秘或腹泻,舌红苔黄腻,脉弦数或滑数。

(3) 溃脓期：腹痛扩展至全腹，腹皮挛急，全腹压痛、反跳痛，恶心呕吐，大便秘结或似痢不爽，壮热自汗，口干唇燥，舌质红或绛，苔黄糙，脉洪数或细数等。

【辨证论治】

证型	证候	证机概要	治法	方剂	组成
瘀滞证	转移性右下腹痛，呈持续性、进行性加剧，右下腹局限性压痛或拒按，恶心纳差，轻度发热	饮食不节，餐后奔走，损伤脾胃，导致肠道功能失调，糟粕积滞，积结肠道，气血瘀滞而成痛	行气活血，通腑泄热	大黄牡丹汤合红藤煎剂加减	金匮大黄牡丹汤，桃仁芒硝瓜子襄；红藤、延胡索、乳香、没药
湿热证	腹痛加剧，右下腹或全腹压痛、反跳痛，腹皮挛急，右下腹可摸及包块，壮热不退	糟粕积滞，积结肠道，湿热内结，蕴酿成脓	通腑泄热，解毒利湿透脓	复方大柴胡汤加减	柴胡汤用大黄，枳芩夏芍枣生姜
热毒证	腹痛剧烈，全腹压痛、反跳痛，腹皮挛急，恶心呕吐，大便秘结或似痢不爽	肠内痞塞，气机不畅，食积痰凝，瘀结化热，热毒炽盛，渐入血分	通腑排脓，养阴清热	大黄牡丹汤合透脓散加减	金匮大黄牡丹汤，桃仁芒硝瓜子襄；透脓散内用黄芪，山甲芎归总得宜，加上角针头自破，何妨脓毒隔千皮

【病证鉴别】

(1) 胃、十二指肠溃疡穿孔：穿孔后溢液可沿升结肠旁沟流至右下腹部，很似急性阑尾炎的转移性腹痛。病人既往多有溃疡病史，突发上腹剧痛，迅速蔓延至全腹，除右下腹压痛外，上腹仍具疼痛和压痛，腹肌板状强直，肠鸣音消失，可出现休克。多有肝浊音界消失，X线透视或摄片多有腹腔游离气体。如诊断有困难，可行诊断性腹腔穿刺检查。

(2) 右侧输卵管结石：腹痛多在右下腹，为突发性绞痛，并向外生殖器部放射，腹痛剧烈但体征不明显。肾区叩痛，尿液检查有较多红细胞。B型超声检查表现为特殊结石声影和肾积水等。X线摄片约90%在输尿管走行部位可显示结石影。

(三) 妇科疾病

考点40★ 崩漏

【诊断要点】

月经不按周期而行，出血量多如崩，或量少淋沥漏下不止。或停经数月骤然暴下，继而淋沥不断，或淋沥量少数月又突然暴下如注。既往有月经先期、经期延长、月经过多等病史。

【辨证论治】

证型		证候	证机概要	治法	方剂	组成
血热证	虚热	经血非时而下，量少淋沥，色红质稠，烦热便干	阴虚内热，热扰冲任血海，固冲止血	养阴清热，固冲止血	上下相资汤	上下相资崩漏，经行口糜三参冬，玉竹熟地五味膝，山萸车前共配伍
	实热	经血非时暴下，色深质稠，唇红目赤，烦热口渴	湿热内蕴，损伤冲任，血海沸溢，迫血妄行	清热凉血，止血调经	清热固经汤加减	清热固经棕炭芩，焦栀三地藕龟寻，牡蛎胶草清血热，淋漓血崩热盛因
肾虚证	肾阴虚	经乱无期，淋沥不净，色红质稠，头晕耳鸣，颧赤潮热，腰膝酸软	肾阴亏虚，冲任失守	滋肾益阴，止血调经	左归丸去牛膝，合二至丸或滋阴固气汤	左归丸内山药地，萸肉枸杞与牛膝，菟丝龟鹿二胶合；二至丸用女贞子，配伍旱莲等分比
	肾阳虚	经来无期，出血量多，畏寒肢冷，面色晦暗，小便清长	肾阳虚衰，阳不摄阴，封藏失司，冲任不固	温肾固冲，止血调经	右归丸加黄芪、党参、三七	右归丸中地附桂，山药茱萸菟丝归，杜仲鹿胶枸杞子，益火之源此方魁
	肾气虚	出血量多势急如崩，色淡红，质清稀，小腹空坠，腰膝酸软	肾气亏虚，固摄无权，冲任失约	补肾益气，固冲止血	加减苁蓉菟丝子丸加党参、黄芪、阿胶	加减苁蓉菟丝子，熟地当归枸杞子，桑寄艾叶覆盆子，补肾益气血即止
脾虚证		经血非时而至，暴下继而淋沥，气短神疲，面色㿠白，面浮肢肿	脾虚中气虚弱甚或下陷，则冲任不固，血失统摄	补气升阳，止血调经	举元煎合安冲汤加炮姜炭	举元煎中用参芪，白术升麻炙草宜。安冲芪术生地芍，龙牡乌贼茜草续
血瘀证		经血非时而下，时下时止，色紫黑有块，小腹疼痛，舌紫暗	冲任、子宫瘀血阻滞，新血不安，故经血非时而下	活血化瘀，止血调经	桃红四物汤加三七粉、茜草炭、炒蒲黄	桃红芎地归芍

【病证鉴别】

（1）月经先期及月经先后无定期：月经周期异常，经期和经量无明显异常表现。

（2）经期延长：仅为经期的延长，月经周期和经量无明显异常表现。

（3）月经过多：月经量明显增多，能自行停止，周期和经期无异常。

考点41★闭经（2016版大纲新增考点）

【诊断要点】

闭经6个月以上，可伴有体格发育不良、畸形，绝经前后诸证，肥胖，多毛，不孕，溢乳等，或结核病症状。有月经初潮来迟及月经后期、反复刮宫、产后出血、结核病和使用避孕药等病史。

【辨证论治】

证型	证候	证机概要	治法	方剂	组成
肝肾亏虚	年逾十八尚未行经，周期延迟渐至经闭不行，体虚，腰酸腿软，头晕耳鸣	禀赋不足，肾气未盛，精气未裕，肝血虚少，冲任不充，无以化为经血乃致经闭	补肾益气，调经	加减苁蓉菟丝子丸	加减苁蓉菟丝子，熟地当归枸杞子，桑寄艾叶覆盆子，补肾益气血即止
气血虚弱	月经渐延，量少色淡，继而停闭，头晕眼花，神疲肢软	营血大亏，冲任血虚	补气养血，调经	人参养营汤或圣愈汤或八珍汤加减	人参养营即十全，除却川芎五味联，陈皮远志加姜枣，肺脾气血补方先；熟地黄、白芍、川芎、党参、当归身、黄芪
阴虚血燥	经血由少而渐至停闭，五心烦热，颧红盗汗，骨蒸劳热	阴虚生热，燥灼营阴，血海干涸，发为经闭	养阴清热，调经	加减一阴煎或补肾地黄丸加减	一阴煎是景岳方，麦冬芍药二地黄，丹参膝草或杜仲，滋阴清热保安康；熟地、丹皮、山茱萸、山药、泽泻、牛膝、鹿茸、白茯苓
气滞血瘀	月经数月不行，烦躁易怒，胸胁胀满，少腹胀痛	气滞血瘀相因为患，冲任瘀滞，胞脉阻隔，故经水不行	理气活血，祛瘀通经	血府逐瘀汤加减	血府逐瘀生地桃，红花当归草赤芍，桔梗枳壳柴芎膝
痰湿阻滞	经闭体胖，胸胁满闷，呕恶多痰，神疲倦怠，面浮足肿	脂、痰、湿阻滞冲任，胞脉壅塞而经不行	豁痰除湿，调气活血通经	苍附导痰丸或丹溪痰湿方	苍附导痰叶氏方，陈苓神曲夏姜南，甘草枳壳行气滞，痰浊经闭此方商；苍术半夏术茯滑，当归川芎香附加，健脾祛湿活气血，血海无阻通径佳

【病证鉴别】

（1）妊娠：妊娠者月经多由正常而突然停止，早期妊娠往往伴有厌食、择食、恶心呕吐等妊娠反应。子宫增大与停经月份相符，妊娠试验阳性，B超检查宫腔内可见孕囊、胚芽、胎体及胎心搏动。闭经者停经前大多有月经紊乱，停经后无妊娠征象。

（2）胎死不下：胎死腹中者，除月经停闭外，尚应有妊娠的征象，但子宫增大多小于停经月份。B超检查宫腔内可见孕囊、胚芽或胎体，但无胎心搏动。闭经者，停经前大多有月经紊乱，停经后无妊娠征象。

（3）暗经：暗经者极罕见，是指终身不行经，但能生育者。二者通过月经史、妊娠史、B超检查等可资鉴别。

考点 42 ★ 痛经

【诊断要点】

腹痛多发生在经前 1~2 天，可呈阵发性剧痛，严重者可放射到腰骶部、肛门、阴道、股内侧，甚至可见面色苍白、出冷汗、手足发凉等晕厥之象。伴随月经周期规律性发作的小腹疼痛、经量异常、不孕、放置宫内节育器、盆腔炎等病史。

【辨证论治】

证型	证候	证机概要	治法	方剂	组成
气滞血瘀	经前或经期小腹胀痛拒按，乳房作胀，经行不畅，色紫暗有块	肝失条达，冲任气血瘀滞，经血不利，不通则痛	理气化瘀止痛	膈下逐瘀汤加减	膈下逐瘀桃牡丹，赤芍乌药玄胡甘，川芎灵脂红花壳，香附开郁血亦安
寒凝血瘀	经期或经后小腹冷痛，喜按，得热则舒，经量少，经色黯淡，腰腿酸软	寒凝、血瘀子宫、冲任，血行不畅，不通则痛	温经暖宫，化瘀止痛	少腹逐瘀汤加减	少腹茴香与炒姜，元胡灵脂没芎当，蒲黄官桂赤芍药，调经种子第一方
湿热瘀阻	经前小腹疼痛拒按，有灼热感，腰骶胀痛，色暗红质稠，带下黄稠	湿热之邪，盘踞冲任子宫，气血失畅	清热除湿，化瘀止痛	清热调血汤加红藤、败酱草、薏苡仁	清热调血芍香附，桃红归芎连莪术，清热化瘀调气血，生地丹皮并元胡
气血虚弱	经后或经期小腹隐痛，喜揉按，量少色淡，神疲乏力，面色不华	气血不足，冲任亦虚，经行之后，血海更虚，子宫、冲任失于濡养	益气补血止痛	圣愈汤去熟地，加白芍、香附、延胡索	熟地黄、白芍、川芎、党参、当归身、黄芪、香附、延胡索
肾气亏虚	经后小腹绵绵作痛，腰酸耳鸣，经色暗量少质薄，潮热	肾气虚损，冲任俱虚，胞宫失养	补肾益气止痛	益肾调经汤加减	益肾调经巴戟天，杜仲续断乌药添，地芍归艾益母草，补肾养血效果好

【病证鉴别】

（1）异位妊娠破裂：异位妊娠破裂多有停经史和早孕反应，妊娠试验阳性；妇科检查时，宫颈有抬举痛，腹腔内出血较多时，子宫有漂浮感；盆腔 B 超检查常可见子宫腔以外有孕囊或包块存在；后穹隆穿刺或腹腔穿刺阳性；内出血严重时，患者可出现休克表现，血红蛋白下降。痛经虽可出现剧烈的小腹痛，但无上述妊娠征象。

（2）胎动不安：胎动不安也有停经史或早孕反应，妊娠试验阳性；在少量阴道流血和轻微小腹疼痛的同时，可伴有腰酸和小腹下坠感；妇科检查时，子宫体增大如停经月份，宫体变软，盆腔 B 超可见宫腔内有孕囊和胚芽，或见胎心搏动。痛经无停经史和妊娠反应，妇科检查及盆腔 B 超检查也无妊娠现象。

考点 43★ 绝经前后诸证

【诊断要点】

月经紊乱或停闭,随之出现烘热汗出、烦躁易怒、潮热面红、眩晕耳鸣、心悸失眠、腰背酸楚、面浮肢肿、皮肤蚁行样感、情志不宁等症状。45~55 岁的妇女,出现月经紊乱或停闭;或 40 岁前卵巢功能早退;或有手术切除双侧卵巢等病史。

【辨证论治】

证型	证候	证机概要	治法	方剂	组成
肾阴虚	头晕耳鸣,烘热汗出,五心烦热,腰膝酸痛,口干便干	绝经前后,肾阴虚,冲任失调	滋养肾阴,佐以潜阳	左归饮加制首乌、龟甲	左归饮用地药黄,茯苓炙草于枸杞,真阴不足舌光红,纯阳壮水好方剂
肾阳虚	面色晦暗,形寒肢冷,腰膝酸冷,纳呆便溏,面浮肢肿	命门火衰,冲任失调,脏腑失于温煦	温肾扶阳,佐以温中健脾	右归丸合理中丸	右归丸中地附桂,山药茱萸菟丝归,杜仲鹿胶枸杞子,益火之源此方魁;理中丸主温中阳,人参甘草术干姜
肾阴阳俱虚	乍寒乍热,腰酸乏力,头晕耳鸣,五心烦热	肾阴阳俱虚,冲任失调	补肾扶阳,滋肾养血	二仙汤加生龟甲、女贞子、补骨脂	二仙汤将癥疹医,仙茅巴戟仙灵脾,方中知柏当归合,调补冲任贵合机

【病证鉴别】

(1) 眩晕、心悸、水肿:本病症状表现可与某些内科病如眩晕、心悸、水肿等相类似,要注意鉴别。

(2) 癥瘕:可能出现月经过多或经断复来,或有下腹疼痛,浮肿,或带下五色,气味臭秽,或身体骤然明显消瘦等症状。

考点 44★ 带下病

【诊断要点】

以带下量、色异常为主要症状,主要可见量过多或过少。有经期、产后余血未净之际,忽视卫生,不禁房事,或妇科手术感染邪毒病史。

【辨证论治】

	证型	证候	证机概要	治法	方剂	组成
带下过多	脾虚	带下色白质稠无臭,面黄肢冷,纳少便溏,两足浮肿	脾气虚弱,运化失司,湿邪下注,损伤任带,使任脉不固,带脉失约	健脾益气,升阳除湿	完带汤加减	完带汤中二术陈,车前甘草和人参,柴芍淮山黑芥穗

续表

	证型	证候	证机概要	治法	方剂	组成
带下过多	肾虚	白带清冷量多质稀，腰痛如折，小腹冷感，尿频清长，便溏	肾阳不足，命门火衰，封藏失职，津液滑脱而下	温肾培元，固涩止带	内补丸加减	鹿茸菟丝内补丸，芪桂苁蓉附紫菀，潼白蒺藜桑螵蛸，温肾培元止带专
	阴虚夹湿	带下赤白质黏，阴部灼热，头目昏眩，面部烘热，烦热少寐	肾阴不足，相火偏旺，损伤血络，或复感湿邪，损伤任带，致任脉不固，带脉失约	益肾滋阴，清热止带	知柏地黄汤加芡实、金樱子	知母、黄柏+六味地黄丸（地八山山四，丹苓泽泻三）
	湿热下注	带下量多色黄质黏，有臭气，胸闷口腻，纳差，小腹作痛，阴痒，小便黄少	湿热蕴结于下，损伤任带二脉	清利湿热	止带方加减	止带方中猪茯苓，栀柏车前赤茵承，泽膝清热又利湿，湿热带下最相应
	热毒炽盛	带下量多质黏腻，腐臭难闻，小腹作痛，烦热口干头昏，便干尿短赤	热毒损伤任带，发为带下	清热解毒	五味消毒饮加白花蛇舌草、椿根白皮、白术	五味消毒治诸疔，银花野菊紫地丁，蒲公英与天葵子，痈疮疖肿亦堪灵
带下过少	肝肾亏损	带下过少甚至全无，阴部干涩灼痛，阴痒，头晕耳鸣，腰膝酸软，烦热胸闷，夜寐不安	肝肾亏损，血少津亏，阴液不充，任带失养，不能润泽阴窍	滋补肝肾，养精益血	左归丸加知母、肉苁蓉、紫河车、麦冬	左归丸内山药地，萸肉枸杞与牛膝，菟丝龟鹿二胶合
	血枯瘀阻	带下过少甚至全无，阴中干涩，阴痒，面色无华，头晕乏力，经行腹痛，色紫暗有血块	精血不足且不循常道，瘀阻血脉，阴津不得敷布	补血益精，活血化瘀	小营煎加丹参、桃仁、牛膝	小营四物去川芎，加杞炙草山药中，再加内金鸡血藤，血虚经闭亦见功

【病证鉴别】

（1）白浊：白浊是指尿道流出混浊如脓之物的一种疾患，而带下出自阴道。

（2）漏下：经血非时而下，量少淋沥不断者为漏下，易与赤带相混。赤带者月经正常，时而从阴道流出一种赤色黏液，似血非血，绵绵不断。

考点45★ 胎漏、胎动不安

【诊断要点】

妊娠期间出现少量阴道出血,而无明显的腰酸、腹痛,脉滑,可诊断为胎漏;若妊娠出现腰酸、腹痛、下坠,或伴有少量阴道出血,脉滑,可诊断为胎动不安。有停经、孕后不节房事、人工流产、自然流产史或宿有癥瘕史。

【辨证论治】

证型	证候	证机概要	治法	方剂	组成
肾虚	妊娠期阴道少量下血,腰酸腹坠痛,头晕耳鸣,小便频数	肾虚冲任失固,蓄以养胎之血下泄,胎元不固	固肾安胎,佐以益气	寿胎丸加减	寿胎丸中用菟丝,寄生续断阿胶施,妊娠中期小腹坠,固肾安胎此方资
气血虚弱	妊娠期阴道少量流血,腰腹胀痛,面色㿠白,心悸气短	气血虚弱,冲任匮乏,不能载胎养胎,胎元不固	补气养血,固肾安胎	胎元饮去当归,加黄芪、阿胶	景岳全书胎元饮,八珍去芎与茯苓,加入陈皮杜仲炭,补血益气安胎灵
血热	妊娠期阴道下血,手心烦热,口干咽燥,潮热,溲黄便结	热邪直犯冲任,内扰胎元,胎元不固	滋阴清热,养血安胎	保阴煎加苎麻根	保阴煎方用白芍,生熟二地淮山药
跌仆伤胎	妊娠外伤,腰酸腹胀坠,阴道下血,脉滑无力	跌仆闪挫或劳力过度,损伤冲任,气血失和	补气和血,安胎	圣愈汤加菟丝子、桑寄生、续断	熟地黄、白芍、川芎、党参、当归身、黄芪、菟丝子、桑寄生、续断
癥瘕伤胎	孕后阴道不时少量下血,胸腹胀满,少腹拘急,口干不欲饮,舌边尖有瘀斑	癥瘕瘀阻胞脉,孕后冲任气血失调,血不归经,胎失摄养	祛瘀消癥,固冲安胎	桂枝茯苓丸加续断、杜仲	金匮桂枝茯苓丸,芍药桃仁与牡丹,等份为末蜜丸服,胞宫瘀血全可散

【病证鉴别】

(1) 胎漏:①激经:激经的出血是有规律的,孕后在相当于月经期时,有少量阴道流血,至孕3个月后自行停止,无损于胎儿的生长发育。②胎死不下:胎死不下可伴阴道流血,孕中期不见小腹增大,胎动消失。妇科检查子宫小于妊娠月份,B超检查无胎心、胎动,或胎头不规则变形。

(2) 胎动不安:①妊娠腹痛:妊娠期发生小腹疼痛,并无腰酸,也无阴道流血。②胎殒难留:阴道流血增多,腹痛加重,妇科检查子宫颈口已扩张,有时胚胎组织堵塞于子宫颈口,子宫与停经月份相符或略小。B超检查孕囊变形,或子宫壁与胎膜之间的暗区不断增大,胎囊进入宫颈管内,无胎心搏动。③异位妊娠:可有少量不规则阴道流血、下腹隐痛等症，其破裂时即伴有剧烈的下腹部撕裂样疼痛，多限于一侧，或伴有晕厥或休克。妇科检查、后穹窿穿刺术及B超检查有助于诊断。④鬼胎：鬼胎常有不规则阴道流血，有时可大量出血，偶尔在血中发现水泡状物。子宫多大于正常妊娠子宫。B超检查可协助诊断。

考点46★ 产后发热

【诊断要点】

产褥期内，发热持续不退，或突然高热寒战，或发热恶寒，或乍寒乍热，或低热缠绵，常伴有产后恶露异常和小腹疼痛。有妊娠晚期不节房事，或难产、滞产，或产后失血过多，或产后不禁房事，或感受外邪，或情志不遂史。

【辨证论治】

证型	证候	证机概要	治法	方剂	组成
感染邪毒	高热寒战，小腹疼痛拒按，恶露量多色暗有臭气，烦躁口渴，尿少便结	新产血室正开，胞脉空虚，邪毒乘虚直犯胞宫	清热解毒，凉血化瘀	解毒活血汤加银花、益母草	解毒活血连翘桃，红花归壳葛赤芍，柴胡甘草同生地，产后发热加银黄
血瘀	寒热时作，恶露不下，小腹疼痛拒按，口干不欲饮，舌紫暗	新产后子宫复旧不良，恶露排出不畅，瘀血停滞胞宫，阻碍气机，营卫失调	活血化瘀	生化汤加丹参、丹皮、益母草	生化汤宜产后尝，归芎桃草炮姜良
外感	产后恶寒发热，头身疼痛，无汗，咳嗽流涕	产后元气虚弱，卫阳不固，腠理不实，风寒袭表，正邪交争	养血祛风	荆防四物汤加苏叶	荆芥、防风+四物汤（熟地、当归、芍药、川芎）
血虚	产后失血过多，微热自汗，头晕目眩，心悸少寐，腹痛绵绵	产时产后失血伤津，阴血骤虚，阴不敛阳，虚阳外浮	补益气血	八珍汤去川芎，加黄芪	四君子汤（人参、白术、茯苓、甘草）+四物汤（熟地黄、当归、芍药、川芎）

【病证鉴别】

（1）蒸乳发热：产后3~4天泌乳期见低热，可自然消失。

（2）乳痈发热：发热并伴有乳房胀硬、红肿、热痛，甚则溃腐化脓。

（3）产后小便淋痛：发热并伴有尿频、尿急、淋沥涩痛、尿黄或赤，尿常规检查见红细胞、白细胞，尿培养可见致病菌。

考点47★ 不孕症

【诊断要点】

女子结婚后夫妇有正常性生活两年以上，未采取避孕措施而不孕，可伴体格及发育不良、畸形，形体消瘦或肥胖，多毛，溢乳，绝经前后诸证，或结核病症状等。有月经病、带下病、妇科病等病史。

【辨证论治】

证型		证候	证机概要	治法	方剂	组成
肾虚	肾阳虚	婚后不孕,月经后期,腰膝酸软,性欲淡漠,小便清长	肾阳不足,命门火衰,阳虚气弱,肾失温煦,不能摄精成孕	温肾,补气养血,调补冲任	温胞饮或右归丸	巴戟杜仲菟丝骨,附子肉桂阴阳助,山药芡实参术补,温肾扶阳助孕妇;右归丸中地附桂,山药茱萸菟丝归,杜仲鹿胶枸杞子,益火之源此方魁
	肾阴虚	婚后不孕,月经先期,腰膝酸软,头晕心悸失眠,五心烦热	肾阴亏虚,精血不足,冲任血海匮乏,不能摄精成孕	滋阴养血,调冲益精	养精种玉汤加女贞子、旱莲草	养精种玉女科方,归芍药熟地黄,血虚不孕经不调,滋肾养血冲任康
肝气郁结		多年不孕,经期先后不定,经前乳房胀痛,烦躁易怒	肝失条达,气血失调,冲任不能相资	疏肝解郁,养血理脾	开郁种玉汤加减	开郁种玉傅氏方,归芍茯苓丹皮藏,白术香附天花粉,舒肝解郁功效彰
痰湿内阻		婚久不孕,形体肥胖,带下量多质稠,面色㿠白,胸闷泛恶	痰阻冲任,脂膜壅塞,遮隔子宫,不能摄精成孕	燥湿化痰,理气调经	启宫丸加石菖蒲	启宫丸中陈苓芎,香附苍夏神曲宗,肥胖不孕莫烦恼,燥湿化痰启胞宫
瘀滞胞宫		婚久不孕,月经后期量少有血块,少腹作痛,痛时拒按,舌质紫暗	瘀血内停,阻滞冲任及胞宫,不能摄精成孕	活血化瘀,调经	少腹逐瘀汤加减	少腹茴香与炒姜,元胡灵脂没芎当,蒲黄官桂赤芍药,调经种子第一方

【病证鉴别】

暗产:暗产是指早孕期,胚胎初结而自然流产者。此时孕妇尚未有明显的妊娠反应,一般不易觉察而误认为不孕。通过基础体温监测、早孕试验及病理学检查可明确。

考点48★ 癥瘕(2016版大纲新增考点)

【诊断要点】

下腹部有包块,或胀或满或痛,或伴月经不调,或伴带下异常等。有经期或产后感受外邪、长期情志不舒、月经不调及带下病等病史。

【辨证论治】

证型	证候	证机概要	治法	方剂	组成
气滞	小腹胀满,积块不坚,推之可移,痛无定处	肝气郁结,血行不畅,滞于胞中	行气导滞,活血消癥	香棱丸加减	香棱丸中用青皮,丁茴木香莪术宜,再入枳壳川楝子,行气导滞癥块移

续表

证型	证候	证机概要	治法	方剂	组成
血瘀	胞中积块坚硬，固定不移，疼痛拒按，面色晦暗，口干不欲饮	气血瘀滞，瘀积日久，皆可成癥	活血散结，破瘀消癥	桂枝茯苓丸加减	金匮桂枝茯苓丸，芍药桃仁与牡丹，等份为末蜜丸服，胞宫瘀血全可散
痰湿	下腹包块时或作痛，按之柔软，带下量多色白质黏腻，畏寒，胸脘痞闷	水湿不化，聚而成痰，痰滞胞络，与血气相结，积而成癥	理气化痰，破瘀消癥	开郁二陈汤加减	陈皮、茯苓、苍术、香附、川芎、半夏、青皮、莪术、槟榔、甘草、木香

【病证鉴别】

（1）内外科癥瘕：妇科癥瘕为下腹部有包块，或胀或满或痛，或伴月经不调，或伴带下异常，与内外科癥瘕的区别，除包块发生的部位、症状不同外，可通过妇科有关检查鉴别。

（2）妊娠：有停经史、早孕反应，子宫增大与停经月份相符，质软囊性感，妇科检查、妊娠试验、B超等检查可明确诊断。

（3）癃闭：癃闭为尿液在膀胱内积聚，不能溺出的疾病，虽有小腹膨隆、胀、满、痛等症，但导尿后诸症便可消失。B超检查两者显示不同声像。

（四）儿科疾病

考点49★ 肺炎喘嗽

【诊断要点】

起病急，有发热、咳嗽、气喘、鼻扇、痰鸣等症，肺部听诊可闻及中、细湿啰音。新生儿患肺炎时，常以不乳、精神萎靡、口吐白沫为主症，而无上述典型表现。

【辨证论治】

证型	证候	证机概要	治法	方剂	组成
风寒闭肺	恶寒发热，鼻塞流清涕，咳嗽气促，痰稀色白，指纹浮红	风寒之邪闭阻肺气，肺气郁闭	辛温宣肺，化痰止咳	三拗汤加味	三拗汤用麻杏草，宣肺平喘效不低
风热闭肺	发热恶风，鼻塞流浊涕，咳嗽气促，痰稠色黄，咽红，指纹浮紫	风热之邪闭阻肺气，肺气郁闭	辛凉宣肺，化痰止咳	银翘散合麻杏石甘汤加减	银翘散主上焦疴，竹叶荆牛豉薄荷，甘桔芦根凉解法，轻宣温热煮无过；麻杏石甘

续表

证型	证候	证机概要	治法	方剂	组成
痰热闭肺	壮热烦躁，咳嗽喘憋，气促鼻扇，痰稠色黄，指纹紫滞、显于气关	痰热俱甚，郁闭于肺	清热涤痰，宣肺降逆	五虎汤合葶苈大枣泻肺汤加减	五虎汤清热定喘，细茶入麻杏石甘；葶苈子、大枣
毒热闭肺	壮热不退，咳嗽剧烈，气急喘憋，鼻干面赤，烦躁口渴，指纹紫滞	毒热之邪内闭肺气	清热解毒，泻肺开闭	黄连解毒汤合三拗汤加减	芩连柏栀；三拗汤用麻杏草，宣肺平喘效不低
阴虚肺热	低热盗汗，干咳少痰，面红口干，手足心热，舌苔花剥，指纹淡紫	病程迁延，阴津耗伤，肺热减轻而未清	养阴清肺，润肺止咳	沙参麦冬汤加减	沙参麦冬扁豆桑，玉竹花粉甘草襄
肺脾气虚	久咳，咳痰无力，面白少华，神疲乏力，纳呆便溏	病情常迁延难愈，日久耗气而致肺脾气虚	补肺益气，健脾化痰	人参五味子汤加减	党参、白术、茯苓、五味子、麦冬、半夏、橘红、紫菀、甘草
心阳虚衰	呼吸急促，面色苍白，口唇发绀，四肢厥冷，指纹紫滞，可达命关	邪毒炽盛，损伤原本不足之心阳，肺闭气郁导致血滞而络脉瘀阻	益气温阳，救逆固脱	参附龙牡救逆汤加减	参附龙牡救逆汤，白芍炙草合成方，心阳虚衰肢厥冷，回阳救逆效速良
邪陷厥阴	壮热不退，四肢抽搐，神昏谵语，口唇发绀，气促痰鸣，双目上视	邪热炽盛，内陷手厥阴心包经和足厥阴肝经	平肝息风，清心开窍	羚角钩藤汤合牛黄清心丸加减	羚角钩藤菊花桑，地芍贝茹茯草襄，凉肝息风又养阴，肝热生风急煎尝；牛黄清心丸最精，芩连栀子郁砂用，热入心包神昏迷，清热开窍亦治惊

【病证鉴别】

（1）咳嗽变异型哮喘：以咳嗽为主症，咳嗽持续1个月以上，常在夜间和（或）清晨及运动后发作或加重，以干咳为主。肺部听诊无啰音。

（2）儿童哮喘：呈反复发作的咳嗽喘息，胸闷气短，喉间痰鸣，发作时双肺可闻及以呼气相为主的哮鸣音，呼气延长。

考点50★ 小儿泄泻

【诊断要点】

以小儿大便次数增多，粪质稀薄为主症。重症泄泻，可见小便短少，高热烦渴，神萎倦怠，皮肤干瘪，囟门凹陷，目眶下陷，啼哭无泪，口唇樱红，呼吸深长，腹胀等症。有乳食不节、饮食不洁及感受时邪病史。

【辨证论治】

证型	证候	证机概要	治法	方剂	组成
风寒泻	大便清稀，夹有泡沫，臭气不甚，肠鸣腹痛	风寒袭表，寒湿内盛，脾失健运，清浊不分	疏风散寒，化湿和中	藿香正气散加减	藿香正气大腹苏，甘桔陈苓芷术朴，夏曲加入姜枣煎，外寒内湿均能除
湿热泻	大便水样，泻下急迫，量多次频，味臭，发热泛恶	湿热壅滞，损伤脾胃，传化失常	清肠解热，化湿止泻	葛根黄芩黄连汤加味	葛根、黄芩、黄连、马齿苋、白头翁、车前子
伤食泻	大便酸臭，脘腹胀满，腹痛欲泻，泻后痛减，嗳气	宿食内停，阻滞肠胃，传化失司	消食化滞，和胃止泻	保和丸加减	保和山楂莱菔曲，夏陈茯苓连翘齐
脾虚泻	便溏，色淡不臭，食后作泻，面色萎黄，纳呆神疲	脾虚失运，清浊不分	健脾益气，助运止泻	参苓白术散加减	参苓白术扁豆陈，山药甘莲砂薏仁，桔梗上浮兼保肺，枣汤调服益脾神
脾肾阳虚泻	久泻不愈，大便清稀，完谷不化，形寒肢冷，面白无华	命门火衰，脾失温煦	温补脾肾，固涩止泻	附子理中汤合四神丸加减	附子理中温中阳，人参干姜术草帮；四神故纸吴茱黄，肉蔻五味四般齐，大枣生姜同煎合，五更肾泻最相宜
肝郁脾虚	大便稀溏或水样，情绪紧张或抑郁恼怒时加重，泻后痛减	肝郁乘脾，脾虚不能分清泌浊	疏肝理气，运脾化湿	痛泻要方合四逆散加减	痛泻要方用陈皮，术芍防风共成剂；四逆散里用柴胡，芍药枳实甘草须
气阴两伤	泻下过度，目眶及囟门凹陷，皮肤干燥，啼哭无泪，口渴引饮	泻下过度，伤阴耗气	益气养阴	人参乌梅汤加减	人参乌梅怀山药，木瓜莲肉炙甘草，气阴两伤因泻迫，酸甘并用补中焦
阴竭阳脱	泻下不止，表情淡漠，哭声微弱，面色苍白，四肢厥冷	久泻不止，耗气伤阴，阴损及阳，阴阳俱耗	回阳固脱	参附龙牡救逆汤加减	参附龙牡救逆汤，白芍炙草合成方，心阳虚衰肢厥冷，回阳救逆效速良

【病证鉴别】

痢疾：痢疾大便为黏液脓血便，腹痛，里急后重。大便常规检查有脓细胞、红细胞和吞噬细胞；大便培养有痢疾杆菌生长。

考点 51 ★ 厌食症（2016 版大纲新增考点）

【诊断要点】

较长时间食欲不振，食量明显少于同龄正常儿童，可伴面色少华，形体偏瘦，但精神尚好，活动如常。有喂养不当、病后失调、先天不足或情志失调等病史。

【辨证论治】

证型	证候	证机概要	治法	方剂	组成
脾失健运	纳差，胸脘胀满，大便不调，精神如常	脾胃失健，纳化失职	运脾开胃	不换金正气散加减	藿香、苍术、半夏、厚朴、炮姜、桂枝、陈皮、大枣、甘草、木香、枳实
脾胃气虚	纳差，面色少华，便溏，夹不消化食物	脾胃气虚，运化失常	健脾益气	异功散加减	党参、白术、茯苓、陈皮、佩兰、砂仁、神曲、鸡内金、甘草
脾胃阴虚	食少饮多，皮肤失润，便干尿赤，手足心热	胃阴耗伤，使脾胃受纳运化失常	养阴和胃	益胃汤加减	沙参、麦冬、生地黄、玉竹、石斛、乌梅、白芍、山楂、炒麦芽

【病证鉴别】

（1）疰夏：为夏季季节性疾病，有"春夏剧，秋冬瘥"的发病特点。临床表现除食欲不振外，可见精神倦怠、大便不调或有发热等症。

（2）积滞：有伤乳伤食病史，除食欲不振、不思乳食外，还伴有脘腹胀满、嗳吐酸腐、大便酸臭等症。

考点 52 ★ 水痘

【诊断要点】

出疹前可有发热、流涕、咳嗽等肺卫表证。发热 1～2 天以躯干部为主出现红色斑丘疹，即变大小不等，内含水液，周围红晕，皮薄易破，有痒感的疱疹，继而干燥结痂，脱落，不留瘢痕。多在冬春季节发病，患儿有水痘接触史。

【辨证论治】

证型	证候	证机概要	治法	方剂	组成
邪伤肺卫	微热，鼻塞流涕，咳嗽，疹色红润，疱浆清亮，红晕瘙痒	水痘时邪从口鼻而入，蕴郁于肺，宣肃失司	疏风清热，利湿解毒	银翘散加减	银翘散主上焦疴，竹叶荆牛豉薄荷，甘桔芦根凉解法，风温湿热煮无过
邪炽气营	壮热烦躁，口渴欲饮，面红目赤，皮疹较密，色暗浆浊，便干尿赤	邪盛正衰，邪毒炽盛，内传气营	清气凉营，解毒化湿	清胃解毒汤加减	清胃解毒升麻连，生地丹皮膏芩掺，热毒壅盛水痘重，根盘红晕痘浆痊

续表

证型	证候	证机概要	治法	方剂	组成
邪陷心肝	高热不退，头痛呕吐，昏迷抽搐，色暗浆浊	邪毒炽盛，毒热化火，内陷心肝	清热解毒，镇惊息风	清瘟败毒饮加减	清瘟败毒生石膏，知母生地桔牛角，芩连栀子丹竹叶，玄参赤芍翘甘草
邪毒闭肺	高热不退，喘促鼻扇，张口抬肩，皮疹稠密色暗，口渴喜饮	邪毒内犯，闭阻于肺，肺失宣肃	清热解毒，开肺化痰	麻杏石甘汤加减	麻黄、杏仁、生石膏、甘草、桑白皮、葶苈子、苏子、黄连、黄芩、栀子、紫草、牡丹皮、赤芍

【病证鉴别】

（1）脓疱疮：好发于炎热夏季，一般无发热等全身症状，皮疹多见于头面部及肢体暴露部位，病初为疱疹，很快成为脓疱，疱液混浊，经搔抓脓液流溢蔓延而传播。

（2）手足口病：由感受手足口病时邪所致，多发生于夏秋季节，以5岁以下小儿多见，口腔黏膜出现散在疱疹，手、足和臀部出现斑丘疹、疱疹，呈离心性分布。

考点53★★ 痄腮

【诊断要点】

发热，以耳垂为中心的腮部肿痛，边缘不清，触之有弹性感，压痛明显，常一侧先肿大，2~3天后对侧亦可肿大，腮腺管口红肿。发病前2~3周有流行性腮腺炎接触史。

【辨证论治】

证型	证候	证机概要	治法	方剂	组成
邪犯少阳	发热恶寒，耳下腮部漫肿疼痛，咀嚼不便，头痛咽红	病毒从口鼻而入，侵犯足少阳胆经	疏风清热，散结消肿	柴胡葛根汤加减	柴胡葛根发表证，痄腮肿痛或平形，石膏花粉黄芩草，牛蒡连翘桔梗升
热毒壅盛	高热，耳下腮部肿胀疼痛，坚硬拒按，咀嚼困难，烦渴欲饮，头痛咽肿	时邪病毒壅盛于少阳经脉，循经上攻腮颊，气血凝滞不通	清热解毒，软坚散结	普济消毒饮加减	普济消毒蒡芩连，甘桔蓝根勃翘玄，升柴陈薄僵蚕入
邪陷心肝	高热，耳下腮部肿痛，坚硬拒按，神昏嗜睡，项强抽搐	热毒炽盛者，邪盛正衰，邪陷厥阴，扰动肝风，蒙蔽心包	清热解毒，息风开窍	清瘟败毒饮加减	清瘟败毒地连芩，丹石栀甘竹叶寻，犀角玄翘知芍桔，温邪泻毒亦滋阴
毒窜睾腹	腮部肿胀消退后，一侧或双侧睾丸肿胀疼痛，脘腹、少腹疼痛拒按	足厥阴肝经循少腹络阴器，邪毒内传，引睾窜腹	清肝泻火，活血止痛	龙胆泻肝汤加减	龙胆泻肝栀芩柴，木通泽泻车前归

【病证鉴别】

发颐（化脓性腮腺炎）：发颐腮腺肿大多为一侧，表皮泛红，疼痛剧烈，拒按，若按压腮部可见口腔内腮腺管口有脓液溢出。发颐无传染性，血常规检查白细胞总数及中性粒细胞增高。

（五）骨科疾病

考点54★ 桡骨下端骨折

【诊断要点】

（1）伸直型骨折：①腕部侧面观骨折远端向背侧移位时，可见"餐叉样"畸形。②腕部正面观骨折远端向桡侧移位时，呈"枪上刺刀状"畸形。③缩短移位时可触及上移的桡骨茎突。

（2）屈曲型骨折：从腕部侧面观，骨折远端向掌侧移位时，可有"锅铲样畸形"。

（3）无移位或不完全骨折：①肿胀多不明显，仅觉得局部疼痛和压痛。②可有环状压痛和纵轴压痛，腕和指运动不便，握力减弱。

（4）伤后局部肿胀、疼痛，手腕功能部分或完全丧失。腕关节正侧位X线片，可明确骨折的类型和移位的方向。

【论治方法】

分类		手法整复		固定方法
伸直型骨折	骨折线未进入关节、骨折段完整者	整复体位：患者取坐位或卧位，肩外展90°、肘屈曲90°、前臂中立位	一助手把住上臂，术者两拇指并列置于骨折远端背侧，其他四指置于其腕部，扣紧大小鱼际肌，先顺势拔伸2~3分钟，待重叠移位完全纠正后，将骨折远段旋前，并利用牵引力，骤然猛抖，同时迅速尺偏、掌屈，使之复位。若仍未完全复位，则由两助手维持牵引，术者用两拇指迫使骨折远端尺偏、掌屈，即可达到解剖对位	在维持牵引下，先在骨折远端的背侧和近端的掌侧分别放一平垫，然后放置夹板。夹板上端达前臂中上1/3，桡、背侧夹板下端应超过腕关节，置腕关节于轻度掌屈位固定，限制腕关节的桡偏和背伸活动。压垫、夹板置妥后，用3条布带捆扎固定，将前臂悬挂胸前，固定4~5周
	骨折线进入关节或骨折块粉碎者		在助手和术者拔伸牵引纠正重叠移位后，术者双手拇指置于背侧的骨折远端，双手余指置于掌侧的骨折近端，按压远端向掌侧、端提近端向背侧，同时使腕掌屈、尺偏，以纠正骨折远端的桡、背侧移位	
屈曲型骨折			由两助手拔伸牵引，术者可用两手拇指由掌侧将远端骨折块向背侧推挤，同时用食、中、无名三指将近端由背侧向掌侧挤压。然后术者捏住骨折部，牵引手指的助手徐徐将腕关节背伸，使屈肌腱紧张，防止复位的骨折块移位	在维持牵引下，先在骨折远端的掌侧和近端的背侧分别放一平垫，然后放置夹板。桡、掌侧夹板下端应超过腕关节，置关节于轻度背伸位固定，限制腕关节的桡偏和掌屈活动。压垫、夹板置妥后，用3条布带捆扎固定，将前臂悬挂胸前，固定4~5周

【病证鉴别】

(1) 无移位或不完全骨折时,需与腕部软组织扭挫伤相鉴别。

(2) 伸直型骨折与巴通背侧缘骨折:后者为桡骨远端关节面之背侧缘骨折。

(3) 屈曲型骨折与巴通掌侧缘骨折:后者为桡骨远端关节面之掌侧缘骨折。

考点55★ 肩关节脱位(2016版大纲新增考点)

【诊断要点】

前脱位

(1) 症状:受伤后有其特殊的典型体征,局部疼痛、肿胀,肩部活动障碍。患者常以健手扶持患侧前臂,肩部形成"方肩"畸形。患肩呈弹性固定于外展约30°位,活动可引起疼痛加重。

(2) 体征及检查:触诊肩峰下空虚,常可在喙突下、腋窝处或锁骨下触到脱位的肱骨头。搭肩试验(Dugas征)阳性。肩关节正位、穿胸侧位X线片,可确定诊断及其脱位类型,并可明确是否合并有骨折。

【论治方法】

	分类	具体方法
手法复位	手牵足蹬法	以右侧为例。患者仰卧,术者立于右侧,将右足掌抵住患者右侧腋窝部,同时双手握住患侧腕部,沿畸形方向做顺势牵引后,先将伤肩外展、外旋,再逐渐内收、内旋,闻及入臼声,即表明复位成功
	牵引回旋法	以右肩前脱位为例。患者坐位或卧位,术者右手握住患肢肘部,左手握住腕部,患肢屈肘90°,先沿上臂畸形方向牵引,在维持牵引下外旋上臂至极限位,再内收上臂,使肘关节贴近胸壁,至肘接近体中线时,内旋上臂使患侧手掌搭于对侧肩上,即可复位
	拔伸托入法	患者取坐位,第一助手立于患者健侧肩后,两手斜形环抱固定患者做反牵引;第二助手一手握肘部,一手握腕上部,外展、外旋患肢,向外下方牵引,用力由轻而重,持续2～3分钟;术者立于患肩外侧,两手拇指压其肩峰,其余手指插入腋窝内,在助手对抗牵引下,术者将肱骨头向外上方钩托;同时第二助手逐渐将患肢向内收、内旋位牵拉,直至肱骨头有回纳感觉,即可复位
	椅背复位法	患者坐在靠背椅上,将患肢放在椅背外侧,腋肋紧靠椅背,用棉垫置于腋部,保护腋下血管、神经,一助手扶住患者和椅背,术者握住患肢,先外展、外旋牵引,再逐渐内收,并将患肢下垂,然后内旋屈肘,即可复位
	悬吊复位法	患者俯卧床上,患肢悬垂于床旁,根据病人肌肉发达程度,在患肢腕部系布带并悬挂2～5kg重物,依其自然位牵引持续15分钟左右,多可自动复位。有时术者需内收患肩或以双手自腋窝向外上方轻推肱骨头,或轻旋转上臂,肱骨头即可复位
固定方法	胸壁绷带固定法	将患侧上臂保持在内收、内旋位,肘关节屈曲60°～90°,腋窝部可衬以软垫,前臂依附胸前,用绷带将上臂固定在胸壁上,前臂用颈腕带或三角巾悬吊于胸前,一般固定2～3周

续表

	分类	具体方法
药物治疗	新鲜脱位	①初期：活血祛瘀、消肿止痛。内服舒筋活血汤、活血止痛汤；外敷活血散、消肿止痛膏。②中期：舒筋活血、强壮筋骨。内服壮筋养血汤、补肾壮筋汤等；外敷舒筋活络膏。③后期：内服八珍汤、补中益气汤；外洗用苏木煎、上肢损伤洗方
	习惯性脱位	内服补肝肾、壮筋骨之剂，如补肾壮筋汤、健步虎潜丸
	合并骨折	按骨折三期辨证用药
	合并神经损伤	祛风通络，加用地龙、僵蚕、全蝎
	合并血管损伤	活血祛瘀通络，用当归四逆汤加减

【病证鉴别】

（1）肩关节脱位与肱骨外科颈骨折

病名	相同点	不同点
肩关节脱位	两者患部均有疼痛、肿胀及功能障碍等表现，特别是合并骨折时，两者有诸多相同的临床表现	鉴别要点是脱位所特有的弹性固定、"方肩"畸形及肩峰下关节盂空虚等体征
肱骨外科颈骨折		

（2）肩关节脱位与冈上肌肌腱断裂

肩关节脱位在解除外固定后，患肩不能自主外展，但在帮助下，外展30°~60°后，患肩又可继续上举，这一特殊体征有助于其诊断。

考点56★ 颈椎病

【诊断要点】

（1）颈型

①症状：颈部肌肉痉挛，肌张力增高，颈项强直，活动受限。

②体征：颈项部有广泛压痛，压痛点多在斜方肌、冈上肌、菱形肌、大小圆肌等部位。可触及棘上韧带肿胀、压痛及棘突移位。颈椎间孔挤压试验和臂丛神经牵拉试验多为阴性。

③影像学检查：X线示颈椎生理曲度变直、反弓或成角，有轻度的骨质增生。

（2）神经根型

①症状：颈根部疼痛呈酸痛、灼痛或电击样痛并向肩、上臂、前臂及手指放射，颈部后伸、咳嗽甚至增加腹压时疼痛可加重。上肢沉重，酸软无力，持物易坠落。

②体征：颈部活动受限、僵硬，颈椎横突尖前侧有放射性压痛，患侧肩胛骨内上部也常有压痛点，部分患者可摸到条索状硬结。受压神经根皮肤节段分布区感觉减退，腱反射异常，肌力减弱。

③影像学检查：X线检查，颈椎正侧位、斜位或侧位过伸、过屈位片，可显示椎体增生，钩椎关节增生，椎间隙变窄，颈椎生理曲度减小、消失或反角，轻度滑脱，

项韧带钙化和椎间孔变小等改变。

（3）脊髓型

①症状：缓慢进行性双下肢麻木、发冷、疼痛，走路欠灵活、无力，打软腿，易绊倒，不能跨越障碍物。晚期下肢或四肢瘫痪，二便失禁或尿潴留。

②体征：颈部活动受限不明显，上肢活动欠灵活。双侧脊髓传导束的感觉与运动障碍。

③影像学检查：X线示颈椎生理曲度改变，病变椎间隙狭窄，椎体后缘唇样骨赘，椎间孔变小。CT示颈椎间盘变性，颈椎增生，椎管前后径缩小，脊髓受压等改变。MRI示受压节段脊髓有信号改变，脊髓受压呈波浪样压迹。

（4）椎动脉型

①症状：单侧颈枕部或枕顶部发作性头痛，视力减弱，耳鸣，听力下降，眩晕。可见眩晕猝倒发作。

②体征：常因头部活动到某一位置时诱发或加重眩晕。头颈旋转时引起眩晕发作，是本病的最大特点。

③影像学检查：椎动脉血流检测及椎动脉造影可协助诊断，辨别椎动脉是否正常，有无压迫、迂曲、变细或阻滞。X线示椎节不稳及钩椎关节侧方增生。

（5）交感神经型

①症状：头痛或偏头痛，有时伴有恶心、呕吐，颈肩部酸困疼痛，上肢发凉发绀，视物模糊，眼窝胀痛，眼睑无力，瞳孔扩大或缩小，常有耳鸣、听力减退或消失。可有心前区持续性压迫痛或钻痛，心律不齐，心跳过速。

②体征：头颈部转动时，症状可明显加重。压迫不稳定椎体的棘突，可诱发或加重交感神经症状。

【病证鉴别】

（1）颈型：与落枕、颈肩背部肌筋膜炎等病鉴别。

（2）神经根型：与尺神经炎、胸廓出口综合征、腕管综合征等病鉴别。

（3）脊髓型：与脊髓肿瘤、脊髓空洞症等病鉴别。

（4）椎动脉型：与眼源性、耳源性眩晕及脑部肿瘤等病鉴别。

（5）单纯交感神经型：与冠状动脉供血不足、神经官能症等病鉴别。

【论治方法】

	论治方法
理筋手法	①点压、拿捏、弹拨、㨰法：舒筋活血、和络止痛，放松紧张痉挛的肌肉。 ②颈项旋扳法：患者取稍低坐位，术者站于患者的侧后，以同侧肘弯托住患者下颌，另一手托其后枕部，嘱患者颈部放松，术者将患者头部向头顶方向牵引，然后向本侧旋转，当接近限度时，再以适当的力量使其继续旋转5°~10°，可闻及轻微的关节弹响声，之后再行另一侧的旋扳

续表

	论治方法
药物治疗	治宜补肝肾、祛风寒、活络止痛，可内服补肾壮筋汤、补肾壮筋丸，或颈痛灵、颈复康、根痛平冲剂等中成药。麻木明显者，可内服全蝎粉，早晚各1.5g，开水调服。眩晕明显者，可服愈风宁心片，亦可静脉滴注丹参注射液。急性发作，颈臂痛较重者，治宜活血舒筋，可内服舒筋汤
牵引治疗	枕颌带牵引法：枕颌牵引可以缓解肌肉痉挛、扩大椎间隙、流畅气血、减轻压迫刺激症状。患者可取坐位或仰卧位牵引，牵引姿势以头部略向前倾为宜。牵引重量可逐渐增大到6~8kg，隔日或每日1次，每次30分钟
练功活动	做颈项前屈后伸、左右侧屈、左右旋转及前伸后缩等活动锻炼。还可以做体操、打太极拳、做健美操等运动锻炼

考点57★★ 腰椎间盘突出症

【诊断要点】

（1）症状：以腰痛和下肢坐骨神经放射痛为主。腰腿疼痛腹腔内压升高时加剧，牵拉神经根的动作也使疼痛加剧，腰前屈活动受限，屈髋屈膝、卧床休息可使疼痛减轻。重者卧床不起，翻身极感困难。

（2）体征：①腰部畸形。②腰部压痛和叩痛。③腰部活动受限。④皮肤感觉障碍。⑤肌力减退或肌萎缩。⑥腱反射减弱或消失。⑦特殊检查阳性：直腿抬高试验、加强试验、屈颈试验、仰卧挺腹试验、颈静脉压迫、股神经牵拉试验均为阳性。

【论治方法】

	论治方法
理筋手法	（1）先用按摩、推压、滚法等手法。 ①按摩法：患者俯卧，术者用两手拇指或掌部自上而下按摩脊柱两侧膀胱经，至患肢承扶处改用揉捏法，下抵殷门、委中、承山。②推压法：术者两手交叉，右手在上，左手在下，手掌向下用力推压脊柱，从胸椎推至骶椎。③滚法：从背、腰至臀腿部，着重于腰部，以缓解、调理腰臀部的肌肉痉挛。 （2）后用脊柱推扳法可调理关节间隙，松解神经根粘连，或使突出的椎间盘回纳。 ①俯卧推髋扳肩：术者一手固定对侧髋部，另一手自对侧外上方缓缓扳起，使腰部后伸旋转到最大限度时，再适当推扳1~3次。另侧相同。②俯卧推腰扳腿：术者一手掌按住对侧患处以上腰部，另一手自膝上外侧将腿缓缓扳起，直到最大限度时，再适当推扳1~3次。另侧相同。③侧卧推髋扳肩：在上的下肢屈曲，贴床的下肢伸直，术者一手扶患者肩部，另一手同时推髋部向前，两手同时相反方向用力斜扳，使腰部扭转，可闻及或感觉到"咔嗒"响声。换体位做另一侧。④侧卧推腰扳腿：术者一手按住患处，另一手自外侧握住膝部（或握踝上，使之屈膝），进行推腰扳腿，做腰髋过伸动作1~3次。换体位做另一侧。 （3）最后用牵抖法、滚摇法。 ①牵抖法：患者俯卧，两手抓住床头，术者双手握住患者双踝，用力牵抖并上下抖动下肢，带动腰部，再行按摩下腰部。②滚摇法：患者仰卧，双髋膝屈曲，术者一手扶两踝，另一手扶双膝，将腰部旋转滚动1~2分钟。 以上手法可隔日1次，一个月为一个疗程

续表

	论治方法
药物治疗	急性期或初期，治宜活血舒筋，方选舒筋活血汤加减。慢性期或病程久者，体质多虚，治宜补养肝肾、宣痹活络，方选补肾壮筋汤等。兼有风寒湿者，宜温经通络，方选大活络丹等
牵引治疗	患者仰卧床上，在腰髋部缚好骨盆牵引带后，每侧各用10～15kg重量作牵引，并抬高床尾增加对抗牵引的力量。每日牵引1次，每次30分钟，10次为一个疗程

【病证鉴别】

疾病	鉴别要点
腰椎椎管狭窄症	腰腿痛并有典型的间歇性跛行，卧床休息后症状可明显减轻或消失，腰部后伸受限，并引起小腿疼痛，其症状和体征往往不相一致。X线片显示，椎体、小关节突增生肥大，椎间隙狭窄，椎板增厚，椎管前后径变小
腰椎结核	腰部疼痛，有时晚上痛醒，活动时加重，伴有乏力、消瘦、低热、盗汗等结核症状，腰肌痉挛，脊柱活动受限，可有后凸畸形和寒性脓肿。X线片显示，椎间隙变窄，椎体边缘模糊不清，有骨质破坏，有寒性脓肿时可见腰肌阴影增宽
腰椎骨关节炎	腰部钝痛，劳累或阴雨天时加重，晨起时腰部僵硬，脊柱伸屈受限，稍活动后疼痛减轻，活动过多或劳累后疼痛加重。X线片显示，椎间隙变窄，椎体边缘唇状增生
强直性脊柱炎	腰背部疼痛，不因休息而减轻，脊柱僵硬不灵活，脊柱各方向活动均受限，直至强直，可出现驼背畸形。X线片显示，早期骶髂关节和小关节突间隙模糊，后期脊柱可呈竹节状改变
脊柱转移肿瘤	疼痛剧烈，夜间尤甚，有时可出现放射性疼痛，可见消瘦、贫血，血沉加快。X线片显示，椎体破坏变扁，椎间隙尚完整

三、实战演练

1. 病案（例）摘要：方某，男，43岁，已婚，工人。2015年9月29日初诊。患者2天前出差，次日出现干咳，连声作呛，喉痒，咽喉干痛，唇鼻干燥，痰少而黏，不易咯出，口干，伴恶风，发热，舌质红干而少津，苔薄白，脉浮数。（2016）

答题要求：

（1）根据上述摘要，在答题卡上完成书面分析。

（2）中医病证鉴别：请与喘证相鉴别。

【参考答案】

中医疾病诊断：咳嗽。

中医证型诊断：风燥伤肺证。

中医辨病辨证依据：以干咳，连声作呛为主症，辨病为咳嗽。现症见喉痒，咽喉干痛，唇鼻干燥，痰少而黏，不易咯出，口干，伴恶风，发热，舌质红干而少津，苔薄白，脉浮数，辨证为风燥伤肺证。风燥伤肺，肺失清润。

中医病证鉴别：咳嗽与喘证均为肺气上逆之病证，临床上也常见咳、喘并见，但咳嗽以气逆有声，咳吐痰液为主，喘证以呼吸困难，甚则不能平卧为临床特征。

治法：疏风清肺，润燥止咳。

方剂名称：桑杏汤加减。

药物组成、剂量、煎服方法：桑叶10g，薄荷10g（后下），淡豆豉10g，杏仁6g，前胡10g，牛蒡子10g，南沙参15g，浙贝母10g，天花粉10g，梨皮10g，芦根20g。三剂，水煎服。日一剂，早晚分服。

2. 病案（例）摘要：徐某，男，42岁，已婚，干部。2015年9月8日初诊。患者72小时前出现右下腹痛，逐渐加重。现腹痛剧烈，高热不退，时时汗出，烦渴，恶心呕吐，腹胀，大便似痢不爽。查体：腹平坦，无胃肠型，全腹压痛，反跳痛，腹肌紧张，未触及包块，肠音弱。舌红绛而干，苔黄厚干燥，脉洪数。（2016）

答题要求：

（1）根据上述摘要，在答题卡上完成书面分析。

（2）中医病证鉴别：请与胃、十二指肠溃疡穿孔相鉴别。

【参考答案】

中医疾病诊断：肠痈。

中医证型诊断：热毒证。

中医辨病辨证依据：以右下腹痛，逐渐加重为主症，辨病为肠痈。现症见腹痛剧烈，高热不退，时时汗出，烦渴，恶心呕吐，腹胀，大便似痢不爽。查体：腹平坦，无胃肠型，全腹压痛，反跳痛，腹肌紧张，未触及包块，肠音弱。舌红绛而干，苔黄厚干燥，脉洪数，辨证为热毒证。肠内痞塞，气机不畅，食积痰凝，瘀结化热，热毒炽盛，渐入血分。

中医病症鉴别：穿孔后溢液可沿升结肠旁沟流至右下腹部，很似急性阑尾炎的转移性腹痛。病人既往多有溃疡病史，突发上腹剧痛，迅速蔓延至全腹，除右下腹压痛外，上腹仍具疼痛和压痛，腹肌板状强直，肠鸣音消失，可出现休克。多有肝浊音界消失，X线透视或摄片多有腹腔游离气体。如诊断有困难，可行诊断性腹腔穿刺检查。

治法：通腑排脓，养阴清热。

方剂名称：大黄牡丹汤合透脓散加减。

药物组成、剂量、煎服方法：大黄12g（后下），牡丹皮3g，桃仁9g，冬瓜仁30g，芒硝（溶服）9g，当归6g，皂角刺5g，穿山甲3g，川芎9g，黄芪12g，生甘草5g。三剂，水煎服。日一剂，早晚分服。

3. 病案（例）摘要：朱某，男，37岁，已婚，工人。2015年7月21日初诊。患者经某医院诊断为肺结核后，抗结核治疗中，近1个月来呛咳气急，痰少质黏，午后骨蒸潮热，五心烦热，急躁易怒，夜寐盗汗，时时咯血，血色鲜红，口渴，心烦失眠，舌干而红，苔薄黄而剥，脉细数。（2016）

答题要求：

（1）根据上述摘要，在答题卡上完成书面分析。

（2）中医病证鉴别：请与肺痿相鉴别。

【参考答案】

中医疾病诊断：肺痨。

中医证型诊断：虚火灼肺证。

中医辨病辨证依据：以呛咳气急，痰少质黏为主症，辨病为肺痨。现症见午后骨蒸潮热，五心烦热，急躁易怒，夜寐盗汗，时时咯血，血色鲜红，口渴，心烦失眠，舌干而红，苔薄黄而剥，脉细数，辨证为虚火灼肺证。肺肾阴伤，水亏火旺，燥热内灼，络损血溢。

中医病证鉴别：肺痨与肺痿均为病位在肺的慢性虚损性疾患，但肺痿是肺部多种慢性疾患后期转归而成，如肺痈、肺痨、久嗽等导致肺叶痿弱不用，俱可成痿。肺痨后期亦可以转成肺痿。但必须明确肺痨并不等于就是肺痿，两者有因果、轻重的不同。若肺痨的晚期，出现干咳、咳吐涎沫等症者，即已转属肺痿之候。在临床上肺痿是以咳吐浊唾涎沫为主症，而肺痨是以咳嗽、咯血、潮热、盗汗为特征。

治法：滋阴降火。

方剂名称：百合固金汤合秦艽鳖甲散加减。

药物组成、剂量、煎服方法：南沙参15g，北沙参15g，麦冬20g，玉竹15g，百合20g，百部15g，白及9g，生地15g，五味子10g，玄参10g，阿胶6g（烊化）、龟板30g（先煎）。三剂，水煎服。日一剂，早晚分服。

4. 病案（例）摘要：周某，女，35岁，已婚，教师。2015年9月2日初诊。患者乳房肿块伴疼痛半年，肿块和疼痛随喜怒消长，伴有胸闷胁痛，善郁易怒，失眠多梦，心烦口苦，月经史无异常。查体：双侧乳房外上象限触及片块样肿块，质地中等，表面光滑，活动度好，有压痛，舌苔薄黄，脉弦滑。(2016)

答题要求：

（1）根据上述摘要，在答题卡上完成书面分析。

（2）中医病证鉴别：请与乳岩证相鉴别。

【参考答案】

中医疾病诊断：乳癖。

中医证型诊断：肝郁痰凝证。

中医辨病辨证依据：以乳房肿块伴疼痛为主症，辨病为乳癖。现症见肿块和疼痛随喜怒消长，伴有胸闷胁痛，善郁易怒，失眠多梦，心烦口苦，月经史无异常。查体：双侧乳房外上象限触及片块样肿块，质地中等，表面光滑，活动度好，有压痛，舌苔薄黄，脉弦滑，辨证为肝郁痰凝证。肝气郁久化热，热灼津液为痰，气滞痰凝血瘀成块。

中医病证鉴别：乳岩常无意中发现肿块，多无疼痛，逐渐长大，肿块质地坚硬如石,表面高低不平,边缘不整齐,常与皮肤粘连,活动度差,患侧淋巴结可肿大,后期溃破呈菜花样。

治法:疏肝解郁,化痰散结。

方剂名称:逍遥蒌贝散加减。

药物组成、剂量、煎服方法:柴胡15g,郁金15g,当归10g,白芍10g,茯苓10g,白术15g,瓜蒌10g,半夏6g,制南星6g。三剂,水煎服。日一剂,早晚分服。

5. 病案(例)摘要:李某,男,55岁,已婚,教师。2015年11月15日初诊。患者近1年来因工作劳累,睡眠较少,反复出现心慌不安,不能自主。近日因工作焦虑,心慌加重,有时持续1小时方能缓解。现症:心悸气短,不能自主,头晕目眩,失眠健忘,面色无华,倦怠乏力,纳呆食少。舌淡红,脉细弱。(2016)

(1)根据上述摘要,在答题卡上完成书面分析。

(2)中医病证鉴别:请与奔豚相鉴别。

【参考答案】

中医疾病诊断:心悸。

中医证型诊断:心血不足证。

中医辨病辨证依据:以睡眠较少,反复出现心慌不安,不能自主为主症,辨病为心悸。现症见心悸气短,不能自主,头晕目眩,失眠健忘,面色无华,倦怠乏力,纳呆食少。舌淡红,脉细弱,辨证为心血不足证。心血亏耗,心失所养,心神不宁。

中医病证鉴别:奔豚发作之时,亦觉心胸躁动不安。本病与心悸的鉴别要点为:心悸为心中剧烈跳动,发自于心;奔豚乃上下冲逆,发自少腹。

治法:补血养心,益气安神。

方剂名称:归脾汤加减。

药物组成、剂量、煎服方法:黄芪18g,人参9g,白术18g,炙甘草6g,熟地黄3g,当归3g,龙眼肉3g,茯神18g,远志3g,酸枣仁18g,木香9g。三剂,水煎服。日一剂,早晚分服。

6. 病案(例)摘要:高某,男,38岁,干部。2016年3月18日初诊。患者饮食稍有不节即皮肤瘙痒反复发作2月,抓后糜烂渗出,伴纳少,腹胀便溏,肢乏。查体:皮损潮红,丘疹,对称分布,可见鳞屑。舌淡胖,苔白腻,脉濡缓。(2016)

答题要求:

(1)根据上述摘要,在答题卡上完成书面分析。

(2)中医病证鉴别:请与接触性皮炎相鉴别。

【参考答案】

中医疾病诊断:湿疮。

中医证型诊断:脾虚湿滞证。

中医辨病辨证依据:以皮肤瘙痒反复发作,抓后糜烂渗出为主症,辨病为湿疮。现症见纳少,腹胀便溏,肢乏。查体:皮损潮红,丘疹,对称分布,可见鳞屑。舌淡胖，苔白腻，脉濡缓，辨证为脾虚湿滞证。脾胃受损，失其健运，湿热内生。

中医病证鉴别：接触性皮炎常有明确的接触史，皮损常限于接触部位，皮疹较单一，有水肿、水疱，边界清楚，祛除病因后较快痊愈，不再接触即不复发。

治法：健脾利湿止痒。

方剂名称：除湿胃苓汤加减。

药物组成、剂量、煎服方法：苍术9g，白术9g，猪苓9g，茯苓9g，山药15g，生薏苡仁30g，车前草15g，泽泻15g，徐长卿3g，防风3g，厚朴6g，茵陈10g，陈皮6g。三剂，水煎服。日一剂，早晚分服。

7. 病案（例）摘要：张某，女，62岁，退休工人。2015年11月10日就诊。患者反复心胸憋闷疼痛3年，4天前因劳累、生气而心胸闷痛发作，同时伴有心悸，盗汗，心烦，不寐，腰膝酸软，头晕耳鸣，口干便秘，舌红少津，苔少，脉细数。（2016）

答题要求：

（1）根据上述摘要，在答题卡上完成书面分析。

（2）中医病证鉴别：请与胃脘痛相鉴别。

【参考答案】

中医疾病诊断：胸痹。

中医证型诊断：心肾阴虚证。

中医辨病辨证依据：以反复心胸憋闷疼痛为主症，辨病为胸痹。现症见心胸闷痛发作，同时伴有心悸，盗汗，心烦，不寐，腰膝酸软，头晕耳鸣，口干便秘，舌红少津，苔少，脉细数，辨证为心肾阴虚证。水不济火，虚热内灼，心失所养，血脉不畅。

中医病证鉴别：心在脘上，脘在心下，故有胃脘当心而痛之称，以其部位相近。胸痹之不典型者，其疼痛可在胃脘部，极易混淆。但胸痹以闷痛为主，为时极短，虽与饮食有关，但休息、服药常可缓解。胃脘痛与饮食相关，以胀痛为主，局部有压痛，持续时间较长，常伴有泛酸、嘈杂、嗳气、呃逆等胃部症状。

治法：滋阴清火，养心和络。

方剂名称：天王补心丹合炙甘草汤加减。

药物组成、剂量、煎服方法：生地12g，玄参5g，天冬9g，麦冬9g，人参5g，炙甘草12g，茯苓5g，柏子仁9g，酸枣仁9g，五味子5g，远志5g，丹参5g，当归9g，芍药6g，阿胶（烊化）6g。三剂，水煎服。日一剂，早晚分服。

8. 病案（例）摘要：王某，女，38岁，干部。2016年4月6日初诊。患者半年前热水洗手后突发皮肤剧痒，后遇热或肥皂水烫洗后则皮肤剧痒难忍反复发作。伴有口干不欲饮，纳差，腹胀。查体：皮损色暗，粗糙肥厚，对称分布。舌淡，苔白，脉弦细，月经史无异常。（2016）

答题要求：

（1）根据上述摘要，在答题卡上完成书面分析。

（2）中医病证鉴别：请与牛皮癣相鉴别。

【参考答案】

中医疾病诊断：湿疮。

中医证型诊断：血虚风燥证。

中医辨病辨证依据：以皮肤剧痒，遇热或肥皂水烫洗后则皮肤剧痒难忍为主症，辨病为湿疮。现症见口干不欲饮，纳差，腹胀。查体：皮损色暗，粗糙肥厚，对称分布。舌淡，苔白，脉弦细，月经史无异常，辨证为血虚风燥证。病久耗伤阴血，血虚风燥。

中医病证鉴别：牛皮癣好发于颈侧、肘、尾骶部，常不对称，有典型的苔藓样变，皮损倾向干燥，无多形性损害。

治法：养血润肤，祛风止痒。

方剂名称：当归饮子或四物消风饮加丹参、鸡血藤、乌梢蛇。

药物组成、剂量、煎服方法：当归30g，白芍30g，川芎30g，生地黄30g，白蒺藜30g，防风3g，荆芥穗3g，何首乌30g，白鲜皮3g，黄芪30g，蝉蜕4.5g，丹参10g，鸡血藤15g，乌梢蛇10g。三剂，水煎服。日一剂，早晚分服。

9. 病案（例）摘要：庞某，女，68岁，已婚，退休工人。2015年9月23日初诊。患者平素胆小怕事，寐而不酣间作6年，近一个月受惊吓后，症状加重。现症：虚烦不寐，有时彻夜难寐，触事易惊，终日惕惕，胆怯心悸，伴气短自汗，倦怠乏力，舌淡，脉弦细。(2016)

答题要求：

（1）根据上述摘要，在答题卡上完成书面分析。

（2）中医病证鉴别：请与一时性失眠相鉴别。

【参考答案】

中医疾病诊断：不寐。

中医证型诊断：心胆气虚证。

中医辨病辨证依据：以胆小怕事，寐而不酣为主症，辨病为不寐。现症见虚烦不寐，有时彻夜难寐，触事易惊，终日惕惕，胆怯心悸，伴气短自汗，倦怠乏力，舌淡，脉弦细，辨证为心胆气虚证。心胆虚怯，心神失养，神魂不安。

中医病证鉴别：不寐是指单纯以失眠为主症，表现为持续的、严重的睡眠困难。若因一时性情志影响或生活环境改变引起的暂时性失眠不属病态。

治法：益气镇惊，安神定志。

方剂名称：安神定志丸合酸枣仁汤加减。

药物组成、剂量、煎服方法：人参10g，茯苓15g，甘草3g，茯神6g，远志3g，龙齿（先煎）30g，石菖蒲3g，川芎6g，酸枣仁15g，知母6g。三剂，水煎服。日一剂，早晚分服。

10. 病案（例）摘要：王某，女，19岁，未婚，学生。2016年3月9日初诊。

患者13岁月经初潮，初潮后月经基本正常。近1年来，月经紊乱，经来无期，时而出血量多，时而淋沥不尽，色淡质清，畏寒肢冷，面色晦暗，腰腿酸软，小便清长，末次月经2016年2月22日，至今未尽，舌质淡，苔薄白，脉沉细。(2016)

答题要求：

(1) 根据上述摘要，在答题卡上完成书面分析。

(2) 中医病证鉴别：请与经期延长相鉴别。

【参考答案】

中医疾病诊断：崩漏。

中医证型诊断：肾阳虚证。

中医辨病辨证依据：以末次月经2016年2月22日，至今未尽为主症，辨病为崩漏。现症见月经紊乱，经来无期，时而出血量多，时而淋沥不尽，色淡质清，畏寒肢冷，面色晦暗，腰腿酸软，小便清长，舌质淡，苔薄白，脉沉细，辨证为肾阳虚证。肾阳虚衰，阳不摄阴，封藏失司，冲任不固。

中医病证鉴别：经期延长仅为经期的延长，月经周期和经量无明显异常表现，而崩漏不仅月经淋沥不尽，且经量、月经周期皆出现异常表现。

治法：温肾固冲，止血调经。

方剂名称：右归丸加黄芪、党参、三七。

药物组成、剂量、煎服方法：熟地黄24g，山药12g，山茱萸9g，枸杞子12g，菟丝子12g，鹿角胶（烊化）12g，杜仲12g，当归9g，制附子（先煎）6g，黄芪15g，党参15g，三七6g。三剂，水煎服。日一剂，早晚分服。

11. 病案（例）摘要：刘某，女，30岁，已婚。职员，2016年4月12日初诊。患者昨日中午外出就餐，当晚即出现腹部疼痛，胀满不适，大便2次，今日上午来诊。现症：脘腹胀满，疼痛拒按，嗳腐吞酸，厌食泛呕，腹痛欲泻，泻后痛减，舌苔厚腻，脉滑。(2016、2015)

答题要求：

(1) 根据上述摘要，在答题卡上完成书面分析。

(2) 中医病证鉴别：请与胃痛相鉴别。

【参考答案】

中医疾病诊断：腹痛。

中医证型诊断：饮食积滞证。

中医辨病辨证依据：以腹部疼痛，胀满不适为主症，辨病为腹痛。现症见脘腹胀满，疼痛拒按，嗳腐吞酸，厌食泛呕，腹痛欲泻，泻后痛减，舌苔厚腻，脉滑，辨证为饮食积滞证。食滞内停，运化失司，胃肠不和。

中医病证鉴别：腹痛是以胃脘部以下、耻骨毛际以上整个部位疼痛为主症，胃痛是以上腹胃脘部近心窝处疼痛为主症，两者仅就疼痛部位来说，是有区别的。但胃处腹中，与肠相连，因而胃痛可以影响及腹，而腹痛亦可牵连于胃，这就要从其疼痛的主要部位和如何起病来加以辨别。

治法：消食导滞，理气止痛。

方剂名称：枳实导滞丸加减。

药物组成、剂量、煎服方法：大黄（后下）9g，枳实9g，神曲9g，茯苓6g，黄芩6g，黄连6g，白术6g，泽泻6g。三剂，水煎服。日一剂，早晚分服。

12. 病案（例）摘要：马某，女，34岁，已婚，工人。2015年5月15日初诊。患者平素月经正常，近3个月来，经期或经后，小腹隐隐作痛，空坠不适，喜揉按，经量少，色淡稀薄，平时神疲乏力，头晕心悸，面色不华，纳少便溏。末次月经：2015年5月11日，来诊室月经已净，舌淡苔薄，脉细弱。（2016）

答题要求：

（1）根据上述摘要，在答题卡上完成书面分析。

（2）中医病证鉴别：请与异位妊娠相鉴别。

【参考答案】

中医疾病诊断：痛经。

中医证型诊断：气血虚弱证。

中医辨病辨证依据：以经期或经后，小腹隐隐作痛为主症，辨病为痛经。现症见小腹空坠不适，喜揉按，经量少，色淡稀薄，平时神疲乏力，头晕心悸，面色不华，纳少便溏。末次月经来诊时已净，舌淡苔薄，脉细弱，辨证为气血虚弱证。气血不足，冲任亦虚，行经以后，血海空虚，冲任、胞脉失于濡养。

中医病证鉴别：异位妊娠破裂多有停经史和早孕反应，妊娠试验阳性；妇科检查时，宫颈有抬举痛，腹腔内出血较多时，子宫有漂浮感；盆腔B超检查常可见子宫腔以外有孕囊或包块存在；后穹隆穿刺或腹腔穿刺阳性；内出血严重时，患者可出现休克表现，血红蛋白下降。痛经虽可出现剧烈的小腹痛，但无上述妊娠征象。

治法：益气补血止痛。

方剂名称：圣愈汤去熟地黄，加白芍、香附、延胡索。

药物组成、剂量、煎服方法：白芍15g，川芎8g，人参15g，当归15g，黄芪15g，香附10g，延胡索10g。三剂，水煎服。日一剂，早晚分服。

13. 病案（例）摘要：闫某，男，46岁，干部。2015年7月20日初诊。患者大便稀溏1年余，病情时轻时重，每因抑郁恼怒而加重。现症：泄泻，腹部攻窜作痛，大便稀溏，每日3次，伴见体倦乏力，胸胁胀闷。舌淡红，苔薄白，脉弦。（2016）

答题要求：

（1）根据上述摘要，在答题卡上完成书面分析。

（2）中医病证鉴别：请与痢疾相鉴别。

【参考答案】

中医疾病诊断：泄泻。

中医证型诊断：肝气乘脾证。

中医辨病辨证依据：以大便稀溏为主症，辨病为泄泻。现症见泄泻，腹部攻窜作痛，大便稀溏，每日3次，伴见体倦乏力，胸胁胀闷。舌淡红，苔薄白，脉弦，辨证为肝气乘脾证。肝气不舒，横逆犯脾，脾失健运。

中医病证鉴别：两者均为大便次数增多、粪质稀薄的病证。泄泻以大便次数增加，粪质稀溏，甚则如水样，或完谷不化为主症，大便不带脓血，也无里急后重，或无腹痛。而痢疾以腹痛、里急后重、便下赤白脓血为特征。

治法：抑肝扶脾。

方剂名称：痛泻要方加减。

药物组成、剂量、煎服方法：白芍6g，白术9g，陈皮4.5g，防风3g，升麻18g。三剂，水煎服。日一剂，早晚分服。

14. 病案（例）摘要：姜某，女，52岁，已婚，教师。2015年6月21日初诊。患者月经紊乱1年，经量多，色暗，有块，面色晦暗，精神萎靡，形寒肢冷，烘热汗出，腰膝酸冷，纳呆腹胀，大便溏薄，面浮肢肿，夜尿多，带下清稀，舌胖嫩，边有齿痕，苔薄白，脉沉细无力。(2016)

答题要求：

（1）根据上述摘要，在答题卡上完成书面分析。

（2）中医病证鉴别：请与癥瘕相鉴别。

【参考答案】

中医疾病诊断：绝经前后诸证。

中医证型诊断：肾阳虚证。

中医辨病辨证依据：以月经紊乱为主症，辨病为绝经前后诸证。现症见经量多，色暗，有块，面色晦暗，精神萎靡，形寒肢冷，烘热汗出，腰膝酸冷，纳呆腹胀，大便溏薄，面浮肢肿，夜尿多，带下清稀，舌胖嫩，边有齿痕，苔薄白，脉沉细无力，辨证为肾阳虚证。命门火衰，冲任失调，脏腑失于温煦。

中医病证鉴别：癥瘕可能出现月经过多或经断复来，或有下腹疼痛，浮肿，或带下五色，气味臭秽，或身体骤然明显消瘦等症状。

治法：温肾扶阳，佐以温中健脾。

方剂名称：右归丸合理中丸。

药物组成、剂量、煎服方法：熟地黄24g，山药12g，山茱萸9g，枸杞子12g，菟丝子12g，鹿角胶12g，杜仲12g，肉桂6g，当归9g，制附子（先煎）6g。三剂，水煎服。日一剂，早晚分服。

15. 病案（例）摘要：龚某，女，46岁，已婚，工程师。2014年12月2日初诊。患者平素嗜食冷饮，近3个月出现大便艰涩困难，2~3天一行，便前腹痛拘急，胀满拒按，伴有手足不温，呃逆呕吐，舌苔白腻，脉弦紧。(2016)

答题要求：

（1）根据上述摘要，在答题卡上完成书面分析。

（2）中医病证鉴别：请与肠结相鉴别。

【参考答案】

中医疾病诊断：便秘。

中医证型诊断：冷秘证。

中医辨病辨证依据：以大便艰涩困难，2～3天一行，便前腹痛拘急，胀满拒按为主症，辨病为便秘。现症见手足不温，呃逆呕吐，舌苔白腻，脉弦紧，辨证为冷秘证。阴寒内盛，凝滞胃肠。

中医病证鉴别：两者皆为大便秘结不通。但肠结多为急病，因大肠通降受阻所致，表现为腹部疼痛拒按，大便完全不通，且无矢气和肠鸣音，严重者可吐出粪便。便秘多为慢性久病，因大肠传导失常所致，表现为腹部胀满，大便干结艰行，可有矢气和肠鸣音，或有恶心欲吐，食纳减少。

治法：温里散寒，通便止痛。

方剂名称：温脾汤加减。

药物组成、剂量、煎服方法：附子（先煎）6g，大黄（后下）15g，党参6g，干姜9g，甘草6g，当归9g，肉苁蓉3g，乌药3g。三剂，水煎服。日一剂，早晚分服。

16. 病案（例）摘要：宋某，女，25岁，已婚，职员。2015年8月21日初诊。患者停经4个月，阴道少量出血伴小腹下坠一周。既往子宫肌瘤4年，末次月经：2015年4月21日，停经后无明显不适，2月前B超提示宫内早孕，子宫肌瘤（4.2cm×3.6cm）。近一周少量阴道流血，色暗红，自觉腰酸下坠，口干不欲饮，舌暗红，舌边有瘀斑，脉沉弦。（2016）

答题要求：

（1）根据上述摘要，在答题卡上完成书面分析。

（2）中医病证鉴别：请与激经相鉴别。

【参考答案】

中医疾病诊断：胎动不安。

中医证型诊断：癥瘕伤胎。

中医辨病辨证依据：以妊娠期间阴道少量出血，小腹下坠为主症，辨病为胎动不安。现症见近一周少量阴道流血，色暗红，自觉腰酸下坠，口干不欲饮，舌暗红，舌边有瘀斑，脉沉弦，辨证为癥瘕伤胎。癥瘕瘀阻胞脉，孕后冲任气血失调，血不归经，胎失摄养。

中医病证鉴别：两者均为妊娠后少量阴道出血，但激经出现时间较为有规律，且没有小腹下坠的症状，而胎动不安则阴道可见不规律出血。

治法：祛瘀消癥，固冲安胎。

方剂名称：桂枝茯苓丸加续断、杜仲。

药物组成、剂量、煎服方法：桂枝6g，茯苓6g，芍药6g，丹皮6g，桃仁6g，菟丝子6g，桑寄生6g，续断6g，阿胶（烊化）6g，杜仲6g。三剂，水煎服。日一剂，早晚分服。

17. 病案（例）摘要：寿某，男，29岁，已婚，职员。2015年5月15日初诊。患者1年来时有右胁胀痛，走窜不定，时轻时重，与情志有关，胸闷腹胀，嗳气频作，舌苔薄白，脉弦。(2016)

答题要求：

（1）根据上述摘要，在答题卡上完成书面分析。

（2）中医病证鉴别：请与悬饮相鉴别。

【参考答案】

中医疾病诊断：胁痛。

中医证型诊断：肝郁气滞证。

中医辨病辨证依据：以右胁胀痛，走窜不定为主症，辨病为胁痛。现症见胸闷腹胀，嗳气频作，舌苔薄白，脉弦，辨证为肝郁气滞证。肝失条达，气机郁滞，络脉失和。

中医病证鉴别：胁痛与悬饮均有胁部胀痛，悬饮胀痛持续不解，多伴有咳唾，转侧、呼吸时疼痛加重，肋间饱满，并有咳嗽、咳痰等肺系证候。

治法：疏肝理气。

方剂名称：柴胡疏肝散加减。

药物组成、剂量、煎服方法：柴胡10g，枳壳10g，香附10g，川楝子4.5g，白芍10g，甘草3g，川芎6g，郁金10g。三剂，水煎服。日一剂，早晚分服。

18. 病案（例）摘要：石某，女，38岁，已婚，职员，2015年9月29日初诊。患者平素郁郁寡欢，月经基本正常，近半年来因家庭琐事烦闷抑郁，自觉小腹胀满，有包块，积块不坚，推之可移，或上或下，痛无定处，舌苔薄润，脉沉弦。(2016)

答题要求：

（1）根据上述摘要，在答题卡上完成书面分析。

（2）中医病证鉴别：请与癃闭相鉴别。

【参考答案】

中医疾病诊断：癥瘕。

中医证型诊断：气滞证。

中医辨病辨证依据：以小腹胀满，有包块为主症，辨病为癥瘕。现症见烦闷抑郁，小腹积块不坚，推之可移，或上或下，痛无定处，舌苔薄润，脉沉弦，辨证为气滞证。肝气郁结，血行不畅，滞于胞中。

中医病证鉴别：癃闭为尿液在膀胱内积聚，不能溺出的疾病，虽有小腹膨隆、胀满、痛等症，但导尿后诸症可消。B超检查两者显示不同声像。

治法：行气导滞，活血消癥。

方剂名称：香棱丸加减。

药物组成、剂量、煎服方法：木香1.5g，丁香1.5g，三棱3g，枳壳3g，青皮3g，川楝子3g，茴香3g，蓬莪术3g。醋糊为丸，朱砂为衣。每服20丸，炒生姜盐汤或温酒送下，不拘时候。

19. 病案（例）摘要：姜某，男，46岁，已婚，工人。2015年6月11日初诊。患者1周前曾出差外地，3天前突发高热，次日出现皮肤，目睛发黄。现症：身目俱黄，黄色如金，皮肤瘙痒，高热口渴，胁痛腹满，烦躁抽搐，齿衄，皮肤瘀斑，舌质红绛，苔燥，脉弦滑数。(2016)

答题要求：

(1) 根据上述摘要，在答题卡上完成书面分析。

(2) 中医病证鉴别：请与萎黄相鉴别。

【参考答案】

中医疾病诊断：黄疸（阳黄）。

中医证型诊断：疫毒炽盛证。

中医辨病辨证依据：以皮肤，目睛发黄为主症，辨病为黄疸。现症见身目俱黄，黄色如金，皮肤瘙痒，高热口渴，胁痛腹满，烦躁抽搐，齿衄，皮肤瘀斑，舌质红绛，苔燥，脉弦滑数，辨证为疫毒炽盛证。疫毒炽盛，深入营血，内陷心肝。

中医病证鉴别：黄疸与萎黄均可出现身黄，但黄疸发病与感受外邪、饮食劳倦或病后有关；其病机为湿滞脾胃，肝胆失疏，胆汁外溢；其主症为身黄、目黄、小便黄。萎黄之病因与饥饱劳倦、食滞虫积或病后失血有关；其病机为脾胃虚弱，气血不足，肌肤失养；其主症为肌肤萎黄不泽，目睛及小便不黄，常伴头昏倦怠、心悸少寐、纳少便溏等症状。

治法：清热解毒，凉血开窍。

方剂名称：千金犀角散加味。

药物组成、剂量、煎服方法：水牛角（先煎）30g，黄连30g，栀子30g，大黄（后下）15g，板蓝根15g，生地15g，玄参15g，丹皮15g，茵陈15g，土茯苓15g。三剂，水煎服。日一剂，早晚分服。

20. 病案（例）摘要：刘某，女，7岁。2015年10月9日初诊。患儿平素体弱易感冒，3天前家人带其外出游玩，回来后即出现发热咳嗽，咳痰稀薄色白，予小柴胡冲剂及退热药后热退复起，遂来就诊。现症：发热无汗，时流清涕，咽痒，呛咳不爽，口不渴，咽不红，舌苔薄白，脉浮紧。(2016)

答题要求：

(1) 根据上述摘要，在答题卡上完成书面分析。

(2) 中医病证鉴别：请与风温相鉴别。

【参考答案】

中医疾病诊断：感冒。

中医证型诊断：风寒束表证。

中医辨病辨证依据：以发热咳嗽，咳痰稀薄色白为主症，辨病为感冒。现症见发热无汗，时流清涕，咽痒，呛咳不爽，口不渴，咽不红，舌苔薄白，脉浮紧，辨证为风寒束表证。风寒外束，卫阳被郁，腠理闭塞，肺气不宣。

中医病证鉴别：感冒发热一般不高或不发热，病势轻，不传变，服解表药后，多能汗出热退，脉静身凉，病程短，预后良好。风温病势急骤，寒战发热甚至高热，汗出后热虽暂降，但脉数不静，身热旋即复起，咳嗽胸痛，头痛较剧，甚至出现神志昏迷、惊厥、谵妄等传变入里的证候。

治法：辛温解表。

方剂名称：荆防达表汤或荆防败毒散加减。

药物组成、剂量、煎服方法：荆芥3g，防风3g，紫苏叶3g，淡豆豉3g，葱白3g，生姜3g，杏仁3g，前胡3g，桔梗3g，橘红3g，甘草3g。三剂，水煎服。日一剂，早晚分服。

21. 病案（例）摘要：傅某，男，48岁，已婚，工人。2016年3月19日初诊。患者平素性情急躁易怒。3天前与家人吵架后，出现头部胀痛，无呕吐，无意识障碍，遂来就诊。现症：头昏胀痛，两侧为重，面红口苦，心烦易怒，夜寐不宁，舌红苔黄，脉弦数。（2016、2013）

答题要求：

（1）根据上述摘要，在答题卡上完成书面分析。

（2）中医病证鉴别：请与眩晕相鉴别。

【参考答案】

中医疾病诊断：头痛。

中医证型诊断：肝阳头痛证。

中医辨病辨证依据：以头昏胀痛为主症，辨病为头痛。现症见头昏胀痛，两侧为重，面红口苦，心烦易怒，夜寐不宁，舌红苔黄，脉弦数，辨证为肝阳头痛证。肝失条达，气郁化火，阳亢风动。

中医病证鉴别：头痛与眩晕可单独出现，也可同时出现，二者对比，头痛之病因有外感与内伤两方面，眩晕则以内伤为主。临床表现，头痛以疼痛为主，实证较多；而眩晕则以昏眩为主，虚证较多。

治法：平肝潜阳息风。

方剂名称：天麻钩藤饮加减。

药物组成、剂量、煎服方法：天麻9g，钩藤（后下）12g，石决明（先煎）18g，山栀9g，黄芩9g，丹皮9g，桑寄生9g，杜仲9g，牛膝12g，益母草9g，白芍9g，夜交藤9g，茯神9g。三剂，水煎服。日一剂，早晚分服。

22. 病案（例）摘要：曾某，女，3岁。2015年9月4日初诊。患儿腹泻6天。大便日行10余次，水样便。现症：精神不振，啼哭少泪，口渴多饮，无呕吐，目眶轻度凹陷，皮肤干燥，四肢尚温，小便短少，口唇干，舌红少津，苔少，脉细数。(2016)

答题要求：

（1）根据上述摘要，在答题卡上完成书面分析。

（2）中医病证鉴别：请与痢疾相鉴别。

【参考答案】

中医疾病诊断：小儿泄泻。

中医证型诊断：气阴两伤证。

中医辨病辨证依据：以大便日行10余次，水样便为主症，辨病为小儿泄泻。现症见精神不振，啼哭少泪，口渴多饮，无呕吐，目眶轻度凹陷，皮肤干燥，四肢尚温，小便短少，口唇干，舌红少津，苔少，脉细数，辨证为气阴两伤证。泻下过度，伤阴耗气。

中医病证鉴别：痢疾大便为黏液脓血便，腹痛，里急后重。大便常规检查有脓细胞、红细胞和吞噬细胞；大便培养有痢疾杆菌生长。

治法：益气养阴。

方剂名称：人参乌梅汤加减。

药物组成、剂量、煎服方法：人参10g，乌梅15g，木瓜6g，山药10g，莲子10g，茯苓10g，甘草6g。三剂，水煎服。日一剂，早晚分服。

23. 病案（例）摘要：刘某，男，74岁，已婚，农民。2015年12月10日初诊。患者6个月前晨起后发现左侧肢体活动不利，伴饮水呛咳，于当地医院治疗。现症：左侧半身不遂，肢软无力，面色萎黄，口舌㖞斜，口角流涎，舌质淡紫，有瘀斑，苔薄白，脉细涩。(2016)

答题要求：

（1）根据上述摘要，在答题卡上完成书面分析。

（2）中医病证鉴别：请与口僻相鉴别。

【参考答案】

中医疾病诊断：中风（恢复期）。

中医证型诊断：气虚络瘀证。

中医辨病辨证依据：以6个月前晨起后发现左侧肢体活动不利，伴饮水呛咳为主症，辨病为中风。现症见左侧半身不遂，肢软无力，面色萎黄，口舌㖞斜，口角流涎，舌质淡紫，有瘀斑，苔薄白，脉细涩，辨证为气虚络瘀证。气虚血瘀，脉阻络痹。

中医病证鉴别：口僻俗称吊线风，主要症状是口眼㖞斜，但常伴耳后疼痛，口角流涎，言语不清，而无半身不遂或神志障碍等表现，多因正气不足，风邪入脉络，气血痹阻所致，不同年龄均可罹患。

治法：益气养血，化瘀通络。

方剂名称：补阳还五汤加减。

药物组成、剂量、煎服方法：黄芪12g，桃仁3g，红花3g，赤芍5g，归尾6g，川芎3g，地龙3g，牛膝3g。三剂，水煎服。日一剂，早晚分服。

24. 病案（例）摘要：高某，男，5岁。2015年11月3日初诊。患儿腹泻3周，病初每日泻10余次，经治疗好转。但近日大便仍清稀，色淡不臭，每日4-5次，常于食后作泻，时轻时重，面色萎黄，形体消瘦，神疲倦怠，舌淡苔白，脉缓弱。（2016）

答题要求：

（1）根据上述摘要，在答题卡上完成书面分析。

（2）中医病证鉴别：请与痢疾相鉴别。

【参考答案】

中医疾病诊断：小儿泄泻。

中医证型诊断：脾虚泻证。

中医辨病辨证依据：以腹泻3周，每日泻10余次为主症，辨病为小儿泄泻。现症见大便仍清稀，色淡不臭，每日4-5次，常于食后作泻，时轻时重，面色萎黄，形体消瘦，神疲倦怠，舌淡苔白，脉缓弱，辨证为脾虚泻证。脾虚湿蕴，清浊不分。

中医病证鉴别：痢疾大便为黏液脓血便，腹痛，里急后重。大便常规检查有脓细胞、红细胞和吞噬细胞；大便培养有痢疾杆菌生长。

治法：健脾益气，助运止泻。

方剂名称：参苓白术散加减。

药物组成、剂量、煎服方法：人参15g，白术15g，茯苓15g，山药15g，莲子肉9g，扁豆12g，薏苡仁9g，砂仁（后下）6g，桔梗6g，甘草10g。三剂，水煎服。日一剂，早晚分服。

25. 病案（例）摘要：石某，女，51岁，已婚，售货员。2015年1月15日初诊。患者胃痛病史5年，近3天出现大便色黑，便溏，伴腹部隐痛，喜热饮，面色不华，神倦懒言，气短，怕冷，头晕，舌质淡，脉细。（2016）

答题要求：

（1）根据上述摘要，在答题卡上完成书面分析。

（2）中医病证鉴别：请与痔疮相鉴别。

【参考答案】

中医疾病诊断：血证（便血）。

中医证型诊断：脾胃虚寒证。

中医辨病辨证依据：以大便色黑，便溏为主症，辨病为便血。现症见腹部隐痛，喜热饮，面色不华，神倦懒言，气短，怕冷，头晕，舌质淡，脉细，辨证为脾胃虚寒证。中焦虚寒，统血无力，血溢胃肠。

中医病证鉴别：痔疮属外科疾病，其大便下血特点为便时或便后出血，常伴有肛门异物感或疼痛，做肛门直肠检查时，可发现内痔或外痔，与内科所论之便血不难鉴别。

治法：健脾温中，养血止血。

方剂名称：黄土汤加减。

药物组成、剂量、煎服方法：灶心土（先煎代水）30g，炮姜9g，白术9g，附子（先煎）9g，甘草5g，生地黄9g，阿胶（烊化）9g，黄芩9g，白及9g，乌贼骨9g，三七9g，花蕊石9g。三剂，水煎服。日一剂，早晚分服。

26. 病案（例）摘要：王某，女，28岁，已婚，公务员。2015年8月18日初诊。患者右下腹痛36小时，伴发热12小时。纳呆，恶心，呕吐一次，为胃内容物，二便正常，月经史无异常，末次月经8月2日。查体：体温38.4℃，右下腹压痛、反跳痛、腹皮挛急。舌红，苔黄腻，脉滑数。血常规：WBC：15×10^9/L，中性粒细胞85%，尿常规正常。（2016）

答题要求：

（1）根据上述摘要，在答题卡上完成书面分析。

（2）中医病证鉴别：请与宫外孕破裂相鉴别。

【参考答案】

中医疾病诊断：肠痈。

中医证型诊断：湿热证。

中医辨病辨证依据：以右下腹痛、发热、纳呆、恶心、呕吐一次，为胃内容物为主症，辨病为肠痈。现症见二便正常，月经史无异常，末次月经8月2日。查体：体温38.4℃，右下腹压痛、反跳痛、腹皮挛急。舌红，苔黄腻，脉滑数。血常规：WBC：15×10^9/L，中性粒细胞85%，尿常规正常，辨证为湿热证。糟粕积滞，积结肠道，湿热内结，蕴酿成脓。

中医病证鉴别：宫外孕破裂常有急性失血症状和下腹疼痛症状，有停经史，妇科检查阴道内有血液，阴道后穹隆穿刺有血等。

治法：通腑泄热，解毒利湿透脓。

方剂名称：复方大柴胡汤加减。

药物组成、剂量、煎服方法：柴胡24g，黄芩9g，枳壳9g，川楝子6g，大黄（后下）6g，延胡索6g，白芍9g，蒲公英6g，木香6g，丹参6g，甘草5g。三剂，水煎服。日一剂，早晚分服。

27. 病案（例）摘要：吴某，女，53岁，已婚，干部。2015年12月17日初诊。患者近1年来，口渴引饮，能食与便溏并见，精神不振，四肢乏力，形体逐渐消瘦，舌质淡红，苔白而干，脉弱。（2016）

答题要求：

（1）根据上述摘要，在答题卡上完成书面分析。

（2）中医病证鉴别：请与瘿病相鉴别。

【参考答案】

中医疾病诊断：消渴。

中医证型诊断：气阴亏虚证。

中医辨病辨证依据：以渴引饮，能食与便溏并见为主症，辨病为消渴。现症见精神不振，四肢乏力，形体逐渐消瘦，舌质淡红，苔白而干，脉弱，辨证为气阴亏虚证。气阴不足，脾失健运。

中医病证鉴别：两者都可见多食易饥，消瘦症状。瘿病中气郁化火、阴虚火旺的类型，以情绪激动，多食易饥，形体日渐消瘦，心悸，眼突，颈部一侧或两侧肿大为特征。其中的多食易饥、消瘦，类似消渴病的中消，但眼球突出，颈前瘿肿有形则与消渴有别，且无消渴病的多饮、多尿、尿甜等症。

治法：益气健脾，生津止渴。

方剂名称：七味白术散加减。

药物组成、剂量、煎服方法：黄芪10g，党参6g，白术12g，茯苓12g，怀山药6g，甘草3g，木香6g，藿香12g，葛根15g，天冬6g，麦冬6g。三剂，水煎服。日一剂，早晚分服。

28. 病案（例）摘要：李某，男，38岁，已婚，工人。2015年8月16日初诊。患者暑夏之时，劳作后突然出现腰部疼痛5天，遂来就诊。现症：腰部疼痛，重着而热，遇阴雨天气症状加重，活动后可减轻，身体困重，小便短赤，舌苔黄腻，脉濡数。（2016）

答题要求：

（1）根据上述摘要，在答题卡上完成书面分析。

（2）中医病证鉴别：请与肾痹相鉴别。

【参考答案】

中医疾病诊断：腰痛。

中医证型诊断：湿热腰痛证。

中医辨病辨证依据：以腰部疼痛为主症，辨病为腰痛。现症见腰部疼痛，重着而热，遇阴雨天气症状加重，活动后可减轻，身体困重，小便短赤，舌苔黄腻，脉濡数，辨证为湿热腰痛证。湿热壅遏，经气不畅，筋脉失舒。

中医病证鉴别：腰痛以腰部疼痛为主；肾痹是指腰背强直弯曲，不能屈伸，行动困难而言。多由骨痹日久发展而来。

治法：清热利湿，舒筋止痛。

方剂名称：四妙丸加减。

药物组成、剂量、煎服方法：苍术24g，黄柏24g，薏苡仁24g，木瓜6g，络石藤6g，川牛膝24g。水泛为丸，每服6～9g，温开水送下。

29. 病案（例）摘要：王某，男，58，已婚，干部。2015年11月10日初诊。患者有哮喘病史20年。3天前因受寒痰鸣气喘又作。现症见：喉中哮鸣有声，胸膈烦闷，呼吸急促，喘咳气逆，咳痰不爽，痰黏色黄，烦躁，口干欲饮，大便偏干，身痛，舌边尖红，苔白腻黄，脉弦紧。（2016、2015）

答题要求：

（1）根据上述摘要，在答题卡上完成书面分析。

（2）中医病证鉴别：请与喘证相鉴别。

【参考答案】

中医疾病诊断：哮病。

中医证型诊断：寒包热哮证。

中医辨病辨证依据：以痰鸣气喘，喉中哮鸣有声，胸膈烦闷，呼吸急促为主症，辨病为哮病。现症见喘咳气逆，咳痰不爽，痰黏色黄，烦躁，口干欲饮，大便偏干，身痛，舌边尖红，苔白腻黄，脉弦紧，辨证为寒包热哮证。痰热壅肺，复感风寒，客寒包火，肺失宣降。

中医病证鉴别：哮病和喘证都有呼吸急促、困难的表现。哮必兼喘，但喘未必兼哮。哮指声响言，喉中哮鸣有声，是一种反复发作的独立性疾病；喘指气息言，为呼吸气促困难，是多种肺系急慢性疾病的一个症状。

治法：解表散寒，清化痰热。

方剂名称：小青龙加石膏汤或厚朴麻黄汤加减。

药物组成、剂量、煎服方法：麻黄9g，芍药9g，细辛6g，干姜6g，甘草6g，桂枝9g，半夏9g，五味子6g，石膏（先煎）9g；厚朴15g，麻黄12g，杏仁半升，半夏半升，干姜6g，细辛6g，小麦1升，五味子半升。三剂，水煎服。日一剂，早晚分服。

30. 病案（例）摘要：何某，男，42岁，已婚，干部。2015年9月10日初诊。患者便血1个月，平时嗜食辛辣。便血色鲜，量较多，血便不相混，便时硬核脱出肛门外，便后可自行回纳，肛门灼热，重坠不适。查体：肛门指检于截石位3、7、11点见光滑的团块，质软无压痛。舌苔黄腻，脉弦数。（2016）

答题要求：

（1）根据上述摘要，在答题卡上完成书面分析。

（2）中医病证鉴别：请与肛裂相鉴别。

【参考答案】

中医疾病诊断：痔。

中医证型诊断：湿热下注证。

中医辨病辨证依据：以便血色鲜，量较多，血便不相混，便时硬核脱出肛门外，便后可自行回纳，肛门灼热，重坠不适为主症，辨病为痔。现症见肛门指检于截石位3、7、11点见光滑的团块，质软无压痛。舌苔黄腻，脉弦数，辨证为湿热下注证。脾失运化，湿自内生，湿与热结，热迫血络。

中医病证鉴别：便鲜血，量较少，肛门疼痛剧烈，呈周期性，多伴有便秘，局部检查可见6点或12点处肛管有梭形裂口。

治法：清热利湿止血。

方剂名称：脏连丸加减。

药物组成、剂量、煎服方法：黄连12g，生地18g，当归9g，川芎6g，白芍6g，赤芍9g，槐角6g，槐米6g，山甲6g，猪大肠1段。炼蜜为丸。每服9g，晨饭前空腹以白开水送服，一日一次。

31. 病案（例）摘要：陈某，女，24岁，未婚，教师。2016年5月10日初诊。患者1天前于炎热天气外出归来后出现鼻塞、流涕、多嚏、咽痒，周身酸楚不适。现症：痰黏，咽喉乳蛾红肿疼痛，鼻塞，流黄浊涕，口干欲饮，舌苔薄白微黄，舌边尖红，脉浮数。（2016）

答题要求：

（1）根据上述摘要，在答题卡上完成书面分析。

（2）中医病证鉴别：请与风温相鉴别。

【参考答案】

中医疾病诊断：感冒。

中医证型诊断：风热犯表证。

中医辨病辨证依据：以鼻塞、流涕、多嚏、咽痒，周身酸楚不适为主症，辨病为感冒。现症见痰黏，咽喉乳蛾红肿疼痛，鼻塞，流黄浊涕，口干欲饮，舌苔薄白微黄，舌边尖红，脉浮数，辨证为风热犯表证。风热犯表，热郁肌腠，卫表失和，肺失清肃。

中医病证鉴别：风热感冒与风温初起颇为相似，但风温病势急骤，寒战发热甚至高热，汗出后热虽暂降，但脉数不静，身热旋即复起，咳嗽胸痛，头痛较剧，甚至出现神志昏迷、惊厥、谵妄等传变入里的证候。而感冒发热一般不高或不发热，病势轻，不传变，服解表药后，多能汗出热退，脉静身凉，病程短，预后良好。

治法：辛凉解表。

方剂名称：银翘散或葱豉桔梗汤加减。

药物组成、剂量、煎服方法：金银花30g，连翘30g，黑山栀12g，淡豆豉15g，薄荷（后下）18g，荆芥12g，竹叶12g，芦根18g，牛蒡子18g，桔梗18g；鲜葱白三枚，苦桔梗3g，焦山栀6g，淡豆豉9g，薄荷（后下）3g，连翘4.5g，甘草2g。三剂，水煎服。日一剂，早晚分服。

32. 病案（例）摘要：江某，男，50岁，已婚，工人。2015年7月20日初诊。患者有肾病史10年。2月前自觉发热，体温并不升高。现症：午后潮热，或夜间发热，不欲近衣，手足心热，烦躁，少寐多梦，盗汗，口干咽燥，舌质红，或有裂纹，苔少甚至无苔，脉细数。（2016）

答题要求：

（1）根据上述摘要，在答题卡上完成书面分析。

（2）中医病证鉴别：请与外感发热相鉴别。

【参考答案】

中医疾病诊断：内伤发热。

中医证型诊断：阴虚发热证。

中医辨病辨证依据：以自觉发热，体温并不升高为主症，辨病为内伤发热。现症见午后潮热，或夜间发热，不欲近衣，手足心热，烦躁，少寐多梦，盗汗口干咽燥，舌质红，或有裂纹，苔少甚至无苔，脉细数，辨证为阴虚发热证。阴虚阳盛，虚火内炽。

中医病证鉴别：内伤发热以夜间发热，手足心热为主症，而外感发热表现的特点是因感受外邪而起，起病较急，病程较短，发热初期大多伴有恶寒，其恶寒得衣被而不减。发热的热度大多较高，发热的类型随病种的不同而有所差异。初起常兼有头身疼痛、鼻塞、流涕、咳嗽、脉浮等表证。外感发热由感受外邪，正邪相争所致，属实证者居多。

治法：滋阴清热。

方剂名称：清骨散加减。

药物组成、剂量、煎服方法：银柴胡10g，知母15g，胡黄连10g，地骨皮15g，青蒿15g，秦艽15g，鳖甲（先煎）20g。三剂，水煎服。日一剂，早晚分服。

33. 病案（例）摘要：王某，女，55岁，已婚，农民。2015年8月18日初诊。患者2天前受惊后出现自觉心中悸动不安，心搏异常，伴胸闷不舒。现症：心悸时发时止，受惊易作，胸闷烦躁，失眠多梦，口干苦，大便秘结，小便短赤，舌红，苔黄腻，脉弦滑。（2016）

答题要求：

（1）根据上述摘要，在答题卡上完成书面分析。

（2）中医病证鉴别：请与奔豚相鉴别。

【参考答案】

中医疾病诊断：心悸。

中医证型诊断：痰火扰心证。

中医辨病辨证依据：以心中悸动不安，心搏异常，伴胸闷不舒为主症，辨病为心悸。现症见心悸时发时止，受惊易作，胸闷烦躁，失眠多梦，口干苦，大便秘结，小便短赤，舌红，苔黄腻，脉弦滑，辨证为痰火扰心证。痰浊停聚，郁久化火，痰火扰心，心神不安。

中医病证鉴别：奔豚发作之时，亦觉心胸躁动不安。本病与心悸的鉴别要点为：心悸为心中剧烈跳动，发自于心；奔豚乃上下冲逆，发自少腹。

治法：清热化痰，宁心安神。

方剂名称：黄连温胆汤加减。

药物组成、剂量、煎服方法：黄连6g，山栀6g，竹茹12g，半夏6g，胆南星6g，全瓜蒌6g，陈皮9g，生姜6g，枳实6g，远志6g，菖蒲6g，酸枣仁6g，生龙骨（先煎）

30g，生牡蛎（先煎）30g。三剂，水煎服。日一剂，早晚分服。

34. 病案（例）摘要：刘某，女，35岁，已婚，职员。2016年3月26日初诊。患者近来脾气暴躁，易怒。1周前出现咳嗽、咳痰。现症：咳嗽呈阵发性，表现为上气咳逆阵作，咳时面赤，痰滞咽喉而咯之难出，量少质黏，胸胁胀痛，症状可随情绪波动而增减，舌红，舌苔薄黄少津，脉弦数。(2016)

答题要求：

（1）根据上述摘要，在答题卡上完成书面分析。

（2）中医病证鉴别：请与喘证相鉴别。

【参考答案】

中医疾病诊断：咳嗽。

中医证型诊断：肝火犯肺证。

中医辨病辨证依据：以咽咳嗽、咳痰为主症，辨病为咳嗽。现症见咳嗽呈阵发性，表现为上气咳逆阵作，咳时面赤，痰滞咽喉而咯之难出，量少质黏，胸胁胀痛，症状可随情绪波动而增减，舌红，舌苔薄黄少津，脉弦数，辨证为肝火犯肺证。肝郁化火，上逆侮肺。

中医病证鉴别：咳嗽与喘证均为肺气上逆之病证，临床上也常见咳、喘并见，但咳嗽以气逆有声，咯吐痰液为主，喘证以呼吸困难，甚则不能平卧为临床特征。

治法：清肺泻肝，顺气降火。

方剂名称：黛蛤散合黄芩泻白散加减。

药物组成、剂量、煎服方法：桑白皮30g，地骨皮30g，黄芩30g，山栀15g，丹皮15g，青黛30g，海蛤壳30g（先煎）、粳米15g，苏子15g，竹茹15g，枇杷叶15g，甘草3g。三剂，水煎服。日一剂，早晚分服。

35. 病案（例）摘要：杨某，女，32岁，已婚，职员。2015年3月30日初诊。患者有月经后期病史，产后出血史。平素月经量少，经色淡而质薄。末次月经为2014年5月10日。现症：月经逐渐后延，量少，经色淡而质薄，继而停闭不行，头晕眼花，神疲肢软，毛发不泽易脱落，羸瘦萎黄，脉沉缓，舌淡苔少。(2016)

答题要求：

（1）根据上述摘要，在答题卡上完成书面分析。

（2）中医病证鉴别：请与胎死腹中鉴别。

【参考答案】

中医疾病诊断：闭经。

中医证型诊断：气血虚弱证。

中医辨病辨证依据：以月经闭止不行为主症，辨病为闭经。现症见月经逐渐后延，量少，经色淡而质薄，继而停闭不行，头晕眼花，神疲肢软，毛发不泽易脱落，羸瘦萎黄，脉沉缓，舌淡苔少，辨证为气血虚弱证。营血大亏，冲任血虚。

中医病证鉴别：胎死腹中者，除月经停闭外，尚应有妊娠的征象，但子宫增大多小于停经月份。B 超检查宫腔内可见孕囊、胚芽或胎体，但无胎心搏动。闭经者，停经前大多有月经紊乱，停经后无妊娠征象。

治法：补气养血调经。

方剂名称：人参养营汤或圣愈汤或八珍汤加减。

药物组成、剂量、煎服方法：白芍 9g，当归 30g，肉桂 30g，炙甘草 30g，陈皮 30g，炒白术 30g，黄芪 30g，五味子 22.5g，茯苓 22.5g，炒远志 15g，生姜 3 片，大枣 1 枚；熟地 20g，白芍 15g，川芎 8g，人参 15g，当归 15g，黄芪 15g；人参 10g，白术 10g，白茯苓 10g，当归 10g，川芎 10g，白芍 10g，熟地 10g，甘草 5g，生姜 3 片，大枣 5 枚。三剂，水煎服。日一剂，早晚分服。

36. 病案（例）摘要：章某，女，58 岁，已婚，退休干部。2015 年 8 月 12 日初诊。患者家族中有哮病史。患者于 3 天前受热后出现鼻痒、喷嚏，喉中有明显哮鸣声，呼吸困难，不能平卧。现症：喉中哮鸣声如吼，喘而气粗，呼吸困难，不能平卧，舌红苔黄腻，脉弦滑。(2016)

答题要求：

(1) 根据上述摘要，在答题卡上完成书面分析。

(2) 中医病证鉴别：请与喘证相鉴别。

【参考答案】

中医疾病诊断：哮病。

中医证型诊断：热哮证。

中医辨病辨证依据：以喉中有明显哮鸣声，呼吸困难，不能平卧为主症，辨病为哮病。喉中哮鸣声如吼，喘而气粗，呼吸困难，不能平卧，舌红苔黄腻，脉弦滑，辨证为热哮证。痰热蕴肺，壅阻气道，肺失清肃。

中医病证鉴别：哮病和喘证都有呼吸急促、困难的表现。哮必兼喘，但喘未必兼哮。哮指声响言，喉中哮鸣有声，是一种反复发作的独立性疾病；喘指气息言，为呼吸气促困难，是多种肺系急慢性疾病的一个症状。

治法：清热宣肺，化痰定喘。

方剂名称：定喘汤加减。

药物组成、剂量、煎服方法：麻黄 9g，黄芩 4.5g，桑白皮 9g，杏仁 4.5g，半夏 9g，款冬 9g，苏子 6g，白果 9g，甘草 3g。三剂，水煎服。日一剂，早晚分服。

37. 病案（例）摘要：程某，男，38 岁，已婚，农民。2016 年 4 月 12 日初诊。患者平素嗜食生冷，2 天前出现呕吐清水痰涎。现症：脘闷不食，头眩心悸，舌苔白腻，脉滑。(2016)

答题要求：

(1) 根据上述摘要，在答题卡上完成书面分析。

(2) 中医病证鉴别：请与反胃相鉴别。

【参考答案】

中医疾病诊断：呕吐。

中医证型诊断：痰饮内阻证。

中医辨病辨证依据：以呕吐清水痰涎为主症，辨病为呕吐。现症见脘闷不食，头眩心悸，舌苔白腻，脉滑，辨证为痰饮内阻证。痰饮内停，中阳不振，胃气上逆。

中医病证鉴别：呕吐与反胃，同属胃部的病变，其病机都是胃失和降，气逆于上，而且都有呕吐的临床表现。但反胃系脾胃虚寒，胃中无火，难以腐熟食入之谷物，朝食暮吐，暮食朝吐，吐出物多为未消化之宿食，呕吐量较多，吐后即感舒适。呕吐有感受外邪、饮食不节、情志失调和胃虚失和的不同，往往吐无定时，或轻或重，吐出物为食物或痰涎清水，呕吐量或多或少。

治法：温中化饮，和胃降逆。

方剂名称：小半夏汤合苓桂术甘汤加减。

药物组成、剂量、煎服方法：半夏12g，生姜12g，茯苓12g，白术9g，甘草6g，桂枝9g。三剂，水煎服。日一剂，早晚分服。

38. 病案（例）摘要：胡某，男，64岁，已婚，农民。2016年4月2日初诊。患者平素嗜食肥甘厚腻，有咳嗽病史。1天前劳累后出现喘促短气，呼吸困难，不能平卧。现症：喘而胸满闷塞，甚则胸盈仰息，咳嗽，痰多黏腻色白，咯吐不利，兼有呕恶，食少，口黏不渴，舌苔白腻，脉滑或濡。（2016）

答题要求：

（1）根据上述摘要，在答题卡上完成书面分析。

（2）中医病证鉴别：请与哮病相鉴别。

【参考答案】

中医疾病诊断：喘证。

中医证型诊断：痰浊阻肺证。

中医辨病辨证依据：以喘促短气，呼吸困难，不能平卧为主症，辨病为喘证。现症见喘而胸满闷塞，甚则胸盈仰息，咳嗽，痰多黏腻色白，咯吐不利，兼有呕恶，食少，口黏不渴，舌苔白腻，脉滑或濡，辨证为痰浊阻肺证。中阳不运，积湿生痰，痰浊壅肺，肺失肃降。

中医病证鉴别：喘证和哮病都有呼吸急促、困难的表现。喘指气息而言，为呼吸气促困难，甚则张口抬肩，摇身撷肚，是多种肺系疾病的一个症状；哮指声响而言，必见喉中哮鸣有声，亦伴呼吸困难，是一种反复发作的独立性疾病。喘未必兼哮，而哮必兼喘。

治法：祛痰降逆，宣肺平喘。

方剂名称：二陈汤合三子养亲汤加减。

药物组成、剂量、煎服方法：半夏15g，陈皮15g，茯苓9g，苏子9g，白芥子9g，莱菔子9g，杏仁9g，紫菀9g，旋覆花（包煎）9g。三剂，水煎服。日一剂，早晚分服。

39. 病案（例）摘要：毛某，男，60岁，已婚，农民。2015年6月20日初诊。患者3周前下水劳作，当晚出现足胫浮肿。现症：全身水肿，下肢明显，按之没指，小便短少，身体困重，胸闷，纳呆，泛恶，苔白腻，脉沉缓。（2016）

答题要求：

（1）根据上述摘要，在答题卡上完成书面分析。

（2）中医病证鉴别：请与阴水相鉴别。

【参考答案】

中医疾病诊断：水肿（阳水）。

中医证型诊断：水湿浸渍证。

中医辨病辨证依据：以足胫浮肿为主症，辨病为水肿。现症见全身水肿，下肢明显，按之没指，小便短少，身体困重，胸闷，纳呆，泛恶，苔白腻，脉沉缓，辨证为水湿浸渍证。水湿内侵，脾气受困，脾阳不振。

中医病证鉴别：阳水病因多为风邪、疮毒、水湿。发病较急，每成于数日之间，肿多由面目开始，自上而下，继及全身，肿处皮肤绷急光亮，按之凹陷即起，兼有寒热等表证，属表、属实，一般病程较短。阴水病因多为饮食劳倦、先天或后天因素所致的脏腑亏损，发病缓慢，肿多由足踝开始，自下而上，继及全身，肿处皮肤松弛，按之凹陷不易恢复，甚则按之如泥，属里、属虚或虚实夹杂，病程较长。

治法：运脾化湿，通阳利水。

方剂名称：五皮饮合胃苓汤加减。

药物组成、剂量、煎服方法：桑白皮9g，陈皮9g，大腹皮9g，茯苓皮9g，生姜皮9g，苍术10g，厚朴10g，草果6g，桂枝10g，白术20g，茯苓15g，猪苓10g，泽泻10g。三剂，水煎服。日一剂，早晚分服。

40. 病案（例）摘要：周某，男，46岁，已婚，农民。2015年8月4日初诊。患者1月前过度劳作后出现口渴多饮，口舌干燥，尿频量多。现症：逐渐消瘦，烦热多汗，舌边尖红，苔薄黄，脉洪数。（2016）

答题要求：

（1）根据上述摘要，在答题卡上完成书面分析。

（2）中医病证鉴别：请与口渴症相鉴别。

【参考答案】

中医疾病诊断：消渴（上消）。

中医证型诊断：肺热津伤证。

中医辨病辨证依据：以口渴多饮，口舌干燥，尿频量多为主症，辨病为消渴。现症见消渴，辨证为肺热津伤证。肺脏燥热，津液失布。

中医病证鉴别：两者都可出现口干多饮症状。口渴症是指口渴饮水的一个临床症状，可出现于多种疾病过程中，尤以外感热病为多见，但这类口渴各随其所患病证的不同而出现相应的临床症状，不伴多食、多尿、尿甜、瘦削等消渴的特点。

治法：清热润肺，生津止渴。

方剂名称：消渴方加减。

药物组成、剂量、煎服方法：天花粉9g，葛根6g，麦冬6g，生地黄6g，藕汁6g，黄连6g，黄芩6g，知母6g。三剂，水煎服。日一剂，早晚分服。

41. 病案（例）摘要：宋某，女，40岁，已婚，农民。2015年9月26日初诊。患者3天前同家人争吵后出现胸部闷痛，伴有心悸、气短、自汗。现症：心胸满闷，隐痛阵发，痛有定处，时欲太息，胸闷遇情志不遂时加重，兼有胃脘胀闷，得嗳气则舒，苔薄腻，脉细弦。（2016）

答题要求：

（1）根据上述摘要，在答题卡上完成书面分析。

（2）中医病证鉴别：请与胃脘痛相鉴别。

【参考答案】

中医疾病诊断：胸痹。

中医证型诊断：气滞心胸证。

中医辨病辨证依据：以胸部闷痛，伴有心悸、气短、自汗为主症，辨病为胸痹。现症见心胸满闷，隐痛阵发，痛有定处，时欲太息，胸闷遇情志不遂时加重，兼有胃脘胀闷，得嗳气则舒，苔薄腻，脉细弦，辨证为气滞心胸证。肝失疏泄，气机郁滞，心脉不和。

中医病证鉴别：心在脘上，脘在心下，故有胃脘当心而痛之称，以其部位相近。胸痹之不典型者，其疼痛可在胃脘部，极易混淆。但胸痹以闷痛为主，为时极短，虽与饮食有关，但休息、服药常可缓解。胃脘痛与饮食相关，以胀痛为主，局部有压痛，持续时间较长，常伴有泛酸、嘈杂、嗳气、呃逆等胃部症状。

治法：疏肝理气，活血通络。

方剂名称：柴胡疏肝散加减。

药物组成、剂量、煎服方法：柴胡10g，枳壳6g，香附10g，陈皮6g，川芎6g，赤芍10g。三剂，水煎服。日一剂，早晚分服。

42. 病案（例）摘要：张某，女，50岁，已婚，农民。2015年10月1日初诊。患者平素饮食不节。1月前出现入寐困难，伴有头痛、头昏。现症：心烦不寐，胸闷脘痞，泛恶嗳气，伴口苦，头重，目眩，舌偏红，苔黄腻，脉滑数。（2016）

答题要求：

（1）根据上述摘要，在答题卡上完成书面分析。

（2）中医病证鉴别：请与健忘相鉴别。

【参考答案】

中医疾病诊断：不寐。

中医证型诊断：痰热扰心证。

中医辨病辨证依据：以入寐困难，伴有头痛、头昏为主症，辨病为不寐。现症见心烦不寐，胸闷脘痞，泛恶嗳气，伴口苦，头重，目眩，舌偏红，苔黄腻，脉滑数，辨证为痰热扰心证。湿食生痰，郁痰生热，扰动心神。

中医病证鉴别：不寐是指单纯以失眠为主症，表现为持续的、严重的睡眠困难。健忘是指记忆力差、遇事易忘的症状。多因心脾亏损，年老精气不足，或瘀痰阻痹等所致。常见于神劳、脑萎、头部内伤、中毒等脑系为主的疾病之中。

治法：清化痰热，和中安神。

方剂名称：黄连温胆汤加减。

药物组成、剂量、煎服方法：半夏6g，陈皮9g，茯苓6g，枳实6g，黄连9g，竹茹6g，龙齿（先煎）20g，珍珠母（先煎）30g，磁石（先煎）10g。三剂，水煎服。日一剂，早晚分服。

43. 病案（例）摘要：朱某，女，30岁，已婚，职员。2015年8月23日初诊。患者1天前于白天午后外出，当晚出现头胀如裂，发热，口渴喜饮。现症：头痛而胀，恶风，面红目赤，大便不畅，溲赤，舌尖红，苔薄黄，脉浮数。（2016）

答题要求：

（1）根据上述摘要，在答题卡上完成书面分析。

（2）中医病证鉴别：请与眩晕相鉴别。

【参考答案】

中医疾病诊断：头痛。

中医证型诊断：风热头痛证。

中医辨病辨证依据：以头痛而胀，头胀如裂为主症，辨病为头痛。现症见口渴喜饮，恶风，面红目赤，大便不畅，溲赤，舌尖红，苔薄黄，脉浮数，辨证为风热头痛证。风热外袭，上扰清空，窍络失和。

中医病证鉴别：头痛与眩晕可单独出现，也可同时出现，二者对比，头痛之病因有外感与内伤两方面，眩晕则以内伤为主。临床表现，头痛以疼痛为主，实证较多；而眩晕则以昏眩为主，虚证较多。

治法：疏风清热和络。

方剂名称：芎芷石膏汤加减。

药物组成、剂量、煎服方法：菊花3g，桑叶10g，薄荷（后下）10g，蔓荆子10g，川芎10g，白芷10g，羌活、生石膏（先煎）15g，黄芩10g。三剂，水煎服。日一剂，早晚分服。

44. 病案（例）摘要：肖某，女，48岁，已婚，农民。2016年4月15日初诊。患者3天前出现头重昏蒙，或伴视物旋转，胸闷恶心。现症：眩晕，呕吐痰涎，食少多寐，舌苔白腻，脉濡滑。（2016）

答题要求：

（1）根据上述摘要，在答题卡上完成书面分析。

(2) 中医病证鉴别：请与头痛相鉴别。

【参考答案】

中医疾病诊断：眩晕。

中医证型诊断：痰湿中阻证。

中医辨病辨证依据：以头重昏蒙，或伴视物旋转，胸闷恶心为主症，辨病为眩晕。现症见眩晕，呕吐痰涎，食少多寐，舌苔白腻，脉濡滑。辨证为痰湿中阻证。痰浊中阻，上蒙清窍，清阳不升。

中医病证鉴别：头痛与眩晕可单独出现，也可同时出现，二者对比，头痛之病因有外感与内伤两方面，眩晕则以内伤为主。临床表现，头痛以疼痛为主，实证较多；而眩晕则以昏眩为主，虚证较多。

治法：化痰祛湿，健脾和胃。

方剂名称：半夏白术天麻汤加减。

药物组成、剂量、煎服方法：半夏9g，陈皮6g，白术18g，薏苡仁6g，茯苓6g，天麻9g。三剂，水煎服。日一剂，早晚分服。

45. 病案（例）摘要：常某，男，74岁，已婚，退休干部。2016年1月26日初诊。患者有头痛病史，1天前突然发病，半身不遂，口舌歪斜，神识不清。现症：头痛眩晕，心烦易怒，半身不遂，口舌歪斜，舌强语謇，神识欠清，肢体强急，痰多而黏，伴腹胀，便秘，舌质有瘀斑，苔黄腻，脉弦滑。（2016）

答题要求：

（1）根据上述摘要，在答题卡上完成书面分析。

（2）中医病证鉴别：请与口僻相鉴别。

【参考答案】

中医疾病诊断：中风。

中医证型诊断：痰热腑实证。

中医辨病辨证依据：以半身不遂，口舌歪斜，神识不清为主症，辨病为中风。现症见头痛眩晕，心烦易怒，半身不遂，口舌歪斜，舌强语謇，神识欠清，肢体强急，痰多而黏，伴腹胀，便秘，舌质有瘀斑，苔黄腻，脉弦滑，辨证为痰热腑实证。痰热阻滞，风痰上扰，腑气不通。

中医病证鉴别：口僻俗称吊线风，主要症状是口眼歪斜，但常伴耳后疼痛，口角流涎，言语不清，而无半身不遂或神志障碍等表现，多因正气不足，风邪入脉络，气血痹阻所致，不同年龄均可罹患。

治法：通腑泄热，息风化痰。

方剂名称：桃仁承气汤加减。

药物组成、剂量、煎服方法：桃仁12g，大黄（后下）12g，芒硝（溶服）6g，枳实6g，陈胆星6g，黄芩6g，全瓜蒌6g，赤芍6g，丹皮6g，牛膝6g。三剂，水煎服。日一剂，早晚分服。

46. 病案（例）摘要：李某，男，25岁，已婚，工人。2016年3月29日初诊。患者2天前受风凉后出现头昏、乏力等症，1天前突然跌倒，神志不清，抽搐吐涎，伴尖叫与二便失禁。现症：短暂神志不清，双目呆滞，茫然若失，谈话中断，持物落地，或精神恍惚而无抽搐，舌质红，苔白腻，脉多弦滑有力。（2016）

答题要求：

(1) 根据上述摘要，在答题卡上完成书面分析。

(2) 中医病证鉴别：请与厥证相鉴别。

【参考答案】

中医疾病诊断：痫病。

中医证型诊断：风痰闭阻证。

中医辨病辨证依据：以突然跌倒，神志不清，抽搐吐涎，伴尖叫与二便失禁为主症，辨病为痫病。现症见短暂神志不清，双目呆滞，茫然若失，谈话中断，持物落地，舌质红，苔白腻，脉多弦滑有力，辨证为风痰闭阻证。痰浊素盛，肝阳化风，痰随风动，风痰闭阻，上干清窍。

中医病证鉴别：厥证除见突然仆倒、昏不知人主症外，还有面色苍白，四肢厥冷，或见口噤，握拳，手指拘急，而无口吐涎沫，两目上视，四肢抽搐和病作怪叫之见症，临床上不难区别。

治法：涤痰息风，开窍定痫。

方剂名称：定痫丸加减。

药物组成、剂量、煎服方法：天麻30g，全蝎15g，僵蚕15g，川贝母30g，胆南星15g，姜半夏30g，竹沥（兑服）6g，石菖蒲15g，琥珀15g，远志20g，茯苓30g，陈皮20g，丹参6g。调甘草、竹沥、姜汁共制为丸，每服6g，早晚各一次，温开水送下。

47. 病案（例）摘要：谭某，女，20岁，未婚，学生。2016年4月14日初诊。患者平素性情急躁。2天前见忧郁不畅、情绪不宁、胸胁胀满疼痛。现症：情绪不宁，急躁易怒，胸胁胀满，口苦而干，目赤，耳鸣，大便秘结，舌质红，苔黄，脉弦数。（2016）

答题要求：

(1) 根据上述摘要，在答题卡上完成书面分析。

(2) 中医病证鉴别：请与癫证相鉴别。

【参考答案】

中医疾病诊断：郁证。

中医证型诊断：气郁化火证。

中医辨病辨证依据：以忧郁不畅、情绪不宁、胸胁胀满疼痛为主症，辨病为郁证。现症见情绪不宁，急躁易怒，胸胁胀满，口苦而干，目赤，耳鸣，大便秘结，舌质红，苔黄，脉弦数，辨证为气郁化火证。肝郁化火，横逆犯胃。

中医病证鉴别：两者均与五志过极、七情内伤有关，临床表现都有心神失常症状。

郁证以心情抑郁、情绪不宁、胸部满闷、胁肋胀痛，或易怒喜哭，或咽中如有异物梗塞等症为主要临床表现。癫证多发于青壮年，男女发病率无显著差别，病程迁延，主要表现为精神错乱，失去自控能力，心神失常的症状极少自行缓解。

治法：疏肝解郁，清肝泻火。

方剂名称：丹栀逍遥散加减。

药物组成、剂量、煎服方法：柴胡9g，薄荷6g，郁金6g，制香附6g，当归9g，白芍9g，白术9g，茯苓9g，丹皮6g，栀子6g。三剂，水煎服。日一剂，早晚分服。

48. 病案（例）摘要：于某，女，55岁，已婚，农民。2015年1月20日初诊。患者常年居住于潮湿阴冷环境中。1月前出现下肢关节、肌肉酸楚、重着、疼痛，现症：下肢关节肿胀，关节活动不利，肌肤麻木不仁，舌质淡，舌苔白腻，脉濡缓。(2016)

答题要求：

（1）根据上述摘要，在答题卡上完成书面分析。

（2）中医病证鉴别：请与痿证相鉴别。

【参考答案】

中医疾病诊断：痹证。

中医证型诊断：着痹。

中医辨病辨证依据：以下肢关节、肌肉酸楚、重着、疼痛为主症，辨病为痹证。现症见下肢关节肿胀，关节活动不利，肌肤麻木不仁，舌质淡，舌苔白腻，脉濡缓，辨证为着痹。湿邪兼夹风寒，留滞经脉，闭阻气血。

中医病证鉴别：鉴别要点首先在于痛与不痛，痹证以关节疼痛为主，而痿证则为肢体力弱，无疼痛症状；其次要观察肢体的活动障碍，痿证是无力运动，痹证是因痛而影响活动；再者，部分痿证病初即有肌肉萎缩，而痹证则是由于疼痛甚或关节僵直不能活动，日久废而不用导致肌肉萎缩。

治法：除湿通络，祛风散寒。

方剂名称：薏苡仁汤加减。

药物组成、剂量、煎服方法：薏苡仁30g，苍术10g，甘草6g，羌活9g，独活9g，防风6g，麻黄6g，桂枝9g，制川乌（先煎）3g，当归10g，川芎9g。三剂，水煎服。日一剂，早晚分服。

49. 病案（例）摘要：梁某，男，70岁，已婚，退休干部。2015年11月13日初诊。患者1天前受寒后突发项背强急，四肢抽搐，甚至角弓反张。现症：头痛昏蒙，神识呆滞，胸脘满闷，呕吐痰涎，舌苔白腻，脉滑或弦滑。(2016)

答题要求：

（1）根据上述摘要，在答题卡上完成书面分析。

（2）中医病证鉴别：请与痫病相鉴别。

【参考答案】

中医疾病诊断：痉证。

中医证型诊断：痰浊阻滞证。

中医辨病辨证依据：以项背强急，四肢抽搐，甚至角弓反张为主症，辨病为痉证。现症见头痛昏蒙，神识呆滞，胸脘满闷，呕吐痰涎，舌苔白腻，脉滑或弦滑，辨证为痰浊阻滞证。痰浊中阻，上蒙清窍，经络阻塞，筋脉失养。

中医病证鉴别：痫病是一种发作性的神志异常的疾病，其大发作的特点为突然仆倒，昏不知人，口吐涎沫，两目上视，四肢抽搐，或口中如作猪羊声，大多发作片刻即自行苏醒，醒后如常人。鉴别要点是：痫病多为突然发病，其抽搐、痉挛症状发作片刻可自行缓解，既往有类似发病史；痉证的抽搐、痉挛发作多呈持续性，不经治疗难以自行恢复，痉证多有发热、头痛等伴发症状。

治法：豁痰开窍，息风止痉。

方剂名称：导痰汤加减。

药物组成、剂量、煎服方法：半夏12g，石菖蒲3g，陈皮3g，胆南星3g，竹沥（兑服）3g，枳实3g，茯苓3g，白术3g，全蝎3g，地龙3g，蜈蚣3g。三剂，水煎服。日一剂，早晚分服。

50. 病案（例）摘要：姜某，男，80岁，已婚，农民。2015年7月28日初诊。患者因病卧床数年。1月前出现下肢痿软无力，腰膝酸软。现症：步履全废，眩晕耳鸣，舌咽干燥，遗尿，舌红少苔，脉细数。（2016）

答题要求：

（1）根据上述摘要，在答题卡上完成书面分析。

（2）中医病证鉴别：请与痹证相鉴别。

【参考答案】

中医疾病诊断：痿证。

中医证型诊断：肝肾亏损证。

中医辨病辨证依据：以下肢痿软无力，腰膝酸软为主症，辨病为痿证。现症见步履全废，眩晕耳鸣，舌咽干燥，遗尿，舌红少苔，脉细数，辨证为肝肾亏损证。肝肾亏虚，阴精不足，筋脉失养。

中医病证鉴别：区别要点首先在于痛与不痛，痹证以关节疼痛为主，而痿证则为肢体力弱，无疼痛症状；其次要观察肢体的活动障碍，痿证是无力运动，痹证是因痛而影响活动；再者，部分痿证病初即有肌肉萎缩，而痹证则是由于疼痛甚或关节僵直不能活动，日久废而不用导致肌肉萎缩。

治法：补益肝肾，滋阴清热。

方剂名称：虎潜丸加减。

药物组成、剂量、煎服方法：虎骨（狗骨代）30g，牛膝15g，熟地20g，龟板（先煎）20g，知母15g，黄柏10g，锁阳10g，当归10g，白芍6g，陈皮6g，干姜10g。炼蜜为丸，每次1丸，一日二次。亦可水煎服。

51. 病案（例）摘要：董某，女，55岁，已婚，农民。2016年4月25日初诊。患者1天前外出不慎摔倒致腰部受伤。今腰部出现刺痛，痛处固定，不能转侧。现症：痛处拒按，日轻夜重，舌质暗紫，脉涩。(2016)

答题要求：

(1) 根据上述摘要，在答题卡上完成书面分析。

(2) 中医病证鉴别：请与痹证相鉴别。

【参考答案】

中医疾病诊断：腰痛。

中医证型诊断：瘀血腰痛证。

中医辨病辨证依据：以腰部刺痛，痛处固定，不能转侧为主症，辨病为腰痛。现症见痛处拒按，日轻夜重，舌质暗紫，脉涩，辨证为瘀血腰痛证。瘀血阻滞，经脉痹阻，不通则痛。

中医病证鉴别：腰痛是指因外感、内伤或挫闪导致腰部气血运行不畅，或失于濡养，引起腰脊或脊旁部位疼痛为主要症状的一种病证。痹证是由于风、寒、湿、热等邪气闭阻经络，影响气血运行，导致肢体筋骨、关节、肌肉等处发生疼痛、重着、酸楚、麻木，或关节屈伸不利、僵硬、肿大、变形等症状的一种疾病。

治法：活血化瘀，通络止痛。

方剂名称：身痛逐瘀汤加减。

药物组成、剂量、煎服方法：当归9g，川芎6g，桃仁9g，红花9g，䗪虫6g，香附3g，没药6g，五灵脂6g，地龙6g，牛膝9g。三剂，水煎服。日一剂，早晚分服。

52. 病案（例）摘要：陈某，男，56岁，已婚，工人。2015年8月23日初诊。患者有肝病史。2周前出现右胁疼痛，伴全身不适、胃纳减退、乏力。查体：右胁部肝脏进行性肿大，质地坚硬而拒按，表面有结节隆起。现症：面色萎黄而暗，倦怠乏力，脘腹胀满，甚至腹胀大，皮色苍黄，脉络暴露，食欲不振，大便溏结不调，舌质紫暗有瘀点，脉弦涩。(2016)

答题要求：

(1) 根据上述摘要，在答题卡上完成书面分析。

(2) 中医病证鉴别：请与胁痛相鉴别。

【参考答案】

中医疾病诊断：肝癌。

中医证型诊断：气滞血瘀证。

中医辨病辨证依据：以右胁疼痛，右胁部肝脏进行性肿大，质地坚硬而拒按，表面有结节隆起为主症，辨病为肝癌。现症见面色萎黄而暗，倦怠乏力，脘腹胀满，甚至腹胀大，皮色苍黄，脉络暴露，食欲不振，大便溏结不调，舌质紫暗有瘀点，脉弦涩，辨证为气滞血瘀证。气滞血瘀，结为癥块，不通则痛。

中医病证鉴别：肝癌以右胁疼痛、肝脏进行性肿大、质地坚硬、腹胀大、乏力、形体逐渐消瘦，伴全身不适、胃纳减退、乏力、体重减轻等为特征。胁痛病位在一侧或两侧胁肋部，伴有目眩、口苦、胸闷、喜太息的症状。

治法：行气活血，化瘀消积。

方剂名称：复元活血汤加减。

药物组成、剂量、煎服方法：桃仁15g，红花6g，大黄18g，当归9g，三棱6g，莪术6g，延胡索6g，郁金6g，水蛭6g，穿山甲6g，柴胡15g，甘草6g，可酌加或配用鳖甲煎丸或大黄䗪虫丸，以消癥化积。三剂，水煎服。日一剂，早晚分服。

53. 病案（例）摘要：林某，男，50岁，已婚，工人。2016年4月30日初诊。患者1月前出现粪便带脓血，而无痢疾、肠道慢性炎症病史。3天前出现腹部拒按，里急后重，大便脓血，色紫暗，量多，烦热口渴，面色晦暗，舌质有瘀点、瘀斑，脉涩。（2016）

答题要求：

（1）根据上述摘要，在答题卡上完成书面分析。

（2）中医病证鉴别：请与痢疾相鉴别。

【参考答案】

中医疾病诊断：大肠癌。

中医证型诊断：瘀毒内阻证。

中医辨病辨证依据：以腹痛喜温喜按，五更泄泻，粪便带脓血，而无痢疾、肠道慢性炎症病史为主症，辨病为大肠癌。现症见面色苍白，少气无力，畏寒肢冷，腰酸膝冷，苔薄白，舌质淡胖，有齿痕，脉沉细弱，辨证为瘀毒内阻证。瘀血内结，瘀滞化热，热毒内生。

中医病证鉴别：痢疾是以腹痛腹泻、里急后重、排赤白脓血便为主要临床表现的具有传染性的外感疾病。一般发病较急，常以发热伴有呕吐开始，继则腹痛腹泻、里急后重、排赤白脓血便为突出的临床特征，其腹痛多呈阵发性，常在腹泻后减轻，腹泻次数可达每日10~20次，粪便呈胶冻状、脓血状。而大肠癌起病较为隐匿，早期症状多较轻或不明显，中晚期伴见明显的全身症状，如神疲倦怠、消瘦等，腹痛常为持续性隐痛，常见腹泻，但每日次数不多，泄泻与便秘交替出现是其特点。

治法：活血化瘀，清热解毒。

方剂名称：膈下逐瘀汤加减。

药物组成、剂量、煎服方法：桃仁9g，红花9g，五灵脂6g，延胡索3g，丹皮6g，赤芍6g，当归9g，川芎6g，香附4.5g，乌药6g，枳壳4.5g，黄连6g，黄柏6g，败酱草6g，甘草9g。三剂，水煎服。日一剂，早晚分服。

54. 病案（例）摘要：黄某，女，80岁，已婚，退休教师。2016年4月23日初诊。患者年老体弱。2周前出现有便意但排便困难情况。现症：大便虽不干硬但排便困难，用力努挣则汗出短气，便后乏力，面白神疲，肢倦懒言，舌淡苔白，脉弱。（2016）

答题要求：

(1) 根据上述摘要，在答题卡上完成书面分析。

(2) 中医病证鉴别：请与积聚相鉴别。

【参考答案】

中医疾病诊断：便秘。

中医证型诊断：气虚秘证。

中医辨病辨证依据：以有便意但排便困难为主症，辨病为便秘。现症见大便虽不干硬但排便困难，用力努挣则汗出短气，便后乏力，面白神疲，肢倦懒言，舌淡苔白，脉弱，辨证为气虚秘证。脾肺气虚，传送无力。

中医病证鉴别：便秘多为慢性久病，因大肠传导失常所致，表现为腹部胀满，大便干结艰行，可有矢气和肠鸣音，或有恶心欲吐，食纳减少。腹腔内有可扪及的包块。常有腹部胀闷或疼痛不适等症状。常有情志失调、饮食不节、感受寒邪或黄疸、虫毒、久疟、久泻、久痢等病史。

治法：益气润肠。

方剂名称：黄芪汤加减。

药物组成、剂量、煎服方法：黄芪15g，麻仁6g，白蜜6g，陈皮6g，白术20g，甘草6g。三剂，水煎服。日一剂，早晚分服。

55. 病案（例）摘要：王某，女，58岁，已婚，农民。2015年12月30日初诊。患者2周前腹部手术。2天前出现腹痛疼痛，痛如针刺。现症：腹痛痛处固定，经久不愈，舌质紫暗，脉细涩。(2016)

答题要求：

(1) 根据上述摘要，在答题卡上完成书面分析。

(2) 中医病证鉴别：请与外科腹痛相鉴别。

【参考答案】

中医疾病诊断：腹痛。

中医证型诊断：瘀血内停证。

中医辨病辨证依据：以腹痛疼痛，痛如针刺为主症，辨病为腹痛。现症见腹痛痛处固定，经久不愈，舌质紫暗，脉细涩，辨证为瘀血内停证。瘀血内停，气机阻滞，脉络不通。

中医病证鉴别：内科腹痛常先发热后腹痛，疼痛一般不剧，痛无定处，压痛不显；外科腹痛多后发热，疼痛剧烈，痛有定处，压痛明显，见腹痛拒按，腹肌紧张等。

治法：活血化瘀，和络止痛。

方剂名称：少腹逐瘀汤加减。

药物组成、剂量、煎服方法：桃仁9g，红花9g，牛膝9g，川芎6g，赤芍6g，当归9g，生地6g，甘草6g，柴胡6g，枳壳6g，桔梗6g。三剂，水煎服。日一剂，早晚分服。

56. 病案（例）摘要：董某，男，28岁，已婚，工人。2016年3月1日初诊。患者1天前水下工作后出现身目黄染，伴脘腹痞胀，纳谷减少。现症：身目俱黄，黄色晦暗，大便不实，神疲畏寒，口淡不渴，舌淡苔腻，脉濡缓。(2016)

答题要求：

(1) 根据上述摘要，在答题卡上完成书面分析。

(2) 中医病证鉴别：请与萎黄相鉴别。

【参考答案】

中医疾病诊断：黄疸。

中医证型诊断：寒湿阻遏证。

中医辨病辨证依据：以身目黄染，伴脘腹痞胀，纳谷减少为主症，辨病为黄疸。现症见身目俱黄，黄色晦暗，大便不实，神疲畏寒，口淡不渴，舌淡苔腻，脉濡缓，辨证为寒湿阻遏证。中阳不振，寒湿滞留，肝胆失于疏泄。

中医病证鉴别：黄疸与萎黄均可出现身黄，但黄疸发病与感受外邪、饮食劳倦或病后有关；其病机为湿滞脾胃，肝胆失疏，胆汁外溢；其主症为身黄、目黄、小便黄。萎黄之病因与饥饱劳倦、食滞虫积或病后失血有关；其病机为脾胃虚弱，气血不足，肌肤失养；其主症为肌肤萎黄不泽，目睛及小便不黄，常伴头昏倦怠、心悸少寐、纳少便溏等症状。

治法：温中化湿，健脾和胃。

方剂名称：茵陈术附汤加减。

药物组成、剂量、煎服方法：附子（先煎）6g，白术15g，干姜5g，茵陈9g，茯苓6g，泽泻6g，猪苓6g。三剂，水煎服。日一剂，早晚分服。

57. 病案（例）摘要：卢某，男，27岁，未婚，自由职业。2015年7月9日初诊。患者2天前饮食不注意后出现大便次数增多、腹痛、里急后重等症。现症：痢下赤白脓血，黏稠如胶冻腥臭，腹部疼痛，肛门灼热，小便短赤，舌苔黄腻，脉滑数。(2016)

答题要求：

(1) 根据上述摘要，在答题卡上完成书面分析。

(2) 中医病证鉴别：请与泄泻相鉴别。

【参考答案】

中医疾病诊断：痢疾。

中医证型诊断：湿热痢。

中医辨病辨证依据：以大便次数增多、腹痛、里急后重为主症，辨病为痢疾。现症见痢下赤白脓血，黏稠如胶冻腥臭，腹部疼痛，肛门灼热，小便短赤，舌苔黄腻，脉滑数，辨证为湿热痢。湿热蕴结，熏灼肠道，气血壅滞。

中医病证鉴别：两者均多发于夏秋季节，病变部位在胃肠，病因亦有相同之处，症状都有腹痛、大便次数增多。但痢疾大便次数虽多而量少，排赤白脓血便，腹痛伴里急后重感明显。而泄泻大便溏薄，粪便清稀，或如水样，或完谷不化，而无赤白脓血便，腹痛多伴肠鸣，少有里急后重感。

治法：清肠化湿，调气和血。

方剂名称：芍药汤加减。

药物组成、剂量、煎服方法：芍药30g，当归15g，甘草6g，木香6g，槟榔6g，大黄9g，黄芩15g，黄连15g，肉桂5g，金银花9g。三剂，水煎服。日一剂，早晚分服。

58. 病案（例）摘要：李某，男，56岁，已婚，农民。2016年4月11日初诊。患者平素嗜食辛辣。1天前出现小便频数短涩、淋沥刺痛伴小腹拘急引痛。现症：排尿时突然中断，尿道窘迫疼痛，少腹拘急，左侧腰腹绞痛难忍。舌红，苔薄黄，脉弦。(2016)

答题要求：

（1）根据上述摘要，在答题卡上完成书面分析。

（2）中医病证鉴别：请与癃闭相鉴别。

【参考答案】

中医疾病诊断：淋证。

中医证型诊断：石淋。

中医辨病辨证依据：以小便频数短涩、淋沥刺痛伴小腹拘急引痛为主症，辨病为淋证。现症见排尿时突然中断，尿道窘迫疼痛，少腹拘急，左侧腰腹绞痛难忍。舌红，苔薄黄，脉弦，辨证为石淋。湿热蕴结下焦，尿液煎熬成石，膀胱气化失司。

中医病证鉴别：二者都有小便量少，排尿困难之症状，但淋证尿频而尿痛，且每日排尿总量多为正常，癃闭则无尿痛，每日排尿量少于正常，严重时甚至无尿。但癃闭复感湿热，常可并发淋证，而淋证日久不愈，亦可发展成癃闭。

治法：清热利湿，排石通淋。

方剂名称：石韦散加减。

药物组成、剂量、煎服方法：瞿麦10g，萹蓄10g，通草10g，滑石（先煎）15g，金钱草15g，海金沙20g，鸡内金10g，石韦20g，穿山甲3g，虎杖15g，王不留行10g，牛膝10g，青皮10g，乌药10g，沉香6g。三剂，水煎服。日一剂，早晚分服。

59. 病案（例）摘要：庄某，男，28岁，未婚，工人。2016年3月5日初诊。患者2小时前骑行外出不慎遭遇车祸，右肩外侧着地，出现右肩疼痛、肿胀，活动障碍。现症：右肩失去正常圆钝平滑的曲线轮廓，形成"方肩"畸形，呈弹性固定于外展约30°位，试图做任何方向的活动都可引起疼痛加重。搭肩试验阳性。X线示右肩关节前脱位。(2016)

答题要求：

（1）根据上述摘要，在答题卡上完成书面分析。

（2）中医病证鉴别：请与肱骨外科颈骨折相鉴别。

【参考答案】

中医疾病诊断：肩关节脱位。

中医证型诊断：初期证。

中医辨病辨证依据：以右肩疼痛、肿胀，活动障碍，X线示右肩关节前脱位为主症，辨病为肩关节脱位。现症见右肩失去正常圆钝平滑的曲线轮廓，形成"方肩"畸形，呈弹性固定于外展约30°位，试图做任何方向的活动都可引起疼痛加重。搭肩试验阳性，辨证为初期证。瘀血内阻，气血运行不畅。

中医病证鉴别：肱骨外科颈骨折两者患部均有疼痛、肿胀及功能障碍等表现，特别是合并骨折时，两者有诸多相同的临床表现。其主要鉴别要点是脱位所特有的弹性固定、"方肩"畸形及肩峰下关节盂空虚等体征。

治法：活血祛瘀、消肿止痛。

方剂名称：舒筋活血汤、活血止痛汤。

药物组成、剂量、煎服方法：羌活6g，防风9g，荆芥6g，独活9g，当归9g，续断9g，青皮5g，川牛膝9g，五加皮9g，杜仲9g，红花6g，枳壳6g。三剂，水煎服。日一剂，早晚分服。

60. 病案（例）摘要：王某，男，7岁，学生。2015年1月10日初诊。患者2天前放学后出现发热、流涕、咳嗽，躯干见少量红色斑丘疹。现症：壮热不退，烦躁不安，口渴欲饮，面红目赤，皮疹分布较密，疹色紫暗，疱浆混浊，大便干结，小便短黄，舌红，苔黄糙而干，脉数有力。（2015）

答题要求：

（1）根据上述摘要，在答题卡上完成书面分析。

（2）中医病证鉴别：请与脓疱疮相鉴别。

【参考答案】

中医疾病诊断：水痘。

中医证型诊断：邪炽气营证。

中医辨病辨证依据：以发热，流涕，咳嗽，躯干少量红色斑丘疹为主症，辨病为水痘。现症见壮热不退，烦躁不安，口渴欲饮，面红目赤，皮疹分布较密，疹色紫暗，疱浆混浊，大便干结，小便短黄，舌红，苔黄糙而干，脉数有力。辨证为邪炽气营证。邪盛正衰，邪毒炽盛，内传气营。

中医病证鉴别：水痘与脓疱疮相似，脓疱疮好发于炎热夏季，一般无发热等全身症状，皮疹多见于头面部及四肢暴露部位，病初为疱疹，很快成为脓疱，疱液混浊，经搔抓脓液流溢蔓延而传播。

治法：清气凉营，解毒化湿。

方剂名称：清胃解毒汤加减。

药物组成、剂量、煎服方法：黄芩9g，黄连5g，生地黄10g，栀子10g，车前草10g，紫草10g，生石膏30g，升麻6g，牡丹皮10g，赤芍药10g。三剂，水煎服。日一剂，早晚分服。

61. 病案（例）摘要：赵某，女，36岁，已婚，职员。2015年6月6日初诊。患者一月前感寒出现咳嗽、咳痰，反复发作。现症：咳嗽，气息粗促，喉中有痰声，痰多质黏厚，咳吐不爽，胸胁胀满，咳时引痛，面赤，口干而黏，欲饮水，舌质红，舌苔薄黄腻，脉滑数。（2015）

答题要求：

（1）根据上述摘要，在答题卡上完成书面分析。

（2）中医病证鉴别：请与咳喘证相鉴别。

【参考答案】

中医疾病诊断：咳嗽。

中医证型诊断：痰热郁肺证。

中医辨病辨证依据：以咳嗽、咳痰为主症，辨病为咳嗽。现症见咳嗽，气息粗促，喉中有痰声，痰多质黏厚，咳吐不爽，胸胁胀满，咳时引痛，面赤，口干而黏，欲饮水，舌质红，舌苔薄黄腻，脉滑数，辨证为痰热郁肺。痰热壅肺，肺失肃降。

中医病证鉴别：咳嗽仅以咳嗽为主要临床表现，不伴喘证；咳喘则咳而伴喘，常因咳嗽反复发作，由咳致喘，临床以咳喘并作为特点。

治法：清热肃肺，豁痰止咳。

方剂名称：清金化痰汤加减。

药物组成、剂量、煎服方法：黄芩10g，山栀10g，桔梗10g，贝母10g，知母10g，桑白皮15g，杏仁10g，瓜蒌仁15g，海蛤壳（先煎）15g，竹沥（兑服）30g，半夏6g，橘红10g。三剂，水煎服。日一剂，早晚分服。

62. 病案（例）摘要：张某，女，65岁，已婚，农民。2015年1月2日初诊。患者哮喘病史40余年，一月前着凉发作。现症：喉中哮鸣如鼾，声低，气短息促，动则喘甚，发作频繁，甚则持续哮喘，口唇爪甲青紫，咳痰无力，痰涎清稀，面色苍白，口咽干口渴，形寒肢冷，舌质淡，脉沉细。（2015）

答题要求：

（1）根据上述摘要，在答题卡上完成书面分析。

（2）中医病证鉴别：请与喘证相鉴别。

【参考答案】

中医疾病诊断：哮病。

中医证型诊断：虚哮证。

中医辨病辨证依据：以哮喘病史40年为主症，辨病为哮病。现症见喉中哮鸣如鼾，声低，气短息促，动则喘甚，发作频繁，甚则持续哮喘，口唇爪甲青紫，咳痰无力，痰涎清稀，面色苍白，口咽干口渴，形寒肢冷，舌质淡，脉沉细。哮病久发，痰气瘀阻，肺肾两虚，摄纳失常。

中医病证鉴别：哮病和喘证都有呼吸急促、困难的表现。哮必兼喘，但喘未必兼哮。哮指声响言,喉中哮鸣有声,是一种反复发作的独立性疾病;喘指气息言,为呼吸气促困难,是多种肺系急慢性疾病的一个症状。

治法:补肺纳肾,降气化痰。

方剂名称:平喘固本汤加减。

药物组成、剂量、煎服方法:党参30g,黄芪30g,五味子6g,冬虫夏草(兑服)10g,胡桃肉30g,沉香3g(后下)、脐带1条、苏子10g,款冬10g,法半夏6g,橘皮10g。三剂,水煎服。日一剂,早晚分服。

63.病案(例)摘要:夏某,女,58岁,已婚,工人。2015年1月14日初诊。患者喘证已历多年,今冬发作加甚。现症:喘促短气,气怯声低,候有鼾声,咳声低弱,痰吐稀薄,自汗畏风,痰少质黏,烦热而渴,咽喉不利,面颧潮红,舌质淡红,脉软弱。(2015)

答题要求:

(1)根据上述摘要,在答题卡上完成书面分析。

(2)中医病证鉴别:请与哮病相鉴别。

【参考答案】

中医疾病诊断:喘证。

中医证型诊断:肺气虚耗证。

中医辨病辨证依据:以患喘证多年,喘促短气为主症,辨病为喘证。现症见喘促短气,气怯声低,喉有鼾声,咳声低弱,痰吐稀薄,自汗畏风,痰少质黏,烦热而渴,咽喉不利,面颧潮红,舌质淡红,脉软弱,辨证为肺气虚耗。肺气亏虚,气失所主,或肺阴亦虚,虚火上炎,肺失清肃。

中医病证鉴别:喘证和哮病都有呼吸急促、困难的表现。喘指气息而言,为呼吸气促困难,甚则张口抬肩,摇身撷肚,是多种肺系疾病的一个症状;哮指声响而言,必见喉中哮鸣有声,亦伴呼吸困难,是一种反复发作的独立性疾病。喘未必兼哮,哮必定兼喘。

治法:补肺益气养阴。

方剂名称:生脉散合补肺汤加减。

药物组成、剂量、煎服方法:党参30g,五味子6g,黄芪20g,炙甘草6g,茯苓15g,桑白皮10g,干姜6g,紫菀10g,麦冬15g。三剂,水煎服。日一剂,早晚分服。

64.病案(例)摘要:宋某,男,27岁,已婚,建筑工人。2015年3月2日初诊。患者两个月前出现疲劳乏力,干咳,食欲不振,形体逐渐消瘦。现症:干咳,咳声短促,或痰中带有血丝,色鲜红,胸部隐隐闷痛,午后自觉手足心热,皮肤干灼,口干咽燥,近期曾有与肺痨病人接触史。舌苔薄白,舌边尖红,脉细数。(2015)

答题要求:

(1)根据上述摘要,在答题卡上完成书面分析。

（2）中医病证鉴别：请与肺痨相鉴别。

【参考答案】

中医疾病诊断：肺痨。

中医证型诊断：肺阴亏损证。

中医辨病辨证依据：以疲劳乏力，干咳，食欲不振，形体逐渐消瘦为主症，辨病为肺痨。现症干咳，咳声短促，或痰中带有血丝，色鲜红，胸部隐隐闷痛，午后自觉手足心热，皮肤干灼，口干咽燥，近期曾有与肺痨病人接触史。舌苔薄白，舌边尖红，脉细数，辨证为肺阴亏损证。阴虚肺燥，肺失滋润，肺伤络损。

中医病证鉴别：肺痨与肺痿均为病位在肺的慢性虚损性疾患。但肺痿是肺部多种慢性疾患后期转归而成，如肺痈、肺痨、久嗽等导致肺叶痿弱不用，俱可成痿。肺痨后期可以转成肺痿。但必须明确肺痨并不等于就是肺痿，两者有因果、轻重的不同。若肺痨的晚期，出现干咳、咳吐涎沫等症者，即已转属肺痿。在临床上肺痿是以咳吐浊唾涎沫为主症，而肺痨是以咳嗽、咳血、潮热、盗汗为特征。

治法：滋阴润肺。

方剂名称：月华丸加减。

药物组成、剂量、煎服方法：北沙参9g，麦冬15g，天冬10g，玉竹12g，百部10g，白及10g，百合10g。阿胶和药，炼蜜为丸，每服1丸，嚼化，日三次。

65. 病案（例）摘要：薄某，男，48岁，已婚，司机。2015年2月1日初诊。患者十年前劳累后出现胸闷，胸痛伴心悸、气短，经休息或服药后缓解。现症：心胸隐痛，时作时休，心悸气短，动则益甚，伴倦怠乏力，声息低微，易汗出，舌质淡红，舌体胖且边有齿痕，苔薄白，脉虚细缓。（2015）

答题要求：

（1）根据上述摘要，在答题卡上完成书面分析。

（2）中医病证鉴别：请与悬饮相鉴别。

【参考答案】

中医疾病诊断：胸痹。

中医证型诊断：气阴两虚证。

中医辨病辨证依据：以胸闷、胸痛伴心悸、气短为主症，辨病为胸痹。现症见心胸隐痛，时作时休，心悸气短，动则益甚，伴倦怠乏力，声息低微，易汗出，舌质淡红，舌体胖且边有齿痕，苔薄白，脉虚细缓，辨证为气阴两虚证。心气不足，阴血亏耗，血行瘀滞。

中医病证鉴别：悬饮、胸痹均有胸痛，但胸痹为当胸闷痛，并可向左肩或左臂内侧等部位放射，常因受寒、饱餐、情绪激动、劳累而突然发作，历时短暂，休息或用药后得以缓解。悬饮为胸胁胀痛，持续不解，多伴有咳唾、转侧、呼吸时疼痛加重，肋间饱满，并有咳嗽、咳痰等肺系证候。

治法：益气养阴，活血通脉。

方剂名称：生脉散合人参养荣汤加减。

药物组成、剂量、煎服方法：麦冬15g，五味子6g，玉竹10g，人参30g，当归15g，炙甘草6g，黄芪30g，肉桂3g，丹参15g。三剂，水煎服。日一剂，早晚分服。

66. 病案（例）摘要：姚某，女，48岁，已婚，教师。2015年5月初诊。患者长期脑力劳动，经常不能入眠。现症：心烦不寐，入睡困难，心悸多梦，伴头晕耳鸣，腰膝酸软，潮热盗汗，五心烦热，咽干少津，月经不调，舌红少苔，脉细数。（2015）

答题要求：

（1）根据上述摘要，在答题卡上完成书面分析。

（2）中医病证鉴别：请与一时性失眠相鉴别。

【参考答案】

中医疾病诊断：不寐。

中医证型诊断：心肾不交证。

中医辨病辨证依据：以经常不能入眠为主症，辨病为不寐。现症见心烦不寐，入睡困难，心悸多梦，伴头晕耳鸣，腰膝酸软，潮热盗汗，五心烦热，咽干少津，月经不调，舌红少苔，脉细数，辨证为心肾不交证。肾水亏虚，不能上济于心，心火炽盛，不能下交于肾。

中医病证鉴别：不寐是指单纯以失眠为主症，表现为持续的、严重的睡眠困难。若因一时性情志影响或生活环境改变引起的暂时性失眠不属病态。

治法：滋阴降火，交通心肾。

方剂名称：六味地黄丸合交泰丸加减。

药物组成、剂量、煎服方法：熟地黄30g，山萸肉5g，山药30g，丹皮10g，茯苓15g，泽泻10g，黄连6g，肉桂5g。六味地黄丸蜜丸，每服9g，日2~3次；亦可作汤剂，水煎服；交泰丸白蜜为丸，每服1.5~2.5g，空服时用淡盐汤下。

67. 病案（例）摘要：周某，男，19岁，未婚，学生。2015年6月23日初诊。患者1天前运动后饮冰水500ml，出现上腹部近心窝处疼痛。现症：胃痛暴作，恶寒喜暖，得温痛减，遇寒加重，口淡不渴，喜热饮，舌苔薄白，脉弦紧。（2015）

答题要求：

（1）根据上述摘要，在答题卡上完成书面分析。

（2）中医病证鉴别：请与真心痛相鉴别。

【参考答案】

中医疾病诊断：胃痛。

中医证型诊断：寒邪客胃证。

中医辨病辨证依据：以上腹部近心窝处疼痛为主症，辨病为胃痛。现症见胃痛暴作，恶寒喜暖，得温痛减，遇寒加重，口淡不渴，喜热饮，舌苔薄白，脉弦紧，辨证为寒邪客胃证。寒凝胃脘，暴遏阳气，气机郁滞。

中医病证鉴别：真心痛是心经病变所引起的心痛证，多见于老年人，为当胸而痛，其多绞痛、闷痛，动辄加重，痛引肩背，常伴心悸气短，汗出肢冷，病情危急。而胃痛多表现为胀痛、隐痛、刺痛，有反复发作史，一般无放射痛，伴有嗳气、泛酸、嘈杂等脾胃症候。

治法：温胃散寒，理气止痛。

方剂名称：良附丸加减。

药物组成、剂量、煎服方法：高良姜6g，香附9g，吴茱萸5g，乌药9g，陈皮15g，木香5g。三剂，水煎服。日一剂，早晚分服。

68. 病案（例）摘要：王某，女，33岁，已婚，工人。2015年2月2日初诊。患者反复呕吐两年余，伴神疲乏力、纳呆。现症：饮食稍多即欲呕吐，时发时止，面色㿠白，倦怠乏力，喜暖恶寒，四肢不温，大便溏薄，舌质淡，脉濡弱。(2015)

答题要求：

（1）根据上述摘要，在答题卡上完成书面分析。

（2）中医病证鉴别：请与噎膈相鉴别。

【参考答案】

中医疾病诊断：呕吐。

中医证型诊断：脾胃阳虚证。

中医辨病辨证依据：以反复呕吐，伴神疲乏力、纳呆为主症，辨病为呕吐。现症见饮食稍多即欲呕吐，时发时止，面色㿠白，倦怠乏力，喜暖恶寒，四肢不温，大便溏薄，舌质淡，脉濡弱，辨证为脾胃阳虚证。脾胃虚寒，失于温煦，运化失职。

中医病证鉴别：呕吐与噎膈都有呕吐的临床表现。呕吐以呕吐宿食、痰涎、水液或黄绿色液体，或干呕无物为主症，一日数次或数日一次不等，持续或反复发作，常伴有恶心、纳呆、泛酸嘈杂、胸脘痞闷等症状。噎膈是有形之物瘀阻于食道，主要表现为吞咽困难，食不能下，旋食旋吐，或徐徐吐出。

治法：温中健脾，和胃降逆。

方剂名称：理中汤加减。

药物组成、剂量、煎服方法：人参20g，白术10g，干姜10g，甘草6g。三剂，水煎服。日一剂，早晚分服。

69. 病案（例）摘要：患者李某，女，58岁，2012年7月28日就诊。自诉腹痛腹泻2天。患者2天前吃麻辣火锅，当晚即作腹痛泄泻，自服黄连素片效果不佳，前来就诊。现症见：腹痛腹泻，泻下急迫，泻而不爽，粪便色黄而臭，肛门灼热，大便日行7~8次，小便短赤，烦热口干渴。(2015)

答题要求：

（1）根据上述摘要，在答题卡上完成书面分析。

（2）中医病证鉴别：请与胃痛鉴别。

【参考答案】

中医疾病诊断：泄泻。

中医证型诊断：湿热伤中证。

中医辨病辨证依据：以腹痛泄泻及饮食不节史为主症，辨病为泄泻，现症见腹痛腹泻，泻下急迫，泻而不爽，粪便色黄而臭，肛门灼热，大便日行7~8次，小便短赤，烦热口干渴，辨证为湿热伤中证。湿热内蕴，气机壅滞，下迫大肠。

中医病证鉴别：泄泻与痢疾均为大便次数增多、粪质稀薄的病证。泄泻以大便次数增加，粪质稀溏，甚则如水样，或完谷不化为主症，大便不带脓血，也无里急后重，或无腹痛。痢疾以腹痛、里急后重、便下赤白脓血为特征。

治法：清肠化湿止泻。

方剂名称：葛根芩连汤加减。

药物组成、剂量、煎服法：葛根15g，黄芩10g，黄连6g，甘草6g，木香10g，山药15g，白豆蔻（后下）6g。三剂，水煎服。日一剂，早晚分服。

70. 病案（例）摘要：王某，男，50岁，已婚，职员。2014年5月6日初诊。患者久病多年，1天前劳累后出现血尿。现症：血尿，血色淡红，头晕耳鸣，精神疲惫，腰脊酸痛，舌质淡，脉沉弱。（2015）

答题要求：

（1）根据上述摘要，在答题卡上完成书面分析。

（2）中医病证鉴别：请与血淋相鉴别。

【参考答案】

中医疾病诊断：血证（尿血）。

中医证型诊断：肾气不固证。

中医辨病辨证依据：以血尿为主症，辨病为尿血。现症见血色淡红，头晕耳鸣，精神疲惫，腰脊酸痛，舌质淡，脉沉弱，辨证为肾气不固证。肾虚不固，血失藏摄。

中医病证鉴别：血淋与尿血均表现为血从尿道而出，两者以小便时痛与不痛为鉴别要点。不痛者为尿血，痛（淋沥刺痛）者为血淋。

治法：补益肾气，固摄止血。

方剂名称：无比山药丸加减。

药物组成、剂量、煎服法：熟地20g，山药25g，山茱萸15g，怀牛膝15g，肉苁蓉15g，菟丝子20g，杜仲15g，巴戟天10g，茯苓15g，泽泻20g，五味子15g，赤石脂（先煎）10g，仙鹤草10g，蒲黄（包煎）10g，槐花10g，紫珠草10g。三剂，水煎服。日一剂，早晚分服。

71. 病案（例）摘要：李某，男，69岁，已婚，干部。2012年9月7日初诊。患者平素喜食辛辣肥甘厚味，3个月前无明显诱因出现多食易饥，口渴，多尿。现症：多食易饥，口渴，尿多，形体消瘦，大便干燥，苔黄，脉滑实有力。（2015、2013）

答题要求：

（1）根据上述摘要，在答题卡上完成书面分析。

（2）中医病证鉴别：请与瘿病相鉴别。

【参考答案】

中医疾病诊断：消渴（中消）。

中医证型诊断：胃热炽盛证。

中医辨病辨证依据：以多食易饥，口渴，多尿为主症，辨病为消渴中消。现症见多食易饥，口渴，尿多，形体消瘦，大便干燥，苔黄，脉滑实有力，辨证为胃热炽盛证。胃火内炽，胃热消谷，耗伤津液。

中医病证鉴别：两者都可见多食易饥，消瘦症状。瘿病中气郁化火，阴虚火旺的症状，以情绪激动，多食易饥，形体日渐消瘦，心悸，眼突，颈部一侧或两侧肿大为特征。其中的多食易饥、消渴，类似消渴病的中消，但眼球突出，颈前瘿肿有形则与消渴有别，且无消渴病多饮、多尿、尿甜的症状。

治法：清胃泻火，养阴增液。

方剂名称：玉女煎加减。

药物组成、剂量、煎服法：生石膏（先煎）15g，知母5g，黄连6g，栀子5g，玄参6g，生地黄20g，麦冬6g，川牛膝5g。三剂，水煎服。日一剂，早晚分服。

72. 病案（例）摘要：林某，女，45岁，已婚，职员。2013年3月6日初诊。患者素体虚弱，一周前劳累后出现发热，热势不高。现症：低热，热势不退，伴有倦怠乏力，气短懒言，自汗，食少便溏等症状，平素易于感冒，舌质淡，苔薄白，脉细弱。(2015、2013)

答题要求：

（1）根据上述摘要，在答题卡上完成书面分析。

（2）中医病证鉴别：请与外感发热相鉴别。

【参考答案】

中医疾病诊断：内伤发热。

中医证型诊断：气虚发热证。

中医辨病辨证依据：以发热，热势不高为主症，辨病为内伤发热。现症见低热，热势不退，伴有倦怠乏力，气短懒言，自汗，食少便溏等症状，平素易于感冒，舌质淡，苔薄白，脉细弱，辨证为气虚发热证。中气不足，阴火内生。

中医病证鉴别：内伤发热起病缓慢，病程较长，多为低热或自觉发热，而体温并不高，表现为高热者较少。不恶寒，或虽有怯冷，但得衣被则温，常兼见头晕、神疲、自汗、盗汗、脉弱等症，一般有气血阴阳亏虚或气郁、血瘀、湿阻的病史，或反复发热史。无感受外邪所致的头身疼痛、鼻塞、流涕、脉浮等症。而外感发热表现的特点有：因感受外邪而起，起病较急，病程较短，发热初期大多伴有恶寒，其恶寒得衣被而不减。发热的热度大多较高，发热的类型随病种的不同而有所差异。初起常兼有头身疼痛、鼻塞、流涕、咳嗽、脉浮等表证。外感发热由感受外邪，正邪相争所致，属实证者居多。

治法：益气健脾，甘温除热。

方剂名称：补中益气汤加减。

药物组成、剂量、煎服法：黄芪15g，党参15g，白术10g，甘草15g，当归10g，陈皮6g，升麻6g，柴胡12g，生姜9片，大枣6枚。三剂，水煎服。日一剂，早晚分服。

73. 病案（例）摘要：王某，男，35岁，已婚，职员。2014年8月6日初诊。患者平素喜食辛辣肥甘厚味，饮酒后次日出现低热不退。现症：低热，午后热甚，心胸烦热，胸闷脘痞，不思饮食，渴不欲饮，呕恶，大便稀薄，舌苔白腻，脉濡数。（2015）

答题要求：

（1）根据上述摘要，在答题卡上完成书面分析。

（2）中医病证鉴别：请与外感发热相鉴别。

【参考答案】

中医疾病诊断：内伤发热。

中医证型诊断：痰湿郁热证。

中医辨病辨证依据：以低热不退为主症，辨病为内伤发热。现症见低热，午后热甚，心胸烦热，胸闷脘痞，不思饮食，渴不欲饮，呕恶，大便稀薄，舌苔白腻，脉濡数，辨证为痰湿郁热证。痰湿内蕴，壅遏化热。

中医病证鉴别：内伤发热起病缓慢，病程较长，多为低热或自觉发热，而体温并不高，表现为高热者较少。不恶寒，或虽有怯冷，但得衣被则温，常兼见头晕、神疲、自汗、盗汗、脉弱等症，一般有气血阴阳亏虚或气郁、血瘀、湿阻的病史，或反复发热史。无感受外邪所致的头身疼痛、鼻塞、流涕、脉浮等症。而外感发热表现的特点有：因感受外邪而起，起病较急，病程较短，发热初期大多伴有恶寒，其恶寒得衣被而不减。发热的热度大多较高，发热的类型随病种的不同而有所差异。初起常兼有头身疼痛、鼻塞、流涕、咳嗽、脉浮等表证。外感发热由感受外邪，正邪相争所致，属实证者居多。

治法：燥湿化痰，清热和中。

方剂名称：黄连温胆汤合中和汤加减。

药物组成、剂量、煎服法：川连：半夏6g，厚朴6g，枳实6g，陈皮6g，茯苓10g，通草6g，竹叶12g，黄连6g。三剂，水煎服。日一剂，早晚分服。

74. 病案（例）摘要：王某，男，67岁，已婚，职员。2014年9月5日初诊。患者2天前无明显诱因出现腹痛、泄泻、便血。现症：腹痛喜温喜按，腹内结块，下利清谷，血便，面色苍白，少气无力，畏寒肢冷，腰酸膝冷，苔薄白，舌质淡胖，有齿痕，脉沉细弱。（2015）

答题要求：

（1）根据上述摘要，在答题卡上完成书面分析。

（2）中医病证鉴别：请与痢疾相鉴别。

【参考答案】

中医疾病诊断：大肠癌。

中医证型诊断：脾肾双亏证。

中医辨病辨证依据：以腹痛、泄泻、便血为主症，辨病为大肠癌。现症见腹痛喜温喜按，腹内结块，下利清谷，血便，面色苍白，少气无力，畏寒肢冷，腰酸膝冷，苔薄白，舌质淡胖，有齿痕，脉沉细弱，辨证为脾肾双亏证。脾肾气虚，气损及阳。

中医病证鉴别：痢疾与大肠癌在腹痛、泄泻、里急后重、排脓血便等临床症状上有相似点，要注意区别。痢疾是以腹痛腹泻，里急后重，排赤白脓血便为主要临床表现的具有传染性的外感疾病。一般发病较急，常以发热伴有呕吐开始，继则腹痛腹泻，里急后重，排赤白脓血便为突出的临床特征。其腹痛多呈阵发性，常在腹泻后减轻。其腹泻次数可达每日10～20次，粪便呈胶冻状、脓血状。而大肠癌起病较隐匿，早期症状多较轻或不明显，中晚期伴见明显的全身症状，如神疲倦怠，消瘦等。腹痛常为持续性隐痛，常见腹泻，但每日次数不多，泄泻与便秘交替出现是其特点。此外，实验室检查对明确诊断具有重要价值，如血常规检查，大便细菌培养，大便隐血试验，直肠指诊，全结肠镜检查等。

治法：温阳益精。

方剂名称：大补元煎加减。

药物组成、剂量、煎服法：人参10g，山药15g，黄芪15g，熟地黄15g，杜仲15g，枸杞子15g，山药15g，肉苁蓉10g，巴戟天10g。三剂，水煎服。日一剂，早晚分服。

75. 病案（例）摘要：李某，女，53岁，已婚，职员。2014年12月6日初诊。患者1天前受寒后出现关节疼痛，屈伸不利。现症：肢体关节疼痛，痛势较剧，部位固定，遇寒则痛甚，得热则痛减，关节屈伸不利，局部皮肤或有寒冷感，舌质淡，舌苔薄白，脉弦紧。(2015)

答题要求：

（1）根据上述摘要，在答题卡上完成书面分析。

（2）中医病证鉴别：请与痿证相鉴别。

【参考答案】

中医疾病诊断：痹证。

中医证型诊断：痛痹。

中医辨病辨证依据：以关节疼痛，屈伸不利为主症，辨病为痹证。现症见肢体关节疼痛，痛势较剧，部位固定，遇寒则痛甚，得热则痛减，关节屈伸不利，局部皮肤或有寒冷感，舌质淡，舌苔薄白，脉弦紧，辨证为痛痹。寒邪兼夹风湿，留滞经脉，闭阻气血。

中医病证鉴别：鉴别要点首先在于痛与不痛，痹证以关节疼痛为主，而痿证则为肢体力弱，无疼痛症状，其次要观察肢体的活动障碍，痿证是无力运动，痹证是因疼痛而影响活动，再者，部分痿证病初即有肌肉萎缩，而痹证则是由于疼痛甚或关节僵直不能活动，日久废而不用导致肌肉萎缩。

治法：散寒通络，祛风除湿。

方剂名称：乌头汤加减。

药物组成、剂量、煎服法：制川乌（先煎）6g，麻黄9g，芍药9g，甘草9g，蜂蜜400mL，黄芪9g。三剂，水煎服。日一剂，早晚分服。

76. 病案（例）摘要：李某，男，50岁，已婚，职员。2014年7月6日初诊。患者1天前劳累后出现肌肉关节刺痛，肿胀麻木。现症：肌肉关节刺痛，固定不移，关节肌肤紫暗肿胀，肢体顽麻，关节僵硬变形屈伸不利，有硬结、瘀斑，面色黧暗，眼睑浮肿，胸闷痰多，舌质紫暗有瘀斑，舌苔白腻，脉弦涩。（2015）

答题要求：

（1）根据上述摘要，在答题卡上完成书面分析。

（2）中医病证鉴别：请与痿证相鉴别。

【参考答案】

中医疾病诊断：痹证。

中医证型诊断：痰瘀痹阻证。

中医辨病辨证依据：以肌肉关节刺痛，肿胀麻木为主症，辨病为痹证。现症见肌肉关节刺痛，固定不移，关节肌肤紫暗肿胀，肢体顽麻，关节僵硬变形屈伸不利，有硬结、瘀斑，面色黧暗，眼睑浮肿，胸闷痰多，舌质紫暗有瘀斑，舌苔白腻，脉弦涩，辨证为痰瘀痹阻证。痰瘀互结，留滞肌肤，闭阻经脉。

中医病证鉴别：鉴别要点首先在于痛与不痛，痹证以关节疼痛为主，而痿证则为肢体力弱，无疼痛症状，其次要观察肢体的活动障碍，痿证是无力运动，痹证是因疼痛而影响活动，再者，部分痿证病初即有肌肉萎缩，而痹证则是由于疼痛甚或关节僵直不能活动，日久废而不用导致肌肉萎缩。

治法：化痰行瘀，蠲痹通络。

方剂名称：双合汤加减。

药物组成、剂量、煎服法：桃仁6g，红花10g，当归15g，川芎10g，白芍15g，茯苓15g，半夏15g，陈皮10g，白芥子5g，竹沥（兑服）5g，姜汁（兑服）3g。三剂，水煎服。日一剂，早晚分服。

77. 病案（例）摘要：曾某，男，25岁，未婚，无业。2014年3月3日初诊。患者1日前小便频数，淋沥涩痛。现症：小便热涩刺痛，尿色深红，疼痛满急加剧，舌尖红，苔黄，脉滑数。（2014）

答题要求：

（1）根据上述摘要，在答题卡上完成书面分析。

（2）中医病证鉴别：请与癃闭相鉴别。

【参考答案】

中医疾病诊断：淋证。

中医证型诊断：血淋。

中医辨病辨证依据：以小便频数，淋沥涩痛为主症，辨病为淋证。现症见小便热涩刺痛，尿色深红，疼痛满急加剧，舌尖红，苔黄，脉滑数，辨证为血淋。湿热下注膀胱，热甚灼络，迫血妄行。

中医病证鉴别：二者都有小便量少，排尿困难之症状，但淋证尿频而尿痛，且每日排尿总量多为正常，癃闭则无尿痛，每日排尿量少于正常，严重时甚至无尿。但癃闭复感湿热，常可并发淋证，而淋证日久不愈，亦可发展成癃闭。

治法：清热利湿，凉血止血。

方剂名称：小蓟饮子加减。

药物组成、剂量、煎服方法：小蓟15g，生地黄15g，白茅根30g，旱莲草9g，木通6g，生甘草梢6g，滑石（包煎）15g，山栀10g，当归10g，蒲黄（包煎）10g，土大黄10g，马鞭草10g。三剂，水煎服。日一剂，早晚分服。

78.病案（例）摘要：曹某，男，5岁，学生。2014年4月7日初诊。患者1日前出现壮热、烦渴、手足挛急。现症：壮热汗出，项背强急，手足挛急，口噤不开，甚则角弓反张，腹满便结，口渴喜冷饮，舌质红，苔黄燥，脉弦数。（2014）

答题要求：

（1）根据上述摘要，在答题卡上完成书面分析。

（2）中医病证鉴别：请与痫病相鉴别。

【参考答案】

中医疾病诊断：痉证。

中医证型诊断：阳明热盛证。

中医辨病辨证依据：以壮热、烦渴、手足挛急为主症，辨病为痉证。现症见壮热汗出，项背强急，手足挛急，口噤不开，甚则角弓反张，腹满便结，口渴喜冷饮，舌质红，苔黄燥，脉弦数，辨证为阳明热盛证。阳明胃热亢盛，腑气不通，热盛伤津，筋脉失养。

中医病证鉴别：痫病是一种发作性的神志异常的疾病，其大发作的特点为突然仆倒，昏不知人，口吐涎沫。两目上视，四肢抽搐，或口中如作猪羊声，大多发作片刻即自行苏醒，醒后如常人，鉴别要点是：痫证多为突然发病，其抽搐、痉挛症状发作片刻可自行缓解，既往有类似的发病史；痉证的抽搐、痉挛多呈持续性，不经治疗难以自行恢复，痉证多有发热、头痛等伴发症状。

治法：清泄胃热，增液止痉。

方剂名称：白虎汤合增液承气汤加减。

药物组成、剂量、煎服方法：生石膏（先煎）30g，玄参15g，知母6g，生地15g，麦冬10g,大黄6g,粳米10g,芒硝(溶服)10g,甘草6g。三剂,水煎服。日一剂,早晚分服。

79. 病案(例)摘要:沈某,女,58岁,已婚,农民。2014年6月3日初诊。患者3个月前出现口干、多食易饥,小便有沫,形体消瘦。现症:口渴引饮,能食与便溏并见,精神不振,四肢乏力,体瘦,舌质淡红,苔白而干,脉弱。(2014)

答题要求:

(1) 根据上述摘要,在答题卡上完成书面分析。

(2) 中医病证鉴别:请与瘿病相鉴别。

【参考答案】

中医疾病诊断:消渴(中消)

中医证型诊断:气阴两虚证。

中医辨病辨证依据:以多食易饥,形体消瘦为主症,辨病为消渴。现症口渴引饮,能食与便溏并见,精神不振,四肢乏力,体瘦,舌质淡红,苔白而干,脉弱,辨证为中消之气阴两虚。气阴不足,脾失健运。

中医病证鉴别:两者都可见多食易饥,消瘦等症状。瘿病中气郁化火、阴虚火旺的类型,以情绪激动,多食易饥,形体日渐消瘦,心悸,眼突,颈部一侧或两侧肿大为特征。其中的多食易饥、消瘦,类似消渴病的中消,但眼球突出,颈前瘿肿有形则与消渴有别,且无消渴病的多饮、多尿、尿甜等症。

治法:益气健脾,生津止渴。

方剂名称:七味白术散加减。

药物组成、剂量、煎服方法:黄芪30g,党参30g,白术15g,茯苓10g,怀山药30g,甘草6g,木香6g,藿香9g,葛根15g,麦冬10g,天冬10g。三剂,水煎服。日一剂,早晚分服。

80. 病案(例)摘要:郭某,女,45岁,已婚,工人。2015年4月2日初诊。患者下午低热三年。现症:午后或夜晚发热,口燥咽干,但不多饮,躯干有固定痛处或肿块,面色萎黄或晦暗,舌质有瘀点、瘀斑,脉弦。(2014)

答题要求:

(1) 根据上述摘要,在答题卡上完成书面分析。

(2) 中医病证鉴别:请与外感发热相鉴别。

【参考答案】

中医疾病诊断:内伤发热。

中医证型诊断:血瘀发热证。

中医辨病辨证依据:以下午低热三年为主症,辨病为内伤发热。现症见午后或夜晚发热,口燥咽干,但不多饮,躯干有固定痛处或肿块,面色萎黄或晦暗,舌质有瘀点、瘀斑,脉弦,辨证为血瘀发热证。血行瘀滞,瘀热内生。

中医病证鉴别:内伤发热起病缓慢,病程较长,多为低热,或自觉发热,而体温并不升高，表现为高热者较少。不恶寒，或虽有怯冷，但得衣被则温。常兼见头晕、神疲、自汗、盗汗、脉弱等症。而外感发热表现的特点是：因感受外邪而起，起病较急，病程较短，发热初期大多伴有恶寒，其恶寒得衣被而不减。发热的程度大多较高，发热的类型随病种的不同而有所差异。初起常兼有头身疼痛、鼻塞、流涕、咳嗽、脉浮等表证。外感发热由感受外邪，正邪相争所致，属实证者居多。

治法：活血化瘀。

方剂名称：血府逐瘀汤加减。

药物组成、剂量、煎服方法：当归10g，川芎9g，赤芍10g，生地黄15g，桃仁10g，红花10g，牛膝10g，柴胡6g，枳壳9g，桔梗9g。三剂，水煎服。日一剂，早晚分服。

81. 病案（例）摘要：吴某，男，65岁，已婚，农民。2014年3月14日初诊。患者足部水肿日久伴四肢乏力，倦怠。现症：身肿日久，腰以下为甚，按之凹陷不易恢复，脘腹胀闷，纳减便溏，面色不华，神疲乏力，四肢倦怠，小便短少，舌质淡，苔白腻，脉沉缓。（2014）

答题要求：

（1）根据上述摘要，在答题卡上完成书面分析。

（2）中医病证鉴别：请与鼓胀相鉴别。

【参考答案】

中医疾病诊断：水肿。

中医证型诊断：脾阳虚衰证。

中医辨病辨证依据：以足部水肿伴四肢乏力，倦怠为主症，辨病为水肿。现症见身肿日久，腰以下为甚，按之凹陷不易恢复，脘腹胀闷，纳减便溏，面色不华，神疲乏力，四肢倦怠，小便短少，舌质淡，苔白腻，脉沉缓，辨证为脾阳虚衰证。脾阳不振，运化无权，土不制水。

中医病证鉴别：二病均可见肢体水肿，腹部膨隆。鼓胀的主症是单腹胀大，面色苍黄，腹壁青筋暴露，四肢多不肿，反见瘦削，后期或可伴见轻度肢体浮肿。而水肿则头面或下肢先肿，继及全身，严重时出现腹水，腹部膨隆，面色㿠白，但无腹壁青筋暴露。鼓胀是由于肝、脾、肾功能失调，导致气滞、血瘀、水湿积于腹中。水肿乃肺、脾、肾三脏气化失调，而导致水液泛滥肌肤。

治法：健脾温阳利水。

方剂名称：实脾饮加减。

药物组成、剂量、煎服方法：干姜9g，附子（先煎）10g，草果6g，桂枝9g，白术10g，茯苓15g，泽泻10g，车前子（包煎）15g，木瓜9g，木香5g，厚朴10g，大腹皮9g。三剂，水煎服。日一剂，早晚分服。

82. 病案（例）摘要：张某，男，57岁，已婚，农民。2014年1月4日初诊。患者患胃病五年，近一月胃部隐痛、嘈杂。现症：胃脘隐隐灼痛，似饥而不欲食，

口燥咽干，五心烦热，消瘦乏力，口渴思饮，大便干结，舌红少津，脉细数。(2014)

答题要求：

(1) 根据上述摘要，在答题卡上完成书面分析。

(2) 中医病证鉴别：请与真心痛相鉴别。

【参考答案】

中医疾病诊断：胃痛。

中医证型诊断：胃阴亏耗证。

中医辨病辨证依据：以胃部隐痛、嘈杂为主症，辨病为胃痛。现症见胃脘隐隐灼痛，似饥而不欲食，口燥咽干，五心烦热，消瘦乏力，口渴思饮，大便干结，舌红少津，脉细数，辨证为胃阴亏耗证。胃阴亏耗，胃失濡养。

中医病证鉴别：真心痛是心经病变所引起的心痛证，多见于老年人，为当胸而痛，其多绞痛、闷痛，动辄加重，痛引肩背，常伴心悸气短，汗出肢冷，病情危急。而胃痛多表现为胀痛、隐痛、刺痛，有反复发作史，一般无放射痛，伴有嗳气、泛酸、嘈杂等脾胃症候。

治法：养阴益胃，和中止痛。

方剂名称：一贯煎合芍药甘草汤加减。

药物组成、剂量、煎服方法：沙参9g，麦冬12g，生地15g，枸杞子10g，当归10g，川楝子9g，白芍10g，甘草6g。三剂，水煎服。日一剂，早晚分服。

83. 病案（例）摘要：何某，女，25岁，已婚，会计。2014年4月3日初诊。患者产后2月出现带下量多，有腥臭味。现症：带下量多，色黄白，质黏稠，有臭气，胸闷口腻，纳食较差，带下色白质黏，如豆腐渣状，阴痒，小便黄少，舌苔黄腻，脉濡略数。(2014)

答题要求：

(1) 根据上述摘要，在答题卡上完成书面分析。

(2) 中医病证鉴别：请与阴疮相鉴别。

【参考答案】

中医疾病诊断：带下病（带下过多）。

中医证型诊断：湿热下注证。

中医辨病辨证依据：以带下量多，有腥臭味为主症，辨病为带下病。现症见带下量多，色黄白，质黏稠，有臭气，胸闷口腻，纳食较差，带下色白质黏，如豆腐渣状，阴痒，小便黄少，舌苔黄腻，脉濡略数，辨证为湿热下注证。湿热蕴结于下，损伤任带二脉。

中医病证鉴别：阴疮见阴户有红肿热痛，或结块坚硬，甚则溃腐化脓。带下过多则见带下量明显增多，色、质、气味异常。或伴有全身或局部症状者。

治法：清利湿热。

方剂名称：止带方加减。

药物组成、剂量、煎服方法：猪苓10g，茯苓10g，车前子（包煎）15g，泽泻10g，茵陈10g，赤芍10g，丹皮10g，黄柏9g，栀子9g，牛膝10g。三剂，水煎服。日一剂，早晚分服。

84. 病案（例）摘要：郑某，男，33岁，已婚，设计师。2014年6月5日初诊。患者一月前受凉后咳嗽，咳痰量多。现症：咳嗽反复发作，咳声重浊，痰多，因痰而嗽，痰出咳平，痰黏腻，色白，每于早晨或食后则咳甚痰多，进甘甜油腻食物加重，胸闷脘痞，呕恶食少，体倦，大便时溏，舌苔白腻，脉濡滑。(2014)

答题要求：

(1) 根据上述摘要，在答题卡上完成书面分析。

(2) 中医病证鉴别：请与喘证相鉴别。

【参考答案】

中医疾病诊断：咳嗽。

中医证型诊断：痰湿蕴肺证。

中医辨病辨证依据：以咳嗽，咳痰量多为主症，辨病为咳嗽。现症见咳嗽反复发作，咳声重浊，痰多，因痰而嗽，痰出咳平，痰黏腻，色白，每于早晨或食后则咳甚痰多，进甘甜油腻食物加重，胸闷脘痞，呕恶食少，体倦，大便时溏，舌苔白腻，脉濡滑，辨证为痰湿蕴肺证。脾湿生痰，上渍于肺，壅遏肺气。

中医病证鉴别：咳嗽与喘证均为肺气上逆之病证，临床上也常见咳、喘并见，但咳嗽以气逆有声，咳吐痰液为主，喘证以呼吸困难，甚则不能平卧为临床特征。

治法：燥湿化痰，理气止咳。

方剂名称：二陈平胃散合三子养亲汤加减。

药物组成、剂量、煎服方法：半夏9g，陈皮10g，茯苓9g，苍术10g，川朴9g，杏仁10g，佛耳草15g，紫菀10g，款冬花10g。三剂，水煎服。日一剂，早晚分服。

85. 病案（例）摘要：孙某，男，80岁，已婚，退休工人。2014年5月10日初诊。患者头晕10年，2小时前出现一侧肢体麻木，言謇语塞。现症：平素头晕耳鸣、腰酸，突然发生口眼歪斜，言语不利，手指瞤动，半身不遂，舌质红，苔腻，脉弦细数。(2014)

答题要求：

(1) 根据上述摘要，在答题卡上完成书面分析。

(2) 中医病证鉴别：请与痉证相鉴别。

【参考答案】

中医疾病诊断：中风（中经络）。

中医证型诊断：阴虚风动证。

中医辨病辨证依据：以一侧肢体麻木，言謇语塞为主症，辨病为中风。现症见平素头晕耳鸣、腰酸，突然发生口眼歪斜，言语不利，手指瞤动，半身不遂，舌质红，苔腻，脉弦细数，辨证为中经络之阴虚风动证。肝肾阴虚，风阳内动，风痰瘀阻经络。

中医病证鉴别：痉证以四肢抽搐、项背强直甚至角弓反张为主症，发病时也可伴有神昏，需与中风闭证相鉴别。但痉证之神昏多出现在抽搐之后，而中风多在起病时即有神昏，而后可以出现抽搐。痉证抽搐时间长，中风抽搐时间短。痉证患者无半身不遂、口眼㖞斜等症状。

治法：滋阴潜阳，息风通络。

方剂名称：镇肝息风汤加减。

药物组成、剂量、煎服方法：白芍15g，玄参15g，天冬10g，枸杞子10g，龙骨（先煎）30g，牡蛎（先煎）30g，龟板（先煎）20g，代赭石（先煎）30g，牛膝15g，当归10g，天麻9g，钩藤（后下）12g。三剂，水煎服。日一剂，早晚分服。

86. 病案（例）摘要：冯某，男，20岁，未婚，学生。2014年6月18日初诊。患者1天前出现腹部胀痛，伴胃脘痞满。现症：腹部胀痛，烦渴引饮，大便秘结，潮热汗出，小便短黄，舌质红，苔黄燥，脉滑数。（2014）

答题要求：

（1）根据上述摘要，在答题卡上完成书面分析。

（2）中医病证鉴别：请与胃痛相鉴别。

【参考答案】

中医疾病诊断：腹痛。

中医证型诊断：湿热壅滞证。

中医辨病辨证依据：以腹部胀痛伴胃脘痞满为主症，辨病为腹痛。现症见腹部胀痛，烦渴引饮，大便秘结，潮热汗出，小便短黄，舌质红，苔黄燥，脉滑数，辨证为湿热壅滞证。湿热内结，气机壅滞，腑气不通。

中医病证鉴别：胃处腹中，与肠相连，腹痛常伴有胃痛的症状，胃痛亦时有腹痛的表现，常需鉴别。胃痛部位在心下胃脘之处，常伴有恶心、嗳气等胃病见症，腹痛部位在胃脘以下，上述症状在腹痛中较少见。

治法：泄热通腑，行气导滞。

方剂名称：大承气汤加减。

药物组成、剂量、煎服方法：大黄（后下）10g，芒硝（溶服）15g，厚朴10g，枳实9g。三剂，水煎服。日一剂，早晚分服。

87. 病案（例）摘要：陈某，女，68岁，2013年10月21日初诊。患者久病体虚，近期出现尿中带血，无尿痛。现症：久病尿血，甚或见齿衄、肌衄，食少，体倦乏力，气短声低，面色不华，舌质淡，脉细弱。（2014）

答题要求：

（1）根据上述摘要，在答题卡上完成书面分析。

（2）中医病证鉴别：请与血淋相鉴别。

【参考答案】

中医疾病诊断：血证（尿血）。

中医证型诊断：脾不统血证。

中医辨病辨证依据：以尿中带血，无尿痛为主症，辨病为血证之尿血。现症见久病尿血，甚或见齿衄、肌衄，食少，体倦乏力，气短声低，面色不华，舌质淡，脉细弱，辨证为脾不统血证。中气亏虚，统血无力，血渗膀胱。

中医病证鉴别：血淋和尿血均表现为血由尿道而出，两者以小便时痛与不痛为鉴别要点，不痛者为尿血，痛（滴沥刺痛）者为血淋。

治法：补中健脾，益气摄血。

方剂名称：归脾汤加减。

药物组成、剂量、煎服方法：党参20g，茯苓15g，白术15g，甘草6g，当归15g，黄芪30g，酸枣10g，远志10g，龙眼肉20g，木香6g，熟地15g，阿胶（烊化）10g，仙鹤草10g，槐花15g。三剂，水煎服。日一剂，早晚分服。

88. 病案（例）摘要：虞某，女，46岁，教师。2014年4月21日初诊。患者一月前暴怒后出现失眠，彻夜不寐。现症：不寐多梦，甚则彻夜不眠，急躁易怒，伴有头晕头胀，目赤耳鸣，口干而苦，不思饮食，便秘溲赤，舌红苔黄，脉弦而数。（2014）

答题要求：

（1）根据上述摘要，在答题卡上完成书面分析。

（2）中医病证鉴别：请与一时性失眠、生理性少寐相鉴别。

【参考答案】

中医疾病诊断：不寐。

中医证型诊断：肝火扰心证。

中医辨病辨证依据：以失眠，彻夜不寐为主症，辨病为不寐。现症见不寐多梦，甚则彻夜不眠，急躁易怒，伴有头晕头胀，目赤耳鸣，口干而苦，不思饮食，便秘溲赤，舌红苔黄，脉弦而数，辨证为肝火扰心证。肝郁化火，上扰心神。

中医病证鉴别：不寐是指单纯以失眠为主症，表现为持续的、严重的睡眠困难。若因一时性情志影响或生活环境改变引起的暂时性失眠不属病态。至于老年人少寐早醒，亦多属生理状态。

治法：疏肝泻火，镇心安神。

方剂名称：龙胆泻肝汤加减。

药物组成、剂量、煎服方法：龙胆草10g，黄芩10g，栀子9g，泽泻10g，车前子（包煎）10g，当归10g，生地15g，柴胡6g，甘草6g，生龙骨（先煎）30g，生牡蛎（先煎）20g，灵磁石（先煎）20g。三剂，水煎服。日一剂，早晚分服。

89. 病案（例）摘要：陈某，女，59岁，已婚，会计。2014年6月10日初诊。患者平素体虚，咳嗽吐痰，气短懒言10余年。现症：咳嗽无力，痰液清稀，短气

自汗，声音低怯，时寒时热，平素易于感冒，面白。(2014)

答题要求：

(1) 根据上述摘要，在答题卡上完成书面分析。

(2) 中医病证鉴别：请与肺痨相鉴别。

【参考答案】

中医疾病诊断：虚劳。

中医证型诊断：肺气虚证。

中医辨病辨证依据：以咳嗽吐痰，气短懒言为主症，辨病为虚劳。现症见咳嗽无力，痰液清稀，短气自汗，声音低怯，时寒时热，平素易于感冒，面白，辨证为肺气虚证。肺气不足，表虚不固。

中医病证鉴别：肺痨系正气不足而被痨虫侵袭所致，主要病位在肺，具有传染性，以阴虚火旺为其病理特点，以咳嗽、咳痰、咯血、潮热、盗汗、消瘦为主要临床症状；而虚劳则由多种原因所导致，久虚不复，病程较长，无传染性，以脏腑气血阴阳亏虚为其基本病机，分别出现五脏气血阴阳亏虚的多种症状。

治法：补肺益气。

方剂名称：补肺汤加减。

药物组成、剂量、煎服方法：人参30g，黄芪30g，沙参15g，熟地15g，五味子6g，百合10g。三剂，水煎服。日一剂，早晚分服。

90. 病案（例）摘要：常某，男，35岁，已婚，教师。2014年2月3日初诊。患者2年前出现胸闷，心悸气短，常劳累后发作。现症：心悸不安，胸闷气短，动则尤甚，面色苍白，形寒肢冷，舌淡苔白，脉沉细无力。(2014)

答题要求：

(1) 根据上述摘要，在答题卡上完成书面分析。

(2) 中医病证鉴别：请与奔豚相鉴别。

【参考答案】

中医疾病诊断：心悸。

中医证型诊断：心阳不振证。

中医辨病辨证依据：以胸闷，心悸气短为主症，辨病为心悸。现症见心悸不安，胸闷气短，动则尤甚，面色苍白，形寒肢冷，舌淡苔白，脉沉细无力，辨证为心阳不振证。心阳虚衰，无以温养心神。

中医病证鉴别：奔豚发作之时，亦觉心胸躁动不安。本病与心悸的辨别要点为：心悸为心中剧烈跳动，发自于心；奔豚乃上下冲逆，发自少腹。

治法：温补心阳，安神定悸。

方剂名称：桂枝甘草龙骨牡蛎汤合参附汤加减。

药物组成、剂量、煎服方法：桂枝15g，制附片（先煎）15g，人参30g，黄芪20g，麦冬15g，枸杞10g，炙甘草6g，龙骨（先煎）30g，生牡蛎（先煎）30g。三剂，水煎服。日一剂，早晚分服。

91. 病案（例）摘要：邓某，男，37岁，已婚，农民。2014年1月15日初诊。患者1周前劳累后出现便血，伴少气乏力。现症：便血色紫暗，食少、体倦、面色萎黄，心悸少寐，舌质淡，脉细。（2014）

答题要求：

（1）根据上述摘要，在答题卡上完成书面分析。

（2）中医病证鉴别：请与痔疮相鉴别。

【参考答案】

中医疾病诊断：血证（便血）。

中医证型诊断：气虚不摄证。

中医辨病辨证依据：以劳累后便血，伴少气乏力为主症，辨病为血证之便血。现症见便血色紫暗，食少、体倦、面色萎黄，心悸少寐，舌质淡，脉细，辨证为气虚不摄证。中气亏虚，气不摄血，血溢胃肠。

中医病证鉴别：痔疮属外科疾病，其大便下血特点为便时或便后出血，常伴有肛门异物感或疼痛，做肛门直肠检查时，可发现内痔或外痔。与内科所论之便血不难鉴别。

治法：益气摄血。

方剂名称：归脾汤加减。

药物组成、剂量、煎服方法：党参30g，茯苓15g，白术15g，甘草6g，当归15g，黄芪30g，酸枣仁9g，远志10g，龙眼肉20g，木香9g，阿胶（烊化）10g，地榆15g，槐花15g，仙鹤草10g。三剂，水煎服。日一剂，早晚分服。

92. 病案（例）摘要：焦某，男，28岁，已婚，司机。2014年1月2日初诊。患者六个月前醉酒后出现皮肤、巩膜黄染，小便黄。现症：身目发黄，黄色鲜明，上腹、右胁胀闷疼痛，牵引肩背，身热不退，或寒热往来，口苦咽干，呕吐呃逆，尿黄赤，大便秘，舌红苔黄，脉弦滑数。（2014）

答题要求：

（1）根据上述摘要，在答题卡上完成书面分析。

（2）中医病证鉴别：请与萎黄相鉴别。

【参考答案】

中医疾病诊断：黄疸。

中医证型诊断：胆腑郁热证。

中医辨病辨证依据：以皮肤巩膜黄染为主症，辨病为黄疸。现症见身目发黄，黄色鲜明，上腹、右胁胀闷疼痛，牵引肩背，身热不退，或寒热往来，口苦咽干，呕吐呃逆，尿黄赤，大便秘，舌红苔黄，脉弦滑数，辨证为胆腑郁热证。湿热砂石郁滞，脾胃不和，肝胆失疏。

中医病证鉴别：黄疸与萎黄均可出现身黄，黄疸发病与感受外邪、饮食劳倦或病后有关；其病机为湿滞脾胃，肝胆失疏，胆汁外溢；其主症为身黄、目黄、小便黄。萎黄之病因与饥饱劳倦、食滞虫积或病后失血有关；其病机为脾胃虚弱，气血不足，肌肤失养；其主症为肌肤萎黄不泽，目睛及小便不黄，常伴头昏倦怠、心悸少寐、纳少便溏等症状。

治法：疏肝泄热，利胆退黄。

方剂名称：大柴胡汤加减。

药物组成、剂量、煎服方法：柴胡9g，黄芩10g，半夏9g，大黄10g，枳实9g，佛手9g，郁金10g，茵陈15g，山栀10g，白芍10g，甘草6g。三剂，水煎服。日一剂，早晚分服。

93. 病案（例）摘要：陈某，男，56岁，已婚，农民。2014年2月4日初诊。患者吸烟史30余年，近期出现呛咳、胸疼，痰中带血。现症：咳嗽痰中带血，甚则咳血不止，胸痛，心烦寐差，低热盗汗，或热势壮盛，久稽不退，口渴，大便干结，舌质红，舌苔黄，脉细数。(2014)

答题要求：

（1）根据上述摘要，在答题卡上完成书面分析。

（2）中医病证鉴别：请与肺痈相鉴别。

【参考答案】

中医疾病诊断：肺癌。

中医证型诊断：阴虚热毒证。

中医辨病辨证依据：以长期吸烟，近期出现呛咳、胸疼，痰中带血为主症，辨病为癌病之肺癌。现症见咳嗽痰中带血，甚则咳血不止，胸痛，心烦寐差，低热盗汗，或热势壮盛，久稽不退，口渴，大便干结，舌质红，舌苔黄，脉细数，辨证为阴虚热毒证。肺阴亏虚，热毒炽盛。

中医病证鉴别：肺痈患者也可有咳嗽、咳痰、发热的临床表现，应注意鉴别。典型的肺痈是急性发病，高热，寒战，咳嗽，咳吐大量脓臭痰，痰中可带血，伴有胸痛；肺癌发病较缓，热势一般不高，呛咳，咳痰不爽或痰中带血，伴见神疲乏力、消瘦等全身症状。肺癌患者在感受外邪时，也可出现高热、咳嗽加剧等症，此时更应详细询问病史，四诊合参，并借助肺部X线检查、痰和血的病原体检查、痰脱落细胞学检查等实验室检查加以鉴别。

治法：养阴清热，解毒散结。

方剂名称：沙参麦冬汤合五味消毒饮加减。

药物组成、剂量、煎服方法：沙参10g，玉竹10g，麦冬15g，甘草6g，桑叶9g，天花粉15g，金银花15g，野菊花15g，蒲公英15g，紫花地丁30g，紫背天葵30g。三剂，水煎服。日一剂，早晚分服。

94. 病案（例）摘要：何某，女，44岁，已婚，教师。2014年4月23日初诊。患者平素暴躁，1天前生气后出现头痛胀痛，心烦。现症：头昏胀痛，两侧为重，

心烦易怒，夜寐不宁，口苦面红，舌红苔黄，脉弦数。（2014）

答题要求：

(1) 根据上述摘要，在答题卡上完成书面分析。

(2) 中医病证鉴别：请与眩晕相鉴别。

【参考答案】

中医疾病诊断：头痛。

中医证型诊断：肝阳上亢证。

中医辨病辨证依据：以为头痛胀痛主症，辨病为头痛。现症见头昏胀痛，两侧为重，心烦易怒，夜寐不宁，口苦面红，舌红苔黄，脉弦数，辨证为肝阳上亢证。肝失条达，气郁化火，阳亢风动。

中医病证鉴别：头痛与眩晕可单独出现，也可同时出现，二者对比，头痛之病因有外感与内伤两方面，眩晕则以内伤为主。临床表现，头痛以疼痛为主，实证较多；而眩晕则以昏眩为主，虚证较多。

治法：平肝潜阳息风。

方剂名称：天麻钩藤饮加减。

药物组成、剂量、煎服方法：天麻9g，钩藤（后下）12g，石决明（先煎）15g，山栀9g，黄芩10g，丹皮15g，桑寄生15g，杜仲15g，牛膝10g，益母草15g，白芍15g，夜交藤15g，茯神15g。三剂，水煎服。日一剂，早晚分服。

95. 病案（例）摘要：常某，男，61岁，已婚，干部。2014年3月12日初诊。患者形体肥胖，半年前淋雨后出现胸闷疼痛，咳嗽痰多。现症：胸闷重而心痛微，痰多气短，肢体沉重，形体肥胖，遇阴雨天易发作或加重，伴有倦怠乏力，纳呆便溏，咳吐痰涎，舌体胖大且边有齿痕，苔浊腻，脉滑。（2014）

答题要求：

(1) 根据上述摘要，在答题卡上完成书面分析。

(2) 中医病证鉴别：请与真心痛相鉴别。

【参考答案】

中医疾病诊断：胸痹。

中医证型诊断：痰浊闭阻证。

中医辨病辨证依据：以胸闷疼痛为主症，辨病为胸痹。现症见胸闷重而心痛微，痰多气短，肢体沉重，形体肥胖，遇阴雨天易发作或加重，伴有倦怠乏力，纳呆便溏，咳吐痰涎，舌体胖大且边有齿痕，苔浊腻，脉滑，辨证为痰浊闭阻证。痰浊盘踞，胸阳失展，气机痹阻，脉络阻滞。

中医病证鉴别：真心痛乃胸痹的进一步发展，症见心痛剧烈，甚至持续不解，伴有汗出、肢冷、面白、唇紫、手足青至节，脉微或结代等的危重急症。

治法：通阳泄浊，豁痰宣痹。

方剂名称：瓜蒌薤白半夏汤合涤痰汤加减。

药物组成、剂量、煎服方法：瓜蒌20g，薤白9g，半夏9g，胆南星10g，竹茹10g，人参20g，茯苓15g，甘草6g，石菖蒲6g，陈皮15g，枳实10g。三剂，水煎服。日一剂，早晚分服。

96. 病案（例）摘要：褚某，女，58岁，已婚，工人。2014年1月19日初诊。患者一日前受寒后突然出现心痛如绞，心悸，面色苍白。现症：猝然心痛如绞，心痛彻背，喘不得卧，多因气候骤冷或骤感风寒而发病，伴形寒，甚则手足不温，冷汗自出，胸闷气短，心悸，面色苍白，苔薄白，脉沉紧。（2014）

答题要求：

（1）根据上述摘要，在答题卡上完成书面分析。

（2）中医病证鉴别：请与真心痛相鉴别。

【参考答案】

中医疾病诊断：胸痹。

中医证型诊断：寒凝血脉证。

中医辨病辨证依据：以心痛如绞，心悸，面色苍白为主症，辨病为胸痹。现症见猝然心痛如绞，心痛彻背，喘不得卧，多因气候骤冷或骤感风寒而发病，伴形寒，甚则手足不温，冷汗自出，胸闷气短，心悸，面色苍白，苔薄白，脉沉紧，辨证为寒凝血脉证。素体阳虚，阴寒凝滞，气血瘀阻，心阳不振。

中医病证鉴别：真心痛乃胸痹的进一步发展，症见心痛剧烈，甚至持续不解，伴有汗出、肢冷、面白、唇紫、手足青至节，脉微或结代等的危重急症。

治法：辛温散寒，宣通心阳。

方剂名称：枳实薤白桂枝汤合当归四逆汤加减。

药物组成、剂量、煎服方法：桂枝15g，细辛6g，薤白15g，瓜蒌20g，当归15g，白芍15g，甘草6g，枳实9g，厚朴10g，大枣15g。三剂，水煎服。日一剂，早晚分服。

97. 病案（例）摘要：王某，男，68岁，已婚，退休干部。2013年3月4日初诊。患者患高血压病十余年。两小时前突然昏仆，不省人事，牙关紧闭，口噤不开，两手握固。现症：大小便闭，肢体强痉。兼见面白唇紫，四肢不温，静而不烦，痰涎壅盛，苔白腻，脉沉滑缓。（2013）

答题要求：

（1）根据上述摘要，在答题卡上完成书面分析。

（2）中医病证鉴别：请与厥证相鉴别。

【参考答案】

中医疾病诊断：中风（闭证）。

中医证型诊断：痰浊瘀闭证。

中医辨病辨证依据：以突然昏仆，不省人事，牙关紧闭，口噤不开，两手握固为主症，辨病为中风（闭证）。现症见大小便闭，肢体强痉。兼见面白唇紫，四肢不温，静而不烦，痰涎壅盛苔白腻，脉沉滑缓辨证为痰浊瘀闭。痰浊偏盛，上壅清窍，内蒙心神,神机闭塞。

中医鉴别诊断:厥证与中风闭证颇为相似,都有突然昏仆、不省人事之表现。一般而言,厥证神昏时间短暂,发作时常伴有四肢逆冷,移时多可自行苏醒,醒后无半身不遂、口眼㖞斜、言语不利等表现。

治法:化痰息风,宣郁开窍。

方剂名称:涤痰汤加减。

药物组成、剂量、煎服法:半夏12g,茯苓10g,橘红9g,竹茹9g,郁金6g,石菖蒲6g,胆星3g,天麻6g,钩藤(后下)6g,僵蚕10g。三剂,水煎服。日一剂,早晚分服。

98. 病案(例)摘要:郑某,女,45岁,已婚,家庭主妇。2013年11月12日初诊。患者一个月前出现心悸不宁,善惊易恐,坐卧不安。现症:不寐多梦而易惊醒,恶闻声响,食少纳呆,舌苔薄白,脉细略数。(2013)

答题要求:

(1) 根据上述摘要,在答题卡上完成书面分析。

(2) 中医病证鉴别:请与奔豚相鉴别。

【参考答案】

中医疾病诊断:心悸。

中医证型诊断:心虚胆怯证。

中医辨病辨证依据:以心悸不宁,善惊易恐,坐卧不安为主症,辨病为心悸。现症见不寐多梦而易惊醒,恶闻声响,食少纳呆,舌苔薄白,脉略细数,辨证为心虚胆怯证。气血亏损,心虚胆怯,心神失养。

中医病证鉴别:奔豚发作时,亦觉心胸躁动不安。本病与心悸的鉴别要点为心悸为心中剧烈跳动,发自于心;奔豚乃上下冲逆,发自少腹。

治法:镇惊定志,养心安神。

方剂名称:安神定志丸加减。

药物组成、剂量、煎服法:琥珀(研末冲服)9g,酸枣仁10g,茯苓30g,茯神30g,人参30g,远志30g,龙齿(先煎)15g,山药15g,天冬10g,生地6g,熟地6g,肉桂9g,五味子9g。上药为末,炼蜜为丸,如梧桐子大,辰砂为衣。日三服,每服6g,开水送下。

99. 病案(例)摘要:于某,男,54岁,已婚,农民。2013年12月13日初诊。患者肺痨病日久,咳逆少气,痰中或见夹血,血色暗淡。潮热、形寒、自汗、盗汗。现症见声嘶失音,面浮肢肿,心慌,唇紫,肢冷,五更腹泻,口舌生糜,大肉尽脱,滑精、阳痿,舌光质红少津,脉微细而数。(2013)

答题要求:

(1) 根据上述摘要,在答题卡上完成书面分析。

(2) 中医病证鉴别:请与虚劳相鉴别。

【参考答案】

中医疾病诊断：肺痨。

中医证型诊断：阴阳两虚证。

中医辨病辨证依据：以肺痨病日久，咳逆少气，痰中或见夹血，血色暗淡，潮热、形寒、自汗、盗汗为主症，辨病为肺痨。现症见声嘶失音，面浮肢肿，心慌，唇紫，肢冷，五更腹泻，口舌生糜，大肉尽脱，滑精、阳痿，舌光质红少津，脉微细而数，辨证为阴阳两虚。阴伤及阳，精气虚竭，肺、脾、肾俱损。

中医病证鉴别：肺痨与虚劳均为慢性虚损性疾患。但肺痨具有传染特点，是一个独立的慢性传染性疾病，有其发生发展及传变规律；虚劳病缘内伤亏损，是多种慢性疾病虚损证候的总称。肺痨病位主要在肺，不同于虚劳的五脏并重，以肾为主；肺痨的病理主在阴虚，不同于虚劳的阴阳并重。

治法：滋阴补阳。

方剂名称：补天大造丸加减。

药物组成、剂量、煎服法：人参60g，黄芪90g，白术90g，当归45g，山药45g、阿胶30g，山茱萸60g，麦冬60g，枸杞子60g，生地120g，河车粉（兑服）30g，五味子90g，鹿角（熬膏）500g、龟板（熬膏）240g。以龟鹿胶和药，加炼蜜为丸。每早开水送下12g。

100. 病案（例）摘要：王某，男，65岁，已婚，退休工人。2013年8月15日初诊。患者十年前出现关节肌肉疼痛、酸楚游走不定，三天前因淋雨加重。现症：关节疼痛，屈伸不利，兼有恶风，发热，苔薄白，脉浮缓。(2013)

答题要求：

（1）根据上述摘要，在答题卡上完成书面分析。

（2）中医病证鉴别：请与痿证相鉴别。

【参考答案】

中医疾病诊断：痹证。

中医证型诊断：行痹。

中医辨病辨证依据：以关节肌肉疼痛、酸楚游走不定为主症，辨病为痹证。现症见关节疼痛，屈伸不利，兼有恶风发热，舌苔薄白，脉浮缓，辨证为行痹。风邪兼夹寒湿，留滞经脉，痹阻气血。

中医病证鉴别：鉴别要点首先在于痛与不痛，痹证以关节疼痛为主，而痿证则以肢体力弱，无疼痛症状；其次要观察肢体的活动障碍，痿证是无力运动，痹证是因疼痛而影响活动；再者，部分痿证病初即有肌肉萎缩，而痹证则是由于疼痛或关节僵直不能活动，日久废而不用导致的肌肉萎缩。

治法：祛风通络，散寒除湿。

方剂名称：防风汤加减。

药物组成、剂量及煎服法：防风15g，麻黄6g，桂枝10g，葛根10g，当归10g，茯苓6g，生姜10g，大枣9g，甘草6g。三剂，水煎服。每日一剂，早晚分服。

101. 病案（例）摘要：孙某，女48岁，已婚，农民。2013年2月16日初诊。患者半年前出现不易入睡，多梦易醒，心悸健忘。现症：神疲食少，伴头晕目眩，四肢倦怠，腹胀便秘，面色少华，舌淡苔薄，脉细无力。(2013)

答题要求：

(1) 根据上述摘要，在答题卡上完成书面分析。

(2) 中医病证鉴别：请与一时性失眠相鉴别。

【参考答案】

中医疾病诊断：不寐。

中医证型诊断：心脾两虚证。

中医辨病与辨证依据：以多梦易醒，心悸健忘为主症，辨病为不寐。现症见神疲食少，伴头晕目眩，四肢倦怠，腹胀便秘，面色少华，舌淡苔薄，脉细无力，辨证为心脾两虚证。脾虚血亏，心神失养，神不安舍。

中医病证鉴别：不寐与一时性失眠有相似之处。一时性失眠有明显的诱因，如饮食不消，压力太大等，失眠症状持续时间较短，且无其他不适，不属病态。心脾两虚之不寐，持续时间较长，且有食欲不振，头晕乏力，肢倦神疲等表现。

治法：补益心脾，养血安神。

方剂名称：归脾汤加减。

药物组成、剂量及煎服法：白术9g，茯神9g，黄芪12g，龙眼肉12g，酸枣仁12g，人参6g，木香6g，甘草3g，当归9g，远志6g。三剂，水煎服。日一剂，早晚分服。

102. 病案（例）摘要：霍某，女，65岁，已婚，退休工人。2013年1月16日初诊。患者半年前出现心悸而痛，胸闷气短，动则更甚。现症：自汗，面色㿠白，神倦怯寒，四肢欠温或肿胀，舌质淡胖，边有齿痕，苔白腻，脉沉细迟。(2013)

答题要求：

(1) 根据上述摘要，在答题卡上完成书面分析。

(2) 中医病证鉴别：请与真心痛相鉴别。

【参考答案】

中医疾病诊断：胸痹。

中医证型诊断：心肾阳虚证。

中医辨病与辨证依据：以心悸而痛，胸闷气短，动则更甚为主症，辨病为胸痹。现症见自汗，面色㿠白，神倦怯寒，四肢欠温或肿胀，舌质淡胖，边有齿痕，苔白腻，脉沉细迟，辨证为心肾阳虚证。阳气虚衰，胸阳不振，气机痹阻，血行瘀滞。

中医病证鉴别：真心痛乃胸痹的进一步发展，症见心痛剧烈，甚则持续不解，伴有汗出、肢冷、面白、唇紫、手足青至节、脉微或结代等危重证候。

治法：温补阳气，振奋心阳。

方剂名称：参附汤合右归饮加减。

药物组成、剂量及煎服法：人参10g，熟地30g，仙灵脾10g，山茱萸10g，补骨脂

15g，制附子（先煎）9g，肉桂3g，炙甘草3g。三剂，水煎服。日一剂，早晚分服。

103. 病案（例）摘要：于某，男，45岁，已婚，工人。2013年9月17日初诊。患者反复发痫不愈。现症：神疲乏力，心悸气短，失眠多梦，面色苍白，体瘦纳呆，大便溏薄，舌质淡，苔白腻，脉沉细而弱。(2013)

答题要求：

（1）根据上述摘要，在答题卡上完成书面分析。

（2）中医病证鉴别：与厥证相鉴别。

【参考答案】

中医疾病诊断：痫病。

中医证型诊断：心脾两虚证。

中医辨病与辨证依据：以反复发痫不愈为主症，辨病为痫病。现症见神疲乏力，心悸气短，失眠多梦，面色苍白，体瘦纳呆，大便溏薄，舌质淡，苔白腻，脉沉细而弱，辨证为心脾两虚证。痫发日久，耗伤气血，心脾两伤，心神失养。

中医病证鉴别：厥证除见突然仆倒，昏不知人主症外，还有面色苍白，四肢厥冷，或见口噤，握拳，手指拘急，而无两目上视，口吐白沫，四肢抽搐和病作怪叫之见症，临床上不难鉴别。

治法：补益气血，健脾宁心。

方剂名称：六君子汤合归脾汤加减。

药物组成、剂量及煎服法：人参10g，茯苓12g，白术9g，炙甘草3g，陈皮6g，姜半夏6g，当归9g，丹参6g，熟地10g，酸枣仁10g，远志3g，五味子9g。三剂，水煎服。日一剂，早晚分服。

104. 病案（例）摘要：吴某，男，45岁，已婚，农民。2013年10月29日初诊。半年前出现喉中痰涎壅盛，鸣声如吹哨笛。现症：喘急胸满，但坐不得卧，咯痰黏腻难出，无明显寒热倾向，面色青暗，起病多急，常倏忽来去，发前自觉鼻、咽、眼、耳发痒，喷嚏，鼻塞，流涕，胸部憋塞，随之迅即发作，舌苔厚浊，脉滑实。(2013)

答题要求：

（1）根据上述摘要，在答题卡上完成书面分析。

（2）中医病证鉴别：请与喘证相鉴别。

【参考答案】

中医疾病诊断：哮病。

中医证型诊断：风痰哮证。

中医辨病与辨证依据：以喉中痰涎壅盛，鸣声如吹哨笛为主症，辨病为哮病。现症见喘急胸满，但坐不得卧，咯痰黏腻难出，无明显寒热倾向，面色青暗，起病多急，常倏忽来去，发前自觉鼻、咽、眼、耳发痒，喷嚏，鼻塞，流涕，胸部憋塞，随之迅即发作，舌苔厚浊，脉滑实，辨证为风痰哮证。痰浊伏肺，风邪引触，肺气郁闭，升降失司。

中医病证鉴别：哮病和喘证都有呼吸气促、困难的表现。哮必兼喘，喘未必兼哮。哮指声响言，为喉中有哮鸣音，是一种反复发作的独立性疾病；喘是指气息言，为呼吸气促困难，是多种肺系急慢性疾病的一个症状。

治法：祛风涤痰，降气平喘。

方剂名称：华盖散合三子养亲汤加味。

药物组成、剂量及煎服法：炒白芥子9g，炒紫苏子9g，炒莱菔子9g，麻黄6g，杏仁10g，僵蚕9g，厚朴6g，半夏6g，陈皮6g，茯苓6g，桑白皮6g，甘草3g。三剂，水煎服。日一剂，早晚分服。

105. 病案（例）摘要：靳某，女，28岁，已婚，职员。2013年7月26日初诊。两天前因吃烧烤，喝冷饮，腹痛肠鸣，泻下粪便臭如败卵。现症：泻后痛减，脘腹胀痛，嗳腐酸臭，不思饮食，舌苔垢浊，脉滑实。(2013)

答题要求：

（1）根据上述摘要，在答题卡上完成书面分析。

（2）中医病证鉴别：请与痢疾相鉴别。

【参考答案】

中医疾病诊断：泄泻。

中医证型诊断：食滞肠胃证。

中医辨病与辨证依据：以腹痛肠鸣，泻下粪便臭如败卵为主症，辨病为泄泻。现症见泻后痛减，脘腹胀痛，嗳腐酸臭，不思饮食，舌苔垢浊，脉滑实，辨证为食滞肠胃证。宿食内停，阻滞胃肠，传化失司。

中医病证鉴别：泄泻以排便次数增多，粪便稀溏，甚至如水样，或完谷不化为主症，大便不带脓血，也无里急后重，或无腹痛。而痢疾以腹痛、里急后重、痢下赤白脓血为特征。

治法：消食导滞，和中止泻。

方剂名称：保和丸加减。

药物组成、剂量及煎服法：山楂10g，莱菔子9g，神曲6g，半夏6g，陈皮10g，茯苓6g，连翘3g，谷芽15g，麦芽12g。三剂，水煎服。日一剂，早晚分服。

106. 病案（例）摘要：张某，男，47岁，工人。2013年11月20日初诊。患者两年前出现咳促气涌，胸部胀痛。现症：咳嗽痰多，质黏色黄，伴有胸中烦热，身热，有汗，口渴喜冷饮，面赤，咽干，大便或秘，舌质红苔薄黄，脉滑数。

答题要求：

（1）根据上述摘要，在答题卡上完成书面分析。

（2）中医病证鉴别：请与哮病相鉴别。

【参考答案】

中医疾病诊断：喘证。

中医证型诊断：痰热郁肺证。

中医辨病与辨证依据：以咳促气涌，胸部胀痛为主症，辨病为喘证。现症见咳嗽痰多，质黏色黄，伴有胸中烦热，身热，有汗，口渴喜冷饮，面赤，咽干，大便或秘，舌质红苔薄黄，脉滑数，辨证为痰热郁肺证。邪热蕴肺，蒸液成痰，痰热壅滞，肺失清肃。

中医病证鉴别：哮病和喘证都有呼吸气促、困难的表现。哮必兼喘，喘未必兼哮。哮指声响言，为喉中有哮鸣音，是一种反复发作的独立性疾病；喘是指气息言，为呼吸气促困难，是多种肺系急慢性疾病的一个症状。

治法：清热化痰，宜肺平喘。

方剂名称：桑白皮汤加减。

药物组成、剂量及煎服法：桑白皮 10g，黄芩 6g，知母 6g，贝母 9g，射干 6g，瓜蒌皮 6g，前胡 9g，地龙 9g。三剂，水煎服。日一剂，早晚分服。

107. 病案（例）摘要：项某，男，78 岁，已婚，退休教师。2013 年 4 月 2 日初诊。患者 1 天前受凉出现发热，鼻塞，微恶风寒。现症：身热，微恶风寒，少汗，头昏，心烦，口干，干咳少痰，舌红少苔，脉细数。（2013）

答题要求：

（1）根据上述摘要，在答题卡上完成书面分析。

（2）中医病证鉴别：请与时行感冒相鉴别。

【参考答案】

中医疾病诊断：感冒。

中医证型诊断：阴虚感冒。

中医辨病辨证依据：以发热，鼻塞，微恶风寒为主症，辨病为感冒。现症见身热，微恶风寒，少汗，头昏，心烦，口干，干咳少痰，舌红少苔，脉细数，辨证为阴虚感冒。阴亏津少，外受风热，表卫失和，津液不能作汗。

中医病证鉴别：普通感冒病情较轻，全身症状不重，少有传变。在气候变化时发病率可以升高，但无明显流行特点。若感冒 1 周以上不愈，发热不退或反见加重，应考虑感冒继发他病，传变入里。时行感冒病情较重，发病急，全身症状显著，可以发生传变，化热入里，继发或合并它病，具有广泛的传染性、流行性。

治法：滋阴解表。

方剂名称：加减葳蕤汤化裁。

药物组成、剂量、煎服方法：玉竹 12g，甘草 3g，大枣 10g，淡豆豉 10g，薄荷（后下）10g，葱白 9g，桔梗 10g，白薇 9g。三剂，水煎服。日一剂，早晚分服。

108. 病案（例）摘要：曹某，女，65 岁，已婚，农民。2013 年 1 月 3 日初诊。患者大便干结数年，近一月大便干结难解，如羊屎。现症：大便干结，如羊屎状，形体消瘦，头晕耳鸣，两颧红赤，心烦少眠，潮热盗汗，腰膝酸软，舌红少苔，脉细数。（2013）

答题要求：

（1）根据上述摘要，在答题卡上完成书面分析。

（2）中医病证鉴别：请与肠结相鉴别。

【参考答案】

中医疾病诊断：便秘。

中医证型诊断：阴虚秘。

中医辨病辨证依据：以大便干结难解，如羊屎为主症，辨病为便秘。现症见大便干结，如羊屎状，形体消瘦，头晕耳鸣，两颧红赤，心烦少眠，潮热盗汗，腰膝酸软，舌红少苔，脉细数，辨证为阴虚秘。阴津不足，肠失濡润。

中医病证鉴别：两者皆为大便秘结不通。但肠结多为急病，因大肠通降受阻所致，表现为腹部疼痛拒按，大便完全不通，且无矢气和肠鸣音，严重者可吐出粪便。便秘多为慢性久病，因大肠传导失常所致，表现为腹部胀满，大便干结艰行，可有矢气和肠鸣音，或有恶心欲吐，食纳减少。

治法：滋阴通便。

方剂名称：增液汤加减。

药物组成、剂量、煎服方法：玄参15g，麦冬15g，生地15g，当归15g，石斛10g，沙参15g。三剂，水煎服。日一剂，早晚分服。

109. 病案（例）摘要：韩某，男，57岁，已婚，农民。2013年1月14日初诊。患者一月前感冒后出现咳嗽，感冒已愈，咳嗽未止，伴口干咽燥，痰少。现症：干咳，咳声短促，痰少黏白，声音逐渐嘶哑，口干咽燥，颧红，盗汗，口干，日渐消瘦，神疲，舌红少苔，脉细数。（2013）

答题要求：

（1）根据上述摘要，在答题卡上完成书面分析。

（2）中医病证鉴别：请与肺痨相鉴别。

【参考答案】

中医疾病诊断：咳嗽。

中医证型诊断：肺阴亏耗证。

中医辨病辨证依据：以咳嗽，伴口干咽燥，痰少为主症，辨病为咳嗽。现症见干咳，咳声短促，痰少黏白，声音逐渐嘶哑，口干咽燥，颧红，盗汗，口干，日渐消瘦，神疲，舌红少苔，脉细数，辨证为肺阴亏耗证。肺阴亏虚，虚热内灼，肺失润降。

中医病证鉴别：咳嗽与肺痨均可有咳嗽、咳痰症状，但后者为感染"痨虫"所致，有传染性，同时兼见潮热、盗汗、咯血、消瘦等症，可资鉴别。

治法：滋阴润肺，化痰止咳。

方剂名称：沙参麦冬汤加减。

药物组成、剂量、煎服方法：沙参15g，麦冬15g，玉竹15g，花粉15g，百合15g，川贝母9g，甜杏仁10g，桑白皮10g，地骨皮15g，甘草3g。三剂，水煎服。日一剂，早晚分服。

110. 病案（例）摘要：毛某，男，37岁，已婚，教师。2013年1月23日初诊。患者平素嗜食肥甘厚味，形体肥胖，近来胁肋胀痛，口苦口黏。现症：胁肋灼热疼痛，痛有定处，触痛明显，口苦口黏，胸闷纳呆，恶心呕吐，小便黄赤，大便不爽，身目发黄，舌红苔黄腻，脉弦滑数。(2013)

答题要求：

（1）根据上述摘要，在答题卡上完成书面分析。

（2）中医病证鉴别：请与悬饮相鉴别。

【参考答案】

中医疾病诊断：胁痛。

中医证型诊断：肝胆湿热证。

中医辨病辨证依据：以胁肋胀痛为主症，辨病为胁痛。现症见胁肋灼热疼痛，痛有定处，触痛明显，口苦口黏，胸闷纳呆，恶心呕吐，小便黄赤，大便不爽，身目发黄，舌红苔黄腻，脉弦滑数，辨证为肝胆湿热证。湿热蕴结，肝胆失疏，络脉失和。

中医病证鉴别：胁痛发病与情志不遂、饮食失节、跌仆损伤、久病体虚等有关，其病机为肝络失和；其主要表现为一侧或两侧胁肋部疼痛。悬饮多因素体虚弱，时邪外袭，肺失宣通，饮停胸胁，而致络气不和；其表现为饮停胸胁，胸胁咳唾引痛，呼吸或转侧加重，患侧肋间饱满，叩诊呈浊音，或兼见发热。

治法：清热利湿。

方剂名称：龙胆泻肝汤加减。

药物组成、剂量、煎服方法：龙胆草9g，山栀9g，黄芩10g，川楝子9g，枳壳10g，延胡索10g，泽泻10g，车前子（包煎）15g。三剂，水煎服。日一剂，早晚分服。

111. 病案（例）摘要：韩某，男，34岁，已婚，工人。2013年2月17日初诊。患者1日前饮酒后出现胃脘疼痛，脘痞腹胀。现症：胃脘疼痛，痛势急迫，脘闷灼热，口干口苦，口渴而不欲饮，纳呆恶心，小便色黄，大便不畅，舌红，苔黄腻，脉滑数。(2013)

答题要求：

（1）根据上述摘要，在答题卡上完成书面分析。

（2）中医病证鉴别：请与胁痛相鉴别。

【参考答案】

中医疾病诊断：胃痛。

中医证型诊断：湿热中阻证。

中医辨病辨证依据：以胃脘疼痛，脘痞腹胀为主症，辨病为胃痛。现症见胃脘疼痛，痛势急迫，脘闷灼热，口干口苦，口渴而不欲饮，纳呆恶心，小便色黄，大便不畅，舌红，苔黄腻，脉滑数，辨证为湿热中阻证。湿热蕴结，胃气痞阻。

中医病证鉴别：胁痛是以胁部疼痛为主证，可伴发热恶寒，或目黄肤黄，或胸闷太息，极少伴嘈杂泛酸、嗳气吞腐。肝气犯胃的胃痛有时亦可攻痛连胁，但仍以胃脘部疼痛为主症。

治法：清化湿热，理气和胃。

方剂名称：清中汤加减。

药物组成、剂量、煎服方法：黄连3g，栀子9g，制半夏6g，茯苓10g，草豆蔻（后下）6g，陈皮10g，甘草3g。三剂，水煎服。日一剂，早晚分服。

112. 病案（例）摘要：胡某，男，12岁，学生。2013年1月23日初诊。患者1日前因饮食不洁出现呕吐，胸脘满闷。现症：突然呕吐，胸脘满闷，发热恶寒，头身疼痛，舌苔白腻，脉濡缓。（2013）

答题要求：

(1) 根据上述摘要，在答题卡上完成书面分析。

(2) 中医病证鉴别：请与噎膈相鉴别。

【参考答案】

中医疾病诊断：呕吐。

中医证型诊断：外邪犯胃证。

中医辨病辨证依据：以呕吐，胸脘满闷为主症，辨病为呕吐。现症见突然呕吐，胸脘满闷，发热恶寒，头身疼痛，舌苔白腻，脉濡缓，辨证为外邪犯胃证。外邪犯胃，中焦气滞，浊气上逆。

中医病证鉴别：呕吐与噎膈，皆有呕吐的症状。然呕吐之病，进食顺畅，吐无定时。噎膈之病，进食哽噎不顺或食不得入，或食入即吐，甚则因噎废食。呕吐大多病轻较轻，病程较短，预后尚好。而噎膈多因内伤所致，病情深重，病程较长，预后欠佳。

治法：疏邪解表，化浊和中。

方剂名称：藿香正气散加减。

药物组成、剂量、煎服方法：藿香10g，紫苏9g，白芷9g，大腹皮9g，厚朴10g，半夏6g，陈皮10g，白术10g，茯苓10g，甘草3g，桔梗10g，生姜3片，大枣10g。三剂，水煎服。日一剂，早晚分服。

113. 病案（例）摘要：贾某，女，70岁，已婚，农民。2013年4月12日初诊。患者腹泻5年，每次黎明前腹痛，肠鸣泄泻。现症：黎明前脐腹作痛，肠鸣即泻，完谷不化，腹部喜暖，泻后则安，形寒肢冷，腰膝酸软，舌淡苔白，脉沉细。（2013）

答题要求：

(1) 根据上述摘要，在答题卡上完成书面分析。

(2) 中医病证鉴别：请与痢疾相鉴别。

【参考答案】

中医疾病诊断：泄泻。

中医证型诊断：肾阳虚衰证。

中医辨病辨证依据：以黎明前腹痛，肠鸣泄泻为主症，辨病为泄泻。现症见黎明前脐腹作痛，肠鸣即泻，完谷不化，腹部喜暖，泻后则安，形寒肢冷，腰膝酸软，舌淡苔白，脉沉细，辨证为肾阳虚衰证。命门火衰，脾失温煦。

中医病证鉴别：两者均为大便次数增多、粪质稀薄的病症。泄泻以大便次数增加，粪质稀溏，甚则如水样，或完谷不化为主症，大便不带脓血，也无里急后重，或无腹痛。而痢疾以腹痛、里急后重、便下赤白脓血为特征。

治法：温肾健脾，固涩止泻。

方剂名称：四神丸加减。

药物组成、剂量、煎服方法：补骨脂15g，肉豆蔻9g，吴茱萸5g，五味子5g。三剂，水煎服。日一剂，早晚分服。

114. 病案（例）摘要：周某，男，47岁，已婚，工人。2013年4月30日初诊。患者头痛五年，昨日劳累后头痛隐隐，时有昏晕。现症：头痛隐隐，时时昏晕，心悸失眠，面色少华，神疲乏力，遇劳加重，舌质淡，苔薄白，脉细弱。(2013)

答题要求：

（1）根据上述摘要，在答题卡上完成书面分析。

（2）中医病证鉴别：请与真头痛相鉴别。

【参考答案】

中医疾病诊断：头痛。

中医证型诊断：血虚头痛。

中医辨病辨证依据：以头痛隐隐，时有昏晕为主症，辨病为头痛。现症见头痛隐隐，时时昏晕，心悸失眠，面色少华，神疲乏力，遇劳加重，舌质淡，苔薄白，脉细弱，辨证为血虚头痛。营血不足，不能上荣，络窍失养。

中医病证鉴别：真头痛为头痛的一种特殊重症，其特点为起病急骤，多表现为突发的剧烈头痛，持续不解，阵发加重，手足逆冷至肘膝，甚至呕吐如喷，肢厥抽搐，本病凶险，应与一般头痛区别。

治法：养血滋阴，和络止痛。

方剂名称：加味四物汤加减。

药物组成、剂量、煎服方法：当归15g，生地15g，白芍15g，首乌20g，川芎10g，菊花9g，蔓荆子9g，五味子5g，远志10g，炒枣仁15g。三剂，水煎服。日一剂，早晚分服。

115. 病案（例）摘要：武某，女，30岁，已婚，农民。2013年2月17日初诊。患者性格内向，近来精神抑郁，情绪不宁，善太息。现症：精神抑郁，情绪不宁，胸部满闷，胁肋胀痛，痛无定处，脘闷嗳气，不思饮食，大便不调，苔薄腻，脉弦。(2013)

答题要求：
(1) 根据上述摘要，在答题卡上完成书面分析。
(2) 中医病证鉴别：请与癫证相鉴别。

【参考答案】

中医疾病诊断：郁证。

中医证型诊断：肝气郁结证。

中医辨病辨证依据：以精神抑郁，情绪不宁，善太息为主症，辨病为郁证。现症见精神抑郁，情绪不宁，胸部满闷，胁肋胀痛，痛无定处，脘闷嗳气，不思饮食，大便不调，苔薄腻，脉弦，辨证为肝气郁结证。肝郁气滞，脾胃失和。

中医病证鉴别：两者均与五志过极、七情内伤有关，临床表现都有心神失常症状。脏躁多发于青中年妇女，在精神因素的刺激下呈间歇性发作，在不发作时如常人。而癫证则多发于青壮年，男女发病率无明显差别，病程迁延，主要变现为精神错乱，失去自控能力，心神失常的症状极少自行缓解。

治法：疏肝解郁，理气畅中。

方剂名称：柴胡疏肝散加减。

药物组成、剂量、煎服方法：柴胡6g，香附9g，枳壳9g，陈皮10g，郁金10g，青皮9g，苏梗9g，合欢皮10g，川芎10g，芍药10g，甘草6g。三剂，水煎服。日一剂，早晚分服。

第二站
基本操作

基本操作分值表

考试项目		所占分值	考试方法	考试时间
中医技术操作（3选2抽题作答）	针灸常用腧穴定位	20	实际操作	15分钟
	针灸临床技术操作			
	中医望、闻、切诊技术的操作			
体格检查		5	考生互查	
西医基本操作		5	实际操作	

得分技巧

1. 无论中医操作还是西医操作，都要边操作边讲要点。

2. 操作结束后会有考官提问，通常问些比较小的检查项目。

3. 注意题目要求，涉及视诊的检查一定要口述及汇报检查结果；进行诸如甲状腺检查、神经反射检查等项目时一定要检查双侧。

4. 体现医德和对病人的关怀。注意着装整洁，举止大方，言语温和，体检认真细致。注意操作前后向被检者告知；操作过程动作轻柔，有爱护被检者的动作（1分），如用手捂热听诊器等。

第一部分 中医技术操作

一、针灸常用腧穴定位

(一) 考试介绍

考查针灸穴位体表定位。本类考题与本部分第二、三考题3选2抽题作答,每题10分,共20分。

【样题】叙述并指出天柱、条口、商阳的定位。

答案:天柱在颈后区,横平第2颈椎棘突上际,斜方肌外缘凹陷中。条口在小腿外侧,犊鼻下8寸,犊鼻与解溪连线上。商阳在手指,食指末节桡侧,指甲根角侧上方0.1寸。

(二) 考点汇总

1. ★★★头面部穴位体表定位

考点	腧穴	所属经络		定位
考点1	百会	督脉	在头部	前发际正中直上5寸
考点2	神庭	督脉	在头部	前发际正中直上0.5寸
考点3	印堂		在头部	两眉毛内侧端中间的凹陷中
考点4	四神聪	经外奇穴	在头部	百会前后左右各旁开1寸,共4穴
考点5	太阳	经外奇穴	在头部	当眉梢与目外眦之间,向后约一横指的凹陷处
考点6	头维	足阳明胃经	在头部	当额角发际直上0.5寸,头正中线旁开4.5寸
考点7	迎香	手阳明大肠经	在面部	鼻翼外缘中点旁,鼻唇沟中
考点8	地仓	足阳明胃经	在面部	口角旁开0.4寸(指寸)
考点9	下关	足阳明胃经	在面部	颧弓下缘中央与下颌切迹之间凹陷中
考点10	听宫	手太阳小肠经	在面部	耳屏正中与下颌骨髁状突之间的凹陷中
考点11	攒竹	足太阳膀胱经	在面部	眉头凹陷中,额切迹处
考点12	水沟	督脉	在面部	人中沟的上1/3与下2/3交界点处
考点13	翳风	手少阳三焦经	在颈部	耳垂后方,乳突下端前方凹陷中
考点14	天柱	足太阳膀胱经	在颈后区	横平第2颈椎棘突上际,斜方肌外缘凹陷中
考点15	风池	足少阳胆经	在颈后区	枕骨之下,胸锁乳突肌上端与斜方肌上端之间的凹陷中

2. ★★★胸腹腰背部穴位体表定位

考点	腧穴	所属经络	定位	
考点16	膻中	任脉	在胸部	横平第4肋间隙,前正中线上
考点17	期门	足厥阴肝经		第6肋间隙,前正中线旁开4寸
考点18	中脘	任脉	在上腹部	脐中上4寸,前正中线上
考点19	神阙		在脐区	脐中央
考点20	中极		在下腹部	脐中下4寸,前正中线上
考点21	关元			脐中下3寸,前正中线上
考点22	气海			脐中下1.5寸,前正中线上
考点23	天枢	足阳明胃经	在腹部	横平脐中,前正中线旁开2寸
考点24	天宗	手太阳小肠经	在肩胛区	肩胛冈中点与肩胛骨下角连线上1/3与下2/3交点凹陷中
考点25	肩井	足少阳胆经		第7颈椎棘突与肩峰最外侧点连线的中点
考点26	大椎	督脉	在脊柱区	第7颈椎棘突下凹陷中,后正中线上
考点27	定喘	经外奇穴		横平第7颈椎棘突下,后正中线旁开0.5寸
考点28	夹脊			第1胸椎至第5腰椎棘突下两侧,后正中线旁开0.5寸,一侧17穴
考点29	肺俞	足太阳膀胱经		第3胸椎棘突下,后正中线旁开1.5寸
考点30	膈俞			第7胸椎棘突下,后正中线旁开1.5寸
考点31	胃俞			第12胸椎棘突下,后正中线旁开1.5寸
考点32	肾俞			第2腰椎棘突下,后正中线旁开1.5寸
考点33	大肠俞			第4腰椎棘突下,后正中线旁开1.5寸
考点34	腰阳关	督脉		第4腰椎棘突下凹陷中,后正中线上
考点35	命门			第2腰椎棘突下凹陷中,后正中线上
考点36	次髎	足太阳膀胱经	在骶区	正对第2骶后孔中
考点37	秩边			横平第4骶后孔,骶正中线旁开3寸

3. ★★★上肢部位穴位体表定位

考点	腧穴	所属经络	定位	
考点38	十宣	经外奇穴	在手指	十指尖端,距指甲游离缘0.1寸(指寸),左右共10穴
考点39	少商	手太阴肺经		拇指末节桡侧,指甲根角侧上方0.1寸
考点40	商阳	手阳明大肠经		食指末节桡侧,指甲根角侧上方0.1寸
考点41	中冲	手厥阴心包经		中指末端最高点

续表

考点	腧穴	所属经络		定位
考点42	后溪	手太阳小肠经	在手内侧	第5掌指关节尺侧近端赤白肉际凹陷中
考点43	鱼际	手太阴肺经	在手外侧	第1掌骨桡侧中点赤白肉际处
考点44	神门	手少阴心经	在腕前区	腕掌侧远端横纹尺侧端，尺侧腕屈肌腱的桡侧缘
考点45	大陵	手厥阴心包经		腕掌侧远端横纹中，掌长肌腱与桡侧腕屈肌腱之间
考点46	合谷	手阳明大肠经	在手背	第1、2掌骨间，当第2掌骨桡侧的中点处。简便取穴法：以一手的拇指指间关节横纹放在另一手拇、食指之间的指蹼缘上，当拇指尖下是穴
考点47	列缺	手太阴肺经	在前臂	腕掌侧远端横纹上1.5寸，拇短伸肌腱与拇长展肌腱之间，拇长展肌腱沟的凹陷中。简便取穴法：两手虎口自然平直交叉，一手食指按在另一手桡骨茎突上，指尖下凹陷中是穴
考点48	手三里	手阳明大肠经		阳溪穴与曲池穴连线上，肘横纹下2寸处
考点49	孔最	手太阴肺经	在前臂前区	腕掌侧远端横纹上7寸，尺泽与太渊连线上
考点50	通里	手少阴心经		腕掌侧远端横纹上1寸，尺侧腕屈肌腱的桡侧缘
考点51	内关	手厥阴心包经		腕掌侧远端横纹上2寸，掌长肌腱与桡侧腕屈肌腱之间
考点52	外关	手少阳三焦经	在前臂后区	腕背侧远端横纹上2寸，尺骨与桡骨间隙中点
考点53	支沟			腕背侧远端横纹上3寸，尺骨与桡骨间隙中点
考点54	尺泽	手太阴肺经	在肘区	肘横纹上，肱二头肌腱桡侧缘凹陷中
考点55	曲池	手阳明大肠经		尺泽与肱骨外上髁连线的中点处
考点56	肩髃		在三角肌区	肩峰外侧缘前端与肱骨大结节两间凹陷中。简便取穴法：屈臂外展，肩峰外侧缘呈现前后两个凹陷，前下方的凹陷即是本穴

4. ★★★下肢部位穴位体表定位

考点	腧穴	所属经络		定位
考点57	环跳	足少阳胆经	在臀部	股骨大转子最凸点与骶管裂孔连线的外1/3与内2/3交点处

续表

考点	腧穴	所属经络		定位
考点58	梁丘	足阳明胃经	在股前区	髌底上2寸，股外侧肌与股直肌肌腱之间（髂前上棘与髌骨外上缘连线上）
考点59	血海	足太阴脾经		髌底内侧端上2寸，股内侧肌隆起处。简便取穴法：患者屈膝，医者以左手掌心按于患者右膝髌骨上缘，第2~5指向上伸直，拇指约呈45°斜置，拇指尖下是穴
考点60	犊鼻	足阳明胃经	在膝前区	髌韧带外侧凹陷中
考点61	委中	足太阳膀胱经	在膝后区	腘横纹中点
考点62	三阴交	足太阴脾经	在小腿内侧	内踝尖上3寸，胫骨内侧缘后际
考点63	地机			阴陵泉下3寸，胫骨内侧缘后际
考点64	阴陵泉			胫骨内侧髁下缘与胫骨内侧缘之间的凹陷中
考点65	足三里	足阳明胃经	在小腿外侧	犊鼻下3寸，胫骨前嵴外一横指处，犊鼻与解溪连线上
考点66	条口			犊鼻下8寸，犊鼻与解溪连线上
考点67	丰隆			外踝尖上8寸，胫骨前肌外缘，条口旁开1寸
考点68	阳陵泉	足少阳胆经		腓骨小头前下方凹陷中
考点69	悬钟			外踝尖上3寸，腓骨前缘
考点70	承山	足太阳膀胱经	在小腿后区	腓肠肌两肌腹与肌腱交角处
考点71	昆仑		在踝区	外踝尖与跟腱之间的凹陷中
考点72	申脉			外踝尖直下，外踝下缘与跟骨之间凹陷中
考点73	太溪	足少阴肾经		内踝尖与跟腱之间的凹陷中
考点74	照海			内踝尖下1寸，内踝下缘边际凹陷中
考点75	内庭	足阳明胃经	在足背	第2、3趾间，趾蹼缘后方赤白肉际处
考点76	行间	足厥阴肝经		第1、2趾间，趾蹼缘后方赤白肉际处
考点77	太冲			第1、2跖骨间，跖骨底结合部前方凹陷中，或触及动脉搏动
考点78	公孙	足太阴脾经	在跖区	第1跖骨基底部的前下方赤白肉际处
考点79	至阴	足太阳膀胱经	在足趾	小趾末节外侧，趾甲根角侧后方0.1寸
考点80	涌泉	足少阴肾经	在足底	屈足卷趾时足心最凹陷中，约当足底第2、3趾蹼缘与足跟连线的前1/3与后2/3交点凹陷中

(三) 实战演练

1. 叙述并指出秩边、迎香、手三里的定位。(2016)

参考答案：秩边横平第4骶后孔，骶正中线旁开3寸。迎香在鼻翼外缘中点旁，鼻唇沟中。手三里在阳溪穴与曲池穴连线上，肘横纹下2寸处。

2. 叙述并指出悬钟、定喘、商阳的定位。(2016)

参考答案：悬钟在小腿外侧，外踝尖上3寸，胫骨前缘。定喘在脊柱区，横平第7颈椎棘突下，后正中线旁开0.5寸。商阳在手指，食指末节桡侧，指甲根角侧上方0.1寸。

3. 叙述并指出神门、下关、涌泉穴的定位。(2016)

参考答案：神门在腕前区，腕掌侧远端横纹尺侧端，尺侧腕屈肌腱的桡侧缘。下关在面部，颧弓下缘中央与下颌切迹之间凹陷中。涌泉在足底，屈足卷趾时足心最凹陷中，约当足底第2、3趾蹼缘与足跟连线的前1/3与后2/3交点凹陷中。

4. 叙述并指出血海、涌泉、神门的定位。(2016)

参考答案：血海在股前区，髌底内侧端上2寸，股内侧肌隆起处。简便取穴法：患者屈膝，医者以左手掌心按于患者右膝髌骨上缘，第2～5指向上伸直，拇指约呈45°斜置，拇指尖下是穴。涌泉在足底，屈足卷趾时足心最凹陷中，约当足底第2、3趾蹼缘与足跟连线的前1/3与后2/3交点凹陷中。神门在腕前区，腕掌侧远端横纹尺侧端，尺侧腕屈肌腱的桡侧缘。

5. 叙述并指出足三里、人中、印堂的定位。(2016)

参考答案：足三里在小腿外侧，犊鼻下3寸，胫骨前嵴外一横指处，犊鼻与解溪连线上。人中位于上嘴唇沟的上三分之一与下三分之二交界处。印堂在头部，两眉毛内侧端中间的凹陷中。

6. 叙述并指出秩边、神门、攒竹的定位。(2016)

参考答案：秩边横平第4骶后孔，骶正中线旁开3寸。神门在腕前区，腕掌侧远端横纹尺侧端，尺侧腕屈肌腱的桡侧缘。攒竹在面部，眉头凹陷中，额切迹处。

7. 叙述并指出内关、命门、印堂的定位。(2016)

参考答案：内关在前臂前区，腕掌侧远端横纹上2寸，掌长肌腱与桡侧腕屈肌腱之间。命门在脊柱区，第2腰椎棘突下凹陷中，后正中线上。印堂在头部，两眉毛内侧端中间的凹陷中。

8. 叙述并指出曲池、下关、神阙的定位。(2016)

参考答案：曲池在肘区，尺泽与肱骨外上髁连线的中点处。下关在面部，颧弓下缘中央与下颌切迹之间凹陷中。神阙在脐区，脐中央。

9. 叙述并指出内庭、胃俞、天柱的定位。(2016)

参考答案：内庭在足背，第2、3趾间，趾蹼缘后方赤白肉际处。胃俞在脊柱区，第12胸椎棘突下，后正中线旁开1.5寸。天柱在颈后区，横平第2颈椎棘突上际，斜方肌外缘凹陷中。

10. 叙述并指出夹脊、合谷、犊鼻的定位。（2016）

参考答案：夹脊在脊柱区，第1胸椎至第5腰椎棘突下两侧，后正中线旁开0.5寸，一侧17穴。合谷在手背，第1、2掌骨间，当第2掌骨桡侧的中点处。简便取穴法：以一手的拇指指间关节横纹放在另一手拇、食指之间的指蹼缘上，当拇指尖下是穴。犊鼻在膝前区，髌韧带外侧凹陷中。

11. 叙述并指出血海、大椎、内庭的定位。（2016）

参考答案：血海在股前区，髌底内侧端上2寸，股内侧肌隆起处。简便取穴法：患者屈膝，医者以左手掌心按于患者右膝髌骨上缘，第2～5指向上伸直，拇指约呈45°斜置，拇指尖下是穴。大椎在脊柱区，第7颈椎棘突下凹陷中，后正中线上。内庭在足背，第2、3趾间，趾蹼缘后方赤白肉际处。

12. 叙述并指出攒竹、膻中、支沟的定位。（2016）

参考答案：攒竹在面部，眉头凹陷中，额切迹处。膻中在胸部，横平第4肋间隙，前正中线上。支沟在前臂后区，腕背侧远端横纹上3寸，尺骨与桡骨间隙中点。

13. 叙述并指出太溪、支沟、膈俞的定位。（2016）

参考答案：太溪在踝区，内踝尖与跟腱之间的凹陷中。支沟在前臂后区，腕背侧远端横纹上3寸，尺骨与桡骨间隙中点。膈俞在脊柱区，第7胸椎棘突下，后正中线旁开1.5寸。

14. 叙述并指出孔最、神庭、内庭的定位。（2016）

参考答案：孔最在前臂前区，腕掌侧远端横纹上7寸，尺泽与太渊连线上。神庭在头部，前发际正中直上0.5寸。内庭在足背，第2、3趾间，趾蹼缘后方赤白肉际处。

15. 叙述并指出内关、大肠俞、昆仑的定位。（2016）

参考答案：内关在前臂前区，腕掌侧远端横纹上2寸，掌长肌腱与桡侧腕屈肌腱之间。大肠俞在脊柱区，第4腰椎棘突下，后正中线旁开1.5寸。昆仑在踝区，外踝尖与跟腱之间的凹陷中。

16. 叙述并指出列缺、公孙、关元的定位。（2016）

参考答案：列缺在前臂，腕掌侧远端横纹上1.5寸，拇短伸肌腱与拇长展肌腱之间，拇长展肌腱沟的凹陷中。简便取穴法：两手虎口自然平直交叉，一手食指按在另一手桡骨茎突上，指尖下凹陷中是穴。公孙在跖区，第1跖骨基底部的前下方赤白肉际处。关元在下腹部，脐中下3寸，前正中线上。

17. 叙述并指出梁丘、期门、血海的定位。（2016）

参考答案：梁丘在股前区，髌底上2寸，股外侧肌与股直肌肌腱之间（髂前上棘与髌骨外上缘连线上）。期门在胸部，第6肋间隙，前正中线旁开4寸。血海在股前区，髌底内侧端上2寸，股内侧肌隆起处。简便取穴法：患者屈膝，医者以左手掌心按于患者右膝髌骨上缘，第2～5指向上伸直，拇指约呈45°斜置，拇指尖下是穴。

18. 叙述并指出神庭、肩井、天枢的定位。（2016）

参考答案：神庭在头部，前发际正中直上0.5寸。肩井在肩胛区，第7颈椎棘突与肩峰最外侧点连线的中点。天枢在腹部，横平脐中，前正中线旁开2寸。

19. 叙述并指出委中、大肠俞、天柱的定位。(2016)

参考答案：委中在膝后区，腘横纹中点。大肠俞在脊柱区，第4腰椎棘突下，后正中线旁开1.5寸。天柱在颈后区，横平第2颈椎棘突上际，斜方肌外缘凹陷中。

20. 叙述并指出次髎、商阳、公孙的定位。(2016)

参考答案：次髎在骶区，正对第2骶后孔中。商阳在手指，食指末节桡侧，指甲根角侧上方0.1寸。公孙在跖区，第1跖骨基底部的前下方赤白肉际处。

21. 叙述并指出天宗、气海、中冲的定位。(2016)

参考答案：天宗在肩胛区，肩胛冈中点与肩胛骨下角连线上1/3与下2/3交点凹陷中。气海在下腹部，脐中下1.5寸，前正中线上。中冲在手指，中指末端最高点。

22. 叙述并指出肾俞、地仓、环跳的定位。(2016)

参考答案：肾俞在脊柱区，第2腰椎棘突下，后正中线旁开1.5寸。地仓在面部，口角旁开0.4寸（指寸）。环跳在臀部，股骨大转子最凸点与骶管裂孔连线的外1/3与内2/3交点处。

23. 叙述并指出百会、通里、承山的定位。(2016)

参考答案：百会在头部，前发际正中直上5寸。通里在前臂前区，腕掌侧远端横纹上1寸，尺侧腕屈肌腱的桡侧缘。承山在小腿后区，腓肠肌两肌腹与肌腱交角处。

24. 叙述并指出腰阳关、尺泽、太冲的定位。(2016)

参考答案：腰阳关在脊柱区，第4腰椎棘突下凹陷中，后正中线上。尺泽在肘区，肘横纹上，肱二头肌腱桡侧缘凹陷中。太冲在足背，第1、2跖骨间，跖骨底结合部前方凹陷中，或触及动脉搏动。

25. 叙述并指出太阳、大陵、三阴交的定位。(2016)

参考答案：太阳在头部，当眉梢与目外眦之间，向后约一横指的凹陷处。大陵在腕前区，腕掌侧远端横纹中，掌长肌腱与桡侧腕屈肌腱之间。三阴交在小腿内侧，内踝尖上3寸，胫骨内侧缘后际。

26. 叙述并指出血海、大椎、行间的定位。(2016)

参考答案：血海在股前区，髌底内侧端上2寸，股内侧肌隆起处。简便取穴法：患者屈膝，医者以左手掌心按于患者右膝髌骨上缘，第2~5指向上伸直，拇指约呈45°斜置，拇指尖下是穴。大椎在脊柱区，第7颈椎棘突下凹陷中，后正中线上。内庭在足背，第2、3趾间，趾蹼缘后方赤白肉际处。行间在足背，第1、2趾间，趾蹼缘后方赤白肉际处。

27. 叙述并指出风池、行间、外关的定位。(2016)

参考答案：风池在颈后区，枕骨之下，胸锁乳突肌上端与斜方肌上端之间的凹陷中。行间在足背，第1、2趾间，趾蹼缘后方赤白肉际处。外关在前臂后区，腕背侧远端横纹上2寸，尺骨与桡骨间隙中点。

28. 叙述并指出期门、水沟、孔最的定位。(2016)

参考答案：期门在胸部，第6肋间隙，前正中线旁开4寸。水沟在面部，人中沟的上1/3与下2/3交界点处。孔最在前臂前区，腕掌侧远端横纹上7寸，尺泽与太渊连线上。

29. 叙述并指出梁丘、翳风、尺泽的定位。（2016）

参考答案：梁丘在股前区，髌底上2寸，股外侧肌与股直肌肌腱之间（髂前上棘与髌骨外上缘连线上）。翳风在颈部，耳垂后方，乳突下端前方凹陷中。尺泽在肘区，肘横纹上，肱二头肌腱桡侧缘凹陷中。

30. 叙述并指出夹脊、外关、定喘的定位。（2016）

参考答案：夹脊在脊柱区，第1胸椎至第5腰椎棘突下两侧，后正中线旁开0.5寸，一侧17穴。外关在前臂后区，腕背侧远端横纹上2寸，尺骨与桡骨间隙中点。定喘在脊柱区，横平第7颈椎棘突下，后正中线旁开0.5寸。

31. 叙述并指出太冲、大椎、少商的定位。（2015）

参考答案：太冲穴在足背，第1、2跖骨间，跖骨底结合部前方凹陷中，或触及动脉搏动。大椎穴在脊柱区，第7颈椎棘突下凹陷中，后正中线上。少商穴在手指，拇指末节桡侧，指甲根角上0.1寸。

32. 叙述并指出公孙、印堂、手三里的定位。（2015）

参考答案：公孙在跖区，第1跖骨基底部的前下方赤白肉际处。印堂在头部，两眉毛内侧端中间的凹陷中。手三里在前臂，阳溪穴与曲池穴连线上，肘横纹下2寸处。

33. 叙述并指出秩边、膻中、头维的定位。（2015）

参考答案：秩边横平第4骶后孔，骶正中线旁开3寸。膻中在胸部，横平第4肋间隙，前正中线上。头维在头部，当额角发际直上0.5寸，头正中线旁开4.5寸。

34. 叙述并指出风池、神门、次髎的定位。（2015）

参考答案：风池在颈后区，枕骨之下，胸锁乳突肌上端与斜方肌上端之间的凹陷中。神门在腕前区，腕掌侧远端横纹尺侧端，尺侧腕屈肌腱的桡侧缘。次髎在骶区，正对第2骶后孔中。

35. 叙述并指出条口、夹脊、百会的定位。（2015）

参考答案：条口在小腿外侧，犊鼻下8寸，犊鼻与解溪连线上。夹脊在脊柱区，第1胸椎至第5腰椎棘突下两侧，后正中线旁开0.5寸，一侧17穴。百会在头部，前发际正中直上5寸。

36. 叙述并指出地机、太阳、天枢的定位。（2015）

参考答案：地机在小腿内侧，阴陵泉下3寸，胫骨内侧缘后际。太阳在头部，当眉梢与目外眦之间，向后约一横指的凹陷处。天枢在腹部，横平脐中，前正中线旁开2寸。

37. 叙述并指出尺泽、太冲、肾俞的定位。（2015）

参考答案：尺泽在肘区，肘横纹上，肱二头肌腱桡侧缘凹陷中。太冲在足背，第1、2跖骨间，跖骨底结合部前方凹陷中，或触及动脉搏动。肾俞在脊柱区，第2腰椎棘突下，后正中线旁开1.5寸。

38. 叙述并指出大陵、太溪、大椎的定位。（2015）

参考答案：大陵在腕前区，腕掌侧远端横纹中，掌长肌腱与桡侧腕屈肌腱之间。

太溪在踝区，内踝尖与跟腱之间的凹陷中。大椎穴在脊柱区，第7颈椎棘突下凹陷中，后正中线上。肾俞在脊柱区，第2腰椎棘突下，后正中线旁开1.5寸。

39. 叙述并指出头维、至阴、大肠俞的定位。（2015）

参考答案：头维在头部，当额角发际直上0.5寸，头正中线旁开4.5寸。至阴在足趾，小趾末节外侧，趾甲根角侧后方0.1寸（指寸）。大肠俞在脊柱区，第4腰椎棘突下，后正中线旁开1.5寸。

40. 叙述并指出肩髃、听宫、承山的定位。（2015）

参考答案：肩髃在三角肌区，肩峰外侧缘前端与肱骨大结节两骨间凹陷中。简便取穴法：屈臂外展，肩峰外侧缘呈现前后两个凹陷，前下方的凹陷即是本穴。听宫在面部，耳屏正中与下颌骨髁状突之间的凹陷中。承山在小腿后区，腓肠肌两肌腹与肌腱交角处。

41. 叙述并指出中冲、风池、环跳的定位。（2015）

参考答案：中冲在手指，中指末端最高点。风池在颈后区，枕骨之下，胸锁乳突肌上端与斜方肌上端之间的凹陷中。环跳在臀部，股骨大转子最凸点与骶管裂孔连线的外1/3与内2/3交点处。

42. 叙述并指出肩井、尺泽、肾俞的定位。（2015）

参考答案：肩井在肩胛区，第7颈椎棘突与肩峰最外侧点连线的中点。尺泽在肘区，肘横纹上，肱二头肌腱桡侧缘凹陷中。肾俞在脊柱区，第2腰椎棘突下，后正中线旁开1.5寸。

43. 叙述并指出鱼际、地机、命门的定位。（2015）

参考答案：鱼际在手外侧，第1掌骨桡侧中点赤白肉际处。地机在小腿内侧，阴陵泉下3寸，胫骨内侧缘后际。命门在脊柱区，第2腰椎棘突下凹陷中，后正中线上。

44. 叙述并指出天柱、商阳、条口的定位。（2015）

参考答案：天柱在颈后区，横平第2颈椎棘突上际，斜方肌外缘凹陷中。商阳在手指，食指末节桡侧，指甲根角侧上方0.1寸。条口在小腿外侧，犊鼻下8寸，犊鼻与解溪连线上。

45. 叙述并指出百会、昆仑、期门的定位。（2015）

参考答案：百会在头部，前发际正中直上5寸。昆仑在踝区，外踝尖与跟腱之间的凹陷中。期门在胸部，第6肋间隙，前正中线旁开4寸。

46. 叙述并指出神门、风池、丰隆的定位。（2015）

参考答案：神门在腕前区，腕掌侧远端横纹尺侧端，尺侧腕屈肌腱的桡侧缘。风池在颈后区，枕骨之下，胸锁乳突肌上端与斜方肌上端之间的凹陷中。丰隆在小腿外侧，外踝尖上8寸，胫骨前肌外缘，条口旁开1寸。

47. 叙述并指出百会、后溪、太冲的定位。（2015）

参考答案：百会在头部，前发际正中直上5寸。后溪在手内侧，第5掌指关节尺侧近端赤白肉际凹陷中。太冲穴在足背，第1、2跖骨间，跖骨底结合部前方凹陷中，或触及动脉搏动。

48. 叙述并指出内庭、膻中、十宣的定位。（2015）

参考答案：内庭在足背，第2、3趾间，趾蹼缘后方赤白肉际处。膻中在胸部，横平第4肋间隙，前正中线上。十宣在手指，十指尖端，距指甲游离缘0.1寸（指寸），左右共10穴。

49. 叙述并指出中脘、悬钟、听宫的定位。（2015）

参考答案：中脘在上腹部，脐中上4寸，前正中线上。悬钟在小腿外侧，外踝尖上3寸，胫骨前缘。听宫在面部，耳屏正中与下颌骨髁状突之间的凹陷中。

50. 叙述并指出丰隆、定喘、孔最的定位。（2015）

参考答案：丰隆在小腿外侧，外踝尖上8寸，胫骨前肌外缘，条口旁开1寸。定喘在脊柱区，横平第7颈椎棘突下，后正中线旁开0.5寸。孔最在前臂前区，腕掌侧远端横纹上7寸，尺泽与太渊连线上。

51. 叙述并指出迎香、气海、环跳的定位。（2015）

参考答案：迎香在鼻翼外缘中点旁，鼻唇沟中。气海在下腹部，脐中下1.5寸，前正中线上。环跳在臀部，股骨大转子最凸点与骶管裂孔连线的外1/3与内2/3交点处。

52. 叙述并指出期门、孔最、三阴交的定位。（2015）

参考答案：期门在胸部，第6肋间隙，前正中线旁开4寸。孔最在前臂前区，腕掌侧远端横纹上7寸，尺泽与太渊连线上。三阴交在小腿内侧，内踝尖上3寸，胫骨内侧缘后际。

53. 叙述并指出犊鼻、太阳、气海的定位。（2015）

参考答案：犊鼻在膝前区，髌韧带外侧凹陷中。太阳在头部，当眉梢与目外眦之间，向后约一横指的凹陷处。气海在下腹部，脐中下1.5寸，前正中线上。

54. 叙述并指出肩髃、公孙、关元的定位。（2015）

参考答案：肩髃在三角肌区，肩峰外侧缘前端与肱骨大结节两骨间凹陷中。简便取穴法：屈臂外展，肩峰外侧缘呈现前后两个凹陷，前下方的凹陷即是本穴。公孙在跖区，第1跖骨基底部的前下方赤白肉际处。关元在下腹部，脐中下3寸，前正中线上。

55. 叙述并指出秩边、膻中、膈俞的定位。（2015）

参考答案：秩边在骶区，横平第4骶后孔，骶正中嵴旁开3寸。膻中在胸部，横平第4肋间隙，前正中线上。膈俞在脊柱区，第7胸椎棘突下，后正中线旁开1.5寸。

56. 叙述并指出血海、十宣、膻中的定位。（2015）

参考答案：血海在股前区，髌底内侧端上2寸，股内侧肌隆起处。简便取穴法：患者屈膝，医者以左手掌心按于患者右膝髌骨上缘，第2~5指向上伸直，拇指约呈45°斜置，拇指尖下是穴。十宣在手指，十指尖端，距指甲游离缘0.1寸（指寸），左右共10穴。膻中在胸部，横平第4肋间隙，前正中线上。

57. 叙述并指出神门、百会、期门的定位。（2015）

参考答案：神门在腕前区，腕掌侧远端横纹尺侧端，尺侧腕屈肌腱的桡侧缘。百会在头部，前发际正中直上5寸。期门在胸部，第6肋间隙，前正中线旁开4寸。

58. 叙述并指出下关、神门、次髎的定位。（2015）

参考答案：下关在面部，颧弓下缘中央与下颌切迹之间凹陷中。神门在腕前区，腕掌侧远端横纹尺侧端，尺侧腕屈肌腱的桡侧缘。次髎在骶区，正对第2骶后孔中。

59. 叙述并指出曲池、申脉、中极的定位。（2015）

参考答案：曲池在肘区，尺泽与肱骨外上髁连线的中点处。申脉在踝区，外踝尖直下，外踝下缘与跟骨之间凹陷中。中极在下腹部，脐中下4寸，前正中线上。

60. 叙述并指出神门、次髎、风池的定位。（2015）

参考答案：神门在腕前区，腕掌侧远端横纹尺侧端，尺侧腕屈肌腱的桡侧缘。次髎在骶区，正对第2骶后孔中。风池在颈后区，枕骨之下，胸锁乳突肌上端与斜方肌上端之间的凹陷中。

61. 叙述并指出大陵、头维、气海的定位。（2014）

参考答案：大陵穴在腕前区，腕长屈肌腱和拇长屈肌腱之间凹陷处。头维穴在额前部，额角上0.5寸。气海穴在下腹部，脐下1.5寸，前正中线上。

62. 叙述并指出尺泽、地机、听宫的定位。（2014）

参考答案：尺泽在肘区，肘横纹上，肱二头肌腱桡侧缘凹陷中。地机在小腿内侧，阴陵泉下3寸，胫骨内侧缘后际。听宫在面部，耳屏正中与下颌骨髁状突之间的凹陷中。

63. 叙述并指出肺俞、商阳、行间穴的定位。（2014）

参考答案：肺俞在脊柱区，第3胸椎棘突下，后正中线旁开1.5寸。商阳在第3胸椎棘突下，后正中线旁开1.5寸。行间在足背，第1、2趾间，趾蹼缘后方赤白肉际处。

64. 叙述并指出攒竹、天宗、听宫的定位。（2014）

参考答案：攒竹在面部，眉头凹陷中，额切迹处。天宗在肩胛区，肩胛冈中点与肩胛骨下角连线上1/3与下2/3交点凹陷中。听宫在面部，耳屏正中与下颌骨髁状突之间的凹陷中。

65. 叙述并指出列缺、商阳、后溪的定位。（2014）

参考答案：列缺在前臂，腕掌侧远端横纹上1.5寸，拇短伸肌腱与拇长展肌腱之间，拇长展肌腱沟的凹陷中。简便取穴法：两手虎口自然平直交叉，一手食指按在另一手桡骨茎突上，指尖下凹陷中是穴。商阳在第3胸椎棘突下，后正中线旁开1.5寸。后溪在手内侧，第5掌指关节尺侧近端赤白肉际凹陷中。

66. 叙述并指出膈俞、血海、听宫的定位。（2014）

参考答案：膈俞在脊柱区，第7胸椎棘突下，后正中线旁开1.5寸。血海在股前区，髌底内侧端上2寸，股内侧肌隆起处。简便取穴法：患者屈膝，医者以左手掌心按于患者右膝髌骨上缘，第2~5指向上伸直，拇指约呈45°斜置，拇指尖下是穴。听宫在面部，耳屏正中与下颌骨髁状突之间的凹陷中。

67. 叙述并指出水沟、迎香、次髎的定位。（2014）

参考答案：水沟在面部，人中沟的上1/3与下2/3交界点处。迎香在鼻翼外缘中点旁，鼻唇沟中。次髎在骶区，正对第2骶后孔中。

68. 叙述并指出秩边、肩髃、内关的定位。（2014）

参考答案：秩边横平第 4 骶后孔，骶正中线旁开 3 寸。肩髃在三角肌区，肩峰外侧缘前端与肱骨大结节两骨间凹陷中。简便取穴法：屈臂外展，肩峰外侧缘呈现前后两个凹陷，前下方的凹陷即是本穴。内关在前臂前区，腕掌侧远端横纹上 2 寸，掌长肌腱与桡侧腕屈肌腱之间。

69. 叙述并指出通里、合谷、肩井的定位。（2014）

参考答案：通里在前臂前区，腕掌侧远端横纹上 1 寸，尺侧腕屈肌腱的桡侧缘。合谷在手背，第 1、2 掌骨间，当第 2 掌骨桡侧的中点处。简便取穴法：以一手的拇指指间关节横纹放在另一手拇、食指之间的指蹼缘上，当拇指尖下是穴。肩井在肩胛区，第 7 颈椎棘突与肩峰最外侧点连线的中点。

70. 叙述并指出太溪、膈俞、神门的定位。（2014）

参考答案：太溪在踝区，内踝尖与跟腱之间的凹陷中。膈俞在脊柱区，第 7 胸椎棘突下，后正中线旁开 1.5 寸。神门在腕前区，腕掌侧远端横纹尺侧端，尺侧腕屈肌腱的桡侧缘。

71. 叙述并指出阴陵泉、外关、鱼际的定位。（2014）

参考答案：阴陵泉在小腿内侧，胫骨内侧髁下缘与胫骨内侧缘之间的凹陷中。外关在前臂后区，腕背侧远端横纹上 2 寸，尺骨与桡骨间隙中点。鱼际在手外侧，第 1 掌骨桡侧中点赤白肉际处。

72. 叙述并指出听宫、天宗、曲池的定位。（2014）

参考答案：听宫在面部，耳屏正中与下颌骨髁状突之间的凹陷中。天宗在肩胛区，肩胛冈中点与肩胛骨下角连线上 1/3 与下 2/3 交点凹陷中。曲池在肘区，尺泽与肱骨外上髁连线的中点处。

73. 叙述并指出肺俞、外关、合谷的定位。（2014）

参考答案：肺俞在脊柱区，第 3 胸椎棘突下，后正中线旁开 1.5 寸。外关在前臂后区，腕背侧远端横纹上 2 寸，尺骨与桡骨间隙中点。合谷在手背，第 1、2 掌骨间，当第 2 掌骨桡侧的中点处。简便取穴法：以一手的拇指指间关节横纹放在另一手拇、食指之间的指蹼缘上，当拇指尖下是穴。

74. 叙述并指出太冲、下关、神庭的定位。（2014）

参考答案：太冲穴在足背，第 1、2 跖骨间，跖骨底结合部前方凹陷中，或触及动脉搏动。下关在面部，颧弓下缘中央与下颌切迹之间凹陷中。神庭在头部，前发际正中直上 0.5 寸。

75. 叙述并指出中冲、内庭、印堂的定位。（2014）

参考答案：中冲在手指，中指末端最高点。内庭在足背，第 2、3 趾间，趾蹼缘后方赤白肉际处。印堂在头部，两眉毛内侧端中间的凹陷中。

76. 叙述并指出太溪、定喘、太阳的定位。（2014）

参考答案：太溪在踝区，内踝尖与跟腱之间的凹陷中。定喘在脊柱区，横平第 7 颈椎棘突下，后正中线旁开 0.5 寸。太阳在头部，当眉梢与目外眦之间，向后约一横指的凹陷处。

77. 叙述并指出定喘、照海、犊鼻的定位。（2014）

参考答案：定喘在脊柱区，横平第7颈椎棘突下，后正中线旁开0.5寸。照海在踝区，内踝尖下1寸，内踝下缘边际凹陷中。犊鼻在膝前区，髌韧带外侧凹陷中。

78. 叙述并指出翳风、孔最、外关的定位。（2014）

参考答案：翳风在颈部，耳垂后方，乳突下端前方凹陷中。孔最在前臂前区，腕掌侧远端横纹上7寸，尺泽与太渊连线上。外关在前臂后区，腕背侧远端横纹上2寸，尺骨与桡骨间隙中点。

79. 叙述并指出地机、命门、涌泉的定位。（2014）

参考答案：地机在小腿内侧，阴陵泉下3寸，胫骨内侧缘后际。命门在脊柱区，第2腰椎棘突下凹陷中，后正中线上。涌泉在足底，屈足卷趾时足心最凹陷中，约当足底第2、3趾蹼缘与足跟连线的前1/3与后2/3交点凹陷中。

80. 叙述并指出三阴交、外关、水沟的定位。（2014）

参考答案：三阴交在小腿内侧，内踝尖上3寸，胫骨内侧缘后际。外关在前臂后区，腕背侧远端横纹上2寸，尺骨与桡骨间隙中点。水沟在面部，人中沟的上1/3与下2/3交界点处。

81. 叙述并指出曲池、攒竹、中脘的定位。（2014）

参考答案：曲池在肘区，尺泽与肱骨外上髁连线的中点处。攒竹在面部，眉头凹陷中，额切迹处。中脘在上腹部，脐中上4寸，前正中线上。

82. 叙述并指出支沟、阳陵泉、中极的定位。（2014）

参考答案：支沟在前臂后区，腕背侧远端横纹上3寸，尺骨与桡骨间隙中点。阳陵泉在小腿外侧，腓骨小头前下方凹陷中。中极在下腹部，脐中下4寸，前正中线上。

83. 叙述并指出委中、神门、大椎的定位。（2014）

参考答案：委中在膝后区，腘横纹中点。神门在腕前区，腕掌侧远端横纹尺侧端，尺侧腕屈肌腱的桡侧缘。大椎在脊柱区，第7颈椎棘突下凹陷中，后正中线上。

84. 叙述并指出大肠俞、听宫、公孙的定位。（2014）

参考答案：大肠俞在脊柱区，第4腰椎棘突下，后正中线旁开1.5寸。听宫在面部，耳屏正中与下颌骨髁突之间的凹陷中。公孙在跖区，第1跖骨基底部的前下方赤白肉际处。

85. 叙述并指出中极、地机、足三里的定位。（2014）

参考答案：中极在下腹部，脐中下4寸，前正中线上。地机在小腿内侧，阴陵泉下3寸，胫骨内侧缘后际。足三里在小腿外侧，犊鼻下3寸，胫骨前嵴外一横指处，犊鼻与解溪连线上。

86. 叙述并指出膻中、肾俞、犊鼻的定位。（2014）

参考答案：膻中在胸部，横平第4肋间隙，前正中线上。肾俞在脊柱区，第2腰椎棘突下，后正中线旁开1.5寸。犊鼻在膝前区，髌韧带外侧凹陷中。

87. 叙述并指出关元、夹脊、阴陵泉的定位。(2014)

参考答案：关元在下腹部，脐中下3寸，前正中线上。夹脊在脊柱区，第1胸椎至第5腰椎棘突下两侧，后正中线旁开0.5寸，一侧17穴。阴陵泉在小腿内侧，胫骨内侧髁下缘与胫骨内侧缘之间的凹陷中。

88. 叙述并指出内关、大肠俞、血海的定位。(2014)

参考答案：内关在前臂前区，腕掌侧远端横纹上2寸，掌长肌腱与桡侧腕屈肌腱之间。大肠俞在脊柱区，第4腰椎棘突下，后正中线旁开1.5寸。血海在股前区，髌底内侧端上2寸，股内侧肌隆起处。简便取穴法：患者屈膝，医者以左手掌心按于患者右膝髌骨上缘，第2～5指向上伸直，拇指约呈45°斜置，拇指尖下是穴。

89. 叙述并指出大肠俞、听宫、公孙的定位。(2014)

参考答案：大肠俞在脊柱区，第4腰椎棘突下，后正中线旁开1.5寸。听宫在面部，耳屏正中与下颌骨髁突之间的凹陷中。公孙在跖区，第1跖骨基底部的前下方赤白肉际处。

90. 叙述并指出梁丘、外关、百会的定位。(2014)

参考答案：梁丘在股前区，髌底上2寸，股外侧肌与股直肌肌腱之间。外关在前臂后区，腕背侧远端横纹上2寸，尺骨与桡骨间隙中点。百会在头部，前发际正中直上5寸。

91. 叙述并指出孔最、十宣、天枢的定位。(2013)

参考答案：孔最在前臂前区，腕掌侧远端横纹上7寸，尺泽与太渊连线上。十宣在手指，十指尖端，距指甲游离缘0.1寸（指寸），左右共10穴。天枢在腹部，横平脐中，前正中线旁开2寸。

92. 叙述并指出下关、中脘、后溪的定位。(2013)

参考答案：下关在面部，颧弓下缘中央与下颌切迹之间凹陷中。中脘在上腹部，脐中上4寸，前正中线上。后溪在手内侧，第5掌指关节尺侧近端赤白肉际凹陷中。

93. 叙述并指出天枢、承山、孔最的定位。(2013)

参考答案：天枢在腹部，横平脐中，前正中线旁开2寸。承山在小腿后区，腓肠肌两肌腹与肌腱交角处。孔最在前臂前区，腕掌侧远端横纹上7寸，尺泽与太渊连线上。

94. 叙述并指出天枢、百会、地机的定位。(2013)

参考答案：天枢在腹部，横平脐中，前正中线旁开2寸。百会在头部，前发际正中直上5寸。地机在小腿内侧，阴陵泉下3寸，胫骨内侧缘后际。

95. 叙述并指出少商、照海、夹脊的定位。(2013)

参考答案：少商穴在手指，拇指末节桡侧，指甲根角上0.1寸。照海在踝区，内踝尖下1寸，内踝下缘边际凹陷中。夹脊在脊柱区，第1胸椎至第5腰椎棘突下两侧，后正中线旁开0.5寸，一侧17穴。

96. 叙述并指出公孙、下关、大肠俞的定位。(2013)

参考答案：公孙在跖区，第1跖骨基底部的前下方赤白肉际处。下关在面部，颧弓下缘中央与下颌切迹之间凹陷中。大肠俞在脊柱区，第 4 腰椎棘突下，后正中线旁开 1.5 寸。

97. 叙述并指出地机、昆仑、风府的定位。（2013）

参考答案：地机在小腿内侧，阴陵泉下 3 寸，胫骨内侧缘后际。昆仑在踝区，外踝尖与跟腱之间的凹陷中。风府在项部，当后发际正中直上 1 寸，枕外隆凸直下，两侧斜方肌之间凹陷处。

98. 叙述并指出听宫、涌泉、承山的定位。（2013）

参考答案：听宫在面部，耳屏正中与下颌骨髁状突之间的凹陷中。涌泉在足底，屈足卷趾时足心最凹陷中，约当足底第 2、3 趾蹼缘与足跟连线的前 1/3 与后 2/3 交点凹陷中。承山在小腿后区，腓肠肌两肌腹与肌腱交角处。

99. 叙述并指出支沟、行间、阴陵泉的定位。（2013）

参考答案：支沟在前臂后区，腕背侧远端横纹上 3 寸，尺骨与桡骨间隙中点。行间在足背，第 1、2 趾间，趾蹼缘后方赤白肉际处。阴陵泉在小腿内侧，胫骨内侧髁下缘与胫骨内侧缘之间的凹陷中。

100. 叙述并指出膻中、命门、迎香的定位。（2013）

参考答案：膻中在胸部，横平第 4 肋间隙，前正中线上。命门在脊柱区，第 2 腰椎棘突下凹陷中，后正中线上。迎香在鼻翼外缘中点旁，鼻唇沟中。

101. 叙述并指出风府、内庭、阳陵泉的定位。（2013）

参考答案：风府在项部，当后发际正中直上 1 寸，枕外隆凸直下，两侧斜方肌之间凹陷处。内庭在足背，第 2、3 趾间，趾蹼缘后方赤白肉际处。阳陵泉在小腿外侧，腓骨小头前下方凹陷中。

102. 叙述并指出照海、外关、膈俞的定位。（2013）

参考答案：照海在踝区，内踝尖下 1 寸，内踝下缘边际凹陷中。外关在前臂后区，腕背侧远端横纹上 2 寸，尺骨与桡骨间隙中点。膈俞在脊柱区，第 7 胸椎棘突下，后正中线旁开 1.5 寸。

103. 叙述并指出命门、迎香、腰阳关的定位。（2013）

参考答案：命门在脊柱区，第 2 腰椎棘突下凹陷中，后正中线上。迎香在鼻翼外缘中点旁，鼻唇沟中。腰阳关在脊柱区，第 4 腰椎棘突下凹陷中，后正中线上。

104. 叙述并指出孔最、肾俞、足三里的定位。（2013）

参考答案：孔最在前臂前区，腕掌侧远端横纹上 7 寸，尺泽与太渊连线上。肾俞在脊柱区，第 2 腰椎棘突下，后正中线旁开 1.5 寸。足三里在小腿外侧，犊鼻下 3 寸，胫骨前嵴外一横指处，犊鼻与解溪连线上。

105. 叙述并指出合谷、地机、昆仑的定位。（2013）

参考答案：合谷在手背，第 1、2 掌骨间，当第 2 掌骨桡侧的中点处。简便取穴法：以一手的拇指指间关节横纹放在另一手拇、食指之间的指蹼缘上，当拇指尖下是穴。地机在小腿内侧，阴陵泉下 3 寸，胫骨内侧缘后际。昆仑在踝区，外踝尖与跟腱之间的凹陷中。

106. 叙述并指出地仓、头维、天枢的定位。(2013)

参考答案：地仓在面部，口角旁开 0.4 寸。头维在头部，当额角发际直上 0.5 寸，头正中线旁开 4.5 寸。天枢在腹部，横平脐中，前正中线旁开 2 寸。

107. 叙述并指出孔最、至阴、手三里的定位。(2013)

参考答案：孔最在前臂前区，腕掌侧远端横纹上 7 寸，尺泽与太渊连线上。至阴在足趾，小趾末节外侧，趾甲根角侧后方 0.1 寸。手三里在前臂，阳溪穴与曲池穴连线上，肘横纹下 2 寸处。

108. 叙述并指出内关、照海、天柱的定位。(2013)

参考答案：内关在前臂前区，腕掌侧远端横纹上 2 寸，掌长肌腱与桡侧腕屈肌腱之间。照海在踝区，内踝尖下 1 寸，内踝下缘边际凹陷中。天柱在颈后区，横平第 2 颈椎棘突上际，斜方肌外缘凹陷中。

109. 叙述并指出中极、地仓、腰阳关的定位。(2013)

参考答案：中极在下腹部，脐中下 4 寸，前正中线上。地仓在面部，口角旁开 0.4 寸。腰阳关在脊柱区，第 4 腰椎棘突下凹陷中，后正中线上。

110. 叙述并指出气海、丰隆、鱼际的定位。(2013)

参考答案：气海在下腹部，脐中下 1.5 寸，前正中线上。丰隆在小腿外侧，外踝尖上 8 寸，胫骨前肌外缘，条口旁开 1 寸。鱼际在手外侧，第 1 掌骨桡侧中点赤白肉际处。

二、针灸临床技术操作

（一）考试介绍

考查针灸、拔罐、推拿等临床技术操作。本类考题与本部分第一、三考题 3 选 2 抽题作答，每题 10 分，共 20 分。

【样题】 叙述并演示夹持进针法的操作。

答案：①消毒：腧穴、皮肤、医生双手常规消毒。②持针：押手拇、食指持消毒干棉球捏住针身下段，以针尖端露出 0.3～0.5cm 为宜，刺手拇、食、中三指指腹夹持针柄，使针身垂直。③刺入：将针尖固定在腧穴皮肤表面，刺手捻转针柄，押手下压，双手配合，同时用力，迅速将针刺入腧穴皮下，本法适用于长针的进针。

（二）考点汇总

1. 毫针法

考点 1 ★★★ 进针法

（1）指切进针法

①消毒：腧穴、皮肤、医生双手常规消毒。②押手固定穴区皮肤：押手拇指或食指指甲切掐固定腧穴处皮肤。③持针：刺手拇、食、中指三指指腹夹持针柄。④刺入：将针身紧贴押手指甲缘快速刺入，本法适宜于短针的进针。

（2）舒张进针法

①消毒：腧穴、皮肤、医生双手常规消毒。②押手绷紧皮肤：以押手拇、食指或

食、中指把腧穴处皮肤向两侧轻轻撑开,使之绷紧,两指间的距离要适当。③持针:刺手拇、食、中指三指指腹夹持针柄。④刺入:刺手持针,于押手两指间的腧穴处迅速刺入。

(3) 夹持进针法

①消毒:腧穴、皮肤、医生双手常规消毒。②持针:押手拇、食指持消毒干棉球捏住针身下段,以针尖端露出 0.3~0.5cm 为宜,刺手拇、食、中三指指腹夹持针柄,使针身垂直。③刺入:将针尖固定在腧穴皮肤表面,刺手捻转针柄,押手下压,双手配合,同时用力,迅速将针刺入腧穴皮下,本法适用于长针的进针。

(4) 提捏进针法

①消毒:腧穴、皮肤、医生双手常规消毒。②押手提捏穴旁皮肉:押手拇、食指轻轻捏提腧穴近旁的皮肉,提捏的力度大小要适当。③持针:刺手拇、食、中指三指指腹夹持针柄。④刺入:刺手持针快速刺入腧穴,刺入时常与平刺结合。本法适用于皮肉浅薄部位的腧穴进针。

(5) 单手进针法

①消毒:腧穴、皮肤、医生双手常规消毒。②持针:拇、食指指腹相对夹持针柄下段(靠近针根处),中指指腹抵住针身下段,使中指指端比针尖略长出或齐平。③指抵皮肤:对准穴位,中指指端紧抵腧穴皮肤。④刺入:拇、食指向下用力按压刺入,中指随之屈曲,快速将针刺入,刺入时应保持针身直而不弯。

考点2★★★ 毫针针刺的角度

刺法	具体操作
直刺	直刺是指进针时针身与皮肤表面呈90°垂直刺入,此法适用于大部分的腧穴
斜刺	是指进针时针身与皮肤表面呈45°左右倾斜刺入,此法适用于肌肉浅薄处或内有重要脏器,或不宜直刺、深刺的腧穴
平刺	进针时针身与皮肤表面呈15°左右沿皮刺入,此法适用于皮薄肉少部位的腧穴

考点3★★★ 行针手法

行针手法		具体操作
基本手法	提插法	①消毒:腧穴皮肤、医生双手常规消毒。②刺入毫针:将毫针刺入腧穴的一定深度。③实施提插操作:提是从深层向上引退至浅层的操作,插是将针由浅层向下刺入深层的操作。如此反复地上提下插
	捻转法	①消毒:腧穴皮肤、医生双手常规消毒。②刺入毫针:将毫针刺入腧穴的一定深度。③实施捻转操作:针身向前向后持续均匀来回捻转。要保持针身在腧穴基点上左右旋转运动。如此反复地捻转

续表

行针手法		具体操作
辅助手法	循法	①确定腧穴所在的经脉及其循行路线。②循按或拍叩,用拇指指腹,或第二、三、四指并拢后用第三指的指腹,沿腧穴所属经脉的循行路线或穴位的上下左右进行循按或拍叩。③反复操作数次,以穴周肌肉得以放松或出现针感或循经感传为度
	弹法	①进针后刺入一定深度。②以拇指与食指相交呈环状,食指指甲缘轻抵拇指指腹。③弹叩针柄:将食指指甲面对准针柄或针尾,轻轻弹叩,使针体微微震颤。也可以拇指与其他手指配合进行操作。④弹叩数次。⑤弹叩次数不宜过多,一般7~10次即可
	刮法	①进针后刺入一定深度。②用拇指指腹或食指指腹轻轻抵住针尾。③用食指指甲或拇指指甲或中指指甲频频刮动针柄。可由针根部自下而上刮,也可由针尾部自上而下刮,使针身产生轻度震颤。④反复刮动数次
	摇法 直立针身	①采用直刺进针。②刺入一定深度。③手持针柄,如摇辘轳状呈划圈样摇动,或如摇橹状进行前后或左右的摇动。④反复摇动数次
	摇法 卧倒针身	①采用斜刺或平刺进针。②刺入一定深度。③手持针柄,如摇橹状进行左右摇动。④反复摇动数次
	飞法	①刺入一定深度。②轻微捻搓针柄数次,然后快速张开两指,一捻一放,如飞鸟展翅之状。③反复操作数次
	震颤法	①进针后刺入一定深度。②刺手拇、食二指或拇、食、中指夹持针柄。③实施提插捻转,小幅度、快频率的提插、捻转,如手颤之状,使针身微颤动。④持续操作一定的时间

考点4★★★ 针刺补泻

补泻手法		具体操作
捻转补泻	补法	①进针,行针得气。②捻转角度小,频率慢,用力轻,结合拇指向前、食指向后(左转)用力为主。③反复捻转。④操作时间短
	泻法	①进针,行针得气。②捻转角度大,频率快,用力重,结合拇指向后、食指向前(右转)用力为主。③反复捻转。④操作时间长
提插补泻	补法	①进针,行针得气。②先浅后深,重插轻提(针下插时速度宜快,用力宜重,提针时速度宜慢,用力宜轻),提插幅度小,频率慢。③反复提插。④操作时间短
	泻法	①进针,行针得气。②先深后浅,轻插重提(针下插时速度宜慢,用力宜轻,提针时速度宜快,用力宜重),提插幅度大,频率快。③反复操作。④操作时间长
徐疾补泻	补法	①进针时徐徐刺入。②留针期间少捻转。③疾速出针
	泻法	①进针时疾速刺入。②留针期间多捻转。③徐徐出针
迎随补泻	补法	进针时针尖随着经脉循行去的方向刺入
	泻法	进针时针尖迎着经脉循行来的方向刺入

续表

补泻手法		具体操作
呼吸补泻	补法	病人呼气时进针，吸气时出针
	泻法	病人吸气时进针，呼气时出针
开阖补泻	补法	出针后迅速按闭针孔
	泻法	出针时摇大针孔不加按闭
平补平泻		①进针，行针得气。②施予均匀的提插、捻转手法，即每次提插的幅度、捻转的角度要基本一致，频率适中，节律和缓，针感强弱适当

2. 艾灸法

考点1★★★ 艾炷灸

艾炷灸			具体操作
直接灸	瘢痕灸（化脓灸）	①选择体位，定取腧穴：以仰卧位或俯卧位为宜，体位要舒适，充分暴露待灸部位。②穴区皮肤消毒、涂擦黏附剂：对腧穴皮肤进行常规消毒，再将所灸穴位处涂以少量的大蒜汁或医用凡士林或少量清水	③点燃艾炷，每炷要燃尽：将艾炷平稳放置于腧穴上，用线香点燃艾炷顶部，待其自燃，要求每个艾炷都要燃尽，除灰，更换新艾炷继续施灸，灸满规定壮数为止。④轻轻拍打穴旁，减轻施灸疼痛；⑤灸后预防感染：灸毕要在施灸处贴敷消炎药膏，用无菌纱布覆盖局部，外用胶布固定，以防感染。⑥形成灸疮，待其自愈：灸后局部皮肤黑硬，周边红晕，继而起水泡，一般在7日左右局部出现无菌性炎症，其脓汁清稀色白，形成灸疮，灸疮5~6周自行愈合，留有瘢痕
	无瘢痕灸（非化脓灸）		③点燃艾炷，每炷不可燃尽：将艾炷平放置于腧穴上，用线香点燃艾炷顶部，待其自燃。要求每个艾炷不可燃尽，当艾炷燃剩1/3，患者感觉局部有灼痛时，即可易炷再灸。④掌握灸量：灸满规定壮数为止。一般应灸至腧穴局部皮肤呈现红晕而不起泡为度
间接灸	隔姜灸		①制备姜片：切取生姜片，每片直径2~3cm，厚0.2~0.3cm，中间以针刺数孔。②选取适宜体位，充分暴露待灸腧穴。③放置姜片和艾炷，点燃艾炷：将姜片置于穴上，把艾炷置于姜片中心，点燃艾炷尖端，任其自燃。④调适温度：如患者感觉施灸局部灼痛不可耐受，术者可用镊子将姜片一侧夹住端起，稍待片刻，重新放下再灸。⑤更换艾炷和姜片：艾炷燃尽，除去艾灰，更换艾炷依前法再灸。⑥掌握灸量：一般每穴灸6~9壮，至局部皮肤潮红而不起泡为度，灸毕去除姜片及艾灰

续表

艾炷灸		具体操作
间接灸	隔蒜灸	①制备蒜片：选用鲜大蒜头，切成厚约0.2~0.3cm的薄片，中间以针刺数孔（捣蒜如泥亦可）。②选取适宜体位，充分暴露待灸腧穴。③放置蒜片和艾炷，点燃艾炷：将蒜片置于穴上，把艾炷置于蒜片中心，点燃艾炷尖端，任其自燃。④调适温度：如患者感觉局部灼痛不可耐受，术者可用镊子将蒜片一侧夹住端起，稍待片刻，重新放下再灸。⑤更换艾炷和蒜片：艾炷燃尽，除去艾灰，更换艾炷依前法再灸。施灸数壮后，蒜片焦干萎缩时，应置换新的蒜片。⑥掌握灸量：一般每穴灸5~7壮，至局部皮肤潮红而不起泡为度。灸毕去除蒜片及艾灰
	隔盐灸	①选择体位，定取腧穴：宜取仰卧位，身体放松。②食盐填脐：取纯净干燥的食盐适量，将脐窝填平，也可于盐上再放置一姜片。③置放艾炷：将艾炷置于盐上（或姜片上），点燃艾炷尖端，任其自燃。④调适温度，更换艾炷：若患者感觉施灸局部灼热不可耐受，术者用镊子夹去残炷，换炷再灸。⑤掌握灸量：如上反复施灸，灸满规定壮数，一般灸5~9壮。⑥灸毕，除去艾灰、食盐
	隔附子饼灸	①制备附子饼：将附子研成细末用黄酒适量调成泥状，做成直径约3cm、厚约0.8cm的圆饼，中间用针穿刺数孔备用。②选取适宜体位，充分暴露待灸腧穴。③放置附子饼及艾炷：先将附子饼置于穴上，再将中号或大号艾炷置于附子饼上，点燃艾炷尖端，任其自燃。④更换艾炷：艾炷燃尽，去艾灰，更换艾炷，依前法再灸。施灸中，若感觉施灸局部灼痛不可耐受，术者用镊子将附子饼一端夹住端起，稍待片刻，重新放下再灸。⑤灸量掌握：灸完规定壮数为止，一般每穴灸3~9壮。⑥灸毕去除附子片及艾灰

考点2★★★ 艾条灸

艾条灸		具体操作
悬起灸	温和灸	①选取适宜体位，充分暴露待灸腧穴。②选用纯艾卷，将其一端点燃。③术者手持艾卷的中上部，将艾卷燃烧端对准腧穴，距腧穴皮肤2~3cm进行熏烤，艾卷与施灸处皮肤的距离应保持相对固定。注意：若患者感到局部温热舒适可固定不动，若感觉太烫可加大与皮肤的距离，若遇到小儿或局部知觉减退者，医者可将食、中两指，置于施灸部位两侧，通过医者的手指来测知患者局部受热程度，以便随时调节施灸时间和距离，防止烫伤。④灸至局部皮肤出现红晕，有温热感而无灼痛为度，一般每穴灸5~10分钟。⑤灸毕熄灭艾火
	雀啄灸	①选取适宜体位，充分暴露待灸腧穴。②选用纯艾卷，将其一端点燃。③术者手持艾卷的中上部，将艾卷燃烧端对准腧穴，像麻雀啄米样一上一下移动，使艾卷燃烧端与皮肤的距离远近不一，动作要匀速，起落幅度应大小一致。④燃艾施灸，如此反复操作，给予施灸局部以变量刺激，若遇到小儿或局部知觉减退者，术者应以食指和中指，置于施灸部位两侧，通过医者的手指来测知患者局部受热程度，以便随时调节施灸时间和距离，防止烫伤。⑤灸至皮肤出现红晕，有温热感而无灼痛为度，一般灸5~10分钟。⑥灸毕熄灭艾火

续表

艾条灸		具体操作
悬起灸	回旋灸	①选取适宜体位，充分暴露待灸腧穴。②选用纯艾卷，将其一端点燃。③术者手持艾卷的中上部，将艾卷燃烧端对准腧穴，与施灸部位的皮肤保持相对固定的距离（一般在3cm左右），左右平行移动或反复旋转灸治，动作要匀速。若遇到小儿或局部知觉减退者，术者应以食指和中指，置于施灸部位两侧，通过医者的手指来测知患者局部受热程度，以便随时调节施灸时间和距离，防止烫伤。④灸至皮肤出现红晕，有温热感而无灼痛为度，一般灸5~10分钟。⑤灸毕熄灭艾火
实按灸（太乙针灸、雷火针灸）		①点燃艾卷：将太乙针灸或雷火针灸的艾卷一端点燃。②棉布裹艾：以棉布6~7层裹紧艾端。③持艾灸烫：医者手持艾卷，将艾端对准腧穴，乘热按到施术部位，停止1~2秒然后抬起，进行灸烫。④艾火熄灭则再点燃再按烫。⑤如此反复，灸至皮肤红晕为度，一般灸烫7~10次为度

考点3★★ 温针灸

①准备艾卷或艾绒，用剪刀截取2cm艾卷一段，将一端中心扎一小孔，深1~1.5cm，也可选用艾绒，艾绒要柔软，易搓捏。②选取适宜体位，充分暴露待灸腧穴。③针刺得气留针：腧穴常规消毒，直刺进针，行针得气，将针留在适当的深度。④插套艾卷或搓捏艾绒，点燃：将艾卷有孔的一端经针尾插套在针柄上，插牢，不可偏歪，或将少许艾绒搓捏在针尾上，要捏紧，不可松散，以免滑落，点燃施灸。⑤艾卷燃尽去灰，重新置艾：待艾卷或艾绒完全燃尽成灰时，将针稍倾斜，把艾灰掸落在容器中，每穴每次可施灸1~3壮。⑥待针柄冷却后出针。

3. 拔罐法

考点1★★★ 走罐法

①选取适宜体位，充分暴露待拔腧穴。②选择大小适宜的玻璃罐。③在施术部位涂抹适量的润滑剂，如凡士林、水，也可选择红花油等中药制剂。④先用闪火法将罐吸拔在施术部位上，然后用单手或双手握住罐体，在施术部位上下、左右往返推移，走罐时，可将罐口的前进侧的边缘稍抬起，另一侧边缘稍着力，以利于罐子的推拉。⑤反复操作，至施术部位红润、充血甚至瘀血为度。⑥起罐时，一手握罐，另一手用拇指或食指按压罐口周围的皮肤，使之凹陷，空气进入罐内，罐体自然脱下。

考点2★ 闪罐法

①选取适宜体位，充分暴露待拔腧穴。②选用大小适宜的罐具。③用镊子夹紧95%的酒精棉球一个，点燃，使棉球在罐内壁中绕1~3圈或短暂停留后迅速退出，迅速将罐扣在应拔的部位，再立即将罐起下。④如此反复多次地拔住起下、起下拔住。⑤拔至施术部位皮肤潮红、充血或瘀血为度。

考点3★ 留罐法（坐罐法）

①选取适宜体位，充分暴露待拔腧穴。②根据需要选用大小适宜的罐具。③用止血钳或镊子夹住95%的酒精棉球，点燃，使棉球在罐内壁中段绕1~3圈或短暂停留后

迅速退出,迅速将罐扣在应拔的部位,即可吸住。④留罐时间,以局部皮肤红润、充血或瘀血为度,一般为10~15分钟。⑤起罐时,一手握罐,另一手用拇指或食指按压罐口周围的皮肤,使之凹陷,空气进入罐内,罐体自然脱下。

考点4★ 刺血拔罐

①选取适宜体位,充分暴露待拔腧穴。②选择大小适宜的玻璃罐备用。③消毒施术部位,刺络出血。医者戴消毒手套,用碘伏消毒施术部位,持三棱针(或一次性注射针头)点刺局部使之出血,或用皮肤针叩刺出血。④用闪火法留罐,留置10~15分钟后起罐。⑤起罐时不能迅猛,避免罐内污血喷射而污染周围环境,用消毒棉签清理皮肤上残留血液,清洗火罐后进行消毒处理。

考点5★ 留针拔罐法(针罐法)

①选取适宜体位,充分暴露待拔腧穴。②选择大小适宜的玻璃罐备用。③毫针直刺到一定深度,行针、得气、留针。④用闪火法以针刺点为中心留罐,一般留罐10~15分钟,以局部皮肤潮红、充血或瘀血为度。⑤起罐后出针。

4. 其他针法

考点1★ 三棱针法

(1) 点刺法

①选取适宜体位,充分暴露待针腧穴。②医者戴消毒手套。③使施术部位充血,可先在针刺部位及其周围,轻轻地推、揉、挤、捋,使局部充血。④穴区皮肤常规消毒。⑤医者用一手固定点刺部位,另一手持针,露出针尖2~5mm,对准点刺部位快速刺入,迅速出针,一般刺入2~3mm。⑥轻轻挤压针孔周围,使之适量出血或出黏液。⑦用消毒干棉球按压针孔,可在点刺部位贴敷创可贴。

(2) 散刺法(豹纹刺)

①选取适宜体位,充分暴露待针腧穴。②医者戴消毒手套。③穴区皮肤常规消毒。④根据病变部位大小,由病变外缘呈环形向中心部位进行点刺,一般点刺10~20针。⑤点刺后,可见点状出血,若出血不明显,可加用留罐法以增加出血量,放出适量血液(或黏液)。⑥用消毒干棉球按压针孔,部位面积较大时,可以敷无菌敷料。

(3) 刺络法

①选择适宜的体位,确定血络。②医者戴消毒手套。③使血络充盈。肘、膝部静脉处放血时,一般要捆扎橡皮管,将橡皮管结扎在针刺部位的上端(近心端),以使血络怒张显现,其他部位则不方便结扎,为使血络充盈,也可轻轻拍打血络处。④将血络处皮肤严格消毒。⑤一手拇指按压在被刺部位的下端,使血络位置相对固定,一手持针,对准针刺部位,顺血络走向,斜向上与之呈45°左右刺入,以刺穿血络前壁为度,一般刺入2~3mm,然后迅速出针。⑥根据病情需要,使其流出一定量的血液,也可轻轻按压静脉上端,以助瘀血外出。⑦松开橡皮管,待出血自然停止。⑧以消毒干棉球按压针孔,并以75%酒精棉球清除创口周围的血液。

(4) 挑刺法

①选取适宜体位,充分暴露待针腧穴。②医者戴消毒手套。③局部皮肤严格消毒。

④挑破表皮，挑断皮下纤维组织。医者一手按压进针部位两侧或捏起皮肤使之紧绷固定，另一手持针迅速刺入皮肤1~2mm，随即倾斜针身挑破表皮，使之出少量血液或黏液，也可再刺入2~5mm，倾斜针身使针尖轻轻挑起，挑断皮下纤维组织。⑤出针，用无菌敷料覆盖创口。

考点2★ 皮肤针法操作要点

①选取适宜体位，充分暴露待针腧穴。②穴区皮肤常规消毒。③软柄、硬柄皮肤针持针姿势不同。硬柄皮肤针持针式：用拇指和中指夹持针柄两侧，食指置于针柄中段上面，无名指和小指将针柄末端固定于大小鱼际之间。软柄皮肤针持针式：将针柄末端置于掌心，拇指居上，食指在下，中指、无名指、小指呈握拳状固定针柄末端。④叩刺：叩刺时，主要运用腕力，要求针尖垂直叩击皮肤，并立即弹起，如此反复操作。⑤用无菌干棉球或棉签擦拭。

5. 推拿技术

考点1★★★ 滚法

分类	具体操作
小鱼际滚法	拇指自然伸直，余指自然屈曲，无名指与小指的掌指关节屈曲约90°，手背沿掌横弓排列呈弧面，以第五掌指关节背侧为吸点吸附于体表施术部位上，以肘关节为支点，前臂主动做推旋运动，带动腕关节做较大幅度的屈伸活动，使小鱼际和手背尺侧部在施术部位上持续不断地来回滚动
掌指关节滚法	以第五掌指关节背侧为吸定点，以小指、无名指、中指及食指的掌指关节背侧为滚动着力面，腕关节略屈向尺侧，余准备形态同小鱼际滚法，其手法运动过程亦同小鱼际滚法
拳滚法	拇指自然伸直，余指半握空拳状，以食指、中指、无名指和小指的第一节指背着力于施术部位上，肘关节屈曲20°~40°，前臂主动施力，在无旋前圆肌参与的情况下，单纯进行推拉摆动，带动腕关节做无尺、桡侧偏移的屈伸活动，使食指、中指、无名指和小指的第一节指背、掌指关节背侧、指间关节背侧为滚动着力面，在施术部位上进行持续不断的滚动

考点2★★★ 揉法

分类	具体操作
大鱼际揉法	沉肩垂肘，腕关节放松，呈微屈或水平状，大拇指内收，四指自然伸直，用大鱼际附着于施术部位上，以肘关节为支点，前臂做主动运动，带动腕关节摆动，使大鱼际在治疗部位上做轻缓柔和的上下、左右或轻度环旋揉动，并带动该处的皮下组织一起运动，频率每分钟120~160次
掌根揉法	肘关节微屈，腕关节放松并略背伸，手指自然弯曲，以掌根部附着于施术部位，以肘关节为支点，前臂做主动运动，带动腕及手掌连同前臂做小幅度的回旋揉动，并带动该处的皮下组织一起运动，频率每分钟120~160次
中指揉法	中指伸直，食指搭于中指远端指间关节背侧，腕关节微屈，用中指罗纹面着力于一定的治疗部位或穴位，以肘关节为支点，前臂做主动运动，通过腕关节使中指罗纹面在施术部位上做轻柔的小幅度的环旋或上下、左右运动，频率每分钟120~160次

续表

分类	具体操作
三指揉法	食、中、无名指并拢,三指罗纹面着力,操作术式与中指揉法相同,拇指揉法是以拇指罗纹面着力于施术部位,余四指置于相应的位置以支撑助力,腕关节微悬,拇指及前臂部主动施力,使拇指罗纹面在施术部位上做轻柔的环旋揉动,频率每分钟120~160次

考点3★★★ 按法

分类	具体操作
掌按法	以单手或双手掌面置于施术部位,以肩关节为支点,利用身体上半部的重量,通过上、前臂传至手掌部,垂直向下按压,用力原则同指按法
拇指按法	以拇指罗纹面着力于施术部位,余四指张开,置于相应位置以支撑助力,腕关节屈曲40°~60°,拇指主动用力,垂直向下按压,当按压力达到所需的力度后,要稍停片刻,然后松劲撤力,再做重复按压,使按压动作既平稳又有节奏性

考点4★★★ 推法

分类		具体操作
指推法	拇指端推法	以拇指端着力于施术部位或穴位上,余四指置于对侧或相应的位置以固定,腕关节略屈并向尺侧偏斜,拇指及腕部主动施力,向拇指端方向呈短距离单向直线推进
	拇指平推法	以拇指罗纹面着力于施术部位或穴位上,余四指置于其前外方以助力,腕关节略屈曲,拇指及腕部主动施力,向其食指方向呈短距离、单向直线推进,在推进的过程中,拇指罗纹面的着力部分应逐渐偏向桡侧,且随着拇指的推进腕关节应逐渐伸直
	三指推法	食、中、无名指并拢,以指端部着力于施术止,腕关节略屈,前臂部主动施力,通过腕关节及掌部使食、中及无名三指向指端方向做单向直线推进
掌推法		以掌根部着力于施术部位,腕关节略背伸,肘关节伸直。以肩关节为支点,上臂部主动施力,通过肘、前臂、腕,使掌根部向前方做单方向直线推进
拳推法		手握实拳,以食指、中指、无名指及小指四指的近侧指间关节的突起部着力于施术部位,腕关节挺紧伸直,肘关节略屈,以肘关节为支点,前臂主动施力,向前呈单方向直线推进
肘推法		屈肘,以肘关节尺骨鹰嘴突起部着力于施术部位,另一侧手臂抬起,以掌部扶握屈肘侧拳顶以固定助力。以肩关节为支点,上臂部主动施力,做较缓慢的单方向直线推进

考点5★★★ 拿法

以拇指和其余手指的指面相对用力,捏住施术部位肌肤并逐渐收紧、提起,腕关节放松,以拇指同其他手指的对合力进行轻重交替、连续不断地提捏并施以揉动。

考点6★★★ 抖法（2016版大纲新增考点）

分类	具体操作
抖上肢法	受术者取坐位或站立位，肩臂部放松，术者站在其前外侧，身体略为前俯，用双手握住其腕部，慢慢将被抖动的上肢向前外方抬起至60°左右，然后两前臂微用力做连续的小幅度上下抖动，使抖动所产生的抖动波浪般地传递到肩部，或术者以一手按其肩部，另一手握住其腕，做连续不断地小幅度上下抖动，抖动中可结合被操作肩关节的前后方向活动，此法又称上肢提抖法
抖下肢法	受术者仰卧位，下肢放松，术者站其足端，用双手分别握住受术者两足踝部，将两下肢抬起，离开床面30cm左右，然后上、前臂同时施力，做连续的上下抖动，使其下肢及髋部有舒松感，两下肢可同时操作，亦可单侧操作
抖腰法	受术者俯卧位，两手拉住床头或由助手固定其两腋部，以两手握住其两足踝部，两臂伸直，身体后仰，与助手相对用力，牵引其腰部，待其腰部放松后，身体前倾，以准备抖动，其后随身体起立之势，瞬间用力，做1~3次较大幅度的抖动，使抖动之力作用于腰部，使其产生较大幅度的波浪状运动

考点7★★ 捏脊法（2016版大纲新增考点）

分类	具体操作
拇指前位捏脊法	双手半握空拳状，腕关节略背伸，以食、中、无名和小指的背侧置于脊柱两侧，拇指伸直前按，并对准食指中节处，以拇指的罗纹面和食指的桡侧缘将皮肤捏起，并进行提捻，然后向前推行移动，在向前移动捏脊的过程中，两手拇指要交替前按，同时前臂要主动用力，推动食指桡侧缘前行，两者互为配合，从而交替捏提捻动前行
拇指后位捏脊法	两手拇指伸直，两指端分置于脊柱两侧，指面向前，两手食、中指前按，腕关节微屈，以两手拇指与食、中指罗纹面将皮肤捏起，并轻轻提捻，然后向前推行移动，在向前移动的捏脊过程中，两手拇指要前推，而食指、中指则交替前按，两者相互配合，从而交替捏提捻动前行

（三）实战演练

1. 叙述并演示针灸弹法的操作。（2016、2015、2014）

参考答案：①进针后刺入一定深度。②以拇指与食指相交呈环状，食指指甲缘轻抵拇指指腹。③弹叩针柄：将食指指甲面对准针柄或针尾，轻轻弹叩，使针体微微震颤。也可以拇指与其他手指配合进行操作。④弹叩数次。⑤弹叩次数不宜过多，一般7~10次即可。

2. 叙述并演示针灸刮法的操作。（2016、2015）

参考答案：①进针后刺入一定深度。②用拇指指腹或食指指腹轻轻抵住针尾。③用食指指甲或拇指指甲或中指指甲频频刮动针柄。可由针根部自下而上刮，也可由针尾部自上而下刮，使针身产生轻度震颤。④反复刮动数次。

3. 叙述并演示针刺摇法的操作。（2016、2015、2013）

参考答案：摇法是指毫针刺入一定深度后，手持针柄，将针轻轻摇动的方法。摇法分为两种，一是直立针身而摇，二是卧倒针身而摇。1）直立针身而摇：①采用直刺进针。②刺入一定深度。③手持针柄，如摇辘轳状呈划圈样摇动，或如摇橹状进行前后或左右的摇动。④反复摇动数次。2）卧倒针身而摇：①采用斜刺或平刺进针。②刺入一定深度。③手持针柄，如摇橹状进行左右摇动。④反复摇动数次。

4. 叙述并演示行针手法震颤法的操作。（2016、2015、2014）

参考答案：①进针后刺入一定深度。②刺手拇、食二指或拇、食、中指夹持针柄。③实施提插捻转，小幅度、快频率的提插、捻转，如手颤之状，使针身微微颤动。④持续操作一定的时间。

5. 叙述并演示隔盐灸的操作。（2016、2015、2014）

参考答案：①选择体位，定取腧穴：宜取仰卧位，身体放松。②食盐填脐：取纯净干燥的食盐适量，将脐窝填平，也可在于盐上再放置一姜片。③置放艾炷：将艾炷置于盐上（或姜片上），点燃艾炷尖端，任其自燃。④调适温度，更换艾炷：若患者感觉施灸局部灼热不可耐受，术者用镊子夹去残炷，换炷再灸。⑤掌握灸量：如上反复施灸，灸满规定壮数，一般灸5～9壮。⑥灸毕，除去艾灰、食盐。3. 针灸捻转泻法。

参考答案：①进针，行针得气。②捻转角度大，频率快，用力重，结合拇指向后、食指向前（右转）用力为主。③反复捻转。④操作时间长。

6. 叙述并演示委中刺络拔罐的操作。（2016）

参考答案：①选取适宜体位，充分暴露待拔腧穴。②选择大小适宜的玻璃罐备用。③消毒施术部位，刺络出血。医者戴消毒手套，用碘伏消毒施术部位，持三棱针（或一次性注射针头）点刺局部使之出血，或用皮肤针叩刺出血。④用闪火法留罐，留置10～15分钟后起罐。⑤起罐时不能迅猛，避免罐内污血喷射而污染周围环境，用消毒棉签清理皮肤上残留血液，清洗火罐后进行消毒处理。

7. 叙述并演示皮肤针重刺的操作。（2016）

参考答案：①选取适宜体位，充分暴露待针腧穴。②穴区皮肤常规消毒。③软柄、硬柄皮肤针持针姿势不同。硬柄皮肤针持针式：用拇指和中指夹持针柄两侧，食指置于针柄中段上面，无名指和小指将针柄末端固定于大小鱼际之间。软柄皮肤针持针式：将针柄末端置于掌心，拇指居上，食指在下，中指、无名指、小指呈握拳状固定针柄末端。④叩刺：叩刺时，主要运用腕力，要求针尖垂直叩击皮肤，并立即弹起，如此反复操作。⑤用无菌干棉球或棉签擦拭。

8. 叙述并演示单手进针法的操作。（2016）

参考答案：①消毒：腧穴、皮肤、医生双手常规消毒。②持针：拇、食指指腹相对夹持针柄下段（靠近针根处），中指指腹抵住针身下段，使中指指端比针尖略长出或齐平。③指抵皮肤：对准穴位，中指指端紧抵腧穴皮肤。④刺入：拇、食指向下用力按压刺入，中指随之屈曲，快速将针刺入，刺入时应保持针身直而不弯。

9. 叙述并演示拿法的操作。（2016、2015）

参考答案：以拇指和其余手指的指面相对用力，捏住施术部位肌肤并逐渐收紧、提起，腕关节放松，以拇指同其他手指的对合力进行轻重交替、连续不断地提捏并施以揉动。

10. 叙述并演示皮肉浅薄处的进针方法的操作。（2016）

参考答案：提捏进针法：①消毒：腧穴、皮肤、医生双手常规消毒。②押手提捏穴旁皮肉：押手拇、食指轻轻捏提腧穴近旁的皮肉，提捏的力度大小要适当。③持针：刺手拇、食、中指三指指腹夹持针柄。④刺入：刺手持针快速刺入腧穴，刺入时常与平刺结合。本法适用于皮肉浅薄部位的腧穴进针。

11. 叙述并演示提捏进针法的操作。（2016）

参考答案：①消毒：腧穴、皮肤、医生双手常规消毒。②押手提捏穴旁皮肉：押手拇、食指轻轻捏提腧穴近旁的皮肉，提捏的力度大小要适当。③持针：刺手拇、食、中指三指指腹夹持针柄。④刺入：刺手持针快速刺入腧穴，刺入时常与平刺结合。本法适用于皮肉浅薄部位的腧穴进针。

12. 叙述并演示捻转泻法的操作。（2016、2015）

参考答案：①进针，行针得气。②捻转角度大，频率快，用力重，结合拇指向后、食指向前（右转）用力为主。③反复捻转。④操作时间长。

13. 叙述并演示提插补泻的操作。（2016、2014）

参考答案：补法：①进针，行针得气。②先浅后深，重插轻提（针下插时速度宜快，用力宜重，提针时速度宜慢，用力宜轻），提插幅度小，频率慢。③反复提插。④操作时间短。泻法：①进针，行针得气。②先深后浅，轻插重提（针下插时速度宜慢，用力宜轻，提针时速度宜快，用力宜重），提插幅度大，频率快。③反复操作。④操作时间长。

14. 叙述并演示瘢痕灸的操作。（2016、2015）

参考答案：①选择体位，定取腧穴：以仰卧位或俯卧位为宜，体位要舒适，充分暴露待灸部位。②穴区皮肤消毒、涂擦黏附剂：对腧穴皮肤进行常规消毒，再将所灸穴位处涂以少量的大蒜汁或医用凡士林或少量清水。③点燃艾炷，每炷要燃尽：将艾炷平稳放置于腧穴上，用线香点燃艾炷顶部，待其自燃，要求每个艾炷都要燃尽，除灰，更换新艾炷继续施灸，灸满规定壮数为止。④轻轻拍打穴旁，减轻施灸疼痛。⑤灸后预防感染：灸毕要在施灸处贴敷消炎药膏，用无菌纱布覆盖局部，外用胶布固定，以防感染。⑥形成灸疮，待其自愈：灸后局部皮肤黑硬，周边红晕，继而起水疱，一般在7日左右局部出现无菌性炎症，其脓汁清稀色白，形成灸疮，灸疮5~6周自行愈合，留有瘢痕。

15. 叙述并演示回旋灸的操作。（2016、2015、2013）

参考答案：①选取适宜体位，充分暴露待灸腧穴。②选用纯艾卷，将其一端点燃。③术者手持艾卷的中上部，将艾卷燃烧端对准腧穴，与施灸部位的皮肤保持相对固定的距离（一般在3cm左右），左右平行移动或反复旋转施灸，动作要匀速。若遇到小儿或局部知觉减退者，术者应以食指和中指，置于施灸部位两侧，通过医者的手指来测知患者局部受热程度，以便随时调节施灸时间和距离，防止烫伤。④灸至皮肤出现红晕，有温热感而无灼痛为度，一般灸5~10分钟。⑤灸毕熄灭艾火。

16. 叙述并演示隔姜灸的操作。（2016）

参考答案：①制备姜片：切取生姜片，每片直径2~3cm，厚0.2~0.3cm，中间以针刺数孔。②选取适宜体位，充分暴露待灸腧穴。③放置姜片和艾炷，点燃艾炷：将姜片置于穴上，把艾炷置于姜片中心，点燃艾炷尖端，任其自燃。④调适温度：如患者感觉施灸局部灼痛不可耐受，术者可用镊子将姜片一侧夹住端起，稍待片刻，重新放下再灸。⑤更换艾炷和姜片：艾炷燃尽，除去艾灰，更换艾炷依前法再灸。⑥掌握灸量：一般每穴灸6~9壮，至局部皮肤潮红而不起疱为度，灸毕去除姜片及艾灰。

17. 叙述并演示走罐法的操作。（2016、2013）

参考答案：①选取适宜体位，充分暴露待拔腧穴。②选择大小适宜的玻璃罐。③在施术部位涂抹适量的润滑剂，如凡士林、水，也可选择红花油等中药制剂。④先用闪火法将罐吸拔在施术部位上，然后用单手或双手握住罐体，在施术部位上下、左右往返推移，走罐时，可将罐口的前进侧的边缘稍抬起，另一侧边缘稍着力，以利于罐子的推拉。⑤反复操作，至施术部位红润、充血甚至瘀血为度。⑥起罐时，一手握罐，另一手用拇指或食指按压罐口周围的皮肤，使之凹陷，空气进入罐内，罐体自然脱下。

18. 叙述并演示三棱针点刺出血的操作。（2016）

参考答案：①选取适宜体位，充分暴露待针腧穴。②医者戴消毒手套。③使施术部位充血，可先在针刺部位及其周围，轻轻地推、揉、挤、捋，使局部充血。④穴区皮肤常规消毒。⑤医者用一手固定点刺部位，另一手持针，露出针尖2~5mm，对准点刺部位快速刺入，迅速出针，一般刺入2~5mm。⑥轻轻挤压针孔周围，使之适量出血或出黏液。⑦用消毒干棉球按压针孔，可在点刺部位贴敷创可贴。

19. 叙述并演示三棱针耳尖放血的操作。（2016）

参考答案：①患者取坐位，充分暴露耳部腧穴。②医者戴消毒手套。③可先在耳尖及其周围，轻轻地推、揉、挤、捋，使耳尖局部充血。④耳区皮肤常规消毒。⑤医者用一手固定耳尖，另一手持针，露出针尖2~5mm，对准耳尖快速刺入，迅速出针，一般刺入2~3mm。⑥轻轻挤压针孔周围，使之适量出血或出黏液。⑦用消毒干棉球按压针孔止血。

20. 叙述并演示指切进针法的操作。（2016、2015）

参考答案：①腧穴、皮肤、医生双手常规消毒。②押手固定穴区皮肤：押手拇指或食指甲切掐固定腧穴处皮肤。③持针：刺手拇、食、中指三指指腹夹持针柄。④刺入：将针身紧贴押手指甲缘快速刺入，本法适宜于短针的进针。

21. 叙述并演示舒张进针法的操作。（2016、2015、2014）

参考答案：①腧穴、皮肤、医生双手常规消毒。②押手绷紧皮肤：以押手拇、食指或食、中指把腧穴处皮肤向两侧轻轻撑开，使之绷紧，两指间的距离要适当。③持针：刺手拇、食、中指三指指腹夹持针柄。④刺入：刺手持针，于押手两指间的腧穴处迅速刺入。

22. 叙述并演示毫针针刺角度及适用范围的操作。(2016、2015、2014)

参考答案：①直刺：进针时针身与皮肤表面呈90°垂直刺入，此法适用于大部分的腧穴。②斜刺：进针时针身与皮肤表面呈45°左右倾斜刺入，此法适用于肌肉浅薄处或内有重要脏器，或不宜直刺、深刺的腧穴。③平刺：进针时针身与皮肤表面呈15°左右沿皮刺入，此法适用于皮薄肉少部位的腧穴。

23. 叙述并演示针灸提插法的操作。(2016、2015)

参考答案：补法：①进针，行针得气。②先浅后深，重插轻提（针下插时速度宜快，用力宜重，提针时速度宜慢，用力宜轻），提插幅度小，频率慢。③反复提插。④操作时间短。泻法：①进针，行针得气。②先深后浅，轻插重提（针下插时速度宜慢，用力宜轻，提针时速度宜快，用力宜重），提插幅度大，频率快。③反复操作。④操作时间长。

24. 叙述并演示温和灸的操作。(2016)

参考答案：①选取适宜体位，充分暴露待灸腧穴。②选用纯艾卷，将其一端点燃。③术者手持艾卷的中上部，将艾卷燃烧端对准腧穴，距腧穴皮肤2~3cm进行熏烤，艾卷与施灸处皮肤的距离应保持相对固定。注意：若患者感到局部温热舒适可固定不动，若感觉太烫可加大与皮肤的距离，若遇到小儿或局部知觉减退者，医者可将食、中两指，置于施灸部位两侧，通过医者的手指来测知患者局部受热程度，以便随时调节施灸时间和距离，防止烫伤。④灸至局部皮肤出现红晕，有温热感而无灼痛为度，一般每穴灸5~10分钟。⑤灸毕熄灭艾火。

25. 叙述并演示中脘中指揉法的操作。(2016、2014、2013)

参考答案：中指伸直，食指搭于中指远端指间关节背侧，腕关节微屈，用中指罗纹面着力于中脘穴，以肘关节为支点，前臂做主动运动，通过腕关节使中指罗纹面在中脘穴上做轻柔的小幅度的环旋或上下、左右运动，频率每分钟120~160次。

26. 叙述并演示掌推下肢的操作。(2016)

参考答案：以掌根部着力于下肢，腕关节略背伸，肘关节伸直。以肩关节为支点，上臂部主动施力，通过肘、前臂、腕，使掌根部向前方做单方向直线推进。

27. 叙述并演示肘推法的操作。(2016)

参考答案：屈肘，以肘关节尺骨鹰嘴突起部着力于施术部位，另一侧手臂抬起，以掌部扶握屈肘侧拳顶以固定助力。以肩关节为支点，上臂部主动施力，做较缓慢的单方向直线推进。

28. 叙述并演示下肢抖法的操作。(2016)

参考答案：受术者仰卧位，下肢放松，术者站其足端，用双手分别握住受术者两足踝部，将两下肢抬起，离开床面30cm左右，然后上、前臂同时施力，做连续的上下抖动，使其下肢及髋部有舒松感，两下肢可同时操作，亦可单侧操作。

29. 叙述并演示拳擦法的操作。(2016)

参考答案：拇指自然伸直，余指半握空拳状，以食指、中指、无名指和小指的第一节指背着力于施术部位上，肘关节屈曲20°~40°，前臂主动施力，在无旋前圆肌参与的情况下,单纯进行推拉摆动,带动腕关节做无尺、桡侧偏移的屈伸活动,使食指、中指、无名指和小指的第一节指背、掌指关节背侧、指间关节背侧为滚动着力面,在施术部位上进行持续不断的滚动。

30. 叙述并演示小鱼际㨰背部的操作。(2016)

参考答案:拇指自然伸直,余指自然屈曲,无名指与小指的掌指关节屈曲约90°,手背沿掌横弓排列呈弧面,以第五掌指关节背侧为吸点吸附于患者背部,以肘关节为支点,前臂主动做推旋运动,带动腕关节做较大幅度的屈伸活动,使小鱼际和手背尺侧部在背部持续不断地来回滚动。

31. 叙述并演示上肢抖法的操作。(2016)

参考答案:受术者取坐位或站立位,肩臂部放松,术者站在其前外侧,身体略为前俯,用双手握住其腕部,慢慢将被抖动的上肢向前外方抬起至60°左右,然后两前臂微用力做连续的小幅度上下抖动,使抖动所产生的抖动波波浪般地传递到肩部,或术者以一手按其肩部,另一手握住其腕,做连续不断地小幅度上下抖动,抖动中可结合被操作肩关节的前后方向活动,此法又称上肢提抖法。

32. 叙述并演示拇指后位捏脊法的操作。(2016)

参考答案:两手拇指伸直,两指端分置于脊柱两侧,指面向前,两手食、中指前按,腕关节微屈,以两手拇指与食、中指罗纹面将皮肤捏起,并轻轻提捻,然后向前推行移动,在向前移动的捏脊过程中,两手拇指要前推,而食指、中指则交替前按,两者相互配合,从而交替捏提捻动前行。

33. 叙述并演示掌推法的操作。(2016、2015、2014、2013)

参考答案:以掌根部着力于施术部位,腕关节略背伸,肘关节伸直。以肩关节为支点,上臂部主动施力,通过肘、前臂、腕,使掌根部向前方做单方向直线推进。

34. 叙述并演示温针灸的操作。(2016)

参考答案:①准备艾卷或艾绒,用剪刀截取2cm艾卷一段,将一端中心扎一小孔,深1~1.5cm,也可选用艾绒,艾绒要柔软,易搓捏。②选取适宜体位,充分暴露待灸腧穴。③针刺得气留针:腧穴常规消毒,直刺进针,行针得气,将针留在适当的深度。④插套艾卷或搓捏艾绒,点燃:将艾卷有孔的一端经针尾插套在针柄上,插牢,不可偏歪,或将少许艾绒搓捏在针尾上,要捏紧,不可松散,以免滑落,点燃施灸。⑤艾卷燃尽去灰,重新置艾:待艾卷或艾绒完全燃尽成灰时,将针稍倾斜,把艾灰掸落在容器中,每穴每次可施灸1~3壮。⑥待针柄冷却后出针。

35. 叙述并演示雀啄灸的操作。(2015、2014)

参考答案:①选取适宜体位,充分暴露待灸腧穴。②选用纯艾卷,将其一端点燃。③术者手持艾卷的中上部,将艾卷燃烧端对准腧穴,像麻雀啄米样一上一下移动,使艾卷燃烧端与皮肤的距离远近不一,动作要匀速,起落幅度应大小一致。④燃艾施灸,如此反复操作,给予施灸局部以变量刺激,若遇到小儿或局部知觉减退者,术者应以食指和中指,置于施灸部位两侧,通过医者的手指来测知患者局部受热程度,以便随时调节施灸时间和距离,防止烫伤。⑤灸至皮肤出现红晕,有温热感而无灼痛为度,一般灸 5~10 分钟。⑥灸毕熄灭艾火。

36. 叙述并演示一指禅推法的操作。（2015、2014）

参考答案：术者手握空拳，拇指自然伸直并盖住拳眼，用拇指端或罗纹面着力于施术部位。以肘关节为支点，前臂做主动摆动，带动腕关节摆动以及拇指掌指关节或指骨间关节的屈伸运动，使所产生的功力轻重交替、持续不断地作用于人体施术部位。

37. 叙述并演示大鱼际揉法的操作。（2015、2014）

参考答案：沉肩垂肘，腕关节放松，呈微屈或水平状，大拇指内收，四指自然伸直，用大鱼际附着于施术部位上，以肘关节为支点，前臂做主动运动，带动腕关节摆动，使大鱼际在治疗部位上做轻缓柔和的上下、左右或轻度环旋揉动，并带动该处的皮下组织一起运动，频率每分钟 120~160 次。

38. 叙述并演示掌根揉法的操作。（2015、2014）

参考答案：肘关节微屈，腕关节放松并略背伸，手指自然弯曲，以掌根部附着于施术部位，以肘关节为支点，前臂做主动运动，带动腕及手掌连同前臂做小幅度的回旋揉动，并带动该处的皮下组织一起运动，频率每分钟 120~160 次。

39. 叙述并演示拇指揉法的操作。（2015、2014、2013）

参考答案：腕关节微屈，用拇指罗纹面着力于一定的治疗部位或穴位，以肘关节为支点，前臂做主动运动，通过腕关节使拇指罗纹面在施术部位上做轻柔的小幅度的环旋或上下、左右运动，频率每分钟 120~160 次。

40. 叙述并演示拇指按法的操作。（2015、2014、2013）

参考答案：以拇指罗纹面着力于施术部位，余四指张开，置于相应位置以支撑助力，腕关节屈曲 40°~60°，拇指主动用力，垂直向下按压，当按压力达到所需的力度后，要稍停片刻，然后松劲撤力，再做重复按压，使按压动作既平稳又有节奏性。

41. 叙述并演示掌按法的操作。（2015、2013）

参考答案：以单手或双手掌面置于施术部位，以肩关节为支点，利用身体上半部的重量，通过上、前臂传至手掌部，垂直向下按压，用力原则同指按法。

42. 叙述并演示指摩法的操作。（2015、2014）

参考答案：以手指指面作用于受术部位，手指自然伸直、并拢，腕关节放松微屈，沉肩、垂肘，以肘关节为支点，做肘关节的轻度屈伸运动，带动手指在体表做环形摩动。具体操作可用拇指、示指、中指或多指并拢施术。

43. 叙述并演示掌摩法的操作。（2015、2014）

参考答案：以手掌掌面作用于受术部位，腕关节放松微屈，手掌自然伸直，以肩、肘关节的运动带动手掌做环形摩动。操作可用掌面、鱼际、小鱼际及掌根部位施术。

44. 叙述并演示肘按法的操作。（2015、2013）

参考答案：以前臂尺侧上端近肘关节部着力于受术体表，上身前倾，以躯干发力，由轻而重向下垂直按压。

45. 叙述并演示下肢后部㨰法的操作。（2015）

参考答案：小鱼际㨰法：拇指自然伸直，余指自然屈曲，无名指与小指的掌指关节屈曲约90°，手背沿掌横弓排列呈弧面，以第五掌指关节背侧为吸点吸附于小腿上，以肘关节为支点，前臂主动做推旋运动，带动腕关节做较大幅度的屈伸活动，使小鱼际和手背尺侧部在小腿肌肉上持续不断地来回滚动。

46. 叙述并演示下肢拿法的操作。（2015）

参考答案：以拇指和其余手指的指面相对用力，捏住下肢肌肉并逐渐收紧、提起，腕关节放松，以拇指同其他手指的对合力进行轻重交替、连续不断地提捏并施以揉动。

47. 叙述并演示皮肤针叩刺的操作。（2015）

参考答案：①选取适宜体位，充分暴露待针腧穴。②穴区皮肤常规消毒。③软柄、硬柄皮肤针持针姿势不同。硬柄皮肤针持针式：用拇指和中指夹持针柄两侧，食指置于针柄中段上面，无名指和小指将针柄末端固定于大小鱼际之间。软柄皮肤针持针式：将针柄末端置于掌心，拇指居上，食指在下，中指、无名指、小指呈握拳状固定针柄末端。④叩刺：叩刺时，主要运用腕力，要求针尖垂直叩击皮肤，并立即弹起，如此反复操作。⑤用无菌干棉球或棉签擦拭。

48. 叙述并演示闪罐法的操作。（2015）

参考答案：①选取适宜体位，充分暴露待拔腧穴。②选用大小适宜的罐具。③用镊子夹紧95%的酒精棉球一个，点燃，使棉球在罐内壁中绕1~3圈或短暂停留后迅速退出，迅速将罐扣在应拔的部位，再立即将罐起下。④如此反复多次地拔住起下、起下拔住。⑤拔至施术部位皮肤潮红、充血或瘀血为度。

49. 叙述并演示一指禅推关元的操作。（2015、2013）

参考答案：术者手握空拳，拇指自然伸直并盖住拳眼，用拇指端或罗纹面着力于关元穴上。以肘关节为支点，前臂做主动摆动，带动腕关节摆动以及拇指掌指关节或指骨间关节的屈伸运动，使所产生的功力轻重交替、持续不断地作用于关元穴。

50. 叙述并演示一指禅推内关的操作。（2015）

参考答案：术者手握空拳，拇指自然伸直并盖住拳眼，用拇指端或罗纹面着力于内关穴。以肘关节为支点，前臂做主动摆动，带动腕关节摆动以及拇指掌指关节或指骨间关节的屈伸运动，使所产生的功力轻重交替、持续不断地作用于内关穴。

51. 叙述并演示肘按环跳的操作。（2015、2014、2013）

参考答案：以前臂尺侧上端近肘关节部着力于环跳穴上，上身前倾，以躯干发力，由轻而重向下垂直按压。

52. 叙述并演示拇指推法的操作。（2015）

参考答案：以拇指端着力于施术部位或穴位上，余四指置于对侧或相应的位置以固定，腕关节略屈并向尺侧偏斜，拇指及腕部主动施力，向拇指端方向呈短距离单向直线推进。

53. 叙述并演示一指禅推曲池的操作。(2015)

参考答案：术者手握空拳，拇指自然伸直并盖住拳眼，用拇指端或罗纹面着力于曲池穴。以肘关节为支点，前臂做主动摆动，带动腕关节摆动以及拇指掌指关节或指骨间关节的屈伸运动，使所产生的功力轻重交替、持续不断地作用于曲池穴。

54. 叙述并演示一指禅推中极的操作。(2015、2014)

参考答案：术者手握空拳，拇指自然伸直并盖住拳眼，用拇指端或罗纹面着力于中极穴。以肘关节为支点，前臂做主动摆动，带动腕关节摆动以及拇指掌指关节或指骨间关节的屈伸运动，使所产生的功力轻重交替、持续不断地作用于中极穴。

55. 叙述并演示一指禅推膻中的操作。(2015、2014)

参考答案：术者手握空拳，拇指自然伸直并盖住拳眼，用拇指端或罗纹面着力于膻中穴。以肘关节为支点，前臂做主动摆动，带动腕关节摆动以及拇指掌指关节或指骨间关节的屈伸运动，使所产生的功力轻重交替、持续不断地作用于膻中穴。

56. 叙述并演示腰部滚法的操作。(2014)

参考答案：小鱼际滚法：拇指自然伸直，余指自然屈曲，无名指与小指的掌指关节屈曲约90°，手背沿掌横弓排列呈弧面，以第五掌指关节背侧为吸点吸附于小腿上，以肘关节为支点，前臂主动做推旋运动，带动腕关节做较大幅度的屈伸活动，使小鱼际和手背尺侧部在小腿肌肉上持续不断地来回滚动。

57. 叙述并演示肩部拿法的操作。(2014)

参考答案：以拇指和其余手指的指面相对用力，捏住肩部肌肉并逐渐收紧、提起，腕关节放松，以拇指同其他手指的对合力进行轻重交替、连续不断地提捏并施以揉动。

58. 叙述并演示肩部掌推法的操作。(2014)

参考答案：以掌根部着力于施术部位，腕关节略背伸，肘关节伸直。以肩关节为支点，上臂部主动施力，通过肘、前臂、腕，使掌根部向前方做单方向直线推进。

59. 叙述并演示肩部滚法的操作。(2014)

参考答案：拳滚法：拇指自然伸直，余指半握空拳状，以食指、中指、无名指和小指的第一节指背着力于肩部，肘关节屈曲20°~40°，前臂主动施力，在无旋前圆肌参与的情况下，单纯进行推拉摆动，带动腕关节做往尺、桡侧偏移的屈伸活动，使食指、中指、无名指和小指的第一节指背、掌指关节背侧、指间关节背侧为滚动着力面，在施术部位上进行持续不断的滚动。

60. 叙述并演示项部滚法的操作。(2014)

参考答案：小鱼际滚法：拇指自然伸直，余指自然屈曲，无名指与小指的掌指关节屈曲约90°，手背沿掌横弓排列呈弧面，以第五掌指关节背侧为吸点吸附于体表施术部位上，以肘关节为支点，前臂主动做推旋运动，带动腕关节做较大幅度的屈伸活动，使小鱼际和手背尺侧部在施术部位上持续不断地来回滚动。

61. 叙述并演示拇指揉神门的操作。(2014)

参考答案：腕关节微屈，用拇指罗纹面着力于神门穴，以肘关节为支点，前臂做主动运动,通过腕关节使拇指罗纹面在神门穴上做轻柔的小幅度的环旋或上下、左右运动,频率每分钟120~160次。

62. 叙述并演示提插补法的操作。(2014)

参考答案:①进针,行针得气。②先浅后深,重插轻提(针下插时速度宜快,用力宜重,提针时速度宜慢,用力宜轻),提插幅度小,频率慢。③反复提插。④操作时间短。

63. 叙述并演示提插泻法的操作。(2014)

参考答案:①进针,行针得气。②先深后浅,轻插重提(针下插时速度宜慢,用力宜轻,提针时速度宜快,用力宜重),提插幅度大,频率快。③反复操作。④操作时间长。

64. 叙述并演示毫针捻转的操作。(2014)

参考答案:补法:①进针,行针得气。②捻转角度小,频率慢,用力轻,结合拇指向前、食指向后(左转)用力为主。③反复捻转。④操作时间短。泻法:①进针,行针得气。②捻转角度大,频率快,用力重,结合拇指向后、食指向前(右转)用力为主。③反复捻转。④操作时间长。

65. 叙述并演示循法的操作。(2013)

参考答案:①确定腧穴所在的经脉及其循行路线。②循按或拍叩,用拇指指腹,或第二、三、四指并拢后用第三指的指腹,沿腧穴所属经脉的循行路线或穴位的上下左右进行循按或拍叩。③反复操作数次,以穴周肌肉得以放松或出现针感或循经感传为度。

66. 叙述并演示腹部掌摩法的操作。(2013)

参考答案:以手掌掌面作用于腹部皮肤,腕关节放松微屈,手掌自然伸直,以肩、肘关节的运动带动手掌做环形摩动。操作可用掌面、鱼际、小鱼际及掌根部位施术。

67. 叙述并演示腹部掌擦法的操作。(2013)

参考答案:术者腕关节伸直并保持一定的紧张度,全掌贴附于腹部,稍用力下压,以肩关节和腕关节的联合屈伸动作,带动手指或手掌在腹部做均匀的直线往返摩擦运动。

三、中医望、闻、切诊技术的操作

(一)考试介绍

演示或叙述中医望、闻、切诊技术的具体操作方法。本类考题与本部分第一、二考题3选2抽题作答,每题10分,共20分。

【样题】叙述并演示虚里按法的操作。

答案:虚里即心尖搏动处,位于左乳下第四、五肋间,乳头下稍内侧,为诸脉之所宗,按虚里可了解宗气之强弱,疾病之虚实,预后之吉凶。虚里按诊时,一般病人采取坐位和仰卧位，医生位于病人右侧，用右手全掌或指腹平抚左乳下第四、五肋间，乳头下稍内侧的心尖搏动处，并调节压力，注意诊察其动气之强弱、至数和聚散等。按诊内容包括有无搏动、搏动部位及范围、搏动强度和节律、频率、聚散等。

(二) 考点汇总

1. 望诊

考点 1　全身望诊

望诊	操作
望神	首先应观察眼睛的明亮度；其次，应观察眼球的运动度。医者可将食指竖立在患者眼前，并嘱患者眼睛随其食指做上下左右移动。若患者眼球移动灵活是有神的表现，反之，若移动迟钝或不能移动均为失神的表现。然后，观察患者思维意识是否正常，有无神志不清或模糊、昏迷或昏厥等。精神状态是否正常，有无精神不振、萎靡、烦躁、错乱等；应观察患者面部表情是丰富自然还是淡漠无情，有无痛苦、呆钝等表现。最后得出病人得神、少神、失神或假神等结论
望色	观察患者面部气色有无异常。是否荣润含蓄、有无少华、无华、晦暗、枯槁、暴露等；面部呈现何种颜色（淡红、淡白、红、绛、青、紫），有无局部的色泽异常
望形体	观察患者体型、体质、营养、发育状况。有无体胖、体瘦、虚弱等。重点观察体型，矮胖、瘦长还是适中，有无畸形。头型偏圆、偏长还是居中。颈项粗短、细长还是适中。肩部宽大、窄小还是适中。胸廓宽厚、薄平还是适中
望姿态	观察患者行走坐卧姿势有无异常改变。体位、步态、运动是否自如，有无蜷卧、躁动不安、强迫体征等。坐形要观察是坐而仰首还是坐而俯首，是端坐还是屈曲抱腹或抱头。卧式要观察卧时面部朝里还是朝外，仰卧还是俯卧，平卧、斜卧还是侧卧等。立姿要观察端正直立还是弯腰屈背，有无站立不稳或不耐久站或扶物支撑的情况。行态要观察行走时是否以手护腰，行走之际有无突然停步以手护心或行走时身体震动不定的情况。异常动作要注意有无睑、唇、面、指（趾）的颤动，有无颈项强直、四肢抽搐、角弓反张的情况，有无猝然昏倒、不省人事、口眼㖞斜、半身不遂的情况，有无恶寒战栗、肢体软弱的情况，有无关节拘挛、屈伸不利。儿童还应注意有无挤眉眨眼，努嘴伸舌的情况

考点 2　局部望诊

(1) 望头面五官

望诊		操作
望头面	头颅	重点了解其大小和形状
	囟门	重在观察前因有无突起（小儿哭泣时除外）、凹陷或迟闭的清况
	头发	主要观察头发颜色、疏密、光泽以及有无脱落等情况，其中光泽是头发望诊的重点
	面部	有无面肿、腮肿、面削颧耸或口眼㖞斜，有无特殊面容，如惊怖貌、苦笑貌

续表

望诊			操作
望五官	目	目色	观察目眶周围的肤色有无发黑、发青等，白睛的颜色有无变红、黄染、蓝斑、出血等，目内外眦脉络的颜色有无变浅及变红等，眼睑结膜颜色是否变浅或变红
		目形	观察眼睑是否浮肿、下垂，有无针眼、眼丹；眼窝有无凹陷、眼球有无突出等
		目态	观察其眼睑的闭合、睁开是否自如、到位，有否眼睑的拘挛，有无昏睡露睛等；眼球是否可灵活转动，有无瞪目直视、戴眼、横目斜视等；两眼的瞳孔是否等大等圆，对光反射是否存在，以及有无瞳孔缩小、瞳孔散大等
	耳	耳郭	观望耳郭的色泽、大小、厚薄等，以辨别是否出现耳轮淡白、青黑及红肿、干枯焦黑、甲错等；对于发热小儿，观察其耳背有无红络出现，以辨别是否麻疹将出
		耳道	观望耳道内有无分泌物、耳痔、耳疖及异物等
	鼻		观察鼻部的色泽、形状及动态等，以辨别是否出现鼻部红肿或生疮、酒齄鼻、鼻部色青及鼻翼扇动等。观察鼻道内有无分泌物及其质地、颜色等
	口与唇	口唇	观察口唇的颜色、形状、润燥及动态的情况，以辨别口唇的色泽是否有淡白、深红、青紫等改变，口唇是否出现肿胀、干裂、渗血、脱皮、水疱、糜烂、结痂等，口角有无流涎，口开合是否自如及有无口噤、口撮、口僻、口振、口动、口张等
		口腔	观察口腔内有无破溃、出血及黄白腐点等，以辨别有无口疮、鹅口疮及糜烂等
	齿与龈	牙齿	观察牙齿的形质、润燥及动态，以辨别是否存在牙齿干燥、牙齿稀疏松动、齿根外露及牙关紧闭等
		牙龈	观察牙龈的色泽、形质等，以辨别是否存在牙龈色淡、红肿、溢脓、出血及黑线、萎缩等
	咽喉		观察咽喉部的色泽、外形等，以辨别咽喉部色泽有无加深变红、出现伪膜，喉核有无肥大、红肿、溃烂及脓液。如有伪膜应观察其颜色、形状、分布范围及擦除的难易程度

(2) 望躯体、四肢、二阴、皮肤、排出物

望诊			操作
望躯体	颈项		观察颈项部是否对称，活动是否自如，生理前曲是否正常，有无平直或局限性后凸、侧弯、扭转等畸形，局部肌肉有无痉挛或短缩，有无项强及项软等。观察颈项部有否包块，并结合按诊辨别是否存在瘿瘤、瘰疬、外伤以及颈脉搏动、颈脉怒张等
	胸胁	胸廓形态	观察胸廓形态是否正常、对称，注意有无桶状胸、扁平胸、鸡胸、漏斗胸、肋如串珠等
		呼吸	观察胸式呼吸是否均匀，节律是否规整，胸廓起伏是否左右对称、均匀协调，吸气时肋间隙及锁骨上窝有无凹陷等
		乳房	观察两侧乳房、乳头的大小、形状、位置、对称性、皮肤及乳晕颜色、有无凹陷、有无异常泌乳及分泌物。男性有无乳房增生等
	腹部		观察腹部是否平坦，注意有无胀大、凹陷及局部膨隆。观察腹式呼吸是否存在或有无异常。观察腹壁有无青筋暴露、怒张及突起等
	腰背部		观测腰背部两侧是否对称，脊柱是否居中，注意颈、胸、腰、骶段之生理弯曲是否正常，注意有无脊柱侧弯、龟背或驼背、背屈肩堕及脊疳等。观察腰部活动是否自如，有无局部的拘挛、活动受限等
望四肢	手足		注意观察肢体有无萎缩、肿胀的情况，四肢各个关节有无肿大、变形，小腿有无青筋暴露，下肢有无畸形，观察患者肢体有无运动不灵，手足有无颤动、蠕动、拘急及抽搐的情况，高热神昏的患者应观察其有无扬手踯足的情况。对于病重神昏的患者，还应注意观察有无抚摸床沿、衣被，或双手伸向空中，手指时分时合等异常动作
	手掌		注意观察手掌的厚薄、润燥以及有无脱屑、水疱、皲裂的情况
	鱼际		观察患者鱼际是丰满还是瘦削，颜色有无发青、红赤等情况
	指趾		观察手指有无挛急、变形，脚趾皮肤有无变黑、溃烂，趾节有无脱落。注意爪甲颜色是粉红还是淡白、鲜红、深红、青紫或紫黑，另外，为了观察气血运行是否流畅，医者可用拇指、食指按压患者手指爪甲，并随即放手，观察其甲色变化情况及速度。若按之色白，放手即红，说明气血流畅，其病较轻；反之，按之色白，放之不即红者为气血不畅之象，病情较重
望二阴	前阴		观察男性的阴茎、阴囊和睾丸有无肿胀、内缩及其他异常的形色改变。观察女性的外阴部有无肿胀、溃疡、肿瘤、畸形及分泌物等
	后阴		观察肛门及其周围有无肿物、脱出物以及红肿、分泌物等，注意有无肛痈、肛裂、痔瘘、脱肛等
皮肤			观察皮肤的色泽、润燥、形质等，注意有无肌肤颜色的异常，是否出现肌肤干燥、甲错，以及有无斑、疹、水疱、疮疡等
排出物			观察病人的痰、涎、涕、唾、月经、带下、大便、小便、呕吐物等分泌物、排泄物、病理产物的形、色、质、量等。望排出物总的规律是色白质稀者属虚寒，色黄质稠者属实热

考点3★ 望小儿指纹

让家长抱小儿于光线明亮处,医生用左手拇指和食指握住小儿食指末端,以右手拇指在小儿食指掌侧前缘从指尖向指根部推擦数次,即从命关向气关、风关直推,络脉愈推愈明显,直至医者可以看清络脉为止,注意用力要适中,以络脉可以显见为宜。病重患儿,络脉十分显著,不推即可观察。

考点4★★ 望舌

(1) 医者的姿势可略高于病人,保证视野平面略高于病人的舌面,以便俯视舌面。

(2) 注意光线必须直接照射于舌面,使舌面明亮,以便于正确进行观察。

(3) 先察舌质,再察舌苔。察舌质时先查舌色,次察舌形,再察舌态。查舌苔时,先察苔色,次察苔质,再察舌苔分布。对舌分部观察时,先看舌尖,再看舌中舌边,最后观察舌根部。

(4) 望舌时做到迅速敏捷,全面准确,时间不可太长,若一次望舌判断不准确,可让病人休息3~5分钟后重新望舌。

(5) 对病人伸舌时的不符合要求的姿势,医生应予以纠正,如:伸舌时过分用力,病人伸舌时,用牙齿刮舌面,伸舌时,口未充分张开,只露出舌尖,舌体伸出时舌边、尖上卷,或舌肌紧缩,或舌体上翘,或左右歪斜等,影响舌面充分暴露。

(6) 当舌苔过厚,或者出现与病情不相符合的苔质、苔色,为了确定其有根、无根,或是否染苔等,可结合揩舌或刮舌方法,也可直接询问患者在望舌前的饮食、服用药物等情况,以便正确判断。

①揩舌:医生用消毒纱布缠绕右手食指两圈,蘸少许清洁水,力量适中,从舌根向舌尖揩抹3~5次。

②刮舌:医生用消毒的压舌板边缘,以适中的力量,在舌面上从舌根向舌尖刮3~5次。

(7) 望舌过程中还可穿插对舌部味觉、感觉等情况的询问,以便全面掌握舌诊资料。

(8) 观察舌下络脉时,应按照下述方法进行:

①嘱病人尽量张口,舌尖向上腭方向翘起并轻轻抵于上腭,舌体自然放松,勿用力太过,使舌下络脉充分暴露,便于观察。

②首先观察舌系带两侧大络脉的颜色、长短、粗细,有无怒张、弯曲等异常改变,然后观察周围细小络脉的颜色和形态有无异常。

2. 闻诊

考点1 听声音

内容	操作
语声	在与患者的交流对话中,应注意听患者发声的有无,声音的高低、强弱及清浊等,以判断患者有无喑哑、失音、语声重浊等

内容	操作
语言	对于神志不清的患者,要注意听患者有无说话、说话的多少及其声音的高低等,以判断属于谵语或郑声 对于神志清楚的患者,在与其进行语言交流中,要注意听辨患者的言辞表达与应答能力有无异常,吐词是否清晰流利,说话的多少,说话声音的高低等,以鉴别患者是否存在独语、错语、狂言、言謇及是否喜欢讲话等
呼吸、咳嗽	在与病人进行语言交流或行体格检查时,听辨患者气息出入的快慢、深浅、强弱、粗细及其他声音等,以鉴别患者是否存在喘、哮、短气、少气等异常表现。对于有咳嗽的患者,要注意听辨其咳声的大小,是否具有重浊、沉闷、不扬、清脆等特征,是否属于阵发性痉挛性咳嗽及犬吠样咳嗽,有无痰声等。必要时可借助听诊器听取肺部呼吸音有无异常、有无啰音等
呕吐、呃逆、嗳气、太息	注意听辨其声音的大小、出现的频率等
肠鸣	在进行体格检查时,应听辨肠鸣音的多少、强弱等,必要时可借助听诊器听取腹部,以辨别有无肠鸣音异常

考点2 嗅气味

注意嗅辨病人身体与病室气味。

3. 切诊

考点1★★★ 脉诊

(1) 患者体位

患者应取正坐位或仰卧位,前臂自然向前平展,与心脏置于同一水平,手腕伸直,手掌向上,手指微微弯曲,在腕关节下面垫一松软的脉枕,使寸口部位充分伸展,局部气血畅通,便于诊察脉象。

(2) 医生指法

指法	操作
选指	医生用左手或右手的食指、中指和无名指三个手指指目诊察,指目是指尖和指腹交界棱起之处,是手指触觉较灵敏的部位。诊脉者的手指指端要平齐,即三指平齐,手指略呈弓形,与受诊者体表约呈45°为宜,这样的角度可以使指目紧贴于脉搏搏动处
布指	中指定关,医生先以中指按在掌后高骨内侧动脉处,然后食指按在关前(腕侧)定寸,无名指按在关后(肘侧)定尺。布指的疏密要与患者手臂长短与医生手指粗细相适应,如病人的手臂长或医者手指较细,布指宜疏,反之宜密。定寸时可选取太渊穴所在位置(腕横纹上),定尺时可考虑按寸到关的距离确定关到尺的长度以明确尺的位置,寸关尺不是一个点,而是一段脉管的诊察范围
运指	医生运用指力的轻重、挪移及布指变化以体察脉象,常用的指法有举、按、寻、循、总按和单诊等,注意诊察患者的脉位(浮沉、长短)、脉次(至数与均匀度)、脉形(大小、软硬、紧张度等)、脉势(强弱与流利度)及左右手寸关尺各部表现

(3) 平息

医生在诊脉时注意调匀呼吸,即所谓"平息"。一方面医生保持呼吸调匀,清心宁神,可以自己的呼吸计算病人的脉搏至数,另一方面,平息有利于医生思想集中,可以仔细地辨别脉象。

(4) 切脉时间

一般每次诊脉每手应不少于1分钟,两手以3分钟左右为宜。诊脉时应注意每次诊脉的时间至少应在五十动,一则有利于仔细辨别脉象变化,再则切脉时初按和久按的指感有可能不同,对临床辨证有一定意义,所以切脉的时间要适当长些。

(5) 小儿脉诊法

小儿	操作
3岁以下	可用右手大拇指按于小儿掌后高骨部脉上,不分三部,以定至数为主
3~5岁	以高骨中线为关,以一指向两侧转动以寻察三部
6~8岁	可挪动拇指诊三部
9~10岁	可以次第下指,依寸、关、尺三部诊脉
10岁以上	按成人三部脉法进行辨析

考点2 按诊

(1) 体位　根据不同病人按诊的需要,医生可采取坐位或站位。

①对于皮肤、手足、腧穴的按诊,医生多以坐或站立的形式,面对患者被诊部位,用左手稍扶病体,右手进行触摸按压诊察部位。②对于胸腹、腰部或下肢的诊察,医生多以站位站立于患者的右侧或左侧进行操作。

(2) 手法

手法	操作
触法	用手指或手掌轻触患者局部皮肤(如额部、四肢部、胸腹部等),以检查肌肤的凉热、润燥
摸法	用手指或手掌稍用力寻抚局部(如胸腹、腧穴、肿胀的部位等),以检查局部的感觉、有无压痛及肿物的形态与大小等
按法	用手指或手掌重力按压或推寻局部(如胸部、腹部、脊柱、肿胀部位、肌肉丰厚处等),以检查深部有无疼痛、肿块,以及肿块的活动程度、肿胀的程度及范围大小等

续表

手法		操作
叩法	直接叩击法	用手直接叩击或拍打病人体表部位，根据叩击音及手指下的感觉来判断检查部位的情况
	间接叩击法 掌拳叩击法	医生用左手掌平贴在患者的被诊部位，右手握空拳叩击左手背，同时询问患者的感觉，注意观察患者的反应。主要用于检查腰背部等肌肉较为丰厚的部位
	间接叩击法 指指叩击法	医生用左手中指的第二指节紧贴在患者需检查部位的体表，其余手指略微抬起，右手自然弯曲，中指弯曲约90°，垂直叩在左手第二指节前端。叩击时应借用手腕活动的力量，灵活、短促，每叩一下，右手迅速抬起，以连续叩击两三下，而后略微停顿的节奏进行。每叩击数次，左手即向前或向后移动，右手也随之移动，根据不同部位的声音变化进行诊察。主要用于胸、胁、脘、腹及背部的检查

考点3★★ 特色按诊法

按诊法	操作
虚里按诊法	一般病人采取坐位和仰卧位，医生位于病人右侧，用右手全掌或指腹平抚左乳下第四、五肋间，乳头下稍内侧的心尖搏动处，并调节压力，注意诊察其动气之强弱、至数和聚散等
结节与疮疡按诊	医生位于病人右侧，右手手指自然并拢，掌面平贴肌肤之上轻轻滑动，以诊肌肤的寒热、润燥、滑涩，有无皮疹、结节、肿胀、疼痛等。 若发现有结节时，应对结节进一步按诊，可用右手拇指与食指寻其结节边缘及根部，以确定结节的大小、形态、软硬程度、活动情况等。 若诊察有肿胀时，医生应用右手拇指或食指在肿胀部位进行按压，以掌握肿胀的范围、性质等。 疮疡按诊，医生可将两手拇指和食指自然伸出，其余三指自然屈曲，用两食指寻按疮疡根底及周围肿胀状况，未破溃的疮疡，可用两手食指对应夹按，或用一食指轻按疮疡顶部，另一食指置于疮疡旁侧，诊其软硬，有无波动感，以了解成脓的程度
尺肤诊	诊左尺肤时，医生用右手握住病人上臂近肘处，左手握住病人手掌，同时向桡侧转前臂，使前臂内侧面向上平放，尺肤部充分暴露，医生用指腹或手掌平贴尺肤处并上下滑动来感觉尺肤的寒热、滑涩、缓急（紧张度）。诊右尺肤时，医生操作手法同上，左、右手置换位置，方向相反

(三) 实战演练

1. 演示脉诊的操作。（2016、2015、2014）

参考答案：（1）患者体位：患者应取正坐位或仰卧位，前臂自然向前平展，与心脏置于同一水平，手腕伸直，手掌向上，手指微微弯曲，在腕关节下面垫一松软的脉枕，使寸口部位充分伸展，局部气血畅通，便于诊察脉象。（2）医生指法：①选指：医生用左手或右手的食指、中指和无名指三个手指指目诊察，指目是指尖和指腹交界棱起之处，是手指触觉较灵敏的部位。诊脉者的手指指端要平齐，即三指平齐，手指略呈弓形，与受诊者体表约呈45°为宜，这样的角度可以使指目紧贴于脉搏搏动处。②布指：中指定关，医生先以中指按在掌后高骨内侧动脉处，然后食指按在关前（腕侧）定寸，无名指按在关后（肘侧）定尺。布指的疏密要与患者手臂长短与医生手指粗细相适应，如病人的手臂长或医者手指较细，布指宜疏，反之宜密。定寸时可选取太渊穴所在位置（腕横纹上），定尺时可考虑按寸到关的距离确定关到尺的长度以明确尺的位置，寸关尺不是一个点，而是一段脉管的诊察范围。③运指：医生运用指力的轻重、挪移及布指变化以体察脉象，常用的指法有举、按、寻、循、总按和单诊等，注意诊察患者的脉位（浮沉、长短）、脉次（至数与均匀度）、脉形（大小、软硬、紧张度等）、脉势（强弱与流利度）及左右手寸关尺各部表现。(3) 平息：医生在诊脉时注意调匀呼吸，即所谓"平息"。一方面医生保持呼吸调匀，清心宁神，可以自己的呼吸计算病人的脉搏至数，另一方面，平息有利于医生思想集中，可以仔细地辨别脉象。(4) 切脉时间：一般每次诊脉每手应不少于1分钟，两手以3分钟左右为宜。诊脉时应注意每次诊脉的时间至少应在五十动，一则有利于仔细辨别脉象变化，再则切脉时初按和久按的指感有可能不同，对临床辨证有一定意义，所以切脉的时间要适当长些。

2. 演示脉诊布指的操作。(2016、2015、2013)

参考答案：中指定关，医生先以中指按在掌后高骨内侧动脉处，然后食指按在关前（腕侧）定寸，无名指按在关后（肘侧）定尺。布指的疏密要与患者手臂长短与医生手指粗细相适应，如病人的手臂长或医者手指较细，布指宜疏，反之宜密。定寸时可选取太渊穴所在位置（腕横纹上），定尺时可考虑按寸到关的距离确定关到尺的长度以明确尺的位置，寸关尺不是一个点，而是一段脉管的诊察范围。

3. 演示小儿指纹手法和内容的操作。(2016、2014)

参考答案：用左手握住小儿的手，对3岁以下小儿，可用右手大拇指按于小儿掌后高骨部脉上，不分三部，以定至数为主。3~5岁小儿，以高骨中线为关，以一指向两侧转动以寻察三部。6~8岁小儿，可挪动拇指诊三部。9~10岁，可以次第下指，依寸、关、尺三部诊脉。10岁以上，按成人三部脉法进行辨析。

4. 演示诊尺肤的操作。(2016、2015)

参考答案：诊左尺肤时，医生用右手握住病人上臂近肘处，左手握住病人手掌，同时向桡侧转前臂，使前臂内侧面向上平放，尺肤部充分暴露，医生用指腹或手掌平贴尺肤处并上下滑动来感觉尺肤的寒热、滑涩、缓急（紧张度）。诊右尺肤时，医生操作手法同上，左、右手置换位置，方向相反。

5. 演示腹部望诊的操作。(2016)

参考答案：观察腹部是否平坦，注意有无胀大、凹陷及局部膨隆。观察腹式呼吸是否存在或有无异常。观察腹壁有无青筋暴露、怒张及突起等。

6. 演示舌诊的操作。(2015、2014)

参考答案：(1) 医者的姿势可略高于病人，保证视野平面略高于病人的舌面，以便俯视舌面。(2) 注意光线必须直接照射于舌面，使舌面明亮，以便于正确进行观察。(3) 先察舌质，再察舌苔。察舌质时先查舌色，次察舌形，再察舌态。查舌苔时，先察苔色，次察苔质，再察舌苔分布。对舌分部观察时，先看舌尖，再看舌中舌边，最后观察舌根部。(4) 望舌时做到迅速敏捷，全面准确，时间不可太长，若一次望舌判断不准确，可让病人休息3~5分钟后重新望舌。(5) 对病人伸舌时不符合要求的姿势，医生应予以纠正，如：伸舌时过分用力，病人伸舌时，用牙齿刮舌面，伸舌时，口未充分张开，只露出舌尖，舌体伸出时舌边尖上卷，或舌肌紧缩，或舌体上翘，或左右歪斜等，影响舌面充分暴露。(6) 当舌苔过厚，或者出现与病情不相符合的苔质、苔色，为了确定其有根、无根、或是否染苔等，可结合揩舌或刮舌方法，也可直接询问患者在望舌前的饮食、服用药物等情况，以便正确判断。①揩舌：医生用消毒纱布缠绕右手食指两圈，蘸少许清洁水，力量适中，从舌根向舌尖揩抹3~5次。②刮舌：医生用消毒的压舌板边缘，以适中的力量，在舌面上从舌根向舌尖刮3~5次。(7) 望舌过程中还可穿插对舌部味觉、感觉等情况的询问，以便全面掌握舌诊资料。(8) 观察舌下络脉时，应按照下述方法进行：①嘱病人尽量张口，舌尖向上腭方向翘起并轻轻抵于上腭，舌体自然放松，勿用力太过，使下络脉充分暴露，便于观察。②首先观察舌系带两侧大络脉的颜色、长短、粗细，有无怒张、弯曲等异常改变，然后观察周围细小络脉的颜色和形态有无异常。

7. 演示病人脉诊体位的操作。(2014)

参考答案：患者应取正坐位或仰卧位，前臂自然向前平展，与心脏置于同一水平，手腕伸直，手掌向上，手指微微弯曲，在腕关节下面垫一松软的脉枕，使寸口部位充分伸展，局部气血畅通，便于诊察脉象。

8. 演示脉诊的运指的操作。(2014)

参考答案：医生运用指力的轻重、挪移及布指变化以体察脉象，常用的指法有举、按、寻、循、总按和单诊等，注意诊察患者的脉位（浮沉、长短）、脉次（至数与均匀度）、脉形（大小、软硬、紧张度等）、脉势（强弱与流利度）及左右手寸关尺各部表现。

第二部分 体格检查

一、考试介绍

演示或叙述西医体格检查的具体操作方法。每份试卷1道，每题5分，共5分。

【样题】 演示汞柱式血压计测量的方法。

答案：被检查者安静休息至少5分钟，采取坐位或仰卧位，裸露右上臂，伸直并外展45°，肘部置于与右心房同一水平（坐位平第4肋软骨，仰卧位平腋中线）。让受检者脱下该侧衣袖，露出手臂，将袖带平展地缚于上臂，袖带下缘距肘窝横纹2~3cm，松紧适宜。检查者先于肘窝处触知肱动脉搏动，将听诊器体件置于肱动脉上，轻压听诊器体件。然后用橡皮球将空气打入袖带，待动脉音消失，再将汞柱升高20~30mmHg，开始缓慢（2~6mmHg/s）放气，听到第一个声音时所示的压力值是收缩压；继续放气，声音消失时血压计上所示的压力值是舒张压（个别声音不消失者，可采用变音值作为舒张压并加以注明）。测压时双眼平视汞柱表面，根据听诊结果读出血压值。

二、考点汇总

考点1　体温的测量

方法	操作
口测法	将消毒过的口腔温度计（简称口表）水银端置于舌下，紧闭口唇，不用口腔呼吸测量5分钟后读数，正常值为36.3℃~37.2℃，对婴幼儿及意识障碍者则不宜使用
肛测法	患者取侧卧位，将直肠温度计（简称肛表）水银端涂以润滑剂，徐徐插入肛门，深达肛表的一半为止，5分钟后读数，正常值为36.5℃~37.7℃，适用于小儿及神志不清的患者
腋测法	擦干腋窝汗液，将腋窝温度计（简称腋表）水银端放在患者腋窝深处，嘱患者用上臂将温度计夹紧，放置10分钟后读数，正常值为36℃~37℃

考点2　脉搏的检查

以食指、中指、无名指三个手指的指端来触诊桡动脉的搏动。如桡动脉不能触及，也可触摸肱动脉、颞动脉和颈动脉等。正常成人，在安静状态下脉率为，60~100次/分。儿童较快，婴幼儿可达130次/分。

考点3★★★　血压的测量

被检查者安静休息至少5分钟，采取坐位或仰卧位，裸露右上臂，伸直并外展45°，肘部置于与右心房同一水平（坐位平第4肋软骨，仰卧位平腋中线）。让受检者脱下该侧衣袖，露出手臂，将袖带平展地缚于上臂，袖带下缘距肘窝横纹2~3cm，松紧适宜。检查者先于肘窝处触知肱动脉搏动，将听诊器体件置于肱动脉上，轻压听诊器体件。然后用橡皮球将空气打入袖带，待动脉音消失，再将汞柱升高20~30mmHg，开始缓慢（2~6mmHg/s）放气，听到第一个声音时所示的压力值是收缩压；继续放气，声音消失时血压计上所示的压力值是舒张压（个别声音不消失者，可采用变音值作为舒张压并加以注明）。测压时双眼平视汞柱表面，根据听诊结果读出血压值。

考点 4　面容与表情

面容	临床表现
急性病容	面色潮红，兴奋不安，口唇干燥，呼吸急促，表情痛苦，有时鼻翼扇动，口唇疱疹。常见于急性感染性疾病，如肺炎链球菌性肺炎、疟疾、流行性脑脊髓膜炎等
慢性病容	面容憔悴，面色晦暗或苍白无华，双目无神，表情淡漠等。多见于慢性消耗性疾病，如肝硬化、严重肺结核、恶性肿瘤等
贫血面容	面白唇淡，表情疲惫。见于各种原因引起的贫血
肝病面容	面色晦暗，额部、鼻背、双颊有色素沉着。见于慢性肝脏疾病
肾病面容	面色苍白，眼睑、颜面水肿。见于慢性肾脏疾病
二尖瓣面容	面色晦暗，双颊紫红，口唇轻度发绀。见于风湿性心脏瓣膜病二尖瓣狭窄
甲状腺功能亢进面容	简称甲亢面容。眼裂增大，眼球突出，目光闪烁，呈惊恐貌，兴奋不安，烦躁易怒，见于甲状腺功能亢进症
黏液水肿面容	面色苍白，睑厚面宽，颜面浮肿，目光呆滞，反应迟钝，眉毛、头发稀疏，舌色淡、胖大，见于甲状腺功能减退症
伤寒面容	表情淡漠，反应迟钝，呈无欲状态。见于伤寒
苦笑面容	发作时牙关紧闭，面肌痉挛，呈苦笑状。见于破伤风
满月面容	面圆如满月，皮肤发红，常伴痤疮和小须。见于库欣综合征及长期应用肾上腺皮质激素的患者
肢端肥大症面容	头颅增大，脸面变长，下颌增大、向前突出，眉弓及两颧隆起，唇舌肥厚，耳鼻增大。见于肢端肥大症
面具脸	面部呆板无表情，似戴面具。见于帕金森病、脑炎等

考点 5　体位

体位		表现
自动体位		患者活动自如不受限制。见于轻病或疾病早期
被动体位		患者不能随意调整或变换体位，需别人帮助才能改变体位。见于极度衰弱或意识丧失的患者
强迫体位	强迫仰卧位	患者仰卧，双腿蜷曲，借以减轻腹部肌肉张力。见于急性腹膜炎等
	强迫俯卧位	俯卧位可减轻脊背肌肉的紧张程度。常见于脊柱疾病
	强迫侧卧位	患者侧卧于患侧，以减轻疼痛，且有利于健侧代偿呼吸。见于一侧胸膜炎及大量胸腔积液
	强迫坐位	又称端坐呼吸。患者坐于床沿上，以两手置于膝盖上或扶持床边。见于心肺功能不全的患者
	角弓反张位	患者颈及脊背肌肉强直，以致头向后仰，胸腹前凸，背过伸，躯干呈反弓形。见于破伤风及小儿脑膜炎
	辗转体位	患者坐卧不安，辗转反侧。见于胆绞痛、肾绞痛、肠绞痛等

考点6　步态

步态	临床表现
痉挛性偏瘫步态	瘫痪侧上肢呈内收、旋前，指、肘、腕关节屈曲，无正常摆动；下肢伸直并外旋，举步时将患侧骨盆抬高以提起瘫痪侧下肢，然后以髋关节为中心，脚尖拖地，向外划半个圆圈跨前一步，故又称划圈样步态。多见于急性脑血管疾病的后遗症
剪刀步态	双下肢肌张力增高，尤以伸肌和内收肌张力明显增高，双下肢强直内收，交叉到对侧，形如剪刀。见于双侧锥体束损害及脑性瘫痪等
共济失调步态	患者行走时双腿分开较宽，起步时一脚高抬，骤然垂落，且双目向下注视，闭目时不能保持平衡，见于脊髓病变患者
慌张步态	步行时头及躯干前倾，步距较小，起步动作慢，但行走后越走越快，有难以止步之势，向前追赶身体以防止失去重心。见于震颤麻痹
蹒跚步态	蹒跚步态又称鸭步，走路时身体左右摇摆似鸭行。见于佝偻病、大骨节病、进行性肌营养不良或先天性双侧髋关节脱位等

考点7　皮肤检查

分类		临床表现
皮疹	斑疹	只是局部皮肤发红，一般不高出皮肤。见于麻疹初起、斑疹伤寒、丹毒、风湿性多形性红斑等
	玫瑰疹	是一种鲜红色的圆形斑疹，直径2~3mm，由病灶周围的血管扩张所形成，压之褪色，松开时又复现，多出现于胸腹部。对伤寒或副伤寒具有诊断意义
	丘疹	直径小于1cm，除局部颜色改变外还隆起于皮面。见于药物疹、麻疹、猩红热及湿疹等
	斑丘疹	在丘疹周围合并皮肤发红的底盘，称为斑丘疹
	荨麻疹	又称风团块，主要表现为边缘清楚的红色或苍白色的瘙痒性皮肤损害，出现快，消退也快，消退后不留痕迹。见于各种过敏
皮下出血		皮肤或黏膜下出血，出血面的直径小于2mm者，称为瘀点。小的出血点容易和小红色皮疹或小红痣相混淆，但皮疹压之褪色，出血点压之不褪色，小红痣加压虽不褪色，但触诊时可稍高出平面，并且表面发亮。皮下出血直径在3~5mm者，称为紫癜；皮下出血直径>5mm者，称为瘀斑；片状出血并伴有皮肤显著隆起者，称为血肿
蜘蛛痣		检查时除观察其形态外，可用铅笔尖或火柴杆等压迫蜘蛛痣的中心，如周围辐射状的小血管随之消退，解除压迫后又复出现，则证明为蜘蛛痣
皮下结节		检查皮下结节时应注意大小、硬度、部位、活动度、有无压痛
水肿		手指按压后凹陷不能很快恢复者，称为凹陷性水肿。黏液性水肿及象皮肿（丝虫病所致）指压后无组织凹陷，称非凹陷性水肿
皮下气肿		皮下气肿时，外观肿胀如同水肿，指压可凹陷，但去掉压力后则迅速恢复原形。按压时引起气体在皮下组织内移动，有一种柔软带弹性的振动感，称为捻发感或握雪感

考点8★★★ 浅表淋巴结检查

部位	检查方法
锁骨上窝淋巴结	检查锁骨上窝淋巴结时，检查者面对患者（可取坐位或仰卧位），用右手检查患者的左锁骨上窝，用左手检查其右锁骨上窝，检查时将食指与中指屈曲并拢，在锁骨上窝进行触诊，并深入锁骨后深部
浅表淋巴结	检查浅表淋巴结时，应按一定的顺序进行，依次为：耳前、耳后、乳突区、枕骨下区、颌下、颏下、后三角、颈前三角、锁骨上窝、腋窝、滑车上、腹股沟、腘窝等，检查时如发现有肿大的淋巴结，应记录其数目、大小、质地、移动度，表面是否光滑，有无红肿、压痛和波动，是否有瘢痕、溃疡和瘘管等
腋窝淋巴结	检查右腋窝淋巴结时，检查者右手握被检查者右手，向上屈肘外展抬高约45°，左手并拢，掌面贴近胸壁向上逐渐达腋窝顶部滑动触诊，然后依次触诊腋窝后壁、外侧壁、前壁，触诊腋窝后壁时应在腋窝后壁肌群仔细触，触诊腋窝外侧壁时应将患者上臂下垂，检查腋窝前壁应在胸大肌深面仔细触诊。用同样方法检查左侧腋窝淋巴结
下颌淋巴结	检查左颌下淋巴结时，将左手置于被检查者头顶，使头微向左前倾斜，右手四指并拢，屈曲掌指及指间关节，沿下颌骨内缘向上滑动触摸，检查右侧时，两手换位，让被检查者向右前倾斜

考点9★★ 眼的检查

检查项目		检查方法
眼睑		检查时注意观察有无红肿、浮肿，睑缘有无内翻或外翻，睫毛排列是否整齐及生长方向，两侧眼睑是否对称，有无上睑下垂、眼睑水肿及眼睑闭合不全
结膜	球结膜	以拇指和食指将上、下眼睑分开，嘱病人向上、下、左、右各方向转动眼球。检查下眼睑结膜时，嘱被检查者向上看，拇指置于下眼睑的中部边缘，向下轻按压，暴露下眼睑及穹隆结膜
	上眼睑结膜	需翻转眼睑。翻转要领为：检查左眼时，嘱被检查者向下看，用右手食指（在上方）和拇指（在下方）捏住上睑的中部边缘并轻轻向前下方牵拉，食指轻压睑板上缘的同时，拇指向上捻转翻开上眼睑，暴露上睑结膜，然后用拇指固定上睑缘。检查右眼时用左手，方法同前
巩膜		患者有显性黄疸时，多先在巩膜出现均匀的黄染。应在自然光线下观察巩膜有无黄染
瞳孔	对光反射	用手电筒照射瞳孔，观察其前后的反应变化，正常人受照射光刺激后，双侧瞳孔立即缩小，移开照射光后双侧瞳孔随即复原，对光反射分为：①直接对光反射，即电筒光直接照射一侧瞳孔，该侧瞳孔立即缩小，移开光线后瞳孔迅速复原。②间接对光反射，即用手隔开双眼电筒光照射一侧瞳孔后，另一侧瞳孔也立即缩小，移开光线后瞳孔迅速复原
	调节反射与聚合反射	嘱被检查者注视1米以外的目标（通常为检查者的食指尖），然后逐渐将目标移至距被检查者眼球约10cm处，这时观察双眼瞳孔变化情况，由看远逐渐变为看近，即由不调节状态到调节状态时，正常反应是双侧瞳孔逐渐缩小（调节反射）、双眼球向内聚合（聚合反射）

续表

检查项目	检查方法
眼球	检查眼球运动，医师左手置于被检查者头顶并固定头部，使头部不能随眼转动，右手指尖（或棉签）放在被检查者眼前 30～40cm 处，嘱被检查者两眼随医师右手指尖移动方向运动，一般按被检查者的左侧、左上、左下、右侧、右上、右下共 6 个方向进行，注意眼球运动幅度、灵活性、持久性，两眼是否同步，并询问病人有无复视出现。眼球运动受动眼神经（Ⅲ）、滑车神经（Ⅳ）和外展神经（Ⅵ）支配，这些神经麻痹时，会引起眼球运动障碍，并伴有复视

考点 10　口腔检查

嘱被检查者头稍向后仰，口张大并拉长发"啊"声，医师用压舌板在舌的前 2/3 与后 1/3 交界处迅速下压舌体，此时软腭上抬，在照明下可见口咽组织，检查时注意咽后壁有无充血、水肿，扁桃体有无肿大。

考点 11★★　鼻的检查

检查额窦压痛时，一手扶住被检查者枕后，另一手拇指或食指置于眼眶上缘内侧，用力向后上方按压。检查上颌窦压痛时，双手拇指置于被检查者颧部，其余手指分别置于被检查者的两侧耳后，固定其头部，双拇指向后方按压。检查筛窦压痛时，双手扶住被检查者两侧耳后，双拇指分别置于鼻根部与眼内眦之间，向后方按压。蝶窦因位置较深，不能在体表进行检查。

考点 12★★★　颈部检查

检查项目		检查方法
颈部血管		正常人安静坐位或立位时，颈外静脉塌陷，平躺时颈外静脉充盈，充盈水平仅限于锁骨上缘至下颌角距离的下 2/3 以内
甲状腺	峡部	站于受检者前面用拇指或站于受检者后面用食指从胸骨上切迹向上触摸，可感到气管前软组织，判断有无增厚，配合吞咽动作，判断有无增大和肿块
	侧叶	①前面触诊：一手拇指施压于一侧甲状软骨，将气管推向对侧，另一手食、中指在对侧胸锁乳突肌后缘向前推挤甲状腺侧叶，拇指在胸锁乳突肌前缘触诊，配合吞咽动作，重复检查。用同样方法检查另一侧甲状腺。②后面触诊：一手食、中指施压于一侧甲状软骨，将气管推向对侧，另一手拇指在对侧胸锁乳突肌后缘向前推挤甲状腺，食、中指在其前缘触诊甲状腺，配合吞咽动作，重复检查。用同样方法检查另一侧甲状腺

甲状腺肿大分为三度：不能看出肿大但能触及者为Ⅰ度；既可看出肿大又能触及，但在胸锁乳突肌以内区域者为Ⅱ度；肿大超出胸锁乳突肌外缘者为Ⅲ度。注意肿大甲状腺的大小，是否对称，硬度如何，有无压痛，是否光滑，有无结节、震颤和血管杂音。

考点 13★★　气管定位

让被检查者取坐位或仰卧位，头颈部保持自然正中位置，医师分别将右手的食指和无名指置于两侧胸锁关节上,中指在胸骨上切迹部位置于气管正中,观察中指是否在食指和无名指的中间,如中指与食指、无名指的距离不等,则表示有气管移位,也可将中指置于气管与两侧胸锁乳突肌之间的间隙内,根据两侧间隙是否相等来判断气管有无移位。

考点14　胸廓、胸壁与乳房检查

触诊前胸部的方法:

被检查者取坐位,先两臂下垂,然后双臂高举超过头部或双手叉腰再进行检查。检查时,先检查健侧乳房,再检查患侧。检查者以并拢的手指掌面略施压力,以旋转或来回滑动的方式进行触诊,切忌用手指将乳房提起来触摸。检查按外上、外下、内下、内上、中央（乳头、乳晕）的顺序进行,然后检查腋窝,锁骨上、下窝等处淋巴结。

考点15★★★　肺和胸膜检查

检查项目	检查方法
胸廓扩张度	被检查者采取坐位或仰卧位,检查者两手四指并拢与拇指分开,分别平置于被检者胸壁下部的对称部位,感受被检者胸廓两侧呼吸动度。正常人两侧呼吸动度相等,发生病变时可见一侧或局部胸廓扩张度减弱,而对侧或其他部位动度增强
肺下界叩诊	被检者取坐位或仰卧位,检查者采用间接叩诊法,自上而下沿肋间进行叩诊。正常成年人右肺下界在右侧锁骨中线、腋中线、肩胛线分别为第6、8、10肋间。左肺下界除在左锁骨中线上变动较大（有胃泡鼓音区）外,其余与右侧大致相同
肺下界移动度的叩诊	叩出肺下界后,嘱被检者深吸气后屏住呼吸,继续向下叩诊,当由清音变为浊音时,即为该线上肺下界的最低点,进行标记。然后让被检者恢复平静呼吸,检查者手指放回肺下界位置,再嘱被检者做深呼气并屏住呼吸,检查者再由下向上一肋间叩诊,当叩诊音变为浊音时,即为该线上肺下界的最高点。最高至最低两点间的距离即为肺下界的移动范围。正常人两侧肺下界移动度为6~8cm
触觉语颤	检查者将两手掌或手掌尺侧缘平置于患者胸壁的对称部位,嘱其用同样强度重复拉长音发"yi"音,自上而下,从内到外比较两侧相同部位语颤是否相同
肺部听诊	①呼吸音②啰音③胸膜摩擦音
间接叩诊法	又称指叩叩诊法,是临床最常用的叩诊法。其手法是:以左手中指末梢两指节紧贴于被检部位,其余手指要稍微抬起勿与体表接触;右手各指自然弯曲,以中指的指端垂直叩击左手中指第二指节背面。叩击时应以掌指关节及腕关节用力为主,叩击要灵活而富有弹性,不要将右手中指停留在左手中指背上。对每一叩诊部位应连续叩击2~3下,用力要均匀,使产生叩诊音响基本一致,同时在相应部位左右对比以便正确判断叩诊音的变化
肺上界叩诊	叩肺上界时,受检者取坐位,检查者立于病人身后,用指指叩诊,自斜方肌前缘中央部开始叩诊,此音为清音,逐渐向外侧叩诊,当音响变为浊音时,用笔作一记号。然后转向内侧叩诊,直到清音变为浊音为止。浊音之间的宽度即肺尖的宽度,正常人为4~6cm,右侧较左侧稍窄。一侧肺上界显著变小提示该侧肺尖有肺结核、肺炎、肺肿瘤、胸膜肥厚或胸膜顶包裹性积液等。肺上界增宽见于肺气肿、气胸、肺尖部的肺大疱等

考点16★★★ 心脏检查

心脏瓣膜听诊区		具体位置
二尖瓣区		一般位于第5肋间左锁骨中线内侧
主动脉瓣区	主动脉瓣区	位于胸骨右缘第2肋间,主动脉瓣狭窄时的收缩期杂音在此区最响
	主动脉瓣区第二听诊区	位于胸骨左缘第3~4肋间,主动脉瓣关闭不全时的舒张期杂音在此区最响
肺动脉瓣区		在胸骨左缘第2肋间隙
三尖瓣区		在胸骨体下端近剑突偏右或偏左处

心脏触诊	具体内容
触诊方法	用右手小鱼际或指尖指腹放在心尖部或心脏瓣膜区触诊
触诊内容	心尖搏动与心前区搏动、震颤、心包摩擦感

心脏叩诊	具体内容
叩诊方法	被检者取仰卧位时,检查者立于被检者右侧,左手叩诊板指与心缘垂直(与肋间平行)。被检者取坐位时,宜保持上半身直立姿势,平稳呼吸,检查者面对被检者,左手叩诊板指一般与心缘平行(与肋骨垂直),但对消瘦者也可采取左手叩诊板指与心缘垂直的手法。心界的确定宜采取轻(弱)叩诊法,以听到叩诊音由清变浊来确定心浊音界
叩诊顺序	先叩左界,从心尖搏动最强点外2~3cm处开始,沿肋间由外向内,叩诊音由清变浊时翻转板指,在板指中点相应的胸壁上用标记笔做一标记。如此自下而上,叩至第二肋间,分别标记。然后叩右界,先沿右锁骨中线,自上而下,叩诊音由清变浊时为肝界。然后,于其上一间(一般为第四肋间)由外向内叩出浊音界,继续向上,分别于第三、第二肋间叩出浊音界,并标记。再标出前正中线和左锁骨中线,用直尺测量左锁骨中线与前正中线间的垂直距离,以及左右相对浊音界各标记点距前正中线的垂直距离,并记录。心脏叩诊时应根据被检者胖瘦程度,采取适当力度,用力要均匀,过强或过弱的叩诊均不能叩出心脏的正确大小

考点17 外周血管检查

异常脉搏	临床表现
水冲脉	水冲脉脉搏骤起骤降,急促而有力。常见于主动脉瓣关闭不全、发热、甲状腺功能亢进、严重贫血、动脉导管未闭等。检查时,将患者的上肢高举过头,则水冲脉更易触知
交替脉	交替脉为一种节律正常而强弱交替的脉搏。它的出现表示心肌受损,为左室衰竭的重要体征。见于高血压性心脏病、急性心肌梗死或主动脉瓣关闭不全等
重搏脉	正常脉波的降支上可见一切迹(代表主动脉瓣关闭),其后有一重搏波,此波一般不能触及。在某些病理情况下,此波增高而可以触及,即为重搏脉。重搏脉可见于伤寒或其他可引起周围血管松弛、周围阻力降低的疾病

续表

异常脉搏	临床表现
奇脉	奇脉指吸气时脉搏明显减弱或消失的现象,又称为吸停脉。常见于心包积液和缩窄性心包炎时,是心包填塞的重要体征之一
无脉	无脉即脉搏消失,见于严重休克及多发性大动脉炎。多发性大动脉炎使某一部位动脉闭塞而致相应部位脉搏消失(如上肢无脉症型、下肢无脉型多发性大动脉炎)。此外,也可见于血栓闭塞性脉管炎,多发生于下肢动脉,可见一侧胫后或足背动脉的脉搏减弱或消失。主动脉缩窄时,下肢脉搏可较上肢明显减弱甚至触不到

考点18★★★ 腹部检查

检查项目	检查方法
肾区叩击痛	正常时肾区无叩击痛,检查时,被检者取坐位或侧卧位,医师将左手掌平放于患者肾区(肋脊角处),右手握拳用轻到中等力量叩击左手背部,肾区叩击痛见于肾炎、肾盂肾炎、肾结石、肾周围炎及肾结核等
墨菲征	正常胆囊不能触及。急性胆囊炎时胆囊肿大,医师将左手掌平放于患者右肋下部,以左手拇指指腹用适度压力钩压右肋下部胆囊点处,然后嘱患者缓慢深吸气。此时发炎的胆囊下移时碰到用力按压的拇指引起疼痛,患者因疼痛而突然屏气,这一现象称为墨菲征阳性,又称胆囊触痛征
振水音	被检者取仰卧位,医师用耳凑近被检者上腹部或将听诊器体件放于此处,然后用稍弯曲的手指以冲击触诊法连续迅速冲击其上腹部,如听到胃内液体与气体相撞击的声音,称为振水音。也可用双手左右摇晃患者上腹部以闻及振水音。正常人餐后或饮入多量液体时,上腹部可出现振水音,但若在空腹或餐后6~8小时以上仍有此音,则提示胃内有液体潴留,见于胃扩张、幽门梗阻及胃液分泌过多等
液波震颤	用于3000~4000mL以上腹水的检查。检查时患者平卧,医师以一手掌面贴于患者一侧腹壁,另一手四指并拢屈曲,用指端冲击患者另一侧腹壁,如有大量液体存在,则贴于腹壁的手掌有被液体波动冲击的感觉,即液波震颤(波动感)。为防止腹壁本身震动传至对侧,可让另一人将手掌尺侧缘压于脐部腹中线上
单手肝脏触诊	检查时被检者取仰卧位,双腿稍屈曲,使腹壁松弛,医师位于被检者右侧,将右手掌平放于被检者右侧腹壁上,腕关节自然伸直,四指并拢,掌指关节伸直,以食指前端的桡侧或食指与中指指端对着肋缘,自髂前上棘连线水平,分别沿右锁骨中线、前正中线自下而上触诊。被检者吸气时,右手随腹壁隆起抬高,但上抬速度要慢于腹壁的隆起,并向季肋缘方向触探肝脏。呼气时,腹壁松弛并下陷,触诊手应及时向腹深部按压,如肝脏肿大,则可触及肝下缘从手指端滑过。若未触及,则反复进行,直至触及肝脏或肋缘
双手肝脏触诊	检查时被检者取仰卧位,双腿稍屈曲,使腹壁松弛,医师位于被检者右侧,用左手掌托住被检者右后腰,左手拇指张开置于右肋缘,右手方法不变。检查肝左叶有无肿大,可在腹正中线上由脐平面开始自下而上进行触诊。如遇腹水患者,可用沉浮触诊法,在腹部某处触及肝下缘后,应自该处起向两侧延伸触诊,以了解整个肝脏和全部肝下缘的情况

续表

检查项目	检查方法
肝脏叩诊	肝脏叩诊时用间接叩诊法，被检者取仰卧位。叩诊定肝上下界时，一般是沿右锁骨中线、右腋中线和右肩胛线，由肺区往下叩向腹部，当清音转为浊音时，即为肝上界，此处相当于被肺遮盖的肝顶部，故又称肝相对浊音界；再往下轻叩，由浊音转为实音时，此处肝脏不被肺遮盖，直接贴近胸壁，称肝绝对浊音界；继续往下叩，由实音转为鼓音处，即为肝下界。定肝下界时，也可由腹部鼓音区沿右锁骨中线或前正中线向上叩，当鼓音转为浊音处即是。体形匀称型者，正常肝上界在右锁骨中线上第5肋间，下界位于右季肋下缘。右锁骨中线上肝浊音区上下径之间的距离为9～11cm；在右腋中线上，肝上界在第7肋间，下界相当于第10肋骨水平；在右肩胛线上，肝上界为第10肋间，下界不易叩出。瘦长型者肝上下界均可低一个肋间，矮胖型者则可高一个肋间
脾脏触诊	脾脏明显肿大而位置较表浅时，用单手浅部触诊即可触及。如肿大的脾脏位置较深，则用双手触诊法进行检查。被检者取仰卧位，双腿稍屈曲，医师左手绕过被检者腹部前方，手掌置于其左腰部第7～10肋处，将脾从后向前托起。右手掌平放于上腹部，与肋弓成垂直方向，以稍弯曲的手指末端轻压向腹部深处，随被检者腹式呼吸运动，由下向上逐渐移近左肋弓，直到触及脾缘或左肋缘。脾脏轻度肿大而仰卧位不易触及时，可嘱被检者改为右侧卧位，右下肢伸直，左下肢屈髋、屈膝，用双手触诊较易触及。触及脾脏后应注意其大小、质地、表面形态、有无压痛及摩擦感等
脾肿大的测量	当轻度脾肿大时只做甲乙线测量，甲点为左锁骨中线与左肋缘交点，乙点为脾脏在左锁骨中线延长线上的最下缘，两点间的距离以厘米表示。脾脏明显肿大时，应加测甲丙线和丁戊线。甲丙线为左锁骨中线与左肋缘交点至最远脾尖之间的距离。丁戊线为脾右缘到前正中线的距离。如脾肿大向右未超过前正中线，测量脾右缘至前正中线的最短距离以"－"表示；超过前正中线则测量脾右缘至前正中线的最大距离，以"＋"表示
移动性浊音	当腹腔内有较多游离液体（在1000mL以上）时，如患者仰卧位，液体因重力作用多积聚于腹腔低处，含气的肠管漂浮其上，故叩诊腹中部呈鼓音，腹部两侧呈浊音；在患者侧卧位时，液体随之流动，叩诊上侧腹部转为鼓音，下侧腹部呈浊音；这种因体位不同而出现浊音区变动的现象，称移动性浊音
腹部压痛反跳痛检查	触诊时，由浅入深进行按压，如发生疼痛，称为压痛，在检查到压痛后，手指稍停片刻，使压痛感趋于稳定，然后将手突然抬起，此时如患者感觉腹痛骤然加剧，并有痛苦表情，称为反跳痛
阑尾压痛、反跳痛	阑尾点：又称麦氏点，位于右髂前上棘与脐连线外1/3与中1/3交界处，触诊时，由浅入深进行按压，如发生疼痛，称为压痛。在检查到压痛后，手指稍停片刻，使压痛感趋于稳定，然后将手突然抬起，此时如患者感觉腹痛骤然加剧，并有痛苦表情，称为反跳痛
腹壁静脉曲张血流方向的检查	腹壁皮下静脉血流方向的判断方法：选择一段没有分支的腹壁静脉，检查者食指和中指并拢压在静脉上，一指固定，另一手指沿静脉走行用力向外滑动，使静脉暂时排空，然后，向外滑动的手指突然放开，根据静脉是否立刻充盈，即可判断出血流方向

考点19★★ 脊柱、四肢的检查

(1) 脊椎活动度检查

让被检者做前屈、后伸、侧弯、旋转等动作，观察脊柱的活动情况及有无变形，对脊柱外伤者或可疑骨折或关节脱位者，要避免脊柱活动，防止损伤脊髓。

分类	前屈	后伸	左右侧弯	旋转度（一侧）
颈椎	35°~45°	35°~45°	45°	60°~80°
胸椎	30°	20°	20°	35°
腰椎	75°~90°	30°	20°~35°	30°

(2) 脊柱弯曲度、脊柱压痛、脊柱叩击痛检查

检查项目		检查方法
脊柱弯曲度检查	脊柱前后凸	嘱被检查者取立位，侧面观察脊柱各部形态，了解有无前后凸畸形。正常人直立时，脊柱有四个生理弯曲。从侧面观察，颈段稍前凸，胸段稍后凸，腰椎明显前凸，骶椎明显后凸
	脊柱侧弯度	嘱被检者取立位或坐位，从后面观察脊柱有无侧弯。轻度侧弯时，检查者用食、中指或拇指沿脊椎的棘突以适当的压力由上向下划压，致使被压处皮肤出现一条红色压痕，以此痕为标准，观察脊柱有无侧弯（正常人脊柱无侧弯）
脊柱压痛检查		检查有无脊柱压痛时，嘱被检者取端坐位，身体稍向前倾。医师以右手拇指从枕骨粗隆开始自上而下逐个按压脊椎棘突及椎旁肌肉，正常时每个棘突及椎旁肌均无压痛
脊柱叩击痛检查		检查叩击痛时，嘱被检查者取坐位，检查者可用中指或叩诊锤垂直叩击胸、腰椎棘突（颈椎位置深，一般不用此法），也可采用间接叩法，具体方法是：检查者将左手掌置于被检者头部，右手半握拳，以小鱼际肌部位叩击左手背，了解检查者脊柱各部位有无疼痛

(3) 四肢外形检查

外形改变		临床表现
匙状甲（反甲）		指甲中央凹陷，边缘翘起，指甲变薄，表面粗糙有条纹。多见于缺铁性贫血和高原疾病，偶见于风湿热、甲癣等
杵状指		手指或足趾末端增生、肥厚，指甲从根部到末端拱形隆起呈杵状。见于呼吸系统疾病，如慢性肺脓肿、支气管扩张和支气管肺癌；某些心血管疾病，如发绀型先天性心脏病、亚急性感染性心内膜炎；营养障碍性疾病，如肝硬化
指关节变形	梭形关节	双侧对称性近端指骨间关节增生、肿胀呈梭形畸形，早期红肿疼痛，晚期强直、活动受限，手腕、手指向尺侧偏斜；可见于类风湿关节炎
	爪形手	手指变形，像鸟爪样，见于尺神经损伤，进行性肌萎缩、脊髓空洞症和麻风等

续表

外形改变		临床表现
腕关节变形	腕垂症	肘以上完全性损伤者,不能伸腕、伸拇、伸指及外展拇指,呈垂腕畸形,见于桡神经损伤
	猿掌	大鱼际肌萎缩,手呈猿掌畸形,见于正中神经损伤
膝关节变形	关节腔积液	视诊关节肿胀,触诊浮髌试验阳性。浮髌试验检查方法:被检者取平卧位,下肢伸直放松,检查者左手拇指和其余四指分别固定在患膝关节上方两侧,并加压压迫髌上囊,使关节液集中于髌骨底面,右手拇指和其余四指分别固定在患膝关节下方两侧,用右手食指连续垂直向下按压髌骨数次,压下时有髌骨与关节面的碰触感,松手时有髌骨随手浮起感,即为浮髌试验阳性,见于风湿性关节炎、结核性关节炎等引起的膝关节腔积液
	关节炎	表现为两膝关节不对称,红、肿、热、痛,活动障碍,见于风湿性关节炎活动期
足内翻、足外翻	足内翻	跟骨内旋,前足内收,足纵弓高度增加,站立时足不能踏平,外侧着地。常见于脊髓灰质炎后遗症
	足外翻	跟骨外旋,前足外展,足纵弓塌陷,舟骨突出,扁平状,跟腱延长线落在跟骨内侧。常见于胫前胫后肌麻痹
骨折与关节脱位	骨折	骨折时可见局部肿胀、压痛,可有变形或肢体缩短,可触及骨擦感或听到骨擦音,如 Colles 骨折,侧面观察患部呈餐叉样外观,正面观察则呈枪刺状畸形
	关节脱位	关节畸形、疼痛、肿胀、瘀斑以及关节功能障碍等
肌萎缩		肢体肌萎缩时,可见患肢肌肉体积缩小,松弛无力。见于脊髓灰质炎、周围神经损伤等
下肢静脉曲张		多发生在小腿,曲张静脉如蚯蚓状怒张、弯曲,久站加重,卧位抬高下肢,静脉曲张现象减轻;重者小腿肿胀、皮肤暗紫、色素沉着或形成溃疡。见于栓塞性静脉炎或长期从事站立性工作者
水肿		双下肢凹陷性水肿多见心功能不全等;一侧肢体水肿多见于静脉或淋巴液回流障碍,静脉回流障碍见于血栓性静脉炎、肿瘤压迫等;淋巴液回流障碍见于丝虫病,检查可见患肢皮肤增厚、肿胀、按压无凹陷,称为象皮肿;肢体局部红肿、伴皮肤灼热见于蜂窝织炎等
痛风性关节炎		关节僵硬、肥大或变形,甚至局部破溃成瘘管,关节周围可形成结节样痛风石,多发生在手指末节和足趾关节处,其次为踝、腕、肘、膝关节
肢端肥大症		肢体末端异常粗大,见于肢端肥大症、巨人症

（4）检查运动功能

运动功能	检查方法
主动运动	让被检查者用自己的力量进行各个关节各方向的运动，如肩关节屈伸，肩关节内旋、外旋，以及髋关节内旋、外旋等
被动运动	检查者用外力使被检查者的关节运动，观察其活动范围及有无疼痛等

考点 20★★★ 神经系统检查

检查项目		检查方法
脑膜刺激征	颈项强直	被检者去枕仰卧，下肢伸直，检查者左手托其枕部做被动屈颈动作，正常时下颏可贴近前胸，如下颏不能贴近前胸且检查者感到有抵抗感，被检者感颈后疼痛为阳性
	凯尔尼格征	被检者去枕仰卧，一腿伸直，检查者将另一下肢先屈髋、屈膝成直角，然后抬小腿伸直其膝部，正常人膝关节可伸135°以上，如小于135°时就出现抵抗，且伴有疼痛及屈肌痉挛为阳性。以同样的方法再检查另一侧
	布鲁津斯基征	被检者去枕仰卧，双下肢自然伸直，检查者左手托患者枕部，右手置于患者胸前，使颈部前屈，如两膝关节和髋关节反射性屈曲为阳性。以同样的方法检查另一侧
拉塞格征		被检者取仰卧位，两下肢伸直，检查者一手压在被检者一侧膝关节上，使下肢保持伸直，另一手将该下肢抬起，正常可抬高70°以上，如不到30°即出现由上而下的放射性疼痛为阳性。以同样的方法再检查另一侧
霍夫曼征		检查者用左手托住被检查者腕部，用右手食指和中指夹持被检者中指，稍向上提，使其腕部处于轻度过伸位，用拇指快速弹刮被检者中指指甲，此时，如其余四指出现轻度掌屈反应为阳性
膝反射		被检查者取坐位，小腿完全松弛下垂，或让被检查者取仰卧位，医师在其腘窝处托起下肢，使髋、膝关节屈曲，用叩诊锤叩击髌骨下方之股四头肌肌腱，正常时出现小腿伸展，反射中枢在腰髓2~4节
巴宾斯基征		嘱被检者仰卧，髋、膝关节伸直，左手握其踝部，右手用叩诊锤柄部末端钝尖部，在足底外侧从后向前快速轻划至小趾根部，再转向拇趾侧。正常出现足趾向跖面屈曲，称巴宾斯基征阴性。如出现拇趾背伸，其余四趾呈扇形分开，称巴宾斯基征阳性
踝反射		被检查者仰卧，下肢外旋外展，髋、膝关节稍屈曲，医师左手将被检查者足部背屈成直角，右手用叩诊锤叩击跟腱。正常为腓肠肌收缩，出现足向跖面屈曲，反射中枢在骶髓1~2节
腹壁反射		嘱被检查者仰卧，两下肢稍屈曲，腹壁放松，医师用钝头竹签分别沿肋下（胸髓7~8节）、脐水平（胸髓9~10节）及腹股沟上（胸髓11~12节）的方向，由外向内轻划两侧腹壁皮肤（即上、中、下腹壁反射），正常人于受刺激部位出现腹肌收缩

续表

检查项目	检查方法
查多克征	检查者用叩诊锤柄部末端钝尖部，在被检者外踝下方由后向前轻划至跖趾关节处止，阳性表现同巴宾斯基征
指鼻试验	医师嘱被检查者手臂外展伸直，再以食指触自己的鼻尖，由慢到快，先睁眼、后闭眼，反复进行，观察被检查者动作是否稳准
髌阵挛	被检者取仰卧位，下肢伸直，检查者用拇指与食指持住髌骨上缘，用力向下快速推动数次，保持一定的推力，阳性反应为股四头肌节律性收缩使髌骨上下运动
踝阵挛	被检者取仰卧位，检查者用左手托住腘窝，使髋、膝关节稍屈曲，右手紧贴其脚掌，突然用力将其足推向背屈，阳性表现为该足出现节律性、连续性的屈伸运动
肱二头肌反射	医师以左手托扶被检查者屈曲的肘部，将拇指置于肱二头肌肌腱上，右手用叩诊锤叩击左手拇指指甲，正常时前臂快速屈曲，反射中枢在颈髓5~6节
肱三头肌反射	医师让检查者半屈肘关节，上臂稍外展，而后用左手托其肘部，右手用叩诊锤直接叩击尺骨鹰嘴突上方的肱三头肌肌腱附着处，正常时肱三头肌收缩，出现前臂伸展，反射中枢为颈髓7~8节
跟－膝－胫试验	医师嘱被检查者仰卧，上抬一侧下肢，将足跟置于对侧下肢膝盖下端，再沿胫骨前缘向下移动，观察被检查者动作是否稳准

三、实战演练

1. 演示鼻窦压痛的检查方法。（2016、2015、2014）

参考答案：检查额窦压痛时，一手扶住被检查者枕后，另一手拇指或食指置于眼眶上缘内侧，用力向后上方按压。检查上颌窦压痛时，双手拇指置于被检查者颧部，其余手指分别置于被检查者的两侧耳后，固定其头部，双拇指向后方按压。检查筛窦压痛时，双手扶住被检查者两侧耳后，双拇指分别置于鼻根部与眼内眦之间，向后方按压。蝶窦因位置较深，不能在体表进行检查。

2. 演示甲状腺触诊的检查方法。（2016、2013）

参考答案：（1）峡部：站于受检者前面用拇指或站于受检者后面用食指从胸骨上切迹向上触摸，可感到气管前软组织，判断有无增厚，配合吞咽动作，判断有无增大和肿块。（2）侧叶：①前面触诊：一手拇指施压于一侧甲状软骨，将气管推向对侧，另一手食、中指在对侧胸锁乳突肌后缘向前推挤甲状腺侧叶，拇指在胸锁乳突肌前缘触诊，配合吞咽动作，重复检查。用同样方法检查另一侧甲状腺。②后面触诊：一手食、中指施压于一侧甲状软骨，将气管推向对侧，另一手拇指在对侧胸锁乳突肌后缘向前推挤甲状腺，食、中指在其前缘触诊甲状腺，配合吞咽动作，重复检查。用同样方法检查另一侧甲状腺。

3. 演示髌阵挛的检查方法。(2016、2014)

参考答案：被检者取仰卧位，下肢伸直，检查者用拇指与食指持住髌骨上缘，用力向下快速推动数次，保持一定的推力，阳性反应为股四头肌节律性收缩使髌骨上下运动。

4. 演示踝阵挛的检查方法。(2016、2015、2014、2013)

参考答案：被检者取仰卧位，检查者用左手托住腘窝，使髋、膝关节稍屈曲，右手紧贴其脚掌，突然用力将其足推向背屈，阳性表现为该足出现节律性、连续性的屈伸运动。

5. 演示脊柱检查的检查方法。(2016、2015)

参考答案：(1) 脊椎活动度检查：让被检者做前屈、后伸、侧弯、旋转等动作，观察脊柱的活动情况及有无变形，对脊柱外伤者或可疑骨折或关节脱位者，要避免脊柱活动，防止损伤脊髓。(2) 脊柱弯曲度检查：①脊柱前后凸：嘱被检查者取立位，侧面观察脊柱各部形态，了解有无前后凸畸形。正常人直立时，脊柱有四个生理弯曲。从侧面观察，颈段稍前凸，胸段稍后凸，腰椎明显前凸，骶椎明显后凸。②脊柱侧弯度：嘱被检者取立位或坐位，从后面观察脊柱有无侧弯。轻度侧弯时，检查者用食、中指或拇指沿脊椎的棘突以适当的压力由上向下划压，致使被压处皮肤出现一条红色压痕，以此痕为标准，观察脊柱有无侧弯（正常人脊柱无侧弯）。(3) 脊柱压痛检查：检查有无脊柱压痛时，嘱被检者取端坐位，身体稍向前倾。医师以右手拇指从枕骨粗隆开始自上而下逐个按压脊椎棘突及椎旁肌肉，正常时每个棘突及椎旁肌肉均无压痛。(4) 脊柱叩击痛检查：检查叩击痛时，嘱被检查者取坐位，检查者可用中指或叩诊锤垂直叩击胸、腰椎棘突（颈椎位置深，一般不用此法），也可采用间接叩法，具体方法是：检查者将左手掌置于被检查者头部，右手半握拳，以小鱼际肌部位叩击左手背，了解检查者脊柱各部位有无疼痛。

6. 演示右肺肺下界叩诊的检查方法。(2016、2015)

参考答案：被检者取坐位或仰卧位，检查者采用间接叩诊法，自上而下沿右侧肋间进行叩诊。正常成年人右肺下界在右侧锁骨中线、腋中线、肩胛线分别为第6、8、10肋间。

7. 演示肺移动度的检查方法。(2016、2015)

参考答案：叩出肺下界后，嘱被检者深吸气后屏住呼吸，继续向下叩诊，当由清音变为浊音时，即为该线上肺下界的最低点，进行标记。然后让被检者恢复平静呼吸，检查者手指放回肺下界位置，再嘱被检者做深呼气并屏住呼吸，检查者再由下向上一肋间叩诊，当日叩诊音变为浊音时，即为该线上肺下界的最高点。最高至最低两点间的距离即为肺下界的移动范围。正常人两侧肺下界移动度为6~8cm。

8. 演示腹部静脉曲张血流方向的检查方法。(2016、2014、2013)

参考答案：选择一段没有分支的腹壁静脉，检查者食指和中指并拢压在静脉上，一指固定，另一手指沿静脉走行用力向外滑动，使静脉暂时排空，然后，向外滑动的手指突然放开，根据静脉是否立刻充盈，即可判断出血流方向。

9. 演示肝浊音界叩诊的检查方法。（2016、2014、2013）

参考答案：肝脏叩诊时用间接叩诊法，被检者取仰卧位。叩诊定肝上下界时，一般是沿右锁骨中线、右腋中线和右肩胛线，由肺区往下叩向腹部，当清音转为浊音时，即为肝上界，此处相当于被肺遮盖的肝顶部，故又称肝相对浊音界；再往下轻叩，由浊音转为实音时，此处肝脏不被肺遮盖，直接贴近胸壁，称肝绝对浊音界。

10. 演示脾脏触诊的检查方法。（2016、2014、2013）

参考答案：脾脏明显肿大而位置较表浅时，用单手浅部触诊即可触及。如肿大的脾脏位置较深，则用双手触诊法进行检查。被检者取仰卧位，双腿稍屈曲，医师左手绕过被检者腹部前方，手掌置于其左腰部第7~10肋处，将脾从后向前托起。右手掌平放于上腹部，与肋弓成垂直方向，以稍弯曲的手指末端轻压向腹部深处，随被检者腹式呼吸运动，由下向上逐渐移近左肋弓，直到触及脾缘或左肋缘。脾脏轻度肿大而仰卧位不易触及时，可嘱被检者改为右侧卧位，右下肢伸直，左下肢屈髋、屈膝，用双手触诊较易触及。触及脾脏后应注意其大小、质地、表面形态、有无压痛及摩擦感等。

11. 演示指鼻试验的检查方法。（2016、2014）

参考答案：医师嘱被检查者手臂外展伸直，再以食指触自己的鼻尖，由慢到快，先睁眼、后闭眼，反复进行，观察被检查者动作是否稳准。

12. 演示心界左侧叩诊的检查方法。（2016、2013）

参考答案：被检者取仰卧位时，检查者立于被检者右侧，左手叩诊板指与心缘垂直（与肋间平行）。被检者取坐位时，宜保持上半身直立姿势，平稳呼吸，检查者面对被检者，左手叩诊板指一般与心缘平行（与肋骨垂直）。叩诊从心尖搏动最强点外2~3cm处开始，沿肋间由外向内，叩诊音由清变浊时翻转板指，在板指中点相应的胸壁处用标记笔做一标记。如此自下而上，叩至第二肋间，分别标记。

13. 演示振水音的检查方法。（2016、2015、2014）

参考答案：被检者取仰卧位，医师用耳凑近被检者上腹部或将听诊器体件放于此处，然后用稍弯曲的手指以冲击触诊法连续迅速冲击其上腹部，如听到胃内液体与气体相撞击的声音，称为振水音。也可用双手左右摇晃患者上腹部以闻及振水音。正常人餐后或饮入多量液体时，上腹部可出现振水音，但若在空腹或餐后6~8小时以上仍有此音，则提示胃内有液体潴留，见于胃扩张、幽门梗阻及胃液分泌过多等。

14. 演示直腿抬高实验的检查方法。（2016、2013）

参考答案：患者双下肢伸直仰卧，检查者一手扶住患者膝部使其膝关节伸直，另一手握住踝部并徐徐将之抬高，直至患者产生下肢放射痛为止，记录下此时下肢与床面的角度，即为直腿抬高角度。正常人一般可达80°左右，且无放射痛。若抬高不足70°，且伴有下肢后侧的放射痛，则为阳性。在此基础上可以进行直腿抬高加强试验，即检查者将患者下肢抬高到最大限度后，放下约10°左右，在患者不注意时，突然将足背屈，若能引起下肢放射痛即为阳性。

15. 演示麦氏点反跳痛的检查方法。(2016、2015、2014、2013)

参考答案：阑尾点：又称麦氏点，位于右髂前上棘与脐连线外 1/3 与中 1/3 交界处，触诊时，由浅入深进行按压，如发生疼痛，称为压痛。在检查到压痛后，手指稍停片刻，使压痛感趋于稳定，然后将手突然抬起，此时如患者感觉腹痛骤然加剧，并有痛苦表情，称为反跳痛。

16. 演示眼球运动的检查方法。(2016、2014)

参考答案：医师左手置于被检查者头顶并固定头部，使头部不能随眼转动，右手指尖（或棉签）放在被检查者眼前 30～40cm 处，嘱被检查者两眼随医师右手指尖移动方向运动，一般按被检查者的左侧、左上、左下、右侧、右上、右下共 6 个方向进行，注意眼球运动幅度、灵活性、持久性，两眼是否同步，并询问病人有无复视出现。

17. 演示对光反射的检查方法。(2016、2014、2013)

参考答案：用手电筒照射瞳孔，观察其前后的反应变化，正常人受照射光刺激后，双侧瞳孔立即缩小，移开照射光后双侧瞳孔随即复原，对光反射分为：①直接对光反射，即电筒光直接照射一侧瞳孔，该侧瞳孔立即缩小，移开光线后瞳孔迅速复原。②间接对光反射，即用手隔开双眼电筒光照射一侧瞳孔后，另一侧瞳孔也立即缩小，移开光线后瞳孔迅速复原。

18. 演示触觉语颤的检查方法。(2016、2014、2013)

参考答案：检查者将两手掌或手掌尺侧缘平置于患者胸壁的对称部位，嘱其用同样强度重复拉长音发"yi"音，自上而下，从内到外比较两侧相同部位语颤是否相同。

19. 演示液波震颤的检查方法。(2016、2015、2014)

参考答案：用于 3000～4000mL 以上腹水的检查。检查时患者平卧，医师以一手掌面贴于患者一侧腹壁，另一手四指并拢屈曲，用指端冲击患者另一侧腹壁，如有大量液体存在，则贴于腹壁的手掌有被液体波动冲击的感觉，即液波震颤（波动感）。为防止腹壁本身震动传至对侧，可让另一人将手掌尺侧缘压于脐部腹中线上。

20. 演示墨菲氏征的检查方法。(2016、2014、2013)

参考答案：正常胆囊不能触及。急性胆囊炎时胆囊肿大，医师将左手掌平放于患者右肋下部，以左手拇指指腹用适度压力钩压按右肋下部胆囊点处，然后嘱患者缓慢深吸气。此时发炎的胆囊下移时碰到用力按压的拇指引起疼痛，患者因疼痛而突然屏气，这一现象称为墨菲征阳性，又称胆囊触痛征。

21. 演示心脏听诊位置的检查方法。(2016、2015、2014)

参考答案：（1）二尖瓣区：一般位于第 5 肋间左锁骨中线内侧。（2）主动脉瓣区：①主动脉瓣区：位于胸骨右缘第 2 肋间；②主动脉瓣第二听诊区：位于胸骨左缘第 3、4 肋间，动脉瓣关闭不全时的舒张期杂音在此区最响。（3）肺动脉瓣区：在胸骨左缘第 2 肋间隙。（4）三尖瓣区：在胸骨体下端近剑突偏右或偏左处。

22. 演示脊柱疼痛叩诊的检查方法。(2016)

参考答案：检查叩击痛时，嘱被检查者取坐位，检查者可用中指或叩诊锤垂直叩击胸、腰椎棘突（颈椎位置深，一般不用此法），也可采用间接叩法，具体方法是：检查者将左手掌置于被检者头部，右手半握拳，以小鱼际肌部位叩击左手背，了解检查者脊柱各部位有无疼痛。

23. 演示浮髌试验的检查方法。（2016、2014）

参考答案：患腿膝关节伸直，放松股四头肌，检查者一手挤压髌上囊，使关节液积聚于髌骨后方，另一手食指轻压髌骨，如有浮动感觉，即能感到髌骨碰撞股骨髁的碰击声；松压则髌骨又浮起，则为阳性。

24. 演示肱三头肌反射的检查方法。（2016、2014、2013）

参考答案：医师让检查者半屈肘关节，上臂稍外展，而后用左手托其肘部，右手用叩诊锤直接叩击尺骨鹰嘴突上方的肱三头肌肌腱附着处，正常时肱三头肌收缩，出现前臂伸展，反射中枢为颈髓7~8节。

25. 演示膝跳反射的检查方法。（2016、2015、2014、2013）

参考答案：被检查者取坐位，小腿完全松弛下垂，或让被检查者取仰卧位，医师在其胭窝处托起下肢，使髋、膝关节屈曲，用叩诊锤叩击髌骨下方之股四头肌肌腱，正常时出现小腿伸展，反射中枢在腰髓2~4节。

26. 演示颌下淋巴结检查的检查方法。（2016、2013）

参考答案：将左手置于被检查者头顶，使头微向左前倾斜，右手四指并拢，屈曲掌指及指间关节，沿下颌骨内缘向上滑动触摸，检查右侧时，两手换位，让被检查者向右前倾斜。

27. 演示双手触诊肝脏的检查方法。（2016、2015）

参考答案：检查时被检者取仰卧位，双腿稍屈曲，使腹壁松弛，医师位于被检者右侧，用左手掌托住被检者右后腰，左手拇指张开置于右肋缘，将右手掌平放于被检者右侧腹壁上，腕关节自然伸直，四指并拢，掌指关节伸直，以食指前端的桡侧或食指与中指指端对着肋缘，自髂前上棘连线水平，分别沿右锁骨中线、前正中线自下而上触诊。被检者吸气时，右手随腹壁隆起抬高，但上抬速度要慢于腹壁的隆起，并向季肋缘方向触探肝缘。呼气时，腹壁松弛并下陷，触诊手应及时向腹深部按压，如肝脏肿大，则可触及肝下缘从手指端滑过。若未触及，则反复进行，直至触及肝脏或肋缘。

28. 演示巴宾斯基征的检查方法。（2016、2015）

参考答案：嘱被检者仰卧，髋、膝关节伸直，左手握其踝部，右手用叩诊锤柄部末端钝尖部，在足底外侧从后向前快速轻划至小趾根部，再转向拇趾侧。正常出现足趾向跖面屈曲，称巴宾斯基征阴性。如出现拇趾背伸，其余四趾呈扇形分开，称巴宾斯基征阳性。

29. 演示查多克征的检查方法。（2016）

参考答案：检查者用叩诊锤柄部末端钝尖部，在被检者外踝下方由后向前轻划至跖趾关节处止，阳性表现同巴宾斯基征。

30. 演示肾区叩击痛的检查方法。（2016、2015、2013）

参考答案：正常时肾区无叩击痛，检查时，被检者取坐位或侧卧位，医师将左手掌平放于患者肾区（肋脊角处），右手握拳用轻到中等力量叩击左手背部，肾区叩击痛见于肾炎、肾盂肾炎、肾结石、肾周围炎及肾结核等。

31. 演示霍夫曼征的检查方法。(2015、2013)

参考答案：检查者用左手托住被检者腕部，用右手食指和中指夹持被检者中指，稍向上提，使其腕部处于轻度过伸位，用拇指快速弹刮被检者中指指甲，此时，如其余四指出现轻度掌屈反应为阳性。

32. 演示浅表淋巴结的触诊顺序的检查方法。(2015)

参考答案：依次为：耳前、耳后、乳突区、枕骨下区、颌下、颏下、后三角、颈前三角、锁骨上窝、腋窝、滑车上、腹股沟、腘窝等。

33. 演示脊椎活动度的检查方法。(2015)

参考答案：让被检者做前屈、后伸、侧弯、旋转等动作，观察脊柱的活动情况及有无变形，对脊柱外伤者或可疑骨折或关节脱位者，要避免脊柱活动，防止损伤脊髓。

	前屈	后伸	左右侧弯	旋转度（一侧）
颈椎	35°～45°	35°～45°	45°	60°～80°
胸椎	30°	20°	20°	35°
腰椎	75°～90°	30°	20°～35°	30°

34. 演示拉塞格征的检查方法。(2015)

参考答案：被检者取仰卧位，两下肢伸直，检查者一手压在被检者一侧膝关节上，使下肢保持伸直，另一手将该下肢抬起，正常可抬高70°以上。如不到30°即出现由上而下的放射性疼痛为阳性。以同样的方法再检查另一侧。

35. 演示凯尔尼格征的检查方法。(2015、2014)

参考答案：被检者去枕仰卧，一腿伸直，检查者将另一下肢先屈髋、屈膝成直角，然后抬小腿伸直其膝部，正常人膝关节可伸达135°以上。如小于135°时就出现抵抗，且伴有疼痛及屈肌痉挛为阳性。以同样的方法再检查另一侧。

36. 演示锁骨上窝淋巴结触诊的检查方法。(2015)

参考答案：检查者面对患者（可取坐位或仰卧位），用右手检查患者的左锁骨上窝，用左手检查其右锁骨上窝，检查时将食指与中指屈曲并拢，在锁骨上窝进行触诊，并深入锁骨后深部。

37. 演示脑膜刺激征的检查方法。(2015)

参考答案：①颈强直：被检者去枕仰卧，下肢伸直，检查者左手托其枕部做被动屈颈动作，正常时下颌可贴近前胸，如下颌不能贴近前胸且检查者感到有抵抗感，被检者感颈后疼痛为阳性。②凯尔尼格征：被检者去枕仰卧，一腿伸直，检查者将另一下肢先屈髋、屈膝成直角，然后抬小腿伸直其膝部，正常人膝关节可伸达135°以上。如小于135°时就出现抵抗，且伴有疼痛及屈肌痉挛为阳性。以同样的方法再检查另一侧。③布鲁津斯基征：被检者去枕仰卧，双下肢自然伸直，检查者左手托患者枕部，右手置于患者胸前，使颈部前屈，如两膝关节和髋关节反射性屈曲为阳性。以同样的方法检查另一侧。

38. 演示甲状腺后位触诊的检查方法。（2015、2013）

参考答案：一手食、中指施压于一侧甲状软骨，将气管推向对侧，另一手拇指在对侧胸锁乳突肌后缘向前推挤甲状腺，食、中指在其前缘触诊甲状腺，配合吞咽动作，重复检查。用同样方法检查另一侧甲状腺。

39. 演示跟－膝－胫试验的检查方法。（2015、2014）

参考答案：医师嘱被检查者仰卧，上抬一侧下肢，将足跟置于对侧下肢膝盖下端，再沿胫骨前缘向下移动，观察被检查者动作是否稳准。

40. 演示脾肿大的测量的检查方法。（2015、2014）

参考答案：①当轻度脾肿大时只作甲乙线测量，甲点为左锁骨中线与左肋缘交点，乙点为脾脏在左锁骨中线延长线上的最下缘，两点间的距离以厘米表示。②脾脏明显肿大时，应加测甲丙线和丁戊线。甲丙线为左锁骨中线与左肋缘交点至最远脾尖之间的距离。丁戊线为脾右缘到前正中线的距离。③如脾肿大向右未超过前正中线，测量脾右缘至前正中线的最短距离以"－"表示；超过前正中线则测量脾右缘至前正中线的最大距离，以"＋"表示。

41. 演示演示脊柱压痛检查的检查方法。（2014）

参考答案：检查有无脊柱压痛时，嘱被检者取端坐位，身体稍向前倾。医师以右手拇指从枕骨粗隆开始自上而下逐个按压脊椎棘突及椎旁肌肉，正常时每个棘突及椎旁肌肉均无压痛。

42. 演示腋窝淋巴结触诊的检查方法。（2014）

参考答案：检查右腋窝淋巴结时，检查者右手握被检查者右手，向上屈肘外展抬高约45°，左手并拢，掌面贴近胸壁向上逐渐达腋窝顶部滑动触诊，然后依次触诊腋窝后壁、外侧壁、前壁，触诊腋窝后壁时应在腋窝后壁肌群仔细触，触诊腋窝外侧壁时应将患者上臂下垂，检查腋窝前壁时应在胸大肌深面仔细触诊。用同样方法检查左侧腋窝淋巴结。

43. 演示气管定位的检查方法。（2014）

参考答案：让被检查者取坐位或仰卧位，头颈部保持自然正中位置，医师分别将右手的食指和无名指置于两侧胸锁关节上，中指在胸骨上切迹部位置于气管正中，观察中指是否在食指和无名指的中间，如中指与食指、无名指的距离不等，则表示有气管移位，也可将中指置于气管与两侧胸锁乳突肌之间的间隙内，根据两侧间隙是否相等来判断气管有无移位。

44. 演示肝脏叩诊的检查方法。（2013）

参考答案：肝脏叩诊时用间接叩诊法，被检者取仰卧位。叩诊定肝上下界时，一般是沿右锁骨中线、右腋中线和右肩胛线，由肺区往下叩向腹部，当清音转为浊音时，即为肝上界，此处相当于被肺遮盖的肝顶部，故又称肝相对浊音界；再往下轻叩，由浊音转为实音时，此处肝脏不被肺遮盖，直接贴近胸壁，称肝绝对浊音界；继续往下叩，由实音转为鼓音处，即为肝下界。定肝下界时，也可由腹部鼓音区沿右锁骨中线或前正中线向上叩，当鼓音转为浊音处即是。体形匀称型者，正常肝上界在右锁骨中线上第5肋间，下界位于右季肋下缘。右锁骨中线上肝浊音区上下径之间的距离为9～11cm；在右腋中线上，肝上界在第7肋间，下界相当于第10肋骨水平；在右肩胛线上，肝上界为第10肋间，下界不易叩出。瘦长型者肝上下界均可低一个肋间，矮胖型者则可高一个肋间。

45. 演示布鲁津斯基征的检查方法。(2013)

参考答案：被检者去枕仰卧，双下肢自然伸直，检查者左手托患者枕部，右手置于患者胸前，使颈部前屈，如两膝关节和髋关节反射性屈曲为阳性。以同样的方法检查另一侧。

第三部分 西医基本操作

一、考试介绍

考查无菌操作、基本心肺复苏术等常用西医基本操作技能。每份试卷1道，每题分值5分，共5分。

【样题】

演示穿隔离衣的操作。

答案：

①戴好帽子及口罩，取下手表，卷袖过肘，洗手。

②手持衣领取下隔离衣，清洁面朝自己；将衣领两端向外折齐，对齐肩缝，露出袖子内口。

③右手持衣领，左手伸入袖内；右手将衣领向上拉，使左手套入后露出。

④换左手持衣领，右手伸入袖内；举双手将袖抖上，注意勿触及面部。

⑤两手持衣领，由领子中央顺着边缘向后将领扣扣好，再扎好袖口（此时手已污染），松腰带活结。

⑥将隔离衣一边约在腰部5cm处渐向前拉，直到看见边缘，则捏住；同法捏住另一侧边缘，注意手勿触及衣内面。然后双手在背后将边缘对齐，向一侧折叠，一手按住折叠处，另一手将腰带拉至背后压住折叠处，将腰带在背后交叉，回到前面系好。

二、考点汇总

考点1★★★ 外科洗手

（1）洗手

①流水冲洗双手臂。

②用洗手液或肥皂水按七步洗手法洗手和手臂。七步洗手法：手掌相对→手掌对手背→双手十指交叉→双手互握→揉搓拇指→指尖→手臂至上臂下1/3，两侧在同一水

平交替上升，不得回搓。重复两次，共5分钟。洗手过程保持双手位于胸前并高于肘部，双前臂保持拱手姿势。

③取无菌毛巾擦干手和臂。

（2）消毒

方法	具体操作
肥皂水刷手法	①按普通洗手方法将双手及前臂用肥皂和清水洗净。②用消毒毛刷蘸取消毒肥皂液交替刷洗双手及手臂，从指尖到肘上10cm。刷手时尤应注意甲缘、甲沟、指蹼等处刷完一遍，指尖朝上肘向下，用清水冲洗手臂上的肥皂水。然后，另换一消毒毛刷，同法进行第二、三遍刷洗，每一遍比上一遍低2cm（分别为肘上10cm、8cm、6cm）。共约10分钟。③每侧用一块无菌毛巾从指尖至肘部擦干，擦过肘部的毛巾不可再擦手部。④将双手及前臂浸泡在75%乙醇桶内5分钟，浸泡范围至肘上6cm处。若有乙醇过敏，可改用0.1%苯扎溴铵溶液浸泡，也可用1∶5000氯己定（洗必泰）溶液浸泡3分钟。⑤浸泡消毒后，保持拱手姿势待干，双手不得下垂，不能接触未经消毒的物品
碘伏刷手法	①按普通洗手方法将双手及前臂用肥皂和清水洗净。②用消毒的软毛刷蘸取碘伏刷手。刷手顺序采取三段法：双手→双前臂→双上臂，双手交替向上进行，顺序不能逆转，不留空白区。刷手范围为肘上6cm，共5分钟。重点刷双手，从拇指的桡侧起渐次到背侧、尺侧，依次刷完五指和指蹼，然后再刷手掌、手背、前臂和肘上。③擦手：每侧用一块无菌毛巾从指尖至肘部擦干，擦过肘部的毛巾不可再擦手部。④用碘伏均匀涂于两手和前臂至肘部。先涂抹两前臂及肘部，再涂抹双手。⑤保持拱手姿势自然待干
灭菌王刷手法	①按普通洗手方法将双手及前臂用肥皂和清水洗净，用无菌毛巾擦干。②用无菌刷或无菌纱布接取灭菌王3~5mL（或用吸足灭菌王的纱布）刷洗双手、前臂、上臂至肘上10cm，时间3分钟。刷时稍用力。先刷甲缘、甲沟、指蹼，再由拇指桡侧开始，渐次到指背、尺侧、掌侧，依次刷完双手手指。然后再分段交替刷左右手掌、手背、前臂直至肘上。③刷手时要注意勿漏刷指间、腕部尺侧和肘窝部，只需刷一遍。④刷完后，手指朝上肘朝下，流水冲净，用无菌小毛巾从手向上顺次擦干至肘上，注意不可再向手部回擦。另取一块小毛巾同法擦干另一手臂。⑤再接取灭菌王3~5mL涂抹双手至肘上8cm，先涂抹两前臂及肘部，再涂抹双手。保持拱手姿势自然待干

考点2★★★ 戴无菌手套

①穿无菌手术衣、戴口罩后选取合适手套号码并核对灭菌日期。

②用手套袋内无菌滑石粉包轻轻敷擦双手，使之滑润。

③左手捏住两只手套翻折部分，提出手套，使两只手套拇指相对，右手先插入手套内，再用，戴好手套的右手2~5指插入左手手套的翻折部内，帮助左手插入手套内，然后将手套翻折部翻回盖住手术衣袖口。

④用无菌盐水冲净手套外面的滑石粉。

⑤在手术开始前应将双手举于胸前，切勿任意下垂或高举。

考点3 穿手术衣（2016版大纲新增考点）

①从已打开的无菌衣包内取出无菌手术衣一件，选择较大的空间穿衣。

②提起手术衣两肩袖口处,轻轻将手术衣抖开,注意勿将手术衣外面对着自己。

③稍掷起手术衣,顺势将两手同时插入衣袖内并向前伸,将两手自袖口伸出。如双手未能完全伸出,可由巡回护士在后面拉紧衣带,双手即可伸出袖口。

④由巡回护士在身后系好颈带和肩带。

⑤双手在身前交叉提起腰带,由巡回护士协助将腰带绕至前腹部,由本人在前腹部系好腰带。

考点4★★★ 手术区消毒

分类	具体操作
手术前皮肤准备	不同的手术对病人手术区域的皮肤准备不同。一般外科手术,病人最好在手术前一天下午洗浴,并用肥皂清洗皮肤。如皮肤上若有较多油脂或胶布粘贴的残迹,可先用松节油或75%酒精擦净
术区剃毛	主张当日术前剃毛。若毛发细小可不剃。不宜在手术室内剃毛。最好采用专用粘布粘贴法除毛
消毒剂	目前国内普遍使用0.5%碘伏作为皮肤消毒剂。也可用2.5%碘酊消毒,待干后再用75%酒精涂擦2~3遍以脱碘。面部、口腔、肛门及外生殖器等处消毒,不可用碘酊
消毒方法	准备好消毒用品(卵圆钳、消毒剂、棉球或纱布),皮肤消毒先用碘伏(或0.5%安尔碘)棉球或小纱布团由手术区中心向四周涂擦顺序涂擦3遍,第二、三遍都不能超出上一遍的范围。如为感染伤口或会阴、肛门等处手术,则应从外周向感染伤口或会阴肛门处涂擦。消毒范围应包括手术切口周围半径15cm的区域

考点5★★★ 穿隔离衣

①戴好帽子及口罩,取下手表,卷袖过肘,洗手。

②手持衣领取下隔离衣,清洁面朝自己;将衣领两端向外折齐,对齐肩缝,露出袖子内口。

③右手持衣领,左手伸入袖内;右手将衣领向上拉,使左手套入后露出。

④换左手持衣领,右手伸入袖内;举双手将袖抖上,注意勿触及面部。

⑤两手持衣领,由领子中央顺着边缘向后将领扣扣好,再扎好袖口(此时手已污染),松腰带活结。

⑥将隔离衣一边约在腰部5cm处渐向前拉,直到看见边缘,则捏住;同法捏住另一侧边缘,注意手勿触及衣内面。然后双手在背后将边缘对齐,向一侧折叠,一手按住折叠处,另一手将腰带拉至背后压住折叠处,将腰带在背后交叉,回到前面系好。

(巧记 穿隔离衣:右提衣领穿左手,再伸右臂齐上抖;系好领扣扎袖口,折襟系腰半屈肘。)

考点6★★★ 脱隔离衣

①解开腰带,在前面打一活结。

②解开两袖口,在肘部将部分袖子套塞入袖内,便于消毒双手。

③消毒清洗双手后，解开领扣，右手伸入左手腕部套袖内，拉下袖子过手；用遮盖着的左手握住右手隔离衣袖子的外面，将右侧袖子拉下，双手转换渐从袖管中退出。

④用左手自衣内握住双肩肩缝撒右手，再用右手握住衣领外面反折，脱出左手。

⑤左手握住领子，右手将隔离衣两边对齐，挂在衣钩上。若挂在半污染区，隔离衣的清洁面向外，挂在污染区，则污染面朝外。

（巧记　脱隔离衣：松开腰带解袖口，套塞双袖消毒手；解开领扣退双袖，对肩折领挂衣钩。）

考点7★★　开放性创口的常用止血法

方法		具体操作
指压止血法	直接压迫止血	用清洁的敷料盖在出血部位上，直接压迫止血
	间接压迫止血	用手指压迫伤口近心端的动脉，使血管闭合，阻断血流，能有效达到快速止血的目的
加压包扎止血法		用敷料或其他洁净的毛巾、用敷料或其他洁净的毛巾、手绢、三角巾等覆盖伤口，加压包扎达到止血目的。必要时可将手掌放在敷料上均匀加压，一般20分钟后即可止血
填塞止血法		用消毒纱布、敷料（如果没有，用干净的布料替代）填塞在伤口内，再用加压包扎法包扎
止血带止血法	橡皮止血带止血法	抬高患肢，将软布料、棉花等软织物衬垫于止血部位皮肤上。扎止血带时手掌心向上，手背贴紧肢体，止血带一端用虎口夹住，留出长约10cm的一段，另一手拉较长的一端，适当拉紧拉长，绕肢体2~3圈，以前一手的食指和中指夹住橡皮带末端用力拉下，使之压在紧缠的橡皮带下面即可，记录止血时间
	绞紧止血法	将三角巾或毛巾等叠成带状，在出血伤口上方绕肢体一圈，两端向前拉紧打一活结，并在一头留出一小套，取小木棒、笔杆、筷子等作为绞棒，插在带圈内，提起绞棒绞紧，再将木棒一头插入小套内，并把小套拉紧固定即可，并记录止血时间
屈曲加垫止血法		在肘、腘窝垫以棉垫卷或绷带卷，将肘关节或膝关节尽力屈曲，借衬垫物压住动脉，并用绷带或三角巾将肢体固定于屈曲位，以阻断关节远端的血流

考点8★★★　普通伤口换药

1）术前准备

①术者准备：换药前操作者应遵循无菌原则洗手，并戴好帽子和口罩，向病人说明换药的目的，以取得配合。

②患者体位：按伤口部位采取不同的卧姿或其他的稳定姿势，要求使病人舒适、伤口暴露充分，光线良好，操作方便，尽量不使病人看到伤口。

③查看伤口：必要时先看一次伤口，估计需要多少敷料和使用何种器械（剪刀、探针等）、药物，一次备妥。

2）换药步骤

①去除敷料。先用手取下外层敷料（勿用镊子），再用 1 把镊子取下内层敷料。揭除内层敷料应轻巧，一般应沿伤口长轴方向揭除，若敷料干燥并粘贴在创面上则不可硬揭，应先用生理盐水浸湿后再揭去，以免创面出血。

②双手执镊，左手镊子从换药碗中夹无菌物品，并传递给右手镊子，两镊不可相碰。

③无感染伤口，用碘酊、75%酒精棉球由内向外消毒伤口及周围皮肤，沿切口方向，范围距切口 3~5cm 擦拭 2~3 遍。如为感染伤口，则应从外周向感染伤口处涂擦。

④分泌物较多且创面较深时，宜用干棉球及生理盐水棉球擦拭并清除干净。

⑤高出皮肤表面或不健康的肉芽组织及较多坏死物质，可用剪刀剪平，再用等渗盐水擦拭。若肉芽组织有较明显水肿时，可用 3%~5% 高渗盐水湿敷。

⑥一般创面可用消毒凡士林纱布覆盖，污染伤口或易出血伤口要用引流纱条，防止深部化脓性感染。

⑦无菌敷料覆盖伤口，距离切口边缘 3cm 以上，一般用 8~10 层纱布，胶布固定，贴胶布方向应与肢体或躯干长轴垂直。

考点9★★★ 脊柱损伤的搬运

（1）胸腰椎损伤的搬运

①在搬动时，尽可能减少不必要的活动，以免引起或加重脊髓损伤。

②正确的搬运，应由 3 人采用平卧式搬运法。伤员仰卧位，头部、颈部、躯干、骨盆应以中心直线位，脊柱不能屈曲或扭转，在脊柱无旋转外力的情况下，三人在伤员的同侧，动作一致地用手平托伤员的头、胸、腰、臀、腿部，平抬平放至硬质担架（木板）上，然后在伤员的身体两侧用枕头或衣物塞紧，用固定带将伤员绑在硬质担架（木板）上，保持脊柱伸直位。

③如只有软担架时，则宜取俯卧位，以保持脊柱的平直，防止脊柱屈曲。

④绝对禁止一人拖肩一人抬腿搬动伤员或一人背送伤员的错误搬运法。

（2）颈椎损伤的搬运

①先用颈托固定颈部。

②搬运时应由一人负责扶托下颌和枕骨，沿纵轴略加牵引力，使颈部保持中立位，与躯干长轴一致，同其他三人协同动作，将伤员平直地抬到担架（木板）上，然后在头颈部的两侧用沙袋或卷叠的衣服等物垫好固定，防止在搬运中发生头颈部转动或弯曲活动，并保持呼吸道通畅。

③切忌用被单提拉两端或一人抬肩另一人抬腿的搬运法，这样不但会增加病人的痛苦，还可使脊椎移位加重，损伤脊髓。

考点10 长骨骨折简易固定

（1）闭合性骨折

①固定前应尽可能牵引伤肢以矫正明显的畸形，避免骨折断端对神经、血管、皮肤等周围组织的压迫，然后将伤肢放到适当位置固定。

②固定物与肢体之间要加衬垫（棉垫、毛巾、布料片等软物），骨突部位加垫棉花或布类保护，以防皮肤压伤。

③固定范围一般应包括骨折处上下两个关节。

骨折部位	具体操作
上臂骨折	夹板放在上臂的外侧，用绷带固定，再固定肩、肘关节，用三角巾悬吊前臂于胸前，另一条三角巾围绕患肢于健侧腋下打结。若无夹板，可用三角巾先将伤肢固定于胸廓，然后用三角巾将伤肢悬吊于胸前
前臂骨折	将夹板置于前臂四侧固定，然后固定肘、腕关节，用三角巾将肘关节屈曲，前臂悬吊于胸前，另一条三角巾将伤肢固定于胸廓。若无夹板，先三角巾将伤肢悬吊于胸前，然后用三角巾将伤肢固定于胸廓
大腿骨折	①健肢固定法：在膝、踝关节及两腿之间的空隙处加以棉垫，用绷带或三角巾将双下肢绑在一起。②躯干固定法：伤肢外侧从腋下至足踝部置一长夹板，伤肢内侧从大腿根部至足踝部置一短夹板，用绷带或三角巾捆绑固定
小腿骨折	用两块夹板，分别置于小腿的内、外侧，然后绷带或三角巾固定，亦可用三角巾将患肢固定于健肢

（2）开放性骨折

①应先止血、包扎，再固定骨折肢体。

②有外露的骨折端等组织不应还纳，以免将污染物带入深层，应用消毒敷料或清洁布类进行严密的保护性包扎。

③伴有血管损伤者，先行加压包扎止血后再加以肢体固定。加压包扎止血无效者，可用橡皮管（条）止血带（亦可用三角巾、绷带和布条等代替）止血，上肢缚于上臂上 1/3 处，下肢缚于大腿中上 1/3 处，前臂和小腿禁用止血带。

考点 11★★★ 心肺复苏术

（1）环境判断　首先评估现场环境是否安全。

（2）意识的判断　用双手轻拍患者双肩，分别对双耳大声呼叫"醒醒""喂！你怎么了？"呼喊无反应。

（3）检查呼吸　迅速观察患者胸廓起伏，判断无呼吸或仅有濒死喘息。

（4）立即呼救　"来人啊！喊医生！推抢救车！除颤仪！"

（5）判断是否有颈动脉搏动　用右手的中指和食指从气管正中环状软骨划向近侧颈动脉搏动处（喉结旁开 2～3cm），判断 5～10s，触感脉动无搏动。

（6）摆放体位　使患者仰卧于硬板床或与地面呈直线，松解患者衣领及裤带。

（7）胸外心脏按压

①按压部位：两乳头连线中点（胸骨中下 1/3 处）。

②按压方法：用左手掌根部紧贴患者的胸部，右手掌根部重叠其上，两手手指相扣，左手五指翘起，上半身稍向前倾，双肩位于患者正上方，保持前臂与患者胸骨垂直，双臂伸直（肘关节伸直），用上半身力量用力垂直向下按压，放松时要使胸壁充分恢复，放松时掌根不能离开胸壁。

③按压要求：按压深度，成人胸骨下陷至少5cm，按压频率至少100次/分，压放时间比为1∶1。连续按压30次后给予人工呼吸2次，多位施救者在现场心肺复苏时，每2分钟或5个心肺复苏循环后，应相互轮换按压，以保证按压质量。

（8）开放气道　分为仰头举颏法、仰头托颈法、双手托颌法。临床最常用的是仰头抬颏法。开放气道后要求耳垂和下颌角连线与地面成90°。同时清理口腔分泌物，有假牙予以摘除。

方法	具体操作
仰头举颏法	施救者将一手掌小鱼际（小拇指侧）置于患者前额，下压使其头部后仰，另一手的食指和中指置于靠近颏部的下颌骨下方，将颏部向前抬起，帮助头部后仰，气道开放，必要时拇指可轻牵下唇，使口微微张开
仰头托颈法	病人仰卧，抢救者一手抬起病人颈部，另一手以小鱼际侧下压患者前额，使其头后仰，气道开放
双手托颌法	病人平卧，抢救者用双手从两侧抓紧病人的双下颌并托起，使头后仰，下颌骨前移，即可打开气道。此法适用于颈部有外伤者，以下颌上提为主，不能将病人头部后仰及左右转动。注意，颈部有外伤者只能采用双手托颌法开放气道，不宜采用仰头举颏法和仰头托颈法，以避免进一步损伤脊髓

（9）人工呼吸

方法	具体操作
口对口人工呼吸	施救者一只手的拇指和食指捏住患者鼻翼，用小鱼际肌按患者前额，另一只手固定患者下颌，开启口腔。施救者双唇严密包住患者口唇，平静状态下缓慢吹气，吹气时观察胸廓是否隆起。吹气时间每次不少于1秒，每次送气量500～600mL，以胸廓抬起为有效。吹气完毕，松开患者口鼻，使患者的肺和胸廓自然回缩，将气体排出，重复吹气一次，与心脏按压交替进行，吹气按压比为2∶30
口对鼻人工呼吸	施救者稍用力抬患者下颏，使口闭合，先深吸一口气，将口罩住患者鼻孔，将气体吹入患者鼻内。吹气时观察胸廓是否隆起
简易呼吸器呼吸	见考点12

（10）持续2分钟高效率的心肺复苏　以心脏按压∶人工呼吸＝30∶2的比例进行，操作5个周期（心脏按压开始至送气结束）。

（11）判断复苏是否有效　评价心肺复苏成功的指标：①触摸到大动脉搏动；②有自主呼吸；③瞳孔逐渐缩小；④面色、口唇、甲床转红；⑤神志恢复，四肢有活动。

（12）生命支持　整理患者，进一步生命支持。

考点12★★★　简易呼吸器的使用

①简易呼吸器连接氧气，氧流量8～10mL/min。

②将患者仰卧，去枕，头后仰，清除口腔分泌物，摘除假牙。

③抢救者站于患者头顶处或头部左或右侧，托起患者下颌，使患者头进一步后仰，扣紧面罩。

④一手以"CE"手法固定（C法：左手拇指和食指将面罩紧扣于患者口鼻部，固定面罩，保持面罩密闭无漏气。E法：中指、无名指和小指放在病人下颌角处，向前上托起下颌，保持气道通畅）面罩，一手挤压简易呼吸器气囊，按压时间大于1秒，潮气量为8~12ml/kg，频率成人为12~16次/分，按压和放松气囊时间比为1∶1.5~1∶2。

三、实战演练

1. 演示手术区消毒的操作。（2016、2013）

参考答案：①手术前皮肤准备：一般外科手术，病人最好在手术前一天下午洗浴，并用肥皂清洗皮肤。如皮肤上若有较多油脂或胶布粘贴的残迹，可先用松节油或75%酒精擦净。②术区剃毛：主张当日术前剃毛。若毛发细小可不剃。不宜在手术室内剃毛。最好采用专用粘布粘贴法除毛。③消毒剂：前国内普遍使用0.5%碘伏作为皮肤消毒剂。也可用2.5%碘酊消毒，待干后再用75%酒精涂擦2~3遍以脱碘。面部、口腔、肛门及外生殖器等处消毒，不可用碘酊。④消毒方法：准备好消毒用品（卵圆钳、消毒剂、棉球或纱布），皮肤消毒先用碘伏（或0.5%安尔碘）棉球或小纱布团由手术区中心向四周涂擦顺序涂擦3遍，第二、三遍都不能超出上一遍的范围。如为感染伤口或会阴、肛门等处手术，则应从外周向感染伤口或会阴肛门处涂擦。消毒范围应包括手术切口周围半径15cm的区域。

2. 演示心肺复苏的操作。（2016、2015、2014、2013）

参考答案：①环境判断。②意识的判断。③检查呼吸。④立即呼救。⑤判断是否有颈动脉搏动。⑥摆放体位。⑦胸外心脏按压。⑧开放气道。⑨人工呼吸。⑩持续2分钟高效率的心肺复苏。⑪判断复苏是否有效。⑫生命支持。

3. 演示颈椎损伤的搬运的操作。（2016）

参考答案：①先用颈托固定颈部。②搬运时应由一人负责扶托下颌和枕骨，沿纵轴略加牵引力，使颈部保持中立位，与躯干长轴一致，同其他三人协同动作，将伤员平直地抬到担架（木板）上，然后在头颈部的两侧用沙袋或卷叠的衣服等物垫好固定，防止在搬运中发生头颈部转动或弯曲活动，并保持呼吸道通畅。③切忌用被单提拉两端或一人抬肩另一人抬腿的搬运法，这样不但会增加病人的痛苦，还可使脊椎移位加重，损伤脊髓。

4. 演示屈曲加垫止血法的操作。（2016、2015、2014、2013）

参考答案：在肘、腘窝垫以棉垫卷或绷带卷，将肘关节或膝关节尽力屈曲，借衬垫物压住动脉，并用绷带或三角巾将肢体固定于屈曲位，以阻断关节远端的血流。

5. 演示开放气道的操作。（2016）

参考答案：开放气道分为仰头抬颏法、仰头托颈法、双手托颌法。临床最常用的是仰头举颏法。开放气道后要求耳垂和下颌角连线与地面成90°。同时清理口腔分泌物，有假牙予以摘除。①仰头举颏法：施救者将一手掌小鱼际（小拇指侧）置于患者前额，下压使其头部后仰，另一手的食指和中指置于靠近颊部的下颌骨下方，将颊部向前抬起，帮助头部后仰，气道开放，必要时拇指可轻牵下唇，使口微微张开。②仰头托颈法：病人仰卧，抢救者一手抬起病人颈部，另一手以小鱼际侧下压患者前额，使其头后仰，气道开放。③双手托颌法：病人平卧，抢救者用双手从两侧抓紧病人的双下颌并托起，使头后仰，下颌骨前移，即可打开气道。此法适用于颈部有外伤者，以下颌上提为主，不能将病人头部后仰及左右转动。注意，颈部有外伤者只能采用双手托颌法开放气道，不宜采用仰头举颏法和仰头托颈法，以避免进一步损伤脊髓。

6. 演示口对口人工呼吸的操作。(2016、2015、2014)

参考答案：施救者一只手的拇指和食指捏住患者鼻翼，用小鱼际肌按患者前额，另一只手固定患者下颌，开启口腔。施救者双唇严密包住患者口唇，平静状态下缓慢吹气，吹气时观察胸廓是否隆起。吹气时间每次不少于1秒，每次送气量500~600ml，以胸廓抬起为有效。吹气完毕，松开患者口鼻，使患者的肺和胸廓自然回缩，将气体排出，重复吹气一次，与心脏按压交替进行，吹气按压比为2∶30。

7. 演示普通伤口换药的操作。(2016、2015、2014、2013)

参考答案：(1) 术前准备：①术者准备：换药前操作者应遵循无菌原则洗手，并戴好帽子和口罩，向病人说明换药的目的，以取得配合。②患者体位：按伤口部位采取不同的卧姿或其他的稳定姿势，要求使病人舒适、伤口暴露充分，光线良好，操作方便，尽量不使病人看到伤口。③查看伤口：必要时先看一次伤口，估计需要多少敷料和使用何种器械（剪刀、探针等）、药物，一次备妥。(2) 换药步骤：①去除敷料。先用手取下外层敷料（勿用镊子），再用1把镊子取下内层敷料。揭除内层敷料应轻巧，一般应沿伤口长轴方向揭除，若敷料干燥并粘贴在创面上则不可硬揭，应先用生理盐水浸湿后再揭去，以免创面出血。②双手执镊，左手镊子从换药碗中夹无菌物品，并传递给右手镊子，两镊不可相碰。③无感染伤口，用碘酊、75%酒精棉球由内向外消毒伤口及周围皮肤，沿切口方向，范围距切口3~5cm擦拭2~3遍。如为感染伤口，则应从外周向感染伤口处涂擦。④分泌物较多且创面较深时，宜用干棉球及生理盐水棉球擦拭并清除干净。⑤高出皮肤表面或不健康的肉芽组织及较多坏死物质，可用剪刀剪平，再用等渗盐水擦拭。若肉芽组织有较明显水肿时，可用3%~5%高渗盐水湿敷。⑥一般创面可用消毒凡士林纱布覆盖，污染伤口或易出血伤口要用引流纱条，防止深部化脓性感染。⑦无菌敷料覆盖伤口，距离切口边缘3cm以上，一般用8~10层纱布，胶布固定，贴胶布方向应与肢体或躯干长轴垂直。

8. 演示橡皮止血带止血法的操作。(2016、2015、2014、2013)

参考答案：抬高患肢，将软布料、棉花等软织物衬垫于止血部位皮肤上。扎止血带时手掌心向上，手背贴紧肢体，止血带一端用虎口夹住，留出长约10cm的一段，另一手拉较长的一端，适当拉紧拉长，绕肢体2~3圈，以前一手的食指和中指夹住橡皮带末端用力拉下，使之压在紧缠的橡皮带下面即可。

9. 演示肥皂水刷手法的操作。(2016、2015、2014)

参考答案：①按普通洗手方法将双手及前臂用肥皂和清水洗净。②用消毒毛刷蘸取消毒肥皂液交替刷洗双手及手臂，从指尖到肘上10cm。刷手时尤应注意甲缘、甲沟、指蹼等处刷完一遍，指尖朝上肘向下，用清水冲洗手臂上的肥皂水。然后，另换一消毒毛刷，同法进行第二、三遍刷洗，每一遍比上一遍低2cm（分别为肘上10cm、8cm、6cm）。共约10分钟。③每侧用一块无菌毛巾从指尖至肘部擦干，擦过肘部的毛巾不可再擦手部。④将双手及前臂浸泡在75%乙醇桶内5分钟，浸泡范围至肘上6cm处。若有乙醇过敏，可改用0.1%苯扎溴铵溶液浸泡，也可用1∶5000氯己定（洗必泰）溶液浸泡3分钟。⑤浸泡消毒后，保持拱手姿势待干，双手不得下垂，不能接触未经消毒的物品。

10. 演示脱隔离衣的操作。（2016、2015、2014、2013）

参考答案：①解开腰带，在前面打一活结。②解开两袖口，在肘部将部分袖子套塞入袖内，便于消毒双手。③消毒清洗双手后，解开领扣，右手伸入左手腕部套袖内，拉下袖子过手；用遮盖着的左手握住右手隔离衣袖子的外面，将右侧袖子拉下，双手转换渐从袖管中退出。④用左手自衣内握住双肩肩缝撤右手，再用右手握住衣领外面反折，脱出左手。⑤左手握住领子，右手将隔离衣两边对齐，挂在衣钩上。若挂在半污染区，隔离衣的清洁面向外，挂在污染区，则污染面朝外。

11. 演示简易呼吸器的使用的操作。（2016）

参考答案：①简易呼吸器连接氧气，氧流量8～10mL/min。②将患者仰卧，去枕，头后仰，清除口腔分泌物，摘除假牙。③抢救者站于患者头顶处或头部左或右侧，托起患者下颌，使患者头进一步后仰，扣紧面罩。④一手以"CE"手法固定（C法：左手拇指和食指将面罩紧扣于患者口鼻部，固定面罩，保持面罩密闭无漏气。E法：中指、无名指和小指放在病人下颌角处，向前上托起下颌，保持气道通畅）面罩，一手挤压简易呼吸器气囊，按压时间大于1秒，潮气量为8～12mL/kg，频率成人为12～16次/分，按压和放松气囊时间比为1∶1.5～1∶2。

12. 演示手术区皮肤消毒的操作。（2016、2015）

参考答案：准备好消毒用品（卵圆钳、消毒剂、棉球或纱布），皮肤消毒先用碘伏（或0.5%安尔碘）棉球或小纱布团由手术区中心向四周涂擦顺序涂擦3遍，第二、三遍都不能超出上一遍的范围。如为感染伤口或会阴、肛门等处手术，则应从外周向感染伤口或会阴肛门处涂擦。消毒范围应包括手术切口周围半径15cm的区域。

13. 演示胸腰椎损伤的搬运的操作。（2016）

参考答案：①在搬动时，尽可能减少不必要的活动，以免引起或加重脊髓损伤。②正确的搬运，应由3人采用平卧式搬运法。伤员仰卧位，头部、颈部、躯干、骨盆应以中心直线位，脊柱不能屈曲或扭转，在脊柱无旋转外力的情况下，三人在伤员的同侧，动作一致地用手平托伤员的头、胸、腰、臀、腿部，平抬平放至硬质担架（木板）上，然后在伤员的身体两侧用枕头或衣物塞紧，用固定带将伤员绑在硬质担架（木板）上，保持脊柱伸直位。③如只有软担架时，则宜取俯卧位，以保持脊柱的平直，防止脊柱屈曲。④绝对禁止一人拖肩一人抬腿搬动伤员或一人背送伤员的错误搬运法。

14. 演示心肺复苏胸外按压的操作。(2016、2015、2014、2013)

参考答案：①按压部位：两乳头连线中点（胸骨中下1/3处）。②按压方法：用左手掌根部紧贴患者的胸部，右手掌根部重叠其上，两手手指相扣，左手五指翘起，上半身稍向前倾，双肩位于患者正上方，保持前臂与患者胸骨垂直，双臂伸直（肘关节伸直），用上半身力量用力垂直向下按压，放松时要使胸壁充分恢复，放松时掌根不能离开胸壁。③按压要求：按压深度，成人胸骨下陷至少5cm，按压频率至少100次/分，压放时间比为1∶1。连续按压30次后给予人工呼吸2次，多位施救者在现场心肺复苏时，每2分钟或5个心肺复苏循环后，应相互轮换按压，以保证按压质量。

15. 演示颈椎损伤的搬运的操作。(2016)

参考答案：①先用颈托固定颈部。②搬运时应由一人负责扶托下颌和枕骨，沿纵轴略加牵引力，使颈部保持中立位，与躯干长轴一致，同其他三人协同动作，将伤员平直地抬到担架（木板）上，然后在头颈部的两侧用沙袋或卷叠的衣服等物垫好固定，防止在搬运中发生头颈部转动或弯曲活动，并保持呼吸道通畅。③切忌用被单提拉两端或一人抬肩另一人抬腿的搬运法，这样不但会增加病人的痛苦，还可使脊椎移位加重，损伤脊髓。

16. 演示戴无菌手套的操作。(2015)

参考答案：①穿无菌手术衣、戴口罩后选取合适手套号码并核对灭菌日期。②用手套袋内无菌滑石粉包轻轻敷擦双手，使之滑润。③左手捏住两只手套翻折部分，提出手套，使两只手套拇指相对，右手先插入手套内，再用，戴好手套的右手2~5指插入左手手套的翻折部内，帮助左手插入手套内，然后将手套翻折部翻回盖住手术衣袖口。④用无菌盐水冲净手套外面的滑石粉。⑤在手术开始前应将双手举于胸前，切勿任意下垂或高举。

17. 演示口对鼻人工呼吸的操作。(2015、2014、2013)

参考答案：施救者稍用力抬患者下颏，使口闭合，先深吸一口气，将口罩住患者鼻孔，将气体吹入患者鼻内。吹气时观察胸廓是否隆起。

18. 演示加压包扎止血法的操作。(2015)

参考答案：用敷料或其他洁净的毛巾、手绢、三角巾等覆盖伤口，加压包扎达到止血目的。必要时可将手掌放在敷料上均匀加压，一般20分钟后即可止血。

19. 演示紧急手术洗手的操作。(2015、2014、2013)

参考答案：当情况紧急，手术人员来不及做常规洗手消毒时，可先用普通肥皂洗去手和前臂的污垢，继用2.5%~3%碘酊涂擦双手及前臂，再用70%酒精拭净脱碘。戴无菌手套、穿手术衣后，再戴第二副无菌手套。

20. 演示心肺复苏电除颤的操作。(2014、2013)

参考答案：将电极板涂布导电糊或垫以生理盐水充分浸湿的纱布垫分置于胸骨右缘第2~3肋间及心尖区；按充电按钮充电到功率300J左右。将电极板导线接在复律器的输出端，按非同步放电按钮放电，通过心电示波器观察患者的心律是否转为窦性。

21. 演示颈椎无损伤开放气道的操作。（2014、2013）

参考答案：①仰头举颏法：施救者将一手掌小鱼际（小拇指侧）置于患者前额，下压使其头部后仰，另一手的食指和中指置于靠近颏部的下颌骨下方，将颏部向前抬起，帮助头部后仰，气道开放，必要时拇指可轻牵下唇，使口微微张开。②仰头托颈法：病人仰卧，抢救者一手抬起病人颈部，另一手以小鱼际侧下压患者前额，使其头后仰，气道开放。

22. 演示脊柱损伤的搬运的操作。（2014）

参考答案：（1）胸腰椎损伤的搬运：①在搬动时，尽可能减少不必要的活动，以免引起或加重脊髓损伤。②正确的搬运，应由3人采用平卧式搬运法。伤员仰卧位，头部、颈部、躯干、骨盆应以中心直线位，脊柱不能屈曲或扭转，在脊柱无旋转外力的情况下，三人在伤员的同侧，动作一致地用手平托伤员的头、胸、腰、臀、腿部，平抬平放至硬质担架（木板）上，然后在伤员的身体两侧用枕头或衣物塞紧，用固定带将伤员绑在硬质担架（木板）上，保持脊柱伸直位。③如只有软担架时，则宜取俯卧位，以保持脊柱的平直，防止脊柱屈曲。④绝对禁止一人拖肩一人抬腿搬动伤员或一人背送伤员的错误搬运法。

（2）颈椎损伤的搬运：①先用颈托固定颈部。②搬运时应由一人负责扶托下颌和枕骨，沿纵轴略加牵引力，使颈部保持中立位，与躯干长轴一致，同其他三人协同动作，将伤员平直地抬到担架（木板）上，然后在头颈部的两侧用沙袋或卷叠的衣服等物垫好固定，防止在搬运中发生头颈部转动或弯曲活动，并保持呼吸道通畅。③切忌用被单提拉两端或一人抬肩另一人抬腿的搬运法，这样不但会增加病人的痛苦，还可使脊椎移位加重，损伤脊髓。

23. 演示有创面的伤口换药的操作。（2013）

参考答案：（1）术前准备：①术者准备：换药前操作者应遵循无菌原则洗手，并戴好帽子和口罩，向病人说明换药的目的，以取得配合。②患者体位：按伤口部位采取不同的卧姿或其他的稳定姿势，要求使病人舒适、伤口暴露充分，光线良好，操作方便，尽量不使病人看到伤口。③查看伤口：必要时先看一次伤口，估计需要多少敷料和使用何种器械（剪刀、探针等）、药物，一次备妥。（2）换药步骤：①去除敷料。先用手取下外层敷料（勿用镊子），再用1把镊子取下内层敷料。揭除内层敷料应轻巧，一般应沿伤口长轴方向揭除，若敷料干燥并粘贴在创面上则不可硬揭，应先用生理盐水浸湿后再揭去，以免创面出血。②双手执镊，左手镊子从换药碗中夹无菌物品，并传递给右手镊子，两镊不可相碰。③无感染伤口，用碘酊、75%酒精棉球由内向外消毒伤口及周围皮肤，沿切口方向，范围距切口3~5cm擦拭2~3遍。如为感染伤口，则应从外周向感染伤口处涂擦。④分泌物较多且创面较深时，宜用干棉球及生理盐水棉球擦拭并清除干净。⑤高出皮肤表面或不健康的肉芽组织及较多坏死物质，可用剪刀剪平，再用等渗盐水擦拭。若肉芽组织有较明显水肿时，可用3%~5%高渗盐水湿敷。⑥创面可用消毒凡士林纱布覆盖，污染伤口或易出血伤口要用引流纱条，防止深部化脓性感染。

24. 演示颈椎损伤后开放气道的方法的操作。(2013)

参考答案：双手托颌法：病人平卧，抢救者用双手从两侧抓紧病人的双下颌并托起，使头后仰，下颌骨前移，即可打开气道。此法适用于颈部有外伤者，以下颌上提为主，不能将病人头部后仰及左右转动。注意，颈部有外伤者只能采用双手托颌法开放气道，不宜采用仰头举颏法和仰头托颈法，以避免进一步损伤脊髓。

第三站

临床答辩

临床答辩分值表

考试项目		所占分值	考试方法	考试时间
中医问诊答辩		10	现场口试	15分钟
中医答辩（4选1抽题作答）	疾病的辨证施治	5		
	针灸常用腧穴主治病证			
	针灸异常情况处理			
	常见急症的针灸治疗			
双重诊断答辩		10		
西医答辩或临床判读（2选1抽题作答）	西医答辩	5		
	临床判读			

得分技巧

1. 问诊答辩注意套用问诊模板，即现病史（发病时间、缓急、病因、诱因；主诉及其性质、程度、影响因素；有无伴随症状；情志、睡眠、饮食、二便；体征）——诊疗经过（相关检查结果、有无用药）——其他相关病史（生活习惯、家族史、过敏史）。有关项目可配合十问歌记忆，不要有遗漏。问诊注意有条理，抓重点，围绕病情；**不可有诱导式提问。**

十 问 歌

一问寒热二问汗，三问头身四问便，

五问饮食六问胸，七聋八渴俱当辨，

九问旧病十问因，再兼服药参机变，

妇人尤必问经期，迟速闭崩皆可见，

再添片语告儿科，天花麻疹全占验。

2. 本站其他部分分数较少，完全靠熟记，没有技巧。

第一部分　中医问诊答辩

一、考试介绍

根据试题提供的"患者主诉",回答如何询问现病史及相关病史。本类考题每份试卷1道,分值为10分。

【样题】 患者,女性,45岁,反复夜间胃脘部疼痛2个月。

答案:

1. 现病史

(1) 根据主诉及相关的鉴别诊断。

①发病的病因和诱因。

②根据主诉询问(病变部位、性质、程度、加重及缓解因素,以前有无类似发作)。

③伴随症状询问(根据本系统相关病史询问如发热、咳嗽、咳痰、恶心、呕吐、心悸、晕厥等)。

④发病以来饮食、睡眠、二便、体重有无变化。

(2) 诊疗经过

①是否做过诊治,做过哪些检查,如血、尿、粪常规、CT、MRI等。

②治疗和用药情况,如是否应用过抗生素治疗,如用过,是哪一种,效果如何。

2. 相关病史

(1) 药物、食物过敏史。

(2) 与该病有关的其他病史,既往类似发作,手术外伤史,女性患者月经史、婚育史及不洁性交史,有无糖尿病、结核病、妇科病或服用免疫抑制剂病史,有无烟酒嗜好,有无肿瘤病家族史。

二、考点汇总

考点1★★★　一般病人的问诊

①一般情况(姓名、性别、年龄、民族、职业、婚否、籍贯、现单位、现住址、邮编、电话号码、电子邮箱)。②主诉。③现病史(发病情况、病程经过、诊治经过、现在症状)。④既往史。⑤个人生活史(生活经历、精神情志、饮食嗜好、生活起居、婚姻状况、月经及生育情况)。⑥家族史。⑦过敏史。

考点 2　危重病人的问诊

抓住主症扼要询问，重点检查，以便争取时机，迅速治疗、抢救。待病情缓解后，再进行详细询问，切不可机械地苛求完整记录而延误治疗、抢救时机。

考点 3　复诊、转诊病人的问诊

重点询问用药后的病情变化。有些病人，尤其是患病较久者，在就诊前已经在其他医院进行过诊断和治疗，所以对转诊者，有必要询问曾做过哪些检查，结果怎样，有过何种诊断，诊断的依据是什么，经过哪些治疗，治疗的效果及反应如何等。了解既往诊断和治疗的情况，可作为当前诊断与治疗的参考。

考点 4　特殊病人的问诊

当患者有如下特殊情况时，如缄默与忧伤、焦虑与抑郁、多话与唠叨、愤怒与敌意、多种症状并存、文化程度低下或语言障碍，或为重危或晚期患者、残疾患者、老年人、儿童、精神病患者，在询问病史时应根据病人的具体情况给予适当安抚、鼓励、启发、引导。必要时请陪同人员协助提供病史。问诊时应及时核定患者陈述中的不确切或有疑问的情况，如病情与时间，某些症状与检查结果等，以提高病史的真实性。

三、 实战演练

1. 患者，女性，28 岁，产后三天，寒颤高热 2 小时。(2016)

【参考答案】

1. 现病史

（1）根据主诉及相关的鉴别诊断。

①发病的病因和诱因。

②根据主诉询问（性质、程度、加重及缓解因素，以前有无类似发作）。

③伴随症状询问（根据本系统相关病史询问如恶露不尽、恶心、呕吐、心悸、恶寒等）。

④发病以来饮食、睡眠、二便、体重有无变化。

（2）诊疗经过

①是否做过诊治，做过哪些检查，如血、尿、粪常规、CT、MRI 等。

②治疗和用药情况，如是否应用过抗生素治疗，如用过，是哪一种，效果如何。

2. 相关病史

（1）药物、食物过敏史。

（2）与该病有关的其他病史，既往类似发作，手术外伤史，有无糖尿病、结核病、妇科病或服用免疫抑制剂病史，有无烟酒嗜好，有无肿瘤病家族史，月经史、婚育史及不洁性交史。

2. 患者，女性，30岁，反复咳喘1周。（2016）

【参考答案】

1. 现病史

（1）根据主诉及相关的鉴别诊断。

①发病的病因和诱因。

②根据主诉询问（性质、程度、加重及缓解因素，以前有无类似发作）。

③伴随症状询问（根据本系统相关病史询问如咳嗽、咳痰、气短、心悸、胸痛等）。

④发病以来饮食、睡眠、二便、体重有无变化。

（2）诊疗经过

①是否做过诊治，做过哪些检查，如血、尿、粪常规、CT、MRI等。

②治疗和用药情况，如是否应用过抗生素治疗，如用过，是哪一种，效果如何。

2. 相关病史

（1）药物、食物过敏史。

（2）与该病有关的其他病史，既往类似发作，手术外伤史，有无糖尿病、结核病、妇科病或服用免疫抑制剂病史，有无烟酒嗜好，有无肿瘤病家族史，月经史、婚育史及不洁性交史。

3. 患者，男性，45岁，心悸，胸闷伴下肢浮肿1个月。（2016）

【参考答案】

1. 现病史

（1）根据主诉及相关的鉴别诊断。

①发病的病因和诱因。

②根据主诉询问（性质、程度、加重及缓解因素，以前有无类似发作）。

③伴随症状询问（根据本系统相关病史询问如恶心、呕吐、心慌、胸痛等）。

④发病以来饮食、睡眠、二便、体重有无变化。

（2）诊疗经过

①是否做过诊治，做过哪些检查，如血、尿、粪常规、CT、MRI等。

②治疗和用药情况，如是否应用过抗生素治疗，如用过，是哪一种，效果如何。

2. 相关病史

（1）药物、食物过敏史。

（2）与该病有关的其他病史，既往类似发作，手术外伤史，婚育史及不洁性交史，有无高血压、糖尿病、结核病或服用免疫抑制剂病史，有无烟酒嗜好，有无肿瘤病家族史。

4. 患者，女性，25岁，胸痛3天。（2016）

【参考答案】

1. 现病史

（1）根据主诉及相关的鉴别诊断。

①发病的病因和诱因。

②根据主诉询问（疼痛性质如闷痛、钝痛等、疼痛程度、加重及缓解因素，以前有无类似发作）。

③伴随症状询问（根据本系统相关病史询问如发热、咳嗽、咳痰、恶心、呕吐、心悸、晕厥等）。

④发病以来饮食、睡眠、二便、体重有无变化。

（2）诊疗经过

①是否做过诊治，做过哪些检查，如血、尿、粪常规、CT、MRI 等。

②治疗和用药情况，如是否应用过抗生素治疗，如用过，是哪一种，效果如何。

2. 相关病史

（1）药物、食物过敏史。

（2）与该病有关的其他病史，既往类似发作，手术外伤史，有无高血压、糖尿病、结核病、妇科病或服用免疫抑制剂病史，有无烟酒嗜好，有无肿瘤病家族史，月经史、婚育史及不洁性交史。

5. 患者，男性，60岁，骨蒸潮热3个月。(2016)

【参考答案】

1. 现病史

（1）根据主诉及相关的鉴别诊断。

①发病的病因和诱因。

②根据主诉询问（性质、程度、加重及缓解因素，以前有无类似发作）。

③伴随症状询问（根据本系统相关病史询问如咳嗽、咳痰、恶心、呕吐、心悸、晕厥等）。

④发病以来饮食、睡眠、二便、体重有无变化。

（2）诊疗经过

①是否做过诊治，做过哪些检查，如血、尿、粪常规、CT、MRI 等。

②治疗和用药情况，如是否应用过抗生素治疗，如用过，是哪一种，效果如何。

2. 相关病史

（1）药物、食物过敏史。

（2）与该病有关的其他病史，既往类似发作，手术外伤史，有无高血压、糖尿病、结核病或服用免疫抑制剂病史，有无烟酒嗜好，有无肿瘤病家族史，月经史、婚育史及不洁性交史。

6. 患者，男性，28岁，突然仆倒，四肢抽搐1小时。(2016)

【参考答案】

1. 现病史

（1）根据主诉及相关的鉴别诊断。

①发病的病因和诱因。

②根据主诉询问（性质、程度、加重及缓解因素，以前有无类似发作）。

③伴随症状询问（根据本系统相关病史询问如恶心、呕吐、心悸、晕厥等）。
④发病以来饮食、睡眠、二便、体重有无变化。
（2）诊疗经过
①是否做过诊治，做过哪些检查，如血、尿、粪常规、CT、MRI 等。
②治疗和用药情况，如是否应用过抗生素治疗，如用过，是哪一种，效果如何。
2. 相关病史
（1）药物、食物过敏史。
（2）与该病有关的其他病史，既往类似发作，手术外伤史，有无高血压、心脏病、结核病或服用免疫抑制剂病史，有无烟酒嗜好，有无痛病史。

第二部分 中医答辩

一、疾病的辨证施治

（一）考试介绍

考查疾病的辨证施治，诊断依据，病证鉴别，辨证要点，治疗原则，方剂、药物等。本类考题与本部分第二、三、四考题 4 选 1 抽题作答，每题 5 分，共 5 分。

（二）考点汇总

本部分考点与第一站相同。请参考第一站考点的相关内容。

（三）实战演练

本部分考点与第一站相同。请参考第一站考点的相关内容。

二、针灸常用腧穴主治病证

（一）考试介绍

口述题目要求的针灸腧穴主治病证。本类考题与本部分第一、三、四考题 4 选 1 抽题作答，每题 5 分，共 5 分。

【样题】回答支沟、水沟的主治病证。

答案：

支沟主治：①便秘。②耳鸣，耳聋，暴喑。③瘰疬。④胁肋疼痛。⑤热病。水沟主治：①昏迷、晕厥、中风、中暑、休克、呼吸衰竭等急危重症，为急救要穴之一。②癫症、癫狂痫、急慢惊风等神志病证。③鼻塞、鼻衄、面肿、口㖞、齿痛、牙关紧闭等面鼻口部病证。④闪挫腰痛。

(二) 考点汇总

1. ★★★头面颈部穴位主治

考点	腧穴	主治
考点 1	百会	①痴呆、中风、失语、瘛疭、失眠、健忘、癫狂痫、癔症等神志病证。②头风、头痛、眩晕、耳鸣等头面病证。③脱肛、阴挺、胃下垂、肾下垂等气失固摄而致的下陷性病证
考点 2	神庭	①癫狂痫、失眠、惊悸等神志病证。②头痛、目眩、目赤、目翳、鼻渊、鼻衄等头面五官病证
考点 3	四神聪	①头痛，眩晕。②失眠、健忘、癫痫等神志病证。③目疾
考点 4	太阳	①头痛。②目疾。③面瘫，面痛
考点 5	头维	头痛、眩晕、目痛等头目病证
考点 6	印堂	①痴呆、痫证、失眠、健忘等神志病证。②头痛，眩晕。③鼻衄，鼻渊。④小儿惊风，产后血晕，子痫
考点 7	迎香	①鼻塞、鼽衄等鼻病。②口㖞、面痒等面部病证。③胆道蛔虫症
考点 8	地仓	①口㖞、流涎、面痛等局部病证。②眼睑瞤动
考点 9	下关	①牙关不利、面痛、齿痛、口眼㖞斜等面口病证。②耳聋、耳鸣、聤耳等耳疾
考点 10	听宫	①耳鸣、耳聋、聤耳等耳疾。②齿痛
考点 11	攒竹	①头痛，眉棱骨痛。②眼睑瞤动、眼睑下垂、口眼㖞斜、目视不明、流泪、目赤肿痛等眼疾。③呃逆
考点 12	水沟	①昏迷、晕厥、中风、中暑、休克、呼吸衰竭等急危重症，为急救要穴之一。②癔症、癫狂痫、急慢惊风等神志病证。③鼻塞、鼻衄、面肿、口㖞、齿痛、牙关紧闭等面鼻口部病证。④闪挫腰痛
考点 13	翳风	①耳鸣、耳聋等耳疾。②口眼㖞斜、牙关紧闭、颊肿等面、口病证。③瘰疬
考点 14	天柱	①后头痛、项强、肩背腰痛等痛证。②鼻塞。③癫狂痫。④热病
考点 15	风池	①头痛、眩晕、失眠、中风、癫痫、耳鸣、耳聋等内风所致的病证。②感冒、热病、口眼㖞斜等外风所致的病证。③目赤肿痛、视物不明、鼻塞、鼽衄、咽痛等五官病证。④颈项强痛

2. ★★★胸腹腰背部穴位主治

考点	腧穴	主治
考点 16	膻中	①咳嗽、气喘、胸闷、心痛、噎膈、呃逆等胸中气机不畅的病证。②产后乳少、乳痈、乳癖等胸乳病证
考点 17	期门	①胸胁胀痛、呕吐、吞酸、呃逆、腹胀、腹泻等肝胃病证。②奔豚气。③乳痈
考点 18	中脘	①胃痛、腹胀、纳呆、呕吐、吞酸、呃逆、小儿疳疾等脾胃病证。②黄疸。③癫狂痫、脏躁、失眠等神志病
考点 19	天枢	①腹痛、腹胀、便秘、腹泻、痢疾等胃肠病证。②月经不调、痛经等妇科疾患

续表

考点	腧穴	主治
考点20	神阙	①虚脱、中风脱证等元阳暴脱。②腹痛、腹胀、腹泻、痢疾、便秘、脱肛等肠腑病证。③水肿，小便不利。④保健灸常用穴
考点21	中极	①遗尿、小便不利、癃闭等泌尿系病证。②遗精、阳痿、不育等男科病证。③月经不调、崩漏、阴挺、阴痒、不孕、产后恶露不止、带下等妇科病证
考点22	关元	①中风脱证、虚劳冷惫、羸瘦无力等元气虚损病证。②少腹疼痛，疝气。③腹泻、痢疾、脱肛、便血等肠腑病证。④五淋、尿血、尿闭、尿频等泌尿系病证。⑤遗精、阳痿、早泄、白浊等男科病证。⑥月经不调、痛经、闭经、崩漏、带下、阴挺、恶露不尽、胞衣不下等妇科病证。⑦保健灸常用穴
考点23	气海	①虚脱、形体羸瘦、脏气衰惫、乏力等气虚病证。②水谷不化、绕脐疼痛、腹泻、痢疾、便秘等肠腑病证。③小便不利、遗尿等泌尿系病证。④遗精、阳痿、疝气等男科病证。⑤月经不调、痛经、闭经、崩漏、带下、阴挺、产后恶露不止、胞衣不下等妇科病证。⑥保健灸常用穴
考点24	天宗	①肩胛疼痛、肩背部损伤等局部病证。②乳痈。③气喘
考点25	肩井	①颈项强痛，肩背疼痛，上肢不遂。②难产、乳痈、乳汁不下、乳癖等妇产科病及乳房疾患。③瘰疬
考点26	大椎	①热病、疟疾、恶寒发热、咳嗽、气喘等外感病证。②骨蒸潮热。③癫狂痫、小儿惊风等神志病证。④项强，脊痛。⑤风疹，痤疮
考点27	定喘	①哮喘，咳嗽。②落枕，肩背痛，上肢疾患
考点28	夹脊	上胸部的夹脊穴治疗心肺、上肢疾病；下胸部的夹脊穴治疗胃肠疾病；腰部的夹脊穴治疗腰腹及下肢疾病
考点29	肺俞	①咳嗽、气喘、咯血等肺疾。②骨蒸潮热、盗汗等阴虚病证。③皮肤瘙痒、瘾疹等皮肤病
考点30	膈俞	①呕吐、呃逆、气喘等上逆之证。②贫血、吐血、便血等血证。③瘾疹、皮肤瘙痒等皮肤病证。④潮热，盗汗
考点31	胃俞	胃脘痛、呕吐、腹胀、肠鸣等胃疾
考点32	肾俞	①头晕、耳鸣、耳聋等肾虚病证。②遗尿、遗精、阳痿、早泄、不育等泌尿生殖系疾患。③月经不调、带下、不孕等妇科病证。④腰痛。⑤慢性腹泻
考点33	大肠俞	①腰腿痛。②腹胀、腹泻、便秘等胃肠病证
考点34	腰阳关	①腰骶疼痛，下肢痿痹。②月经不调、赤白带下等妇科病证。③遗精、阳痿等男科病证
考点35	命门	①腰脊强痛，下肢痿痹。②月经不调、赤白带下、痛经、经闭、不孕等妇科病证。③遗精、阳痿、精冷不育、小便频数等肾阳不足病证。④小腹冷痛，腹泻
考点36	次髎	①月经不调、痛经、带下等妇科病证。②小便不利。③遗精、疝气等男科病证。④腰骶痛，下肢痿痹
考点37	秩边	①腰骶痛、下肢痿痹等腰及下肢病证。②小便不利，癃闭。③便秘，痔疾。④阴痛

3. ★★★上肢部位穴位主治

考点	腧穴	主治
考点38	十宣	①昏迷。②癫痫。③高热,咽喉肿痛。④手指麻木
考点39	少商	①咽喉肿痛、鼻衄等肺系实热证。②高热,昏迷,癫狂。③指肿,麻木
考点40	商阳	①齿痛、咽喉肿痛等五官疾患。②热病、昏迷等热证、急症。③手指麻木
考点41	中冲	①中风昏迷、中暑、昏厥、小儿惊风等急症。②热病。③舌强肿痛
考点42	后溪	①头项强痛、腰背痛、手指及肘臂挛痛等痛证。②耳聋,目赤。③癫狂痫。④疟疾
考点43	鱼际	①咳嗽、咯血、咽干、咽喉肿痛、失音等肺系热性病证。②掌中热。③小儿疳积
考点44	神门	①心痛、心烦、惊悸、怔忡、健忘、失眠、痴呆、癫狂痫等心与神志病证。②胸胁痛
考点45	大陵	①心痛,心悸,胸胁满痛。②胃痛、呕吐、口臭等胃腑病证。③喜笑悲恐、癫狂痫等神志病证。④臂、手挛痛
考点46	合谷	①头痛、目赤肿痛、鼻衄、齿痛、口眼㖞斜、耳聋等头面五官诸疾。②发热恶寒等外感病证。③热病无汗或多汗。④经闭、滞产等妇产科病证。⑤上肢疼痛、不遂。⑥牙拔除术、甲状腺手术等口面五官及颈部手术针麻常用穴
考点47	列缺	①咳嗽、气喘、咽喉肿痛等肺系病证。②头痛、齿痛、项强、口眼㖞斜等头面部疾患。③手腕痛
考点48	手三里	①肩臂痛麻、上肢不遂等上肢病证。②腹痛,腹泻。③齿痛,颊肿
考点49	孔最	①咯血、鼻衄、咳嗽、气喘、咽喉肿痛等肺系病证。②肘臂挛痛。③痔血
考点50	通里	①心悸、怔忡等心病。②舌强不语,暴喑。③腕臂痛
考点51	内关	①心痛、胸闷、心动过速或过缓等心系病证。②胃痛、呕吐、呃逆等胃腑病证。③中风,偏瘫,眩晕,偏头痛。④失眠、郁证、癫狂痫等神志病证。⑤肘臂挛痛
考点52	外关	①热病。②头痛、目赤肿痛、耳鸣、耳聋等头面五官病证。③瘰疬,胁肋痛。④上肢痿痹不遂
考点53	支沟	①便秘。②耳鸣,耳聋,暴喑。③瘰疬。④胁肋疼痛。⑤热病
考点54	尺泽	①咳嗽、气喘、咯血、咽喉肿痛等肺系实热性病证。②肘臂挛痛。③急性吐泻、中暑、小儿惊风等急症
考点55	曲池	①手臂痹痛、上肢不遂等上肢病证。②热病。③眩晕,癫狂。④腹痛、吐泻等肠胃病证。⑤咽喉肿痛、齿痛、目赤肿痛等五官热性病证。⑥瘾疹、湿疹、瘰疬等皮、外科疾患
考点56	肩髃	①肩臂挛痛、上肢不遂等肩、上肢病证。②瘾疹

4. ★★★下肢部位穴位主治

考点	腧穴	主治
考点57	环跳	①腰腿痛、下肢痿痹、半身不遂等腰腿疾患。②风疹
考点58	梁丘	①膝肿痛、下肢不遂等下肢病证。②急性胃痛。③乳痈、乳痛等乳疾
考点59	血海	①月经不调、痛经、经闭等妇科病。②瘾疹、湿疹、丹毒等血热性皮肤病。③膝股内侧痛
考点60	犊鼻	膝痛、屈伸不利、下肢麻痹等下肢、膝关节疾患
考点61	委中	①腰背痛、下肢痿痹等腰及下肢病证。②腹痛、急性吐泻等急症。③遗尿，小便不利。④丹毒，皮肤瘙痒，疔疮
考点62	三阴交	①肠鸣腹胀、腹泻等脾胃虚弱诸证。②月经不调、带下、阴挺、不孕、滞产等妇产科病证。③遗精、阳痿、遗尿等生殖泌尿系统疾患。④心悸，失眠，眩晕。⑤下肢痿痹。⑥阴虚诸证。⑦湿疹、瘾疹等皮肤疾患
考点63	地机	①痛经、崩漏、月经不调等妇科病。②腹痛、腹泻等脾胃病证。③小便不利、水肿等脾不运化水湿病证。④下肢痿痹
考点64	阴陵泉	①腹胀、腹泻、水肿、黄疸等脾湿证。②小便不利、遗尿、尿失禁等泌尿系统疾患。③膝痛、下肢痿痹等下肢病证。④阴部痛、痛经、带下、遗精等妇科、男科病证
考点65	足三里	①胃痛、呕吐、噎膈、腹胀、腹泻、痢疾、便秘等胃肠病证。②下肢痿痹。③心悸、眩晕、癫狂等神志病。④乳痈、肠痈等外科疾患。⑤虚劳诸证，为强壮保健要穴
考点66	条口	①下肢痿痹，转筋。②肩臂痛。③脘腹疼痛
考点67	丰隆	①头痛、眩晕、癫狂。②咳嗽、痰多等痰饮病证。③下肢痿痹。④腹胀、便秘
考点68	阳陵泉	①黄疸、胁痛、口苦、呕吐、吞酸等肝胆犯胃病证。②膝肿痛，下肢痿痹，麻木。③小儿惊风
考点69	悬钟	①痴呆、中风、半身不遂等髓海不足疾患。②颈项强痛，胸胁满痛，下肢痿痹，脚气
考点70	承山	①腰腿拘急，疼痛。②痔疾，便秘
考点71	昆仑	①后头痛、项强痛、腰骶疼痛、足踝肿痛等痛证。②癫痫。③滞产
考点72	申脉	①头痛，眩晕。②癫狂痫、失眠等神志病证。③腰腿酸痛
考点73	太溪	①头痛、目眩、失眠、健忘、遗精、阳痿等肾虚证。②咽喉肿痛、齿痛、耳鸣、耳聋等阴虚性五官病证。③咳嗽、气喘、咯血、胸痛等肺系疾患。④消渴，小便频数，便秘。⑤月经不调。⑥腰脊痛，下肢厥冷，内踝肿痛
考点74	照海	①癫痫、失眠等精神、神志病证。②咽喉干痛、目赤肿痛等五官热性病证。③月经不调、痛经、带下、阴挺等妇科病证。④小便频数，癃闭
考点75	内庭	①齿痛、咽喉肿痛、鼻衄等五官热性病证。②热病。③吐酸、腹泻、痢疾、便秘等肠胃病证。④足背肿痛，跖趾关节痛

续表

考点	腧穴	主治
考点76	行间	①中风、癫痫、头痛、目眩、目赤肿痛、青盲、口㖞等肝经风热病证。②月经不调、痛经、闭经、崩漏、带下等妇科经带病证。③阴中痛，疝气。④遗尿、癃闭、五淋等泌尿系病证。⑤胸胁满痛
考点77	太冲	①中风、癫狂痫、小儿惊风、头痛、眩晕、耳鸣、目赤肿痛、口㖞、咽痛等肝经风热病证。②月经不调、痛经、经闭、崩漏、带下等妇科病证。③黄疸、胁痛、腹胀、呕逆等肝胃病证。④癃闭，遗尿。⑤下肢痿痹，足跗肿痛
考点78	公孙	①胃痛、呕吐、腹痛、腹泻、痢疾等脾胃肠腑病证。②心烦、失眠、狂证等神志病证。③逆气里急、气上冲心（奔豚气）等冲脉病证
考点79	至阴	①胎位不正，滞产。②头痛，目痛，鼻塞，鼻衄
考点80	涌泉	①昏厥、中暑、小儿惊风、癫狂痫、头痛、头晕、目眩、失眠等急症及神志病证。②咯血、咽喉肿痛、喉痹、失音等肺系病证。③大便难，小便不利。④奔豚气。⑤足心热

(三) 实战演练

1. 回答列缺、四神聪的主治病证。(2016)

参考答案：列缺主治：①咳嗽、气喘、咽喉肿痛等肺系病证。②头痛、齿痛、项强、口眼㖞斜等头面部疾患。③手腕痛。四神聪主治：①头痛，眩晕。②失眠、健忘、癫痫等神志病证。③目疾。

2. 回答曲池、大椎的主治病证。(2016)

参考答案：曲池主治：①手臂痹痛、上肢不遂等上肢病证。②热病。③眩晕，癫狂。④腹痛、吐泻等肠胃病证。⑤咽喉肿痛、齿痛、目赤肿痛等五官热性病证。⑥瘾疹、湿疹、瘰疬等皮肤科疾患。大椎主治：①热病、疟疾、恶寒发热、咳嗽、气喘等外感病证。②骨蒸潮热。③癫狂痫、小儿惊风等神志病证。④项强，脊痛。⑤风疹，痤疮。

3. 回答肩髃、太冲的主治病证。(2016)

参考答案：肩髃主治：①肩臂挛痛、上肢不遂等肩、上肢病证。②瘾疹。太冲主治：①中风、癫狂痫、小儿惊风、头痛、眩晕、耳鸣、目赤肿痛、口㖞、咽痛等肝经风热病证。②月经不调、痛经、经闭、崩漏、带下等妇科病证。③黄疸、胁痛、腹胀、呕逆等肝胃病证。④癃闭，遗尿。⑤下肢痿痹，足跗肿痛。

4. 回答肩井、梁丘的主治病证。(2016)

参考答案：肩井主治：①颈项强痛，肩背疼痛，上肢不遂。②难产、乳痈、乳汁不下、乳癖等妇产科病及乳房疾患。③瘰疬。梁丘主治：①膝肿痛、下肢不遂等下肢病证。②急性胃痛。③乳痈、乳痛等乳疾。

5. 回答下关、外关的主治病证。(2016)

参考答案：下关主治：①牙关不利、面痛、齿痛、口眼㖞斜等面口病证。②耳聋、耳鸣、聤耳等耳疾。外关主治：①热病。②头痛、目赤肿痛、耳鸣、耳聋等头面五官病证。③瘰疬，胁肋痛。④上肢痿痹不遂。

6. 回答阳陵泉、神门的主治病证。(2016)

参考答案：阳陵泉主治：①黄疸、胁痛、口苦、呕吐、吞酸等肝胆犯胃病证。②膝肿痛，下肢痿痹，麻木。③小儿惊风。神门主治：①心痛、心烦、惊悸、怔忡、健忘、失眠、痴呆、癫狂痫等心与神志病证。②胸胁痛。

7. 回答内关、听宫的主治病证。(2016)

参考答案：内关主治：①心痛、胸闷、心动过速或过缓等心系病证。②胃痛、呕吐、呃逆等胃腑病证。③中风，偏瘫，眩晕，偏头痛。④失眠、郁证、癫狂痫等神志病证。⑤肘臂挛痛。听宫主治：①耳鸣、耳聋、聤耳等耳疾。②齿痛。

8. 回答肺俞、昆仑的主治病证。(2016)

参考答案：肺俞主治：①咳嗽、气喘、咯血等肺疾。②骨蒸潮热、盗汗等阴虚病证。③皮肤瘙痒、瘾疹等皮肤病。昆仑主治：①后头痛、项强痛、腰骶疼痛、足踝肿痛等痛证。②癫痫。③滞产。

9. 回答肾俞、攒竹的主治病证。(2016)

参考答案：肾俞主治：①头晕、耳鸣、耳聋等肾虚病证。②遗尿、遗精、阳痿、早泄、不育等泌尿生殖系疾患。③月经不调、带下、不孕等妇科病证。④腰痛。⑤慢性腹泻。攒竹主治：①头痛，眉棱骨痛。②眼睑瞤动、眼睑下垂、口眼㖞斜、目视不明、流泪、目赤肿痛等眼疾。③呃逆。

10. 回答大椎、曲池的主治病证。(2016)

参考答案：大椎主治①热病、疟疾、恶寒发热、咳嗽、气喘等外感病证。②骨蒸潮热。③癫狂痫、小儿惊风等神志病证。④项强，脊痛。⑤风疹，痤疮。曲池主治：①手臂痹痛、上肢不遂等上肢病证。②热病。③眩晕，癫狂。④腹痛、吐泻等肠胃病证。⑤咽喉肿痛、齿痛、目赤肿痛等五官热性病证。⑥瘾疹、湿疹、瘰疬等皮肤科疾患。

11. 回答风池、昆仑的主治病证。(2016)

参考答案：风池主治：①头痛、眩晕、失眠、中风、癫痫、耳鸣、耳聋等内风所致的病证。②感冒、热病、口眼㖞斜等外风所致的病证。③目赤肿痛、视物不明、鼻塞、鼽衄、咽痛等五官病证。④颈项强痛。昆仑主治：①后头痛、项强痛、腰骶疼痛、足踝肿痛等痛证。②癫痫。③滞产。

12. 回答三阴交、列缺的主治病证。(2016)

参考答案：三阴交主治：①肠鸣腹胀、腹泻等脾胃虚弱诸证。②月经不调、带下、阴挺、不孕、滞产等妇产科病证。③遗精、阳痿、遗尿等生殖泌尿系统疾患。④心悸，失眠，眩晕。⑤下肢痿痹。⑥阴虚诸证。⑦湿疹、瘾疹等皮肤疾患。列缺主治：①咳嗽、气喘、咽喉肿痛等肺系病证。②头痛、齿痛、项强、口眼㖞斜等头面部疾患。③手腕痛。

13. 回答至阴、孔最的主治病证。（2016）

参考答案：至阴主治：①胎位不正，滞产。②头痛，目痛，鼻塞，鼻衄。孔最主治：①咯血、鼻衄、咳嗽、气喘、咽喉肿痛等肺系病证。②肘臂挛痛。③痔血。

14. 回答太溪、鱼际的主治病证。（2016）

参考答案：太溪主治：①头痛、目眩、失眠、健忘、遗精、阳痿等肾虚证。②咽喉肿痛、齿痛、耳鸣、耳聋等阴虚性五官病证。③咳嗽、气喘、咯血、胸痛等肺系疾患。④消渴，小便频数，便秘。⑤月经不调。⑥腰脊痛，下肢厥冷，内踝肿痛。鱼际主治：①咳嗽、咯血、咽干、咽喉肿痛、失音等肺系热性病证。②掌中热。③小儿疳积。

15. 回答足三里、定喘的主治病证。（2016）

参考答案：足三里主治：①胃痛、呕吐、噎膈、腹胀、腹泻、痢疾、便秘等胃肠病证。②下肢痿痹。③心悸、眩晕、癫狂等神志病。④乳痈、肠痈等外科疾患。⑤虚劳诸证，为强壮保健要穴。定喘主治：①哮喘，咳嗽。②落枕，肩背痛，上肢疾患。

16. 回答外关、四神聪的主治病证。（2016）

参考答案：外关主治：①热病。②头痛、目赤肿痛、耳鸣、耳聋等头面五官病证。③瘰疬，胁肋痛。④上肢痿痹不遂。四神聪主治：①头痛，眩晕。②失眠、健忘、癫痫等神志病证。③目疾。

17. 回答曲池、大陵的主治病证。（2016）

参考答案：曲池主治：①手臂痹痛、上肢不遂等上肢病证。②热病。③眩晕，癫狂。④腹痛、吐泻等肠胃病证。⑤咽喉肿痛、齿痛、目赤肿痛等五官热性病证。⑥瘾疹、湿疹、瘰疬等皮肤科疾患。大陵主治：①心痛，心悸，胸胁满痛。②胃痛、呕吐、口臭等胃腑病证。③喜笑悲恐、癫狂痫等神志病证。④臂、手挛痛。

18. 回答通里、环跳的主治病证。（2016）

参考答案：通里主治：①心悸、怔忡等心病。②舌强不语，暴喑。③腕臂痛。环跳主治：①腰腿痛、下肢痿痹、半身不遂等腰腿疾患。②风疹。

19. 回答太冲、迎香的主治病证。（2016）

参考答案：太冲主治：①中风、癫狂痫、小儿惊风、头痛、眩晕、耳鸣、目赤肿痛、口㖞、咽痛等肝经风热病证。②月经不调、痛经、经闭、崩漏、带下等妇科病证。③黄疸、胁痛、腹胀、呕逆等肝胃病证。④癃闭，遗尿。⑤下肢痿痹，足跗肿痛。迎香主治：①鼻塞、鼽衄等鼻病。②口㖞、面痒等面部病证。③胆道蛔虫症。

20. 回答中冲、中脘的主治病证。（2016）

参考答案：中冲主治：①中风昏迷、中暑、昏厥、小儿惊风等急症。②热病。③舌强肿痛。中脘主治：①胃痛、腹胀、纳呆、呕吐、吞酸、呃逆、小儿疳积等脾胃病证。②黄疸。③癫狂痫、脏躁、失眠等神志病。

21. 回答关元、条口的主治病证。（2016）

参考答案：关元主治：①中风脱证、虚劳冷惫、羸瘦无力等元气虚损病证。②少腹疼痛，疝气。③腹泻、痢疾、脱肛、便血等肠腑病证。④五淋、尿血、尿闭、尿频等泌尿系病证。⑤遗精、阳痿、早泄、白浊等男科病证。⑥月经不调、痛经、闭经、崩漏、带下、阴挺、恶露不尽、胞衣不下等妇科病证。⑦保健灸常用穴。条口主治：①下肢痿痹，转筋。②肩臂痛。③脘腹疼痛。

22. 回答印堂、次髎的主治病证。（2016）

参考答案：印堂主治：①痴呆、痫证、失眠、健忘等神志病证。②头痛，眩晕。③鼻衄，鼻渊。④小儿惊风，产后血晕，子痫。次髎主治：①月经不调、痛经、带下等妇科病证。②小便不利。③遗精、疝气等男科病证。④腰骶痛，下肢痿痹。

23. 回答照海、太溪的主治病证。（2016）

参考答案：照海主治：①癫痫、失眠等精神、神志病证。②咽喉干痛、目赤肿痛等五官热性病证。③月经不调、痛经、带下、阴挺等妇科病证。④小便频数，癃闭。太溪主治：①头痛、目眩、失眠、健忘、遗精、阳痿等肾虚证。②咽喉肿痛、齿痛、耳鸣、耳聋等阴虚性五官病证。③咳嗽、气喘、咯血、胸痛等肺系疾患。④消渴，小便频数，便秘。⑤月经不调。⑥腰脊痛，下肢厥冷，内踝肿痛。

24. 回答支沟、水沟的主治病证。（2015）

参考答案：支沟主治：①便秘。②耳鸣，耳聋，暴喑。③瘰疬。④胁肋疼痛。⑤热病。水沟主治：①昏迷、晕厥、中风、中暑、休克、呼吸衰竭等急危重症，为急救要穴之一。②癔症、癫狂病、急慢惊风等神志病证。③鼻塞、鼻衄、面肿、口㖞、齿痛、牙关紧闭等面鼻口部病证。④闪挫腰痛。

25. 回答公孙、攒竹的主治病证。（2015）

参考答案：公孙主治：①胃痛、呕吐、腹痛、腹泻、痢疾等脾胃肠腑病证。②心烦、失眠、狂证等神志病证。③逆气里急、气上冲心（奔豚气）等冲脉病证。攒竹主治：①头痛，眉棱骨痛。②眼睑瞤动、眼睑下垂、口眼㖞斜、目视不明、流泪、目赤肿痛等眼疾。③呃逆。

26. 回答三阴交、印堂的主治病证。（2015）

参考答案：三阴交主治：①肠鸣腹胀、腹泻等脾胃虚弱诸证。②月经不调、带下、阴挺、不孕、滞产等妇产科病证。③遗精、阳痿、遗尿等生殖泌尿系统疾患。④心悸，失眠，眩晕。⑤下肢痿痹。⑥阴虚诸证。⑦湿疹、瘾疹等皮肤疾患。印堂主治：①痴呆、痫证、失眠、健忘等神志病证。②头痛，眩晕。③鼻衄，鼻渊。④小儿惊风，产后血晕，子痫。

27. 回答迎香、丰隆的主治病证。（2015）

参考答案：迎香主治：①鼻塞、鼽衄等鼻病。②口㖞、面痒等面部病证。③胆道蛔虫症。丰隆主治：①头痛、眩晕、癫狂。②咳嗽、痰多等痰饮病证。③下肢痿痹。④腹胀、便秘。

28. 回答肩髃、太冲的主治病证。（2015）

参考答案：肩髃主治：①肩臂挛痛、上肢不遂等肩、上肢病证。②瘾疹。太冲主治：①中风、癫狂痫、小儿惊风、头痛、眩晕、耳鸣、目赤肿痛、口㖞、咽痛等肝经风热病证。②月经不调、痛经、经闭、崩漏、带下等妇科病证。③黄疸、胁痛、腹胀、呕逆等肝胃病证。④癃闭，遗尿。⑤下肢痿痹，足跗肿痛。

29. 回答神门、申脉的主治病证。（2015）

参考答案：神门主治：①心痛、心烦、惊悸、怔忡、健忘、失眠、痴呆、癫狂痫等心与神志病证。②胸胁痛。申脉主治：①头痛，眩晕。②癫狂痫、失眠等神志病证。③腰腿酸痛。

30. 回答肩井、梁丘的主治病证。（2015）

参考答案：肩井主治：①颈项强痛，肩背疼痛，上肢不遂。②难产、乳痈、乳汁不下、乳癖等妇产科病及乳房疾患。③瘰疬。梁丘主治：①膝肿痛、下肢不遂等下肢病证。②急性胃痛。③乳痈、乳痛等乳疾。

31. 回答下关、外关的主治病证。（2015）

参考答案：下关主治：①牙关不利、面痛、齿痛、口眼㖞斜等面口病证。②耳聋、耳鸣、聤耳等耳疾。外关主治：①热病。②头痛、目赤肿痛、耳鸣、耳聋等头面五官病证。③瘰疬，胁肋痛。④上肢痿痹不遂。

32. 回答涌泉、腰阳关的主治病证。（2015）

参考答案：涌泉主治：癫痫、失眠等精神、神志病证。②咽喉干痛、目赤肿痛等五官热性病证。③月经不调、痛经、带下、阴挺等妇科病证。④小便频数，癃闭。腰阳关主治：①腰骶疼痛，下肢痿痹。②月经不调、赤白带下等妇科病证。③遗精、阳痿等男科病证。

33. 回答天枢、天宗的主治病证。（2015）

参考答案：天枢主治：①腹痛、腹胀、便秘、腹泻、痢疾等胃肠病证。②月经不调、痛经等妇科疾患。天宗主治：①肩胛疼痛、肩背部损伤等局部病证。②乳痈。③气喘。

34. 回答夹脊、环跳的主治病证。（2015）

参考答案：夹脊主治：上胸部的夹脊穴治疗心肺、上肢疾病；下胸部的夹脊穴治疗胃肠疾病；腰部的夹脊穴治疗腰腹及下肢疾病。环跳主治：①腰腿痛、下肢痿痹、半身不遂等腰腿疾患。②风疹。

35. 回答翳风、肾俞的主治病证。（2015）

参考答案：翳风主治：①耳鸣、耳聋等耳疾。②口眼㖞斜、牙关紧闭、颊肿等面、口病证。③瘰疬。肾俞主治：①头晕、耳鸣、耳聋等肾虚病证。②遗尿、遗精、阳痿、早泄、不育等泌尿生殖系疾患。③月经不调、带下、不孕等妇科病证。④腰痛。⑤慢性腹泻。

36. 回答大椎、大陵的主治病证。（2015）

参考答案：大椎主治：①热病、疟疾、恶寒发热、咳嗽、气喘等外感病证。②骨蒸潮热。③癫狂痫、小儿惊风等神志病证。④项强，脊痛。⑤风疹，痤疮。大陵主治：①心痛，心悸，胸胁满痛。②胃痛、呕吐、口臭等胃腑病证。③喜笑悲恐、癫狂痫等神志病证。④臂、手挛痛。

37. 回答合谷、地机的主治病证。(2015)

参考答案：合谷主治：①头痛、目赤肿痛、鼻衄、齿痛、口眼㖞斜、耳聋等头面五官诸疾。②发热恶寒等外感病证。③热病无汗或多汗。④经闭、滞产等妇产科病证。⑤上肢疼痛、不遂。⑥牙拔除术、甲状腺手术等口面五官及颈部手术针麻常用穴。地机主治：①痛经、崩漏、月经不调等妇科病。②腹痛、腹泻等脾胃病证。③小便不利、水肿等脾不运化水湿病证。④下肢痿痹。

38. 回答百会、至阴的主治病证。(2015)

参考答案：百会主治：①痴呆、中风、失语、瘛疭、失眠、健忘、癫狂病、癔症等神志病证。②头风、头痛、眩晕、耳鸣等头面病证。③脱肛、阴挺、胃下垂、肾下垂等气失固摄而致的下陷性病证。至阴主治：①胎位不正，滞产。②头痛，目痛，鼻塞，鼻衄。

39. 回答风池、昆仑的主治病证。(2015)

参考答案：风池主治：①头痛、眩晕、失眠、中风、癫痫、耳鸣、耳聋等内风所致的病证。②感冒、热病、口眼㖞斜等外风所致的病证。③目赤肿痛、视物不明、鼻塞、鼽衄、咽痛等五官病证。④颈项强痛。昆仑主治：①后头痛、项强痛、腰骶疼痛、足踝肿痛等痛证。②癫痫。③滞产。

40. 回答内关、阳陵泉的主治病证。(2015)

参考答案：内关主治：①心痛、胸闷、心动过速或过缓等心系病证。②胃痛、呕吐、呃逆等胃腑病证。③中风，偏瘫，眩晕，偏头痛。④失眠、郁证、癫狂病等神志病证。⑤肘臂挛痛。阳陵泉主治：①黄疸、胁痛、口苦、呕吐、吞酸等肝胆犯胃病证。②膝肿痛，下肢痿痹，麻木。③小儿惊风。

41. 回答少商、听宫的主治病证。(2015)

参考答案：少商主治：①咽喉肿痛、鼻衄等肺系实热证。②高热，昏迷，癫狂。③指肿，麻木。听宫主治：①耳鸣、耳聋、聤耳等耳疾。②齿痛。

42. 回答膻中、风池的主治病证。(2015)

参考答案：膻中主治：①咳嗽、气喘、胸闷、心痛、噎膈、呃逆等胸中气机不畅的病证。②产后乳少、乳痈、乳癖等胸乳病证。风池主治：①头痛、眩晕、失眠、中风、癫痫、耳鸣、耳聋等内风所致的病证。②感冒、热病、口眼㖞斜等外风所致的病证。③目赤肿痛、视物不明、鼻塞、鼽衄、咽痛等五官病证。④颈项强痛。

43. 回答太阳、天枢的主治病证。(2015)

参考答案：太阳主治：①头痛。②目疾。③面瘫，面痛。天枢主治：①腹痛、腹胀、便秘、腹泻、痢疾等胃肠病证。②月经不调、痛经等妇科疾患。

44. 回答足三里、定喘的主治病证。(2015)

参考答案：足三里主治：①胃痛、呕吐、噎膈、腹胀、腹泻、痢疾、便秘等胃肠病证。②下肢痿痹。③心悸、眩晕、癫狂等神志病。④乳痈、肠痈等外科疾患。⑤虚劳诸证，为强壮保健要穴。定喘主治：①痴呆、痫证、失眠、健忘等神志病证。②头痛，眩晕。③鼻衄，鼻渊。④小儿惊风，产后血晕，子痫。

45. 回答风池、承山的主治病证。(2015)

参考答案：风池主治：①头痛、眩晕、失眠、中风、癫痫、耳鸣、耳聋等内风所致的病证。②感冒、热病、口眼㖞斜等外风所致的病证。③目赤肿痛、视物不明、鼻塞、衄衄、咽痛等五官病证。④颈项强痛。承山主治：①腰腿拘急，疼痛。②痔疾，便秘。

46. 回答四神聪、承山的主治病证。(2015)

参考答案：四神聪主治：①头痛，眩晕。②失眠、健忘、癫痫等神志病证。③目疾。承山主治：①腰腿拘急，疼痛。②痔疾，便秘。

47. 回答列缺、悬钟的主治病证。(2015)

参考答案：列缺主治：①咳嗽、气喘、咽喉肿痛等肺系病证。②头痛、齿痛、项强、口眼㖞斜等头面部疾患。③手腕痛。悬钟主治：①痴呆、中风、半身不遂等髓海不足疾患。②颈项强痛，胸胁满痛，下肢痿痹，脚气。

48. 回答神阙、商阳的主治病证。(2015)

参考答案：神阙主治：①虚脱、中风脱证等元阳暴脱。②腹痛、腹胀、腹泻、痢疾、便秘、脱肛等肠腑病证。③水肿，小便不利。④保健灸常用穴。商阳主治：①齿痛、咽喉肿痛等五官疾患。②热病、昏迷等热证、急症。③手指麻木。

49. 回答中冲、中脘的主治病证。(2015)

参考答案：中冲主治：①中风昏迷、中暑、昏厥、小儿惊风等急症。②热病。③舌强肿痛。中脘主治：①胃痛、腹胀、纳呆、呕吐、吞酸、呃逆、小儿疳疾等脾胃病证。②黄疸。③癫狂痫、脏躁、失眠等神志病。

50. 回答鱼际、阴陵泉的主治病证。(2015)

参考答案：鱼际主治：①咳嗽、咯血、咽干、咽喉肿痛、失音等肺系热性病证。②掌中热。③小儿疳积。阴陵泉主治：①腹胀、腹泻、水肿、黄疸等脾湿证。②小便不利、遗尿、尿失禁等泌尿系统疾患。③膝痛、下肢痿痹等下肢病证。④阴部痛、痛经、带下、遗精等妇科、男科病证。

51. 回答手三里、秩边的主治病证。(2015)

参考答案：手三里主治：①肩臂痛麻、上肢不遂等上肢病证。②腹痛，腹泻。③齿痛，颊肿。秩边主治：①腰骶痛、下肢痿痹等腰及下肢病证。②小便不利，癃闭。③便秘，痔疾。④阴痛。

52. 回答大陵、次髎的主治病证。(2015)

参考答案：大陵主治：①心痛，心悸，胸胁满痛。②胃痛、呕吐、口臭等胃腑病证。③喜笑悲恐、癫狂痫等神志病证。④臂、手挛痛。次髎主治：①月经不调、痛经、带下等妇科病证。②小便不利。③遗精、疝气等男科病证。④腰骶痛，下肢痿痹。

53. 回答条口、关元的主治病证。(2015)

参考答案：条口主治：①下肢痿痹，转筋。②肩臂痛。③脘腹疼痛。关元主治：①中风脱证、虚劳冷惫、羸瘦无力等元气虚损病证。②少腹疼痛、疝气。③腹泻、痢疾、脱肛、便血等肠腑病证。④五淋、尿血、尿闭、尿频等泌尿系病证。⑤遗精、阳痿、早泄、白浊等男科病证。⑥月经不调、痛经、闭经、崩漏、带下、阴挺、恶露不尽、胞衣不下等妇科病证。⑦保健灸常用穴。

54. 回答梁丘、通里的主治病证。(2015)

参考答案：梁丘主治：①膝肿痛、下肢不遂等下肢病证。②急性胃痛。③乳痈、乳痛等乳疾。通里主治：①心悸、怔忡等心病。②舌强不语，暴喑。③腕臂痛。

55. 回答孔最、中极的主治病证。(2015)

参考答案：孔最主治：①咯血、鼻衄、咳嗽、气喘、咽喉肿痛等肺系病证。②肘臂挛痛。③痔血。中极主治：①遗尿、小便不利、癃闭等泌尿系病证。②遗精、阳痿、不育等男科病证。③月经不调、崩漏、阴挺、阴痒、不孕、产后恶露不止、带下等妇科病证。

56. 回答内庭、神庭的主治病证。(2015)

参考答案：内庭主治：①齿痛、咽喉肿痛、鼻衄等五官热性病证。②热病。③吐酸、腹泻、痢疾、便秘等肠胃病证。④足背肿痛，跖趾关节痛。神庭主治：①癫狂痫、失眠、惊悸等神志病证。②头痛、目眩、目赤、目翳、鼻渊、鼻衄等头面五官病证。

57. 回答血海、大肠俞的主治病证。(2015)

参考答案：血海主治：①月经不调、痛经、经闭等妇科病。②瘾疹、湿疹、丹毒等血热性皮肤病。③膝股内侧痛。大肠俞主治：①腰腿痛。②腹胀、腹泻、便秘等胃肠病证。

58. 回答太溪、后溪的主治病证。(2015)

参考答案：太溪主治：①头痛、目眩、失眠、健忘、遗精、阳痿等肾虚证。②咽喉肿痛、齿痛、耳鸣、耳聋等阴虚性五官病证。③咳嗽、气喘、咯血、胸痛等肺系疾患。④消渴，小便频数，便秘。⑤月经不调。⑥腰脊痛，下肢厥冷，内踝肿痛。后溪主治：①头项强痛、腰背痛、手指及肘臂挛痛等痛证。②耳聋，目赤。③癫狂痫。④疟疾。

59. 回答天柱、尺泽的主治病证。(2015)

参考答案：天柱主治：①后头痛、项强、肩背腰痛等痛证。②鼻塞。③癫狂痫。④热病。尺泽主治：①咳嗽、气喘、咯血、咽喉肿痛等肺系实热性病证。②肘臂挛痛。③急性吐泻、中暑、小儿惊风等急症。

60. 回答行间、膈俞的主治病证。(2015)

参考答案：行间主治：①中风、癫痫、头痛、目眩、目赤肿痛、青盲、口㖞等肝经风热病证。②月经不调、痛经、闭经、崩漏、带下等妇科经带病证。③阴中痛，疝气。④遗尿、癃闭、五淋等泌尿系病证。⑤胸胁满痛。膈俞主治：①呕吐、呃逆、气喘等上逆之证。②贫血、吐血、便血等血证。③瘾疹、皮肤瘙痒等皮肤病证。④潮热，盗汗。

61. 回答神门、期门的主治病证。(2015)

参考答案：神门主治：①心痛、心烦、惊悸、怔忡、健忘、失眠、痴呆、癫狂痫等心与神志病证。②胸胁痛。期门主治：①胸胁胀痛、呕吐、吞酸、呃逆、腹胀、腹泻等肝胃病证。②奔豚气。③乳痈。

62. 回答命门、委中的主治病证。（2015）

参考答案：命门主治：①腰脊强痛，下肢痿痹。②月经不调、赤白带下、痛经、经闭、不孕等妇科病证。③遗精、阳痿、精冷不育、小便频数等肾阳不足病证。④小腹冷痛，腹泻。委中主治：①腰背痛、下肢痿痹等腰及下肢病证。②腹痛、急性吐泻等急症。③遗尿，小便不利。④丹毒，皮肤瘙痒，疔疮。

63. 回答申脉、曲池的主治病证。（2015）

参考答案：申脉主治：①头痛，眩晕。②癫狂痫、失眠等神志病证。③腰腿酸痛。曲池主治：①手臂痹痛、上肢不遂等上肢病证。②热病。③眩晕，癫狂。④腹痛、吐泻等肠胃病证。⑤咽喉肿痛、齿痛、目赤肿痛等五官热性病证。⑥瘾疹、湿疹、瘰疬等皮肤科疾患。

64. 回答尺泽、丰隆的主治病证。（2014）

参考答案：尺泽主治：①咳嗽、气喘、咯血、咽喉肿痛等肺系实热性病证。②肘臂挛痛。③急性吐泻、中暑、小儿惊风等急症。丰隆主治：①头痛、眩晕、癫狂。②咳嗽、痰多等痰饮病证。③下肢痿痹。④腹胀、便秘。

65. 回答列缺、照海的主治病证。（2014）

参考答案：列缺主治：①咳嗽、气喘、咽喉肿痛等肺系病证。②头痛、齿痛、项强、口眼㖞斜等头面部疾患。③手腕痛。照海主治：①癫痫、失眠等精神、神志病证。②咽喉干痛、目赤肿痛等五官热性病证。③月经不调、痛经、带下、阴挺等妇科病证。④小便频数，癃闭。

66. 回答少商、商阳的主治病证。（2014）

参考答案：少商主治：①咽喉肿痛、鼻衄等肺系实热证。②高热，昏迷，癫狂。③指肿，麻木。商阳主治：①齿痛、咽喉肿痛等五官疾患。②热病、昏迷等热证、急症。③手指麻木。

67. 回答印堂、大椎的主治病证。（2014）

参考答案：印堂主治：①痴呆、痫证、失眠、健忘等神志病证。②头痛，眩晕。③鼻衄，鼻渊。④小儿惊风，产后血晕，子痫。大椎主治：①热病、疟疾、恶寒发热、咳嗽、气喘等外感病证。②骨蒸潮热。③癫狂痫、小儿惊风等神志病证。④项强，脊痛。⑤风疹，痤疮。

68. 回答外关、足三里的主治病证。（2014）

参考答案：外关主治：①热病。②头痛、目赤肿痛、耳鸣、耳聋等头面五官病证。③瘰疬，胁肋痛。④上肢痿痹不遂。足三里主治：①胃痛、呕吐、噎膈、腹胀、腹泻、痢疾、便秘等胃肠病证。②下肢痿痹。③心悸、眩晕、癫狂等神志病。④乳痈、肠痈等外科疾患。⑤虚劳诸证，为强壮保健要穴。

69. 回答风池、天柱的主治病证。（2014）

参考答案：风池主治：①头痛、眩晕、失眠、中风、癫痫、耳鸣、耳聋等内风所致的病证。②感冒、热病、口眼㖞斜等外风所致的病证。③目赤肿痛、视物不明、鼻塞、鼽衄、咽痛等五官病证。④颈项强痛。天柱主治：①后头痛、项强、肩背腰痛等痛证。②鼻塞。③癫狂病。④热病。

70. 回答肩髃、地机的主治病证。（2014）

参考答案：肩髃主治：①肩臂挛痛、上肢不遂等肩、上肢病证。②瘾疹。地机主治：①痛经、崩漏、月经不调等妇科病。②腹痛、腹泻等脾胃病证。③小便不利、水肿等脾不运化水湿病证。④下肢痿痹。

71. 回答迎香、风池的主治病证。（2014）

参考答案：迎香主治：①鼻塞、鼻衄等鼻病。②口喎、面痒等面部病证。③胆道蛔虫症。风池主治：①头痛、眩晕、失眠、中风、癫痫、耳鸣、耳聋等内风所致的病证。②感冒、热病、口眼喎斜等外风所致的病证。③目赤肿痛、视物不明、鼻塞、鼽衄、咽痛等五官病证。④颈项强痛。

72. 回答地仓、环跳的主治病证。（2014）

参考答案：地仓主治：①口喎、流涎、面痛等局部病证。②眼睑瞤动。环跳主治：①腰腿痛、下肢痿痹、半身不遂等腰腿疾患。②风疹。

73. 回答下关、大陵的主治病证。（2014）

参考答案：下关主治：①牙关不利、面痛、齿痛、口眼喎斜等面口病证。②耳聋、耳鸣、聤耳等耳疾。大陵主治：①心痛，心悸，胸胁满痛。②胃痛、呕吐、口臭等胃腑病证。③喜笑悲恐、癫狂病等神志病证。④臂、手挛痛。

74. 回答头维、公孙的主治病证。（2014）

参考答案：头维主治：头痛、眩晕、目痛等头目病证。公孙主治：①胃痛、呕吐、腹痛、腹泻、痢疾等脾胃肠腑病证。②心烦、失眠、狂证等神志病证。③逆气里急、气上冲心（奔豚气）等冲脉病证。

75. 回答肺俞、天枢的主治病证。（2014）

参考答案：肺俞主治：①咳嗽、气喘、咯血等肺疾。②骨蒸潮热、盗汗等阴虚病证。③皮肤瘙痒、瘾疹等皮肤病。天枢主治：①腹痛、腹胀、便秘、腹泻、痢疾等胃肠病证。②月经不调、痛经等妇科疾患。

76. 回答支沟、梁丘的主治病证。（2014）

参考答案：支沟主治：①便秘。②耳鸣，耳聋，暴喑。③瘰疬。④胁肋疼痛。⑤热病。梁丘主治：①膝肿痛、下肢不遂等下肢病证。②急性胃痛。③乳痈、乳痛等乳疾。

77. 回答内庭、中冲的主治病证。（2014）

参考答案：内庭主治：①齿痛、咽喉肿痛、鼻衄等五官热性病证。②热病。③吐酸、腹泻、痢疾、便秘等肠胃病证。④足背肿痛，跖趾关节痛。中冲主治：①中风昏迷、中暑、昏厥、小儿惊风等急症。②热病。③舌强肿痛。

78. 回答委中、地机的主治病证。（2014）

参考答案：委中主治：①腰背痛、下肢痿痹等腰及下肢病证。②腹痛、急性吐泻等急症。③遗尿，小便不利。④丹毒，皮肤瘙痒，疔疮。地机主治：①痛经、崩漏、月经不调等妇科病。②腹痛、腹泻等脾胃病证。③小便不利、水肿等脾不运化水湿病证。④下肢痿痹。

79. 回答阴陵泉、至阴的主治病证。(2014)

参考答案：阴陵泉主治：①腹胀、腹泻、水肿、黄疸等脾湿证。②小便不利、遗尿、尿失禁等泌尿系统疾患。③膝痛、下肢痿痹等下肢病证。④阴部痛、痛经、带下、遗精等妇科、男科病证。至阴主治：①胎位不正，滞产。②头痛，目痛，鼻塞，鼻衄。

80. 回答血海、胃俞的主治病证。(2014)

参考答案：血海主治：①月经不调、痛经、经闭等妇科病。②瘾疹、湿疹、丹毒等血热性皮肤病。③膝股内侧痛。胃俞主治：胃脘痛、呕吐、腹胀、肠鸣等胃疾。

81. 回答通里、水沟的主治病证。(2014)

参考答案：通里主治：①心悸、怔忡等心病。②舌强不语，暴喑。③腕臂痛。水沟主治：①昏迷、晕厥、中风、中暑、休克、呼吸衰竭等急危重症，为急救要穴之一。②癫症、癫狂痫、急慢惊风等神志病证。③鼻塞、鼻衄、面肿、口㖞、齿痛、牙关紧闭等面鼻口部病证。④闪挫腰痛。

82. 回答肺俞、孔最的主治病证。(2014)

参考答案：肺俞主治：①咳嗽、气喘、咯血等肺疾。②骨蒸潮热、盗汗等阴虚病证。③皮肤瘙痒、瘾疹等皮肤病。孔最主治：①咯血、鼻衄、咳嗽、气喘、咽喉肿痛等肺系病证。②肘臂挛痛。③痔血。

83. 回答胃俞、期门的主治病证。(2014)

参考答案：胃俞主治：胃脘痛、呕吐、腹胀、肠鸣等胃疾。期门主治：①胸胁胀痛、呕吐、吞酸、呃逆、腹胀、腹泻等肝胃病证。②奔豚气。③乳痈。

84. 回答至阴、商阳的主治病证。(2014)

参考答案：至阴主治：①胎位不正，滞产。②头痛，目痛，鼻塞，鼻衄。商阳主治：①齿痛、咽喉肿痛等五官疾患。②热病、昏迷等热证、急症。③手指麻木。

85. 回答肾俞、太溪的主治病证。(2014)

参考答案：肾俞主治：①头晕、耳鸣、耳聋等肾虚病证。②遗尿、遗精、阳痿、早泄、不育等泌尿生殖系疾患。③月经不调、带下、不孕等妇科病证。④腰痛。⑤慢性腹泻。太溪主治：①头痛、目眩、失眠、健忘、遗精、阳痿等肾虚证。②咽喉肿痛、齿痛、耳鸣、耳聋等阴虚性五官病证。③咳嗽、气喘、咯血、胸痛等肺系疾患。④消渴，小便频数，便秘。⑤月经不调。⑥腰脊痛，下肢厥冷，内踝肿痛。

86. 回答大肠俞、环跳的主治病证。(2014)

参考答案：大肠俞主治：①腰腿痛。②腹胀、腹泻、便秘等胃肠病证。环跳主治：①腰腿痛、下肢痿痹、半身不遂等腰腿疾患。②风疹。

87. 回答次髎、中脘的主治病证。(2014)

参考答案：次髎主治：①月经不调、痛经、带下等妇科病证。②小便不利。③遗精、疝气等男科病证。④腰骶痛，下肢痿痹。中脘主治：①胃痛、腹胀、纳呆、呕吐、吞酸、呃逆、小儿疳疾等脾胃病证。②黄疸。③癫狂痫、脏躁、失眠等神志病

88. 回答血海、胃俞的主治病证。（2014）

参考答案：血海主治：①月经不调、痛经、经闭等妇科病。②瘾疹、湿疹、丹毒等血热性皮肤病。③膝股内侧痛。胃俞主治：胃脘痛、呕吐、腹胀、肠鸣等胃疾。

89. 回答委中、中冲的主治病证。（2014）

参考答案：委中主治：①腰背痛、下肢痿痹等腰及下肢病证。②腹痛、急性吐泻等急症。③遗尿，小便不利。④丹毒，皮肤瘙痒，疔疮。中冲主治：①中风昏迷、中暑、昏厥、小儿惊风等急症。②热病。③舌强肿痛。

90. 回答秩边、命门的主治病证。（2014）

参考答案：秩边主治：①腰骶痛、下肢痿痹等腰及下肢病证。②小便不利，癃闭。③便秘，痔疾。④阴痛。命门主治：①腰脊强痛，下肢痿痹。②月经不调、赤白带下、痛经、经闭、不孕等妇科病证。③遗精、阳痿、精冷不育、小便频数等肾阳不足病证。④小腹冷痛，腹泻。

91. 回答印堂、大椎的主治病证。（2014）

参考答案：印堂主治：①痴呆、痫证、失眠、健忘等神志病证。②头痛，眩晕。③鼻衄，鼻渊。④小儿惊风，产后血晕，子痫。大椎主治：①热病、疟疾、恶寒发热、咳嗽、气喘等外感病证。②骨蒸潮热。③癫狂痫、小儿惊风等神志病证。④项强，脊痛。⑤风疹，痤疮。

92. 回答昆仑、条口的主治病证。（2014）

参考答案：昆仑主治：①后头痛、项强痛、腰骶疼痛、足踝肿痛等痛证。②癫痫。③滞产。条口主治：①下肢痿痹，转筋。②肩臂痛。③脘腹疼痛。

93. 回答翳风、公孙的主治病证。（2014）

参考答案：翳风主治：①耳鸣、耳聋等耳疾。②口眼㖞斜、牙关紧闭、颊肿等面、口病证。③瘰疬。公孙主治：①胃痛、呕吐、腹痛、腹泻、痢疾等脾胃肠腑病证。②心烦、失眠、狂证等神志病证。③逆气里急、气上冲心（奔豚气）等冲脉病证。

94. 回答照海、尺泽的主治病证。（2013）

参考答案：照海主治：①癫痫、失眠等精神、神志病证。②咽喉干痛、目赤肿痛等五官热性病证。③月经不调、痛经、带下、阴挺等妇科病证。④小便频数，癃闭。尺泽主治：①咳嗽、气喘、咯血、咽喉肿痛等肺系实热性病证。②肘臂挛痛。③急性吐泻、中暑、小儿惊风等急症。

95. 回答翳风、中冲的主治病证。（2013）

参考答案：翳风主治：①耳鸣、耳聋等耳疾。②口眼㖞斜、牙关紧闭、颊肿等面、口病证。③瘰疬。中冲主治：①中风昏迷、中暑、昏厥、小儿惊风等急症。②热病。③舌强肿痛。

96. 回答孔最、大陵的主治病证。（2013）

参考答案：孔最主治：①咯血、鼻衄、咳嗽、气喘、咽喉肿痛等肺系病证。②肘臂挛痛。③痔血。大陵主治：①心痛，心悸，胸胁满痛。②胃痛、呕吐、口臭等胃腑病证。③喜笑悲恐、癫狂痫等神志病证。④臂、手挛痛。

97. 回答偏历、三阴交的主治病证。（2013）

参考答案：偏历主治：耳鸣，耳聋，目赤，鼻衄，喉痛，臂腕酸痛。三阴交主治：①肠鸣腹胀、腹泻等脾胃虚弱诸证。②月经不调、带下、阴挺、不孕、滞产等妇产科病证。③遗精、阳痿、遗尿等生殖泌尿系统疾患。④心悸，失眠，眩晕。⑤下肢痿痹。⑥阴虚诸证。⑦湿疹、瘾疹等皮肤疾患。

98. 回答手三里、中冲的主治病证。（2013）

参考答案：手三里主治：①肩臂痛麻、上肢不遂等上肢病证。②腹痛，腹泻。③齿痛，颊肿。中冲主治：①中风昏迷、中暑、昏厥、小儿惊风等急症。②热病。③舌强肿痛。

99. 回答支沟、公孙的主治病证。（2013）

参考答案：支沟主治：①便秘。②耳鸣，耳聋，暴喑。③瘰疬。④胁肋疼痛。⑤热病。公孙主治：①胃痛、呕吐、腹痛、腹泻、痢疾等脾胃肠腑病证。②心烦、失眠、狂证等神志病证。③逆气里急、气上冲心（奔豚气）等冲脉病证。

100. 回答阴陵泉、腰阳关的主治病证。（2013）

参考答案：阴陵泉主治：①腹胀、腹泻、水肿、黄疸等脾湿证。②小便不利、遗尿、尿失禁等泌尿系统疾患。③膝痛、下肢痿痹等下肢病证。④阴部痛、痛经、带下、遗精等妇科、男科病证。腰阳关主治：①腰骶疼痛，下肢痿痹。②月经不调、赤白带下等妇科病证。③遗精、阳痿等男科病证。

101. 回答血海、大椎的主治病证。（2013）

参考答案：血海主治：①月经不调、痛经、经闭等妇科病。②瘾疹、湿疹、丹毒等血热性皮肤病。③膝股内侧痛。大椎主治：①热病、疟疾、恶寒发热、咳嗽、气喘等外感病证。②骨蒸潮热。③癫狂痫、小儿惊风等神志病证。④项强，脊痛。⑤风疹，痤疮。

102. 回答肺俞、神阙的主治病证。（2013）

参考答案：肺俞主治：①咳嗽、气喘、咯血等肺疾。②骨蒸潮热、盗汗等阴虚病证。③皮肤瘙痒、瘾疹等皮肤病。神阙主治：①虚脱、中风脱证等元阳暴脱。②腹痛、腹胀、腹泻、痢疾、便秘、脱肛等肠腑病证。③水肿，小便不利。④保健灸常用穴。

103. 回答膈俞、中脘的主治病证。（2013）

参考答案：膈俞主治：①呕吐、呃逆、气喘等上逆之证。②贫血、吐血、便血等血证。③瘾疹、皮肤瘙痒等皮肤病证。④潮热，盗汗。中脘主治：①胃痛、腹胀、纳呆、呕吐、吞酸、呃逆、小儿疳疾等脾胃病证。②黄疸。③癫狂痫、脏躁、失眠等神志病。

104. 回答胃俞、膻中的主治病证。（2013）

参考答案：胃俞主治：胃脘痛、呕吐、腹胀、肠鸣等胃疾。膻中主治：①咳嗽、气喘、胸闷、心痛、噎膈、呃逆等胸中气机不畅的病证。②产后乳少、乳痈、乳癖等胸乳病证。

105. 回答定喘、大肠俞的主治病证。（2013）

参考答案：定喘主治：①哮喘，咳嗽。②落枕、肩背痛、上肢疾患。大肠俞主治：①腰腿痛。②腹胀、腹泻、便秘等胃肠病证。

三、针灸异常情况处理

（一）考试介绍

口述题目要求的针灸异常情况的处理步骤和注意事项。本类考题与本部分第一、二、四考题4选1抽题作答，每题5分，共5分。

【样题】叙述针灸血肿的处理方式。

答案：①微量的皮下出血，局部小块青紫时，一般不必处理，可待其自然消退。②局部肿胀疼痛较剧，青紫面积大而且影响到功能活动时，可先做冷敷止血，再做热敷或在局部轻轻揉按，以促使瘀血消散吸引。

（二）考点汇总

考点1★★★ 晕针

①立即停针、起针。②平卧、宽衣、保暖。③症状轻者静卧休息，给予温开水或糖水，即可恢复。④在上述处理的基础上，可针刺人中、素髎、内关、涌泉、足三里等穴，或温灸百会、气海、关元等。尤其是艾灸百会，对晕针有较好的疗效，可用艾条于百会穴上悬灸，至知觉恢复，症状消退。⑤经以上处理，仍不省人事，呼吸细微，脉细弱者，要及时配合现代急救处理措施，如人工呼吸等。轻者，经前三个步骤处理即可渐渐恢复；重者，应及时进行后两个步骤。

考点2★★ 滞针

（1）精神紧张，局部肌肉过度收缩所致者：①适当延长留针时间。②在滞针穴位附近，运用循按或弹柄法。③在附近再刺一针。

（2）行针手法不当，单向捻转太过所致者：①向相反的方向将针捻回。②配合弹柄法、刮柄法或循按法，促使肌纤维放松。

考点3★★★ 弯针

（1）出现弯针后，不得再行提插、捻转等手法。

（2）根据弯针的程度、原因采取不同的处理方法：①若针柄轻微弯曲者，应慢慢将针起出。②若弯曲角度过大，应轻微摇动针体，并顺着针柄倾斜的方向将针退出。③若针体发生多个弯曲，应根据针柄的倾斜方向分段慢慢向外退出，切勿猛力外拔，以防造成断针。④若因患者体位改变所致者，应嘱患者慢慢恢复到原来体位，局部肌肉放松后再将针缓慢起出。

考点4★★★ 断针

（1）嘱患者不要惊慌乱动，令其保持原有体位，以免针体向肌肉深层陷入。

（2）根据针体残端的位置采用不同的方法将针取出：①若针体残端尚有部分露在体外，可用手或镊子取出。②若残端与皮肤面相平或稍低，尚可见到残端时，可用手向下挤压针孔两旁皮肤，使残端露出体外，再用镊子取出。③若断针残端全部没入皮内，但距离皮下不远，而且断针下还有强硬的组织（如骨骼）时，可由针旁外面向下轻压皮肤，利用该组织将针顶出。④若断针下面为软组织，可将该部肌肉捏住，将断针残端向上托出。⑤断针完全陷没在皮肤之下，无法取出者，应在 X 线下定位，手术取出。⑥如果断针在重要脏器附近，或患者有不适感觉及功能障碍时，应立即采取外科手术方法处理。

考点 5 ★ 血肿

①微量的皮下出血，局部小块青紫时，一般不必处理，可待其自行消退。②局部肿胀疼痛较剧，青紫面积大而且影响到功能活动时，可先做冷敷止血，再做热敷或在局部轻轻揉按，以促使瘀血消散吸收。

考点 6 ★★ 皮肤灼伤起泡

①局部出现小水泡，只要注意不擦破，可任其自然吸收。②如水泡较大，对局部皮肤严格消毒后，可用消毒的三棱针或粗毫针刺破水泡，放出水液，或用无菌的一次性注射器针抽出水液，再涂以烫伤油等，并以纱布包敷，每日更换药膏 1 次，直至结痂。注意不要擦破泡皮。③如用化脓灸者，在灸疮化脓期间，要注意适当休息，加强营养，保持局部清洁，并可用敷料保护灸疮，以防污染，待其自然愈合。④如处理不当，灸疮脓液呈黄绿色或有渗血现象，可用消炎药膏或玉红膏涂敷。

（三）实战演练

1. 叙述滞针的处理方式。(2016、2015、2013)

参考答案：（1）精神紧张，局部肌肉过度收缩所致者：①适当延长留针时间。②在滞针穴位附近，运用循按或弹柄法。③在附近再刺一针。（2）行针手法不当，单向捻转太过所致者：①向相反的方向将针捻回。②配合弹柄法、刮柄法或循按法，促使肌纤维放松。

2. 叙述断针在皮肤平面的处理方式。(2016)

参考答案：嘱患者不要惊慌乱动，令其保持原有体位，以免针体向肌肉深层陷入，残端与皮肤面相平，尚可见到残端时，可用手向下挤压针孔两旁皮肤，使残端露出体外，再用镊子取出。

3. 叙述过度单向捻转倒置滞针的处理方式。(2016、2013)

参考答案：①向相反的方向将针捻回。②配合弹柄法、刮柄法或循按法，促使肌纤维放松，取出毫针。

4. 叙述弯针的处理方式。(2016、2014)

参考答案：出现弯针后，不得再行提插、捻转等手法。①若针柄轻微弯曲者，应慢慢将针起出。②若弯曲角度过大，应轻微摇动针体，并顺着针柄倾斜的方向将针退出。③若针体发生多个弯曲，应根据针柄的倾斜方向分段慢慢向外退出，切勿猛力外拔，以防造成断针。④若因患者体位改变所致者，应嘱患者慢慢恢复到原来体位，局部肌肉放松后再将针缓慢起出。

5. 叙述拔罐水泡的处理方式。(2016、2015、2013)

参考答案：①局部出现小水泡，只要注意不擦破，可任其自然吸收。②如水泡较大，对局部皮肤严格消毒后，可用消毒的三棱针或粗毫针刺破水泡，放出水液，或用无菌的一次性注射器针抽出水液，再涂以烫伤油等，并以纱布包敷，每日更换药膏1次，直至结痂。注意不要擦破泡皮。

6. 叙述针灸断针在肌层以下的处理方式方式。（2015）

参考答案：①嘱患者不要惊慌乱动，令其保持原有体位，以免针体向肌肉深层陷入。②若断针残端全部没入皮内，但距离皮下不远，而且断针下还有强硬的组织（如骨骼）时，可由针旁外面向下轻压皮肤，利用该组织将针顶出。③若断针下面为软组织，可将该部肌肉捏住，将断针残端向上托出。④断针完全陷没在皮肤之下，无法取出者，应在X线下定位，手术取出。⑤如果断针在重要脏器附近，或患者有不适感觉及功能障碍时，应立即采取外科手术方法处理。

7. 叙述灸法起泡的处理方式。（2015、2013）

参考答案：①在灸疮化脓期间，要注意适当休息，加强营养，保持局部清洁，并可用敷料保护灸疮，以防污染，待其自然愈合。②如处理不当，灸疮脓液呈黄绿色或有渗血现象，可用消炎药膏或玉红膏涂敷。

8. 叙述断针的处理方式。（2014）

参考答案：（1）嘱患者不要惊慌乱动，令其保持原有体位，以免针体向肌肉深层陷入。（2）根据针体残端的位置采用不同的方法将针取出：①若针体残端尚有部分露在体外，可用手或镊子取出。②若残端与皮肤面相平或稍低，尚可见到残端时，可用手向下挤压针孔两旁皮肤，使残端露出体外，再用镊子取出。③若断针残端全部没入皮内，但距离皮下不远，而且断针下还有强硬的组织（如骨骼）时，可由针旁外面向下轻压皮肤，利用该组织将针顶出。④若断针下面为软组织，可将该部肌肉捏住，将断针残端向上托出。⑤断针完全陷没在皮肤之下，无法取出者，应在X线下定位，手术取出。⑥如果断针在重要脏器附近，或患者有不适感觉及功能障碍时，应立即采取外科手术方法处理。

9. 叙述紧张滞针的处理方式。（2014）

参考答案：①适当延长留针时间。②在滞针穴位附近，运用循按或弹柄法。③在附近再刺一针。

10. 叙述因患者移动体位导致弯针的处理方式。（2014）

参考答案：出现弯针后，不得再行提插、捻转等手法，应嘱患者慢慢恢复到原来体位，局部肌肉放松后再将针缓慢起出。

11. 叙述断针段在皮肤外的处理方式。（2014）

参考答案：①嘱患者不要惊慌乱动，令其保持原有体位，以免针体向肌肉深层陷入。②针体残端尚有部分露在体外，可用手或镊子取出。

12. 叙述重度晕针的处理方式。（2013）

参考答案：①立即停针、起针。②平卧、宽衣、保暖。③针刺人中、素髎、内关、涌泉、足三里等穴，或温灸百会、气海、关元等。尤其是艾灸百会，对晕针有较好的疗效，可用艾条于百会穴上悬灸，至知觉恢复，症状消退。④经以上处理，仍不省人事，呼吸细微，脉细弱者，要及时配合现代急救处理措施，如人工呼吸等。

四、常见急症的针灸治疗

(一) 考试介绍

口述题目要求的常见急症的针灸治疗的治法、主穴、配穴等内容。本类考题与本部分第一、二、三考题4选1抽题作答,每题5分,共5分。

【样题】 叙述痰热哮喘的针灸治疗。

答案:治法:祛邪肃肺,化痰平喘,取手太阴经穴及相应背俞穴为主。主穴:列缺、尺泽、肺俞、中府、定喘。配穴:丰隆、曲池。

(二) 考点汇总

考点1★★ 偏头痛

治法:疏泄肝胆,通经止痛。取手足少阳、足厥阴经穴以及局部穴为主。

主穴:率谷、阿是穴、风池、外关、足临泣、太冲。

配穴:肝阳上亢配百会、行间;痰湿偏盛配中脘、丰隆;瘀血阻络配血海、膈俞。

考点2★★ 落枕

治法:疏经活络,调和气血。取局部阿是穴和手太阳、足少阳经穴为主。

主穴:外劳宫、天柱、阿是穴。

配穴:病在督脉、太阳经配后溪、昆仑;病在少阳经配外关、肩井;风寒袭络配风池、合谷;气滞血瘀配内关、合谷;肩痛配肩髃;背痛配天宗。

考点3★★★ 中风

	治法	主穴	配穴
中经络	疏通经络,醒脑调神。取督脉、手厥阴及足太阴经穴为主	水沟、内关、三阴交、极泉、尺泽、委中	肝阳暴亢配太冲、太溪;风痰阻络配丰隆、风池;痰热腑实配曲池、内庭、丰隆;气虚血瘀配气海、血海、足三里;阴虚风动配太溪、风池。上肢不遂配肩髃、手三里、合谷;下肢不遂配环跳、足三里、风市、阳陵泉、解溪。病侧肢体屈曲拘挛者,肘部配曲泽、腕部配大陵、膝部配曲泉、踝部配太溪;足内翻配丘墟透照海;足外翻配太溪、中封;足下垂配解溪。口角㖞斜配地仓、颊车、合谷、太冲;语言謇涩配廉泉、通里、哑门;吞咽困难配廉泉、金津、玉液
中脏腑	闭证,平肝息风,醒脑开窍,取督脉、手厥阴和十二井穴为主。脱证,回阳固脱,以任脉经穴为主	水沟、百会、内关	闭证,十二井穴、太冲、合谷。脱证,关元、神阙、气海

考点 4　哮喘

	治法	主穴	配穴
实证	祛邪肃肺，化痰平喘，取手太阴经穴及相应背俞穴为主	列缺、尺泽、肺俞、中府、定喘	风寒外袭配风门、合谷；痰热阻肺配丰隆、曲池；喘甚者配天突
虚证	补益肺肾，止哮平喘，取相应背俞穴及手太阴、足少阴经穴为主	肺俞、膏肓、肾俞、太渊、太溪、足三里、定喘	肺气虚配气海；肾气虚配关元

考点 5 ★　呕吐

治法：和胃理气，降逆止呕。取胃的募穴及足阳明、手厥阴经穴为主。

主穴：中脘、胃俞、足三里、内关。

配穴：寒邪客胃配上脘、公孙；热邪内蕴配商阳、内庭、金津、玉液；饮食停滞配梁门、天枢；肝气犯胃配肝俞、太冲；痰饮内停配丰隆、膻中；脾胃虚寒配脾俞、神阙。

考点 6　泄泻

	治法	主穴	配穴
急性	除湿导滞，通调腑气。取足阳明、足太阴经穴为主	天枢、上巨虚、阴陵泉、水分	寒湿内盛配神阙；肠腑湿热配内庭、曲池；食滞肠胃配中脘；泻下脓血配曲池、三阴交、内庭
慢性	健脾温肾，固本止泻。取任脉、足阳明及足太阴经穴为主	神阙、天枢、足三里、公孙	脾气虚弱配脾俞、太白；肾阳虚衰配肾俞、关元；肝气乘脾配肝俞、太冲；久泻虚陷配百会

考点 7 ★　痛经

	治法	主穴	配穴
实证	行气活血，调经止痛。取任脉、足太阴经穴为主	中极、次髎、地机、三阴交、十七椎	气滞血瘀配太冲、血海；寒凝血瘀配关元、归来
虚证	调补气血，温养冲任。取任脉、足太阴及足阳明经穴为主	关元、足三里、三阴交	气血虚弱配气海、脾俞；肾气亏损配太溪、肾俞

考点 8 ★★　扭伤

治法：祛瘀消肿，舒筋通络。取扭伤局部腧穴为主。

主穴：阿是穴、局部腧穴。腰部取阿是穴、大肠俞、腰痛点、委中；项部取阿是穴、风池、绝骨、后溪；肩部取阿是穴、肩髃、肩髎、肩贞；肘部取阿是穴、曲池、小海、天井；腕部取阿是穴、阳溪、阳池、阳谷；髋部取阿是穴、环跳、秩边、居髎；膝部取阿是穴、膝眼、膝阳关、梁丘；踝部取阿是穴、申脉、解溪、丘墟。

配穴：①根据病位配合循经远端取穴。急性腰扭伤，督脉病证配水沟或后溪，足太阳经筋病证配昆仑或后溪，手阳明经筋病证配手三里或三间。②根据病位在其上下循经邻近取穴，如膝内侧扭伤，病在足太阴脾经，可在扭伤部位其上取血海，其下取阴陵泉。③根据手足同名经配穴法进行配穴。方法：踝关节与腕关节对应、膝关节与肘关节对应、髋关节与肩关节对应。例如，踝关节外侧昆仑穴、申脉穴处扭伤，病在足太阳经，可对侧腕关节手太阳经养老穴、阳谷穴处寻找最明显的压痛点针刺；再如，膝关节内上方扭伤，病在足太阴经，可在对侧手太阴经尺泽穴处寻找最明显的压痛点针刺；以此类推。

考点9★★ 牙痛
治法：祛风泻火，通络止痛。取手、足阳明经穴为主。

主穴：合谷、颊车、下关。

配穴：风火牙痛配外关、风池；胃火牙痛配内庭、二间；虚火牙痛配太溪、行间。

考点10★★ 晕厥
治法：苏厥醒神。以督脉穴为主。

主穴：水沟、内关、涌泉。

配穴：虚证配气海、关元，实证配合谷、太冲。

考点11★ 虚脱
治法：回阳固脱，苏厥救逆。以督脉、任脉及手厥阴经穴为主。

主穴：素髎、关元、内关、百会、神阙。

配穴：亡阳配气海、足三里；亡阴配太溪、涌泉。昏迷配中冲、涌泉；肢冷脉微配关元、气海（或命门）。

考点12★ 高热
治法：清泻热邪。以督脉和手阳明经穴、井穴为主。

主穴：大椎、曲池、合谷、十二井穴或十宣穴。

配穴：风热表证配鱼际、尺泽；肺热证配少商、尺泽；气分热盛配内庭、支沟；热入营血配血海、内关；神昏谵语配水沟、内关；抽搐配阳陵泉、太冲。

考点13★ 抽搐
治法：息风止痉，清热开窍。取督脉、手足厥阴经穴为主。

主穴：水沟、内关、合谷、太冲、阳陵泉。

配穴：热极生风配曲池、大椎；痰热化风配风池、丰隆；血虚生风配血海、足三里；神昏不醒配十宣、涌泉。

考点 14 ★★ 内脏绞痛

病名	治法	主穴	配穴
心绞痛	通阳行气，活血止痛。以手厥阴、手少阴经穴为主	内关、郄门、阴郄、膻中	气滞血瘀配太冲、血海；寒邪凝滞配神阙、至阳；痰浊阻络配中脘、丰隆；阳气虚衰配心俞、至阳
胆绞痛	疏肝利胆，行气止痛。以足少阳经穴、胆的俞募穴为主	胆囊穴、阳陵泉、胆俞、日月	肝胆气滞配太冲、丘墟；肝胆湿热配行间、阴陵泉；蛔虫妄动配迎香透四白
肾绞痛	清利湿热，通淋止痛。以足太阴经穴、肾与膀胱的背俞穴及膀胱之募为主	肾俞、膀胱俞、中极、三阴交、京门	下焦湿热配委阳、阴陵泉；肾气不足配水分、关元

（三）实战演练

1. 叙述针灸治疗偏头痛的治法、选穴。(2016、2015、2014)

参考答案：治法：疏泄肝胆，通经止痛。取手足少阳、足厥阴经穴以及局部穴为主。主穴：率谷、阿是穴、风池、外关、足临泣、太冲。配穴：肝阳上亢配百会、行间；痰湿偏盛配中脘、丰隆；瘀血阻络配血海、膈俞。

2. 叙述晕厥的主穴、实证的配穴。(2016)

参考答案：主穴：水沟、内关、涌泉。实证配合谷、太冲。

3. 叙述痛经针灸治疗。(2016)

参考答案：（1）实证：治法：行气活血，调经止痛。取任脉、足太阴经穴为主。主穴：中极、次髎、地机、三阴交、十七椎。配穴：气滞血瘀配太冲、血海；寒凝血瘀配关元、归来。（2）虚证：治法：调补气血，温养冲任。取任脉、足太阴及足阳明经穴为主。主穴：关元、足三里、三阴交。配穴：气血虚弱配气海、脾俞；肾气亏损配太溪、肾俞。

4. 叙述心绞痛的急性针灸治疗。(2016、2013)

参考答案：治法：通阳行气，活血止痛。以手厥阴、手少阴经穴为主。主穴：内关、郄门、阴郄、膻中。配穴：气滞血瘀配太冲、血海；寒邪凝滞配神阙、至阳；痰浊阻络配中脘、丰隆；阳气虚衰配心俞、至阳。

5. 叙述高热的针灸穴位及风热配穴。(2016、2013)

参考答案：主穴：大椎、曲池、合谷、十二井穴或十宣穴。风热表证配鱼际、尺泽。

6. 叙述中风中脏腑的治法、配穴。(2015)

参考答案：治法：闭证，平肝息风，醒脑开窍，取督脉、手厥阴和十二井穴为主。脱证，回阳固脱，以任脉经穴为主。配穴：闭证，十二井穴、太冲、合谷。脱证，关元、神阙、气海。

7. 叙述急性胆囊炎取穴、呕吐配穴。(2015、2014)

参考答案：急性胆囊炎主穴：胆囊穴、阳陵泉、胆俞、日月。配穴：肝胆气滞配太冲、丘墟；肝胆湿热配行间、阴陵泉；蛔虫妄动配迎香透四白。呕吐配穴：寒邪客胃配上脘、胃俞；热邪内蕴配商阳、内庭、金津、玉液；饮食停滞配梁门、天枢；肝气犯胃配肝俞、太冲；痰饮内停配丰隆、膻中；脾胃虚寒配脾俞、神阙。

8. 叙述针灸治疗风热哮喘（急哮）的针刺穴位。(2015)

参考答案：主穴：列缺、尺泽、肺俞、中府、定喘。配穴：风寒外袭配风门、合谷；痰热阻肺配丰隆、曲池；喘甚者配天突。

9. 叙述中风中经络的治法、主穴。(2015)

参考答案：治法：疏通经络，醒脑调神。取督脉、手厥阴及足太阴经穴为主。主穴：水沟、内关、三阴交、极泉、尺泽、委中。

10. 叙述针灸治疗呕吐。(2015)

参考答案：治法：和胃理气，降逆止呕。取胃的募穴及足阳明、手厥阴经穴为主。主穴：中脘、胃俞、足三里、内关。配穴：寒邪客胃配上脘、公孙；热邪内蕴配商阳、内庭、金津、玉液；饮食停滞配梁门、天枢；肝气犯胃配肝俞、太冲；痰饮内停配丰隆、膻中；脾胃虚寒配脾俞、神阙。

11. 叙述治疗痛经实证的主穴。(2015)

参考答案：中极、次髎、地机、三阴交、十七椎。

12. 叙述落枕气滞血瘀的治法与选穴。(2015)

参考答案：治法：疏经活络，调和气血。取局部阿是穴和手太阳、足少阳经穴为主。主穴：外劳宫、天柱、阿是穴。配穴：内关、合谷。

13. 叙述虚脱的主穴、配穴、灸法。(2014、2013)

参考答案：主穴：素髎、关元、内关、百会、神阙。配穴：亡阳配气海、足三里；亡阴配太溪、涌泉。昏迷配中冲、涌泉；肢冷脉微配关元、气海（或命门）。灸法：取百会、膻中、神阙、关元、气海。用艾炷直接灸，每次2~3穴，中等艾炷灸至脉复汗收为止。

14. 叙述针灸治疗抽搐的治法。(2014)

参考答案：息风止痉，清热开窍。取督脉、手足厥阴经穴为主。

15. 叙述肾绞痛的针灸主穴、治法。(2014)

参考答案：主穴：肾俞、膀胱俞、中极、三阴交、京门。治法：清利湿热，通淋止痛。以足太阴经穴、肾与膀胱的背俞穴及膀胱之募为主。

16. 叙述落枕风寒治法、主穴。(2014)

参考答案：治法：疏经活络，调和气血。取局部阿是穴和手太阳、足少阳经穴为主。主穴：外劳宫、天柱、阿是穴、风池、合谷。

17. 叙述针灸治疗腰扭伤的治法、主穴。(2014)

参考答案：治法：祛瘀消肿，舒筋通络。取扭伤局部腧穴为主。主穴：阿是穴、大肠俞、腰痛点、委中。

18. 叙述牙痛主穴、风火牙痛配穴。(2014、2013)

参考答案：主穴：合谷、颊车、下关。风火牙痛配外关、风池。

19. 叙述针灸治疗痛经的主穴。(2014)

参考答案：实证：中极、次髎、地机、三阴交、十七椎。虚证：关元、足三里、三阴交。

20. 叙述腰痛的取穴。(2013)

参考答案：阿是穴、大肠俞、腰痛点、委中。

21. 叙述抽搐的主穴、神昏的配穴。(2013)

参考答案：抽搐的主穴：水沟、内关、合谷、太冲、阳陵泉。神昏的配穴：十宣、涌泉。

22. 叙述痰热哮喘的针灸治疗。(2013)

参考答案：治法：祛邪肃肺，化痰平喘，取手太阴经穴及相应背俞穴为主。主穴：列缺、尺泽、肺俞、中府、定喘。配穴：丰隆、曲池。

第三部分　双重诊断答辩

一、考试介绍

本类题目提供一个病例的相关资料，要求考生依据所提供的中医四诊等临床资料说出该病例的中医病证诊断及西医诊断。本类考题每份试卷1道，分值为10分。

【样题】 患者3天前无明显诱因下突然发热，自测体温38℃左右，无咽痛咳嗽，服感冒药后热渐退。昨起出现目黄身黄，黄色鲜明，伴恶心呕吐，腹胀纳呆，口干而苦，口渴便秘，尿少黄赤，遂来就诊。查体：T：37.2℃，P：96次/分，R：18次/分，BP：110/70mmHg。神清，中等体形，巩膜及全身皮肤黄染，腹软，肝区叩痛（+），肝肋下3cm，质中光滑，轻度压痛。舌质红，苔黄腻，脉弦数。实验室检查：肝功能：谷丙转氨酶（ALT）：1500IU/L，谷草转氨酶（AST）1200IU/L，总胆红素（SB）120μmol/L。乙肝二对半：HBsAg（+），HBeAg（+）。B超：肝大，肝区光点略粗。请说出本病例的中医病证诊断及西医诊断。

答案：中医诊断：黄疸（阳黄-热重于湿）。西医诊断：乙型病毒性肝炎。

二、考点汇总

（一）中医常见疾病诊断要点

本部分考点见第一站。

(二) 西医常见疾病诊断要点

1. 呼吸系统疾病

考点	西医病名	中医病名	诊断要点
考点1★★★	急性上呼吸道感染	感冒	(1) 主要诊断依据来自于症状与体征,结合血液一般检查结果即可做出诊断。 (2) 有咳嗽症状的患者应进行胸部X线检查排除下呼吸道感染。 (3) 一般不需进行病因学诊断,需要时可通过病毒分离、病毒血清学检查或细菌培养,确定病原体
考点2★★★	慢性阻塞性肺疾病	肺胀,喘证	(1) 有长期吸烟等高危因素史。 (2) 有慢性咳痰伴气短、喘息、呼气性呼吸困难等症状及肺气肿体征。 (3) 肺功能检查显示不完全可逆的气流受限是诊断的必备条件,吸入支气管扩张剂后 $FEV_1/FVC<70\%$。 (4) 排除可以引起类似临床表现及肺功能改变的其他疾病如支气管哮喘、支气管扩张症等
考点3★★★	慢性肺源性心脏病	肺胀	(1) 结合病史、体征及实验室检查,综合判断。 (2) 在慢性肺-胸疾患的基础上,一旦获得肺动脉高压、右心室肥大或右心衰竭的症状、体征及检查证据,排除其他引起右心病变的心脏病如风湿性心脏病、原发性心肌病等,即可诊断本病。 (3) 出现呼吸困难、发绀、颈静脉怒张、肝大、下肢水肿等,提示为慢性肺心病急性加重期
考点4★★★	支气管哮喘	哮病	(1) 反复发作喘息、气急、胸闷或咳嗽,多与接触变应原、冷空气、物理性刺激、化学性刺激、病毒性上呼吸道感染、运动等有关。 (2) 发作时在双肺可闻及散在或弥漫的以呼气相为主的哮鸣音,呼气相延长。 (3) 上述症状可经治疗缓解或自行缓解。 (4) 除外其他疾病所引起的喘息、气急、胸闷和咳嗽。 (5) 临床表现不典型者(如无明显喘息或体征)应有下列三项中至少一项阳性:①支气管激发试验阳性。②支气管舒张试验阳性。③昼夜PEF变异率≥20%。符合上述1~4条或4+5条者,即可诊断

续表

考点	西医病名	中医病名	诊断要点
考点5★★★	肺炎链球菌肺炎	肺炎喘嗽	（1）突发寒战起病，继之出现高热，呈稽留热，初为刺激性干咳，继而咳白色黏痰或铁锈色痰，查体有急性热病容及肺实变体征，消散期可闻及湿啰音。 （2）结合胸部X线检查呈肺叶、肺段分布的密度均匀阴影，可做出初步诊断。 （3）对于临床表现不典型者，确诊有赖于病原菌检测
	肺炎支原体肺炎		（1）症状具有重要的诊断价值。多见于儿童及青少年，起病较缓慢，逐渐出现乏力、咽痛、咳嗽、发热伴头痛、肌痛、耳痛等，咳嗽呈阵发性刺激性呛咳，痰量较少，体温恢复正常后仍有咳嗽，伴有斑丘疹和多形红斑等肺外表现。具有体征较少与症状不平行的特点。 （2）X线表现为多形态呈节段性分布的浸润影。 （3）血清学检查冷凝集试验呈阳性，血清抗体滴度逐步升高
考点6★★★	肺结核	肺痨	（1）根据病史尤其是结核病史及结核病接触史，结合体征、胸部X线检查及痰结核菌检查综合做出诊断。 （2）X线检查是早期发现肺结核、确定肺结核临床类型、考核疗效及了解病灶活动性的重要依据，痰结核菌检查是确诊肺结核、考核疗效、确定患者是否为传染源及病灶活动性的主要依据，PPD试验仅具有参考诊断价值。 ①有原发肿瘤引起的临床表现，或出现肺外胸内扩展的表现，或有胸外表现等。 ②影像学、细胞学和病理学检查均是诊断肺癌的必要手段
考点7★★	原发性支气管肺癌	肺癌	（1）有原发肿瘤引起的临床表现，或出现肺外胸内扩散的表现，或有胸外表现等。 （2）影像学、细胞学和病理学检查是诊断肺癌的必要手段
考点8★★	慢性呼吸衰竭	肺衰，喘证，喘脱	（1）有慢性支气管-肺疾患如COPD、重症肺结核、肺间质纤维化等导致呼吸功能障碍的原发疾病史。 （2）有缺氧和二氧化碳潴留的临床表现如呼吸困难、发绀、精神神经症状等。 （3）动脉血气分析 $PaO_2 < 60mmHg$，或伴有 $PaCO_2 > 50mmHg$，即可确立诊断

肺结核的诊断程序

（1）临床可疑病例筛查主要可疑表现有：①咳嗽、咳痰＞2周伴咯血；②午后低热、乏力、盗汗、月经失调或闭经；③有肺结核接触史或肺外结核病史，排查方法主要是痰结核菌检查及X线检查。

（2）诊断肺结核对X线有疑似病变者，通过多途径检查明确病变性质，是否为结核病变，当前难以确定者，观察2周后复查。

（3）判断是否活动期确诊者应明确有无活动性，以决定是否治疗，一般根据X线表现进行判断。

（4）是否排菌者目的是明确是否为传染源，根据痰结核菌检查结合X线表现进行判断。

（5）明确是初治还是复治详细询问病史尤其是抗结核药物治疗史。

（6）判断是否耐药根据药物治疗史结合药敏试验判断。

2. 循环系统疾病

考点	西医病名	中医病名	诊断要点
考点9★★	心力衰竭	心悸	（1）有明确原发心脏病的诊断，是诊断心力衰竭的前提。 （2）具有心力衰竭的症状与体征。左心衰竭以呼吸困难等症状为主，右心衰竭以颈静脉怒张、肝大、水肿等体征为主，是诊断心衰的重要依据。 （3）实验室及超声心动图检查等有心力衰竭的相关改变为客观证据
考点10★★★	心律失常	过早搏动 / 心悸	房性早搏：①提前出现的P′波与窦性P波形态各异，P－R间期≥0.12s。②提前出现的QRS波群形态通常正常。③代偿间歇常不完全
			房室交界性早搏：①提前出现的室上性QRS波群，其前面无相关的P波。②有逆行P波，可在QRS波群之前、之中或之后。③QRS波群形态正常。④代偿间歇多完全
			室性早搏：①提前出现的QRS波群前无相关P波。②提前出现的QRS波群宽大畸形，时限大于0.12s，T波的方向与QRS波群的主波方向相反。③代偿间歇完全
		心房颤动	①P波消失，代之以一系列大小不等、形状不同、节律完全不规则的房颤波（f波），频率为350～600次/分。②心室率绝对不规则，心室率通常在100～160次/分。③QRS波群形态正常，伴室内差异性传导时则增宽变形

考点	西医病名	中医病名	诊断要点
考点11★★★	冠状动脉粥样硬化性心脏病	胸痹	（1）心绞痛 ①根据典型心绞痛的发作特点，含用硝酸甘油后可短时间内缓解，结合年龄及存在的冠心病危险因素，应高度疑诊。 ②心绞痛发作时有心电图ST-T改变，症状缓解后心电图异常逐渐恢复，除外其他原因所致的心绞痛，即可建立诊断。 ③不典型患者必要时行选择性冠状动脉造影明确诊断。 （2）急性ST段抬高型心肌梗死 ①有冠心病病史及典型的急性心肌梗死的临床表现。 ②有急性心肌梗死的典型的特征性及动态性ECG改变。 ③心肌损伤标记物升高符合急性心肌梗死的演变特点。 具备以上3条中的任意2条，即可确诊
考点12★★	病毒性心肌炎	心悸	（1）发病前有病毒感染的病史。 （2）有相应的临床表现尤其是循环系统的临床表现。 （3）心电图、X线、实验室等检查结果有心肌受损证据。 （4）排除其他原因所致的心肌炎。 （5）确诊有赖于心内膜、心肌或心包组织内病毒、病毒抗原或病毒基因片断的检出

考点13★★★高血压病

（1）诊断步骤：第一步进行非同日三次测量血压，在未使用降压药物的情况下，收缩压≥140mmHg和（或）舒张压≥90mmHg，即可诊断为高血压，若收缩压≥140mmHg和舒张压<90mmHg为单纯性收缩期高血压，第二步进行基本项目及选择项目检查，排除继发性高血压，第三步进行推荐项目检测，评估靶器官情况，进行危险分层。

（2）血压定义及水平分类

分类	收缩压（mmHg）		舒张压（mmHg）
正常血压	<120	和	<80
正常高值	120~139	和（或）	80~89
高血压	≥140	和（或）	≥90
1级高血压	140~159	和（或）	90~99
2级高血压	160~179	和（或）	100~109
3级高血压	≥180	和（或）	≥110
单纯收缩期高血压	≥140	和	<90

3. 消化系统疾病

考点	西医病名	中医病名	诊断要点
考点 14 ★★	胃炎	胃痛	(1) 急性胃炎据患者急性起病，上腹不适、疼痛，有饮食不当或服用药物或应激状态等诱因，一般可诊断急性胃炎。 (2) 慢性胃炎无特异性临床表现，确诊依赖于胃镜和黏膜活检，HP 检查、免疫学检查有助于病因学分析
考点 15 ★★★	消化性溃疡	胃痛	慢性病程、周期性发作的节律性上腹疼痛，且上腹痛可为进食或抗酸药所缓解的临床表现是诊断消化性溃疡的重要临床线索。X 线钡餐检查发现龛影提示溃疡，确诊有赖胃镜检查
考点 16 ★★	溃疡性结肠炎	腹痛	(1) 慢性或反复发作性腹泻、脓血黏液便、腹痛，伴不同程度全身症状。 (2) 多次粪检无病原体发现。 (3) 内镜检查及 X 线钡剂灌肠显示结肠炎病变等。应强调，本病并无特异性改变，各种病因均可引起类似的肠道炎症改变，故只有在认真排除各种可能有关的病因后才能做出本病诊断。完整的诊断应包括临床类型、严重程度、病变范围及病情分期
考点 17 ★★★	肝硬化	鼓胀	早期肝硬化的诊断较为困难，对于病毒性肝炎、长期饮酒等患者，严密随访观察，必要时做肝活检以早期诊断。肝功能失代偿期的肝硬化，有肝功能损害和门脉高压的临床表现，结合实验室和其他检查能确诊
考点 18 ★★	急性胰腺炎	腹痛	凡有急性发作的剧烈而持续的上腹部疼痛、恶心、呕吐、发热及上腹压痛，同时有血清和（或）尿淀粉酶显著升高，排除其他急腹症，即可诊断为急性胰腺炎

4. 泌尿系统疾病

考点	西医病名	中医病名	诊断要点
考点 19 ★★	慢性肾小球肾炎	水肿	凡存在临床表现如血尿、蛋白尿、水肿和高血压者均应疑诊慢性肾炎，但确诊前需排除继发性肾小球疾病如系统性红斑狼疮、糖尿病、高血压肾病等。诊断困难时，应作肾穿刺病理学检查

考点	西医病名	中医病名	诊断要点
考点20★★	急性膀胱炎	淋证	常以尿路刺激征为突出表现，一般少有发热、腰痛，尿白细胞增多，尿细菌培养阳性等即可确诊
	急性肾盂肾炎		常有全身（发热、寒战，甚至毒血症状）、局部（明显腰痛、输尿管点压痛、肾区叩痛）症状和体征，伴①膀胱冲洗后尿培养阳性。②尿沉渣镜检见白细胞管型，除外间质性肾炎、狼疮性肾炎等。③尿N-乙酰-β-D-氨基葡萄糖苷酶（NAG）、β_2-MG升高。④尿渗透压降低
	慢性肾盂肾炎		①反复发作的尿路感染病史。②影像学显示肾外形凹凸不平，且双肾大小不等，或静脉肾盂造影见肾盂肾盏变形、缩窄。③合并持续性肾小管功能损害
考点21★★	慢性肾衰竭	关格	原有慢性肾脏病史，出现厌食、恶心呕吐、腹泻、头痛、意识障碍，肾功能检查有不同程度的减退，应考虑本病。对因乏力、厌食、恶心、贫血、高血压等就诊者，均应排除本病
考点22★	肾病综合征	水肿	(1) 诊断标准：①尿蛋白超过3.5g/d。②血浆白蛋白低于30g/L。③水肿。④高脂血症。其中①②两项为诊断所必需。 (2) 诊断内容：①确诊肾病综合征。②确认病因：首先排除继发性和遗传性疾病，才能确诊为原发性肾病综合征，最好进行肾活检，做出病理诊断。③判断有无并发症

5. 血液系统疾病

考点	西医病名	中医病名	诊断要点
考点23★★★	缺铁性贫血	虚劳	(1) 诊断步骤包括两个方面：确立是否系缺铁引起的贫血和明确引起缺铁的病因。 (2) 诊断依据有明确的缺铁病因和临床表现；小细胞低色素性贫血；血清铁等铁代谢测定和FEP测定异常；骨髓铁染色阴性。上述实验指标中以骨髓可染铁及血清铁蛋白测定最有诊断意义。另外铁剂治疗试验也是确定本病方法之一。缺铁性贫血患者服用铁剂后，短时期网织红细胞计数明显升高，常于5~10天到达高峰，平均达0.06~0.08，以后又下降，随后血红蛋白（Hb）上升。但如果患者同时存在慢性疾病，或胃肠吸收障碍，此种治疗反应可不明显

续表

考点	西医病名	中医病名	诊断要点
考点24★★★	再生障碍性贫血	血证	(1) 诊断标准：①全血细胞减少，网织红细胞绝对值减少。②一般无脾肿大。③骨髓至少有一部位增生减低或重度减低（如增生活跃，须有巨核细胞明显减少），骨髓小粒成分中应见非造血细胞增多（有条件者应做骨髓活检）。④能除外引起全血细胞减少的其他疾病。⑤一般抗贫血药物治疗无效。 (2) 不典型再障的诊断需慎重，要进行动态观察，多次和多处骨髓穿刺，结合骨髓活检及核素扫描等综合诊断。 (3) 重型再障的血象诊断标准：①网织红细胞<0.01，绝对值<15×10^9/L。②中性粒细胞绝对值<0.5×10^9/L。③血小板<20×10^9/L。急性型再障称重型再障Ⅰ型，慢性再障恶化者称重型再障Ⅱ型
考点25★★	特发性血小板减少性紫癜	血证（紫癜）	①广泛出血累及皮肤、黏膜及内脏。②多次检查血小板计数减少。③脾脏不肿大或轻度肿大。④骨髓巨核细胞数增多或正常，有成熟障碍。⑤并具备下列五项中任何一项：泼尼松治疗有效；切脾治疗有效；PAIg阳性；PAC_3阳性；血小板寿命测定缩短。并需排除继发性血小板减少症
考点26★	过敏性紫癜	紫癜	主要依靠典型的皮肤紫癜，或同时伴腹痛、便血、关节肿痛、肾损害等表现来进行诊断

6. 内分泌系统疾病

考点	西医病名		中医病名	诊断要点
考点27★★	甲状腺功能亢进症	甲亢 Graves病（GD）	瘿病	甲亢的诊断：①高代谢症状和体征。②甲状腺肿大。③血清TT_3、FT_3、TT_4、FT_4增高，TSH减低。具备以上三项诊断即可成立。 GD的诊断：①甲亢诊断确立。②甲状腺弥漫性肿大（触诊和B超证实）。③眼球突出和其他浸润性眼征。④胫前黏液性水肿。⑤TRAb、TSAb阳性。⑥TGAb、TPOAb阳性。 ①②项为诊断必备条件，少数病例可以无甲状腺肿大。③④⑤项虽为诊断的辅助条件，但是GD甲亢诊断的重要依据。⑥项虽非本病的致病性抗体，但提示本病的自身免疫病因

考点	西医病名	中医病名	诊断要点
考点28★★★	糖尿病	消渴	有"三多一少"症状，原因不明的酸中毒、脱水、昏迷、休克，反复发作的皮肤疖或痈、真菌性阴道炎、结核病等，血脂异常、高血压、冠心病、脑卒中、肾病、视网膜病、周围神经炎、下肢坏疽以及代谢综合征，高危人群如空腹血糖受损、糖耐量减低、年龄45岁以上、肥胖、糖尿病或肥胖家族史等均为糖尿病的重要诊断线索。糖尿病诊断以血糖异常升高为依据，应注意单纯空腹血糖正常不能排除糖尿病的诊断，应检测餐后血糖，必要时进行OGTT

糖尿病的诊断标准（中国2型糖尿病防治指南2013）

诊断标准	静脉血浆葡萄糖水平（mmol/L）
（1）糖尿病症状（多饮、多尿、多食、体重下降）加上随机血糖检测或加上	≥11.1
（2）空腹血糖检测或加上	≥7.0
（3）葡萄糖负荷后2小时血糖检测无糖尿病症状者，需改日重复检查	≥11.1

注：空腹状态指至少8小时没有进食热量；随机血糖指不考虑上次用餐时间，一天中任意时间的血糖，不能用来诊断空腹血糖受损或糖耐量异常。

7. 结缔组织疾病

考点	西医病名	中医病名	诊断要点
考点29★★	痛风	痹症	主要依靠临床表现、血尿酸水平、查找尿酸盐结晶和影像学检查
考点30★★	类风湿关节炎	痹症	按美国风湿病学会1987年修订的分类标准，共7项：①晨僵持续至少1小时（≥6周）。②3个或3个以上关节肿（≥6周）。③腕关节或掌指关节或近端指间关节肿（≥6周）。④对称性关节肿（≥6周）。⑤类风湿皮下结节。⑥手和腕关节的X线片有关节端骨质疏松和关节间隙狭窄。⑦类风湿因子阳性（该滴度在正常的阳性率<5%）。上述7项中，符合4项即可诊断

8. 神经系统疾病

考点	西医病名	中医病名	诊断要点
考点31★★	脑梗死	中风	（1）有动脉硬化、高血压、糖尿病、心房颤动等病史。 （2）常有 TIA 病史。 （3）突然起病，出现局限性神经缺失症状，并持续24小时以上。神经系统症状和体征可用某一血管综合征解释，意识常清楚或轻度障碍，多无脑膜刺激征。 （4）脑部 CT、MRI 检查可显示梗死部位和范围，并可排除脑出血、肿瘤和炎症性疾病。腔隙性梗死诊断需依据 CT 或 MRI 检查
考点32★★★	脑出血	中风	（1）多数为50岁以上高血压患者，在活动或情绪激动时突然发病。 （2）突然出现头痛、呕吐、意识障碍和偏瘫、失语等局灶性神经缺失症状，病程发展迅速。 （3）CT 检查可见脑内高密度区

9. 传染病

考点33　病毒性肝炎

1. 病毒性肝炎诊断标准

（1）疑似病例①有肝炎接触史，或饮食不洁史（甲型肝炎）、输血或应用血制品史（乙、丙、丁型肝炎）。②最近出现食欲减退，恶心，厌油，乏力，巩膜黄染，茶色尿，肝脏肿大，肝区痛等，不能除外其他疾病者。③血清 ALT 反复升高而不能以其他原因解释者。

（2）确诊病例病原学或血清学检测的阳性结果有助于确定诊断。

2. 临床诊断

（1）急性肝炎一般急性黄疸型肝炎当出现黄疸后诊断较易，无黄疸者则应根据以下资料进行综合分析做出诊断：

①流行病学资料：半年内有与确诊的病毒性肝炎患者密切接触史，在病毒性肝炎流行区生活过，有水源、食物污染史，有接受输血或血制品史，或消毒不严格的注射、针刺、手术等。

②临床表现：近期出现持续数日以上的、无其他原因可解释的乏力、食欲减退、厌油、腹胀、溏便和肝区痛，查体肝脏肿大且有触痛，叩击痛，可伴脾脏轻度肿大。

③实验室检查：肝功能检查异常，病原学检查阳性，诊断不明时肝穿刺病理检查有较大价值。

（2）慢性肝炎

①慢性迁延型肝炎：有确诊或可疑急性肝炎的病史，病程超过半年仍有轻度症状，

伴有血清 ALT 升高或伴有其他肝功能轻度损害。或肝活体组织检查符合迁延型肝炎之诊断。

②慢性活动性肝炎：既往有肝炎史，或急性肝炎病程迁延，超过半年，而目前有较明显的肝炎症状；肝大，质中等硬度以上可伴有蜘蛛痣、面色晦暗、肝掌及脾肿大；血清 ALT、血清胆红素长期或反复增高，伴有白蛋白减低，球蛋白升高，白、球蛋白比例异常；可出现自身抗体或肝外损害，或肝活体组织检查符合慢性肝炎的组织学改变。

（3）重型肝炎 凡急性、慢性肝炎或肝硬化患者出现高热、极度乏力、严重的消化道症状、黄疸进行加深、出血倾向、神经精神症状、肝脏进行性缩小，肝细胞明显损害，凝血酶原时间明显延长者，均应考虑为重型肝炎。

（4）淤胆型肝炎 起病急，有持续 3 周以上的肝内梗阻性黄疸的症状及体征，肝炎症状较轻，肝脏肿大较明显，主要表现为梗阻性黄疸的实验室检查结果，并可除外其他肝内、外梗阻性黄疸者，可诊断为急性淤胆型肝炎。在慢性肝炎基础上出现上述表现者，可诊断为慢性淤胆型肝炎。

3. 病原学诊断

（1）甲型肝炎 ①急性期血清抗-HAVIgM 阳性。②急性早期的粪便免疫电镜查到 HAV 颗粒。③急性早期粪便中查到 HAVAg。④血清或粪便中检出 HAVRNA。

（2）乙型肝炎

现症 HBV 感染：具有以下任何一项即可做出诊断。①血清 HBsAg 阳性。②血清 HBVDNA 阳性或 HBVDNA 聚合酶阳性。③血清抗-HBcIgM 阳性。④肝内 HBcAg 阳性和（或）HBsAg 阳性，或 HBVDNA 阳性。

急性乙型肝炎：具有以下动态指标中之一项者即可诊断。①HBsAg 滴度由高到低，消失后抗-HBs 阳转。②急性期血清抗-HBcIgM 呈高滴度，而抗-HBcIgG 阴性或低滴度。

慢性乙型肝炎：临床符合慢性肝炎，且有现症 HBV 感染的一种以上阳性指标。

慢性 HBsAg 携带者：无任何临床症状或体征，肝功能正常，血清 HBsAg 检查持续阳性达 6 个月以上者。

（3）丙型肝炎 特异性诊断血清抗-HCV 或 HCVRNA 阳性者。

（4）丁型肝炎 与 HBV 同时或重叠感染。①血清中抗-HDIgM 阳性，或抗-HD 阳性，或 HDAg 阳性。②血清中 HDVRNA 阳性。③肝组织内 HDAg 阳性。

（5）戊型肝炎 特异性诊断急性期血清抗-HEVIgM 阳性，或急性期粪便免疫电镜找到 HEV 颗粒，或急性期抗-HEV 阴性而恢复期转阳者。

10. 外科疾病

考点	西医病名	中医病名	诊断要点
考点34★	乳腺增生病	乳癖	(1) 患者多为中青年妇女，常伴有月经不调。 (2) 乳房胀痛，有周期性，常发生或加重于月经前期，经后可减轻或消失，也可随情志的变化而加重或减轻。 (3) 双侧或单侧乳房内有肿块，常为多发性，呈数目不等、大小不一、形态不规则的结节状，质韧而不硬，推之能移，有压痛。 (4) 部分病人可有乳头溢液，呈黄绿色、棕色或血性，少数为无色浆液。 (5) 钼靶X线乳房摄片、B型超声波检查、分泌物涂片细胞学检查、活体组织病理切片检查等均有助诊断
考点35★	急性阑尾炎	肠痈	根据转移性右下腹疼痛的病史，以及右下腹局限性压痛的典型阑尾炎的特点，一般即可做出诊断。症状不典型的阑尾炎，或异位阑尾炎的诊断有一定困难，应结合详细的病史、仔细的体格检查，并辅以化验及特殊检查，综合判断，以提高阑尾炎的诊断率
考点36★	肠梗阻	肠结	典型的肠梗阻具有痛、呕、胀、闭四大症状，腹部可见肠型及肠蠕动波，肠鸣音亢进，可出现全身脱水等体征，结合腹部X线检查，明确诊断并不困难。但有时并不完全具有这些典型表现，如某些绞窄性肠梗阻的早期，易与急性坏死性胰腺炎、输尿管结石、卵巢囊肿蒂扭转等疾病混淆，临床上应予以注意
考点37★	胆石症	胁痛	(1) 胆囊结石有典型的胆绞痛病史，右上腹有轻度压痛，提示胆囊结石可能，影像学检查可确诊，B超阳性率可高达95%。 (2) 肝外胆管结石当出现典型的胆绞痛发作，伴有黄疸时，除考虑胆囊结石外，需考虑肝外胆管结石的可能，主要依据影像学检查。根据结石的部位和是否合并感染的不同，临床表现存在差异。结石位于肝总管则触不到胆囊，结石在胆总管，可触到肿大的胆囊。合并胆道感染时，有寒战、高热及右上腹和剑突下压痛，出现腹膜刺激征者较少。B超可见到扩张的肝内、外胆管及结石影像，CT、MRI和ERCP检查可有助于诊断。 (3) 肝内胆管结石其临床症状取决于结石的部位、范围、炎症轻重和梗阻程度，常有典型的胆石梗阻和急性胆管炎的病史。如不合并感染，常有肝区、胸背部的深在而持续性的疼痛。如肝内胆管结石脱落，成为继发肝外胆管结石，其临床症状和体征同肝外胆管结石的表现。肝区可有叩击痛，合并感染时，临床表现和体征同胆管炎，影像学可确定诊断

续表

考点	西医病名	中医病名	诊断要点
考点38★	前列腺增生症	精癃	男性50岁后出现进行性尿频、排尿困难，应考虑前列腺增生的可能。有的患者可出现急性尿潴留、充溢性尿失禁、血尿。部分老年患者虽无明显排尿困难，但有膀胱炎、膀胱结石、肾功能不全时，也应注意有无前列腺增生。结合其他体征、直肠指检、实验室检查可明确诊断
考点39★	下肢动脉硬化性闭塞症	脱疽	（1）45岁以上发病，男性多见，常伴有高血压病、冠心病、糖尿病或脑血管硬化疾病等。 （2）可有眼底动脉硬化，血胆固醇、甘油三酯、脂蛋白增高。 （3）X线可有高血压心脏病改变及动脉钙化斑点。 （4）心电图检查有冠状动脉供血不足、心律失常、陈旧性心梗等。 （5）超声多普勒肢体血流检查提示动脉内管腔狭窄或闭塞，动脉腔内有硬化斑块形成。 （6）磁共振血管造影（MRA）或数字减影（DSA）检查可直观地显示动脉闭塞改变。 （7）肢体远端缺血色改变，如皮肤苍白、潮红，皮温降低，足背及胫后动脉搏动减弱或消失等

11. 妇科疾病

考点	西医病名	中医病名	诊断要点
考点40★	功能失调性子宫出血	非排卵性：崩漏；排卵性：月经先期，月经过多，经期延长，经间期出血	（1）病史：详细了解异常子宫出血的类型、发病时间、病程经过、流血前有无停经病史及其以往的治疗情况。注意患者的年龄、月经史、婚姻、生育史、避孕措施、激素类药物的使用情况；既往是否患有肝病、血液病、甲状腺功能亢进或减退等。 （2）症状：子宫出血。 （3）体格检查：检查有无贫血、甲减、甲亢、多囊卵巢综合征及出血性疾病的阳性体征。妇科检查应排除阴道、宫颈及子宫器质性病变；注意出血来自宫颈表面还是宫颈管内
考点41★	绝经综合征	绝经前后诸证	根据病史及临床表现不难诊断。需注意除外相关症状的器质性病变、甲状腺疾病及精神疾病，卵巢功能评价等实验室检查有助于诊断。 （1）血清FSH值及E_2值测定：应检查血清FSH值及E_2值了解卵巢功能。绝经过渡期血清FSH>10U/L，提示卵巢储备功能下降。闭经、FSH>40U/L且E_2<10pg/mL，提示卵巢功能衰竭。

续表

考点	西医病名	中医病名	诊断要点
			(2) 氯米芬兴奋试验：月经第5天口服氯米芬，每日50mg，共5天，停药第1天测血清FSH>12U/L，提示卵巢储备功能降低
考点42★	盆腔炎性疾病	盆腔炎	盆腔炎性疾病的诊断标准（2006年美国CDC诊断标准）： (1) 最低标准：宫颈举痛或子宫压痛或附件压痛 (2) 附加标准：体温超过38.3℃（口表）；宫颈或阴道异常黏液脓性分泌物；阴道分泌物0.9%氯化钠溶液涂片见到大量白细胞；红细胞沉降率升高；血C反应蛋白升高；实验室证实的宫颈淋病奈瑟菌或衣原体阳性。 (3) 特异标准：子宫内膜活检组织学证实子宫内膜炎；阴道超声或磁共振检查显示输卵管增粗，输卵管积液，伴或不伴有盆腔积液、输卵管卵巢肿块，以及腹腔镜检查发现PID征象

12. 产科疾病

考点	西医病名	中医病名	诊断要点
考点43★	自然流产	胎漏、胎动不安	有停经史、早孕反应，阴道流血或伴腹痛
考点44★	异位妊娠	异位妊娠	输卵管妊娠未发生流产或破裂前，临床表现不明显，诊断较困难，应结合以下检查，协助尽早诊断。 (1) 血β-HCG定量：异位妊娠时，该值通常低于同期正常宫内妊娠。 (2) 血孕酮定量：输卵管妊娠时，孕酮一般偏低。 (3) 超声检查有助于诊断异位妊娠，阴道超声优于腹部超声，超声与血β-HCG结合对确诊帮助很大。 (4) 阴道后穹隆穿刺适用于疑有腹腔内出血的患者，可抽出不凝血液。 (5) 腹腔镜检查术是诊断的"金标准"。 (6) 子宫内膜病理检查适于超声不能确定妊娠部位者，对于诊断不明确的，尤其子宫内膜较厚或者宫内有囊性区者，可刮宫后24小时复查血清β-HCG，较术前无明显下降或上升，协助支持诊断

续表

考点	西医病名	中医病名	诊断要点
考点45★	产褥感染	产后发热	(1) 病史详细询问病史及分娩经过，排除引起产褥病率的其他疾病。 (2) 全身及局部体检仔细检查腹部、盆腔及会阴伤口，确定感染的部位和严重程度。 (3) 确定病原体培养，分泌物涂片检查，病原体抗原和特异抗体检查

13. 儿科疾病

考点	西医病名	中医病名	诊断要点
考点46★	小儿肺炎	肺炎喘嗽	根据临床有发热、咳嗽、气促或呼吸困难，肺部有较固定的中、细湿啰音，一般不难诊断。胸片有斑片影，可协助诊断。确诊后，应进一步判断病情的轻重，有无并发症，并作病原学诊断，以指导治疗和评估预后
考点47★	小儿腹泻	泄泻	根据发病季节、病史（包括喂养史和流行病学资料）、临床表现和大便性状易于做出临床诊断。必须判定有无脱水（程度和性质）、电解质紊乱和酸碱失衡；同时注意寻找病因，一般大便无或偶见少量白细胞者，为侵袭性细菌以外的病因（如病毒、非侵袭性细菌、寄生虫等肠道内、外感染或喂养不当）引起的腹泻，多为水泻，有时伴脱水症状；大便有较多白细胞者，常由各种侵袭性细菌感染所致
考点48★	水痘	水痘	典型水痘据流行病学资料、临床表现，尤其皮疹形态、分布特点，不难做出诊断。非典型病例需靠实验室检测进行确诊
考点49★	流行性腮腺炎	痄腮	主要根据流行病学史、接触史以及腮腺肿大疼痛的临床表现，诊断一般不困难。对疑似病例需根据血清学检查或病毒分离确诊

14. 骨科疾病

考点	西医病名	中医病名	诊断要点
考点50★	桡骨下端骨折	桡骨远端骨折	(1) 伸直型骨折：①腕部侧面观骨折远端向背侧移位时，可见"餐叉样"畸形。②腕部正面观骨折远端向桡侧移位时，呈"枪上刺刀状"畸形。③缩短移位时可触及上移的桡骨茎突。 (2) 屈曲型骨折：从腕部侧面观，骨折远端向掌侧移位时，可有"锅铲样畸形"。

考点	西医病名	中医病名	诊断要点
			(3)无移位或不完全骨折：①肿胀多不明显，仅觉得局部疼痛和压痛。②可有环状压痛和纵轴压痛，腕和指运动不便，握力减弱。 (4)伤后局部肿胀、疼痛，手腕功能部分或完全丧失。腕关节正侧位X线片，可明确骨折的类型和移位的方向。
考点51★	肩关节脱位	肩骨脱臼	(1)有上肢外展外旋或后伸手掌着地外伤病史。 (2)患肩疼痛、肿胀，不敢活动，功能障碍。患者有以健手托住患侧前臂，头部向患侧倾斜的特殊姿势。 (3)方肩畸形：肩部失去圆浑的轮廓，用手触摸肩部，原肩胛盂处有空虚感，并有弹性固定。 (4)Dugas征阳性：有脱位时，将患侧肘紧贴胸壁时，手掌搭不到健侧肩部；或手掌搭在健侧肩部时，肘部无法贴近胸壁，称为Dugas征阳性。 (5)X线检查：X线正位、侧位片及全胸片可确定肩关节脱位的类型、移位方向及有无合并撕脱骨折。肩关节前脱位可合并神经、血管损伤，应注意检查上肢的感觉及运动功能
考点52★	颈椎病	项痹	(1)神经根型：颈根部疼痛呈酸痛、灼痛或电击样痛向肩、上臂、前臂及手指放射，上肢沉重，酸软无力，持物易坠落。 (2)脊髓型：双下肢麻木、发冷、疼痛，走路欠灵活、无力，打软腿，易绊倒，不能跨越障碍物，晚期下肢或四肢瘫痪，二便失禁或尿潴留。 (3)椎动脉型：单侧颈枕部或枕顶部发作性头痛，视力减弱，耳鸣，听力下降，眩晕。可见眩晕猝倒发作。 (4)交感神经型：头痛或偏头痛，有时伴有恶心、呕吐，颈肩部酸困疼痛，上肢发凉发绀，视物模糊，眼窝胀痛，眼睑无力，瞳孔扩大或缩小，常有耳鸣、听力减退或消失。可有心前区持续性压迫痛或钻痛，心律不齐，心跳过速。 (5)混合型：合并上述两种或两种以上分型
考点53★	腰椎间盘突出症	腰痛	(1)症状：以腰痛和下肢坐骨神经放射痛为主。腰腿疼痛腹腔内压升高时加剧，牵拉神经根的动作也使疼痛加剧，腰前屈活动受限，屈髋屈膝、卧床休息可使疼痛减轻，重者卧床不起，翻身极感困难。 (2)体征：①腰部畸形。②腰部压痛和叩痛。③腰部活动受限。④皮肤感觉障碍。⑤肌力减退或肌萎缩。⑥腱反射减弱或消失。⑦特殊检查：阳性直腿抬高试验、加强试验、屈颈试验、仰卧挺腹试验、颈静脉压迫、股神经牵拉试验均为阳性

附：中西医病名对应表

西医病名	中医病名
急性上呼吸道感染	感冒
慢性阻塞性肺疾病	肺胀，喘证
慢性肺源性心脏病	肺胀
支气管哮喘	哮病
肺炎	肺炎喘嗽
肺结核	肺痨
原发性支气管肺癌	肺癌
慢性呼吸衰竭	肺衰，喘证，喘脱
心力衰竭	心悸
心律失常	心悸
原发性高血压	眩晕，头痛
冠状动脉粥样硬化性心脏病	胸痹
病毒性心肌炎	心悸
胃炎	胃痛
消化性溃疡	胃痛
肝硬化	鼓胀
急性胰腺炎	腹痛
慢性肾小球肾炎	水肿
尿路感染	淋证
慢性肾衰竭	关格
缺铁性贫血	虚劳
再生障碍性贫血	血证
特发性血小板减少性紫癜	血证（紫癜）
甲状腺功能亢进症	瘿病
糖尿病	消渴
痛风	痹证
类风湿性关节炎	痹证
脑梗死	中风
脑出血	中风
病毒性肝炎	黄疸，胁痛
乳腺增生病	乳癖

续表

西医病名	中医病名
急性阑尾炎	肠痈
肠梗阻	肠结
胆石症	胁痛
前列腺增生症	精癃
下肢动脉硬化性闭塞症	脱疽
功能失调性子宫出血	非排卵性：崩漏 排卵性：月经先期，月经过多，经期延长，经间期出血
绝经综合征	绝经前后诸证
盆腔炎性疾病	盆腔炎
自然流产	胎漏、胎动不安
异位妊娠	异位妊娠
产褥感染	产后发热
小儿肺炎	肺炎喘嗽
小儿腹泻	泄泻
肾病综合征	水肿
过敏性紫癜	紫癜
水痘	水痘
流行性腮腺炎	痄腮
桡骨下端骨折	桡骨远端骨折
肩关节脱位	肩骨脱臼
颈椎病	项痹
腰椎间盘突出症	腰痛

三、实战演练

1. 某男，66岁，已退休。呼吸气促困难3天。3天前受凉后出现鼻、咽、眼、耳发痒，喷嚏，鼻塞，流涕，咳嗽，气促，喉中痰涎壅盛。现症见：呼吸气促困难，喉中痰鸣，鸣声如吹哨笛，咯痰黏腻难出，喘急胸满，胸部憋塞，但坐不得卧，无发热恶寒，面色青暗，舌苔厚浊，脉滑。查体：T：36.9℃ P：75次/分 R：23次/分 BP：135/80mmHg. 肺部叩之呈过清音，听诊两肺满布哮鸣音。检查：血液检查：嗜酸性粒细胞增多；痰液检查：涂片镜检可见较多嗜酸性粒细胞。请说出本病例的中医病证诊断及西医诊断。

【参考答案】中医诊断：哮证（风痰哮证）。西医诊断：支气管哮喘。

2. 某女，56岁，农民。咳嗽，低热1月余。1月前因照料家中肺结核病人后出现咳嗽，咯少量白痰。伴低热，盗汗，经胸片诊断为肺结核，现三联抗结核治疗。现症见干咳，咳声短促，咯少量黏白痰，痰中带血丝或血点，色鲜红，胸部隐痛，午后手足心热，皮肤干灼，口干咽燥，轻微盗汗，疲倦乏力，纳食不香，舌边尖红，苔薄白，脉细数。查体：T：38.5℃ P：80次/分 R：25次/分 BP：140/80mmHg 肺部叩诊呈浊音。听诊可闻及支气管呼吸音和细湿啰音。检查：X线示上叶尖后段表现为密度较淡，边缘模糊；结核菌检查：抗酸杆菌阳性。请说出本病例的中医病证诊断及西医诊断。

【参考答案】中医诊断：肺痨（肺阴亏损证）。西医诊断：肺结核。

3. 王某，男，57岁。2011年3月9日初诊。患者半年前无明显原因出现大便带脓血，日行2~4次不等，伴腹痛，里急后重，无发热，开始时自服黄连素、泻痢停有效，后因饮食不慎而复发。一年前在当地行结肠镜检查示：溃疡性结肠炎，给予SASP口服，效可，服药半年后自动停药。一月前因过劳，加之饮食不慎致上症复作。查体：T：38℃，P：95次/分，R：25次/分，BP：140/85mmHg，大便带脓血，日行6~10次不等，检查：血红蛋白48g/L，血沉42mm/h，血清白蛋白20g/L 大便常规：WBC（+++），RBC（++）；大便培养：无细菌生长。请说出本病例的中医病证诊断及西医诊断。

【参考答案】中医诊断：痢疾（湿热证）。西医诊断：溃疡性结肠炎。

4. 朱某，男，57岁。平素嗜酒，近来情绪不畅，性情急躁且动辄发火。昨日饮酒数量，今日清晨4点出现吐血一次，血色暗红，夹杂食物残渣，量约200ml，伴见口苦胁痛。查体：T：38.5℃，P：76次/分，R：25次/分，BP：140/90mmHg。舌质红，脉弦数。检查：WBC：12.8×10^9/L。请说出本病例的中医病证诊断及西医诊断。

【参考答案】中医诊断：血证（吐血）。西医诊断：上消化道出血。

5. 周某，男，89岁。2010年8月13日初诊。2009年5月，因咳嗽，胸痛，纳差，乏力2个月，服用一般治咳嗽的中西药物无效，在医院作详细检查后诊断为肺癌（鳞癌）。在知道肺癌的诊断后，因患者年事已高，本人及家属均不愿接受手术治疗，故主要以化疗及中药进行治疗。查体：T：37.5℃，P：72次/分，R：26次/分，BP：145/80mmHg。咳嗽痰少，或痰稀，咳声低弱，气短喘促，神疲乏力，面色㿠白，形瘦恶风，自汗，口干少饮，舌质红，脉细弱。请说出本病例的中医病证诊断及西医诊断。

【参考答案】中医诊断：肺癌（气阴两虚证）。西医诊断：原发性支气管肺癌。

6. 患者李某，女，30岁，中学教师。乳房肿块1年。患者一年前因工作压力大出现乳房内有肿块，月经前乳房胀痛，经后消失，肿块随喜怒消长，伴有胸闷胁胀，善郁易怒，失眠多梦，心烦口苦，曾服散结片治疗，效果不明显。平素身体健康。查体：苔薄黄，脉弦滑。乳房内触之有片块样肿块，质韧，边界清，压痛明显。检查：X线示可见乳腺内表现为斑片状，结节状密度增高影，密度不均，边缘不清，形态不规则，有时呈块状或毛玻璃样密度增高影。B超示可现乳腺组织增厚，局限性或弥漫性圆形或椭圆形液性暗区及不均质的低回声区，囊壁较厚，边缘光滑。请说出本病例的中医病证诊断及西医诊断。

【参考答案】中医诊断：乳癖（肝郁痰凝证）。西医诊断：乳腺增生病。

7. 女，40岁，反复头痛头胀1月。患者平素常性情烦躁。近一个月来反复头痛头胀，时伴眩晕，遇劳加剧，自觉心烦易怒，夜眠不安，时兼胁痛，大便干结，遂来就诊。面红目赤，口苦而渴，舌红，苔薄黄，脉弦有力。查体：T：36.2℃，P：80次/分，R：18次/分，BP：170/110mmHg。眼底检查：动脉硬化Ⅱ级。心脏听诊：$A_2 > P_2$。B超检查：肝、胆、胰、脾、肾未见异常。请说出本病例的中医病证诊断及西医诊断。

【参考答案】中医诊断：头痛（肝阳上亢）。西医诊断：2级高血压。

8. 吴某，男，45岁，司机，2010年9月8日就诊。患者平素性情急躁，饮食无规律，近一月来，间发上腹部近心窝处疼痛，曾在某医院做胃镜检查示"十二指肠球部溃疡"，服用雷尼替丁等药物后痛减。5天前因情志不畅致上症加重，以上腹部胀痛为主，牵扯及两胁，伴嗳气频作，饮食较前减少，小便调，大便不畅。查体：T：36.5℃，P：69次/分，R：20次/分，BP：120/70mmHg。痛苦面容，精神不振，腹部平软，剑突下轻压痛，无反跳痛，肠鸣音正常。舌质淡红，苔薄白，脉弦。血常规正常，大便常规正常。检查：X线示胃肠道壁的局限性缺损，溃疡部位成龛影状。请说出本病例的中医病证诊断及西医诊断。

【参考答案】中医诊断：胃痛（肝气犯胃证）。西医诊断：十二指肠球部溃疡。

9. 患者张某，女，26岁，工人。腹痛1天。患者1天前无明显诱因出现胃痛，未予重视，后转移到脐周，最后右下腹疼痛，呈持续性，进行性加剧，恶心，平素身体健康，现症状：右下腹局限性压痛，拒按，伴恶心纳差，发热，舌有瘀斑，舌苔白腻，脉弦紧或弦滑。患者月经正常。查体：T：37.5℃，P：65次/分，R：22次/分，BP：120/80mmHg。麦氏点压痛反跳痛明显。腹肌紧张。检查：血常规WBC：13.6×10^9/L；尿常规RBC（+）。请说出本病例的中医病证诊断及西医诊断。

【参考答案】中医诊断：肠痈（瘀滞证）。西医诊断：急性阑尾炎。

10. 患儿刘某，女，2岁9个月。腹泻1天。患儿1天前因饮食不节出现呕吐，呕吐3次，呕吐物为未消化饮食，气味酸腐，外用丁桂儿脐贴无明显效果，随即出现腹泻，日行5~6次。现症见：大便稀溏，夹有未消化食物残渣，气味酸臭，日行5~6次，脘腹胀满，腹痛，恶心呕吐，嗳气酸馊，口臭，纳差，夜眠不安，舌红苔黄厚腻，指纹滞。查体：T：37.1℃，P：60次/分，R：20次/分，BP：110/60mmHg。腹部胀满、听诊可闻及肠鸣音亢进。检查：大便常规：脂肪球，WBC（+），RBC（+）。请说出本病例的中医病证诊断及西医诊断。

【参考答案】中医诊断：泄泻（伤食证）。西医诊断：小儿腹泻。

第四部分 西医答辩或临床判读

一、西医答辩

(一) 考试介绍

主要考查西医常见疾病的病因、症状、体征、诊断、治疗等方面的内容。本类考题与临床判读考题2选1抽题作答，每题5分，共5分。

【样题】试述消化道溃疡的并发症。

答案：①出血。②穿孔。③幽门梗阻。④癌变。

(二) 考点汇总

1. 呼吸系统疾病

考点1★★ 急性上呼吸道感染（2016年新增考点）

【病因】

①病毒：鼻病毒、冠状病毒、腺病毒、流感及副流感病毒、呼吸道合胞病毒、埃可病毒、柯萨奇病毒等。

②细菌：流感嗜血杆菌、肺炎链球菌、葡萄球菌等。

③其他：受凉、劳累、酗酒等。

【临床表现】

病名	表现
普通感冒	症见鼻部症状及咽干、咽痒、咳嗽等，可伴有咽痛、流泪、头痛、声音嘶哑等，较重的患者可有发热。体征以鼻腔黏膜充血水肿、咽部充血多见。病程多在1周左右
急性病毒性咽喉炎	症见咽喉部症状，少见咳嗽。急性喉炎表现为咽痒、声音嘶哑甚至讲话困难，部分患者有发热、咽痛、咳嗽。体征以咽部充血水肿、局部浅表淋巴结肿大、触痛为主
急性疱疹性咽喉炎	症见咽痛、发热，体征以咽部充血、局部黏膜表面有疱疹或浅表溃疡形成，周围有红晕。好发于夏季，儿童多见，一般病程为一周左右
急性咽结膜炎	症见发热、咽痛，伴有畏光、流泪等，体征以眼结膜及咽部充血为主。好发于夏季，尤其游泳后，儿童多见，一般病程不超过一周
急性咽扁桃体炎	起病急，症见咽痛、畏寒、发热，体温可高达39℃以上，呈稽留热，主要体征为咽部充血，扁桃体肿大、充血，发病数小时后扁桃体表面可见脓性分泌物，多伴有颌下淋巴结肿大、触痛

【检查】

(1) 血液一般检查：外周血白细胞计数多正常或偏低，淋巴细胞计数升高，提示为病毒感染；白细胞计数升高伴中性粒细胞增多甚至出现核左移现象，提示为细菌感染。

（2）病原学检查：一般不做。

【诊断与鉴别诊断】

（1）诊断：①主要诊断依据来自于症状与体征，结合血液一般检查结果即可做出诊断。②有咳嗽症状的患者应进行胸部X线检查排除下呼吸道感染。③一般不需进行病因学诊断，需要时可通过病毒分离、病毒血清学检查或细菌培养，确定病原体。

（2）鉴别诊断：主要与疾病初期有类似感冒症状的疾病相鉴别，包括流行性感冒、急性气管-支气管炎、麻疹等急性传染病、过敏性鼻炎等。

【治疗】

（1）一般治疗：休息、多饮水、清淡饮食、室内空气流通。

（2）对症治疗：①鼻咽部症状严重者：伪麻黄碱。②中等度以上发热者：解热镇痛药。③大量出汗者：补充水、电解质。

（3）抗生素治疗：①免疫功能缺陷者：利巴韦林、奥司他韦等。②普通感冒伴有外周血白细胞升高等细菌感染证据者：青霉素类、一代头孢类或大环内酯类抗生素。

考点2★★★ 慢性阻塞性肺疾病（2016年新增考点）

【病因】

①吸烟。②职业粉尘和化学物质。③空气污染。④感染因素。⑤氧化应激。⑥其他：如自主神经功能失调、营养不良、气温变化等。

【临床表现】

（1）症状：①慢性咳嗽。②咳痰。③气短及呼吸困难。④喘息和胸闷。

（2）体征：①视诊桶状胸，呼吸变浅、频率增快。②触诊双肺呼吸动度减弱，语颤减弱。③叩诊双肺叩诊呈过清音，肺下界和肝浊音界下移，心浊音界缩小。④听诊双肺呼吸音减弱，呼气延长，部分患者可闻及湿啰音和（或）干啰音。

【检查】

（1）肺功能检查：第一秒用力呼气容积（FEV_1），FEV_1出现减少且$FEV_1/FVC<70\%$，是诊断COPD的必备条件。

（2）胸部X线：早期可无变化，疾病进展可出现肺纹理增粗、紊乱等非特异性改变及肺气肿改变。

（3）胸部CT：高分辨CT对复杂的病例的鉴别诊断有一定意义。

（4）动脉血气分析：明确是否发生呼吸衰竭、呼吸衰竭的类型及严重程度。

【诊断与鉴别诊断】

（1）诊断：①有长期吸烟等高危因素史。②有慢性咳痰伴气短、喘息、呼气性呼吸困难等症状及肺气肿体征。③肺功能检查显示不完全可逆的气流受限是诊断的必备条件，吸入支气管扩张剂后$FEV_1/FVC<70\%$。

（2）临床分级

分级	标准
I级（轻度）	$FEV_1/FVC < 70\%$，$FEV_1 \geq 80\%$预计值，有或无慢性咳嗽、咳痰症状
Ⅱ级（中度）	$FEV_1/FVC < 70\%$，50%预计值$\leq FEV_1 < 80\%$预计值，有或无慢性咳嗽、咳痰症状
Ⅲ级（重度）	$FEV_1/FVC < 70\%$，30%预计值$\leq FEV_1 < 50\%$预计值，有或无慢性咳嗽、咳痰症状
Ⅳ级（极重度）	$FEV_1/FVC < 70\%$，$FEV_1 < 30\%$预计值或$FEV_1 > 50\%$预计值但伴呼吸衰竭或心力衰竭

（3）鉴别诊断支气管哮喘：哮喘多年幼起病，有过敏史及家族史，一般呈发作性，具有春秋易发、昼轻夜重的特点，发作时双肺满布哮鸣音为特征性体征，一般不出现湿啰音。

【治疗】

（1）稳定期：①健康教育：劝导戒烟。②支气管扩张剂：β_2肾上腺素受体激动剂、抗胆碱能药、茶碱类药。③祛痰药：盐酸氨溴索、N-乙酰半胱氨酸、羧甲司坦和稀化黏素。④糖皮质激素：沙美特罗+氟替卡松、福莫特罗+布地奈德。⑤家庭氧疗。

（2）急性加重期：①控制感染：阿莫西林/克拉维酸、头孢菌素、氟喹诺酮类，感染严重者考虑静脉使用三代头孢菌素。②扩张支气管：应用短效β_2受体激动剂，若效果不显著，加用抗胆碱能药物。病情严重者可考虑茶碱类药。③氧疗。④应用糖皮质激素。⑤应用祛痰药。⑥防治并发症。

考点3★★★ 慢性肺源性心脏病

【病因】

①慢性支气管-肺疾病。②胸廓运动障碍。③肺血管疾病。④神经肌肉疾病、睡眠呼吸暂停低通气综合征等。

【临床表现】

（1）肺、心功能代偿期：症状同COPD，体征见肺动脉高压和右心室肥大。

（2）肺、心功能失代偿期：①呼吸衰竭：症见呼吸困难，伴有胸闷、心悸、体能下降等，严重者出现头晕、头痛、睡眠日夜颠倒，甚至幻觉、神志恍惚、谵妄、抽搐、昏迷等。体征常见发绀、头面部水肿、心动过速、呼吸节律与频率改变，部分患者出现多汗、烦躁不安，严重者出现血压下降、精神错乱和昏迷等。②心力衰竭：以右心衰为主。症见心悸、呼吸困难及发绀进一步加重，上腹胀痛、食欲不振、恶心呕吐、少尿。体征主要为颈静脉怒张、肝大伴压痛、肝-颈静脉反流征阳性、下肢水肿等体循环瘀血征象。心脏可闻及三尖瓣收缩期杂音。严重者发生休克。

（3）并发症：①肺性脑病（主要死亡原因）。②酸碱平衡失调及电解质紊乱（最常见）。③心律失常。④休克。⑤消化道出血。⑥肾衰竭。

【检查】

（1）胸部X线：肺、胸原发疾病及急性肺部感染的征象、肺动脉高压征及右心室肥大。

(2) 心电图：右心室肥大。

(3) 动脉血气分析：合并呼吸衰竭时，$PaO_2 < 60mmHg$ 伴有 $PaCO_2 > 50mmHg$。

(4) 血液检查：见红细胞、血红蛋白升高。

(5) 超声心动图和肺动脉压力测定：肺动脉高压出现肺动脉内径增大，右心室肥大，右室内径增大，右室流出道增宽，右室前壁厚度增加；多普勒呈现三尖瓣反流，右室收缩压增高，肺动脉压升高。

【诊断与鉴别诊断】

(1) 诊断：结合病史、体征及实验室检查，综合判断。

(2) 鉴别诊断

①冠心病：多有心绞痛或心肌梗死史，以反复发作的胸闷、胸痛为主要症状。心脏扩大以左心室肥大为主。X线检查显示心左缘向左下扩大，心电图显示缺血型ST-T改变或出现异常Q波有助于鉴别诊断。

②心脏瓣膜病：二尖瓣狭窄多有右心室扩大、右心衰竭等表现，患者多有风湿热病史或慢性心脏瓣膜病病史，发病无季节性。心脏检查可见心脏病理性杂音、异常心音、附加心音等。

【治疗】

急性加重期：①治疗前准备。②纠正呼吸衰竭。③控制感染：关键性治疗措施，一般可首选青霉素类、氨基糖苷类、氟喹诺酮类、头孢菌素类。④纠正心力衰竭。⑤抗凝治疗。⑥应用糖皮质激素。⑦处理并发症：肺性脑病、心律失常。

考点4★★★ 支气管哮喘

【病因】

①遗传。②环境因素：食物、药物、大气污染、吸烟、运动等。

【临床表现】

发作性的喘息、气急、胸闷或咳嗽。

【检查】

(1) 血液一般检查：偶遇嗜酸性粒细胞增多，并发肺部感染者可有白细胞总数升高和中性粒细胞增多。

(2) 痰液检查：涂片镜检可见大量嗜酸性粒细胞。

(3) 肺功能检查：以 FEV_1 占预计值的百分率（$FEV_1\%$）最有意义。

(4) 免疫学和过敏原检测：缓解期血清中特异性IgE和嗜酸性粒细胞阳离子蛋白（ECP）含量测定有助于诊断。

(5) 胸部X线：急性发作期两肺透光度增加，呈过度充气状态。

(6) 动脉血气分析：哮喘发作程度较轻，PaO_2 和 $PaCO_2$ 正常或轻度下降；中度哮喘发作，PaO_2 下降而 $PaCO_2$ 正常，重度哮喘发作，PaO_2 明显下降而 $PaCO_2$ 超过正常，并可出现呼吸性酸中毒和（或）代谢性酸中毒。

【诊断与鉴别诊断】

（1）诊断：①反复发作喘息、气急、胸闷或咳嗽。②发作时在双肺可闻及散在或弥漫性、以呼气相为主的哮鸣音，呼气相延长。③上述症状和体征可经治疗缓解或自行缓解。④除外其他疾病所引起的喘息、气急、胸闷和咳嗽。⑤临床表现不典型者具备以下1项：支气管激发试验阳性；支气管舒张试验阳性；昼夜PEF变异率≥20%。

（2）鉴别诊断

慢性喘息性支气管炎：有多年反复发作的咳嗽、咳痰、喘息，并以咳嗽为主，伴有喘息症状，每次急性发作多与呼吸道感染有关，病情时轻时重，有时可迁延数月难以缓解。发病时双肺呼气与吸气均可闻及哮鸣音，同时可闻及湿性啰音，痰嗜酸粒细胞正常，血IgE也可正常，胸部X线透视双肺可见纹理增多，单纯予以支气管解痉药止喘效果不明显，只有支气管感染得到完全控制时，咳喘才会逐渐缓解。

【治疗】

（1）治疗目标：长期控制症状，预防未来风险的发生，保证患者有正常或接近正常的生活工作或学习状态。

（2）避免接触危险因素。

（3）药物治疗：①β_2受体激动剂；②茶碱类药物；③抗胆碱药物；④糖皮质激素；⑤白三烯调节剂。

（4）重度及为重发作处理：①持续吸入短效β_2受体激动剂，联合雾化吸入短效抗胆碱药、激素，静脉用茶碱类。②氧疗与辅助通气。③纠正水、电解质及酸碱失衡。④控制感染：广谱抗生素。⑤机械通气。

考点5★★★ 肺炎

Ⅰ．肺炎链球菌肺炎

【病因】

肺炎链球菌为革兰阳性球菌。

【临床表现】

（1）症状：①寒战、高热。典型病例以突发寒战起病，继之出现高热，体温可高达39℃。②咳嗽、咳痰。初期为刺激性干咳，继而咳白色黏痰，1～2天后咳出黏液血性或铁锈色痰，进入消散期痰量增多，痰黄而稀薄。③胸痛。常呈针刺样，随咳嗽或深呼吸而加剧，可放射至肩或腹部。④呼吸困难。出现呼吸快而浅，伴气促、喘息等。⑤其他：少数患者有恶心、呕吐、腹胀或腹泻等胃肠道症状，严重感染者可出现神志模糊、烦躁、嗜睡、谵妄、昏迷等。

（2）体征：①一般检查：急性热病容，呼吸浅速，面颊绯红，皮肤灼热，部分有鼻翼扇动、口唇单纯疱疹等。②肺部体征：肺实变期患侧呼吸运动减弱、触觉语颤增强、叩诊呈浊音、听诊呼吸音减低或消失，并可出现支气管呼吸音。消散期可闻及湿啰音。重症患者有肠胀气，上腹部压痛。少数患者出现休克。

（3）并发症：老年患者易发生感染性休克。其他有胸膜炎、脓胸、心肌炎等。

【检查】

(1) 血液一般检查：血白细胞计数升高，中性粒细胞多超过80%，可伴有核左移现象或细胞内可见中毒颗粒。

(2) 病原学检查：痰直接涂片可见革兰染色阳性、带荚膜的球菌，可初步做出病原学诊断。

(3) 胸部X线：早期仅见肺纹理增粗、紊乱；肺实变期呈肺叶、肺段分布的密度均匀阴影，并在实变阴影中可见支气管气道征，肋膈角可有少量胸腔积液征；消散期显示实变阴影密度逐渐减低，呈散在的大小不等的片状阴影。

【诊断与鉴别诊断】

(1) 诊断：①突发寒战起病，继之出现高热，呈稽留热，初为刺激性干咳，继而咳白色黏痰或铁锈色痰，查体有急性热病容及肺实变体征，消散期可闻及湿啰音。②结合胸部X线检查呈肺叶、肺段分布的密度均匀阴影，可做出初步诊断。③对于临床表现不典型者，确诊有赖于病原菌检测。

(2) 鉴别诊断

①肺结核：肺结核常有低热、乏力、消瘦等结核中毒症状；痰中可找到结核菌；X线示病变多在肺尖或锁骨上下，密度不均，且可形成空洞和肺内播散；一般抗感染治疗无效，抗结核治疗有效。

②肺癌：起病缓慢，常有刺激性咳嗽和少量咯血，无明显全身中毒症状；血白细胞计数轻度升高；X线示局灶性边缘不规则的高密度影；痰细胞学检查或肺组织活检可确诊。

③急性肺脓肿：早期临床表现与肺炎球菌肺炎相似，但随病程进展，咳出大量脓臭痰；无以肺叶为范围的肺实变体征；X线示脓腔及液平面形成。

【治疗】

(1) 一般治疗：休息、多饮水、食易消化物。

(2) 抗生素治疗：首选青霉素G。

(3) 对症治疗：①平卧，吸氧，监测生命体征。②补充血容量。③纠正水、电解质和酸碱平衡紊乱。④应用糖皮质激素。⑤应用血管活性药物：根据病情应用多巴胺、间羟胺等。⑥控制感染：加大抗生素用量，必要时选用二、三代头孢菌素或联合用药。⑦防治并发病：心肾功能不全等。

Ⅱ．肺炎支原体肺炎

【病因】

肺炎支原体引起。

【临床表现】

(1) 症状：乏力、咽痛、头痛、咳嗽、发热、食欲不振、腹泻、肌痛、耳痛等，多为阵发性刺激性呛咳，咯少量黏液痰。发热可持续2～3周，体温恢复正常后可仍有咳嗽，肺外表现有皮炎（斑丘疹和多形红斑）等。

(2) 体征：咽部充血。

【检查】

(1) 血液一般检查：细胞总数正常或略增高，以中性粒细胞增多为主。

(2) 胸部X线：呈现肺部多形态的浸润影，呈节段性分布，以肺下野为多见，可从肺门附近向外伸展。

(3) 血清学检查：多数患者起病2周后冷凝集试验呈阳性，滴度大于1：32。

(4) 病原体检测：直接检测呼吸道标本中肺炎支原体抗体，可用于早期快速诊断。

【诊断与鉴别诊断】

(1) 诊断：①多见于儿童及青少年，起病较缓慢，逐渐出现乏力、咽痛、咳嗽，发热伴头痛、肌痛、耳痛等，咳嗽呈阵发性刺激性呛咳，痰量较少，体温恢复正常后仍有咳嗽，伴有斑丘疹和多形红斑等肺外表现。②X线表现为多形态呈节段性分布的浸润影。③血清学检查冷凝集试验呈阳性，血清抗体滴度逐步升高。

(2) 鉴别诊断

病毒性肺炎：①好发于冬春病毒性疾病流行的季节，可呈暴发或散发流行；②起病较急，发热、肌肉酸痛等全身症状较重，婴幼儿及老年人易发生重症肺炎；③肺部阳性体征不明显；④外周血无显著白细胞增多及中性分类升高；⑤X线示肺纹理增多及毛玻璃样阴影。

【治疗】

(1) 应用抗生素：①大环内酯类：红霉素、罗红霉素或阿奇霉素。②氟喹诺酮类：左氧氟沙星、加替沙星和莫西沙星。

(2) 对症治疗：对剧烈呛咳者，咳痰不多时可适当给予镇咳药。

(3) 一般治疗：注意休息，加强营养；高热及食欲不振者注意维持水、电解质平衡。

考点6★★★ 肺结核

【传染源和传播途径】

主要经呼吸道传播，排菌的肺结核患者是重要的传染源，也可通过消化道传染，经皮肤、泌尿生殖道传染现已很少见。

【临床表现】

(1) 症状：①全身症状：长期午后低热、盗汗、乏力、全身不适，伴食欲减退、消瘦。女性可出现月经失调或闭经。②呼吸系统症状：慢性咳嗽，多为干咳或咳少量白色黏痰，继发感染后可有脓性痰。部分患者有不同程度的咯血。可有胸痛，多呈隐痛或刺痛。病变范围较大时可出现呼吸困难。

(2) 体征：患侧呼吸运动减弱；锁骨上、下或肩胛间区叩诊呈浊音；听诊呼吸音减低，或闻及支气管肺泡呼吸音、小水泡音等。全身体征主要有慢性病容，营养不良与消瘦等。

【检查】

(1) 结核菌检查：确诊肺结核最特异性的方法。痰中找到结核菌是确诊肺结核的重要依据，并提示患者具有传染性，痰菌由阳性转为阴性是判断肺结核疗效的主要根据。

(2) X线检查：常见征象有渗出性、干酪样、空洞、纤维钙化等。

(3) 结核菌素（PPD）试验：仅有参考价值。

【诊断与鉴别诊断】

（1）诊断：根据病史尤其是结核病史及结核病接触史，结合体征、胸部X线检查及痰结核菌检查综合做出诊断。

（2）鉴别诊断

①肺癌：病史不同，肺癌多有长期吸烟史，肺结核可有结核病史或接触史。肺癌多见于40岁以上患者，男性居多，肺结核可见于任何年龄。痰结核菌、细胞学、胸部CT等检查有助于鉴别诊断。

②肺炎：肺炎起病急、寒战、高热、咳痰明显，而肺结核起病较缓，急性感染的全身表现不突出，早期咳痰较少。肺炎多伴有外周血白细胞显著升高，胸片表现为片状或斑片状阴影，肺结核白细胞多轻度升高，肺部X线表现具多样性、特征性。痰结核菌检查有助于鉴别诊断。肺炎一般抗生素治疗多有效，肺结核需用敏感的抗结核药物治疗方可见效。

【治疗】

（1）化疗原则：早期、规律、全程、适量、联合。

（2）常用药：①一线杀菌剂：异烟肼、利福平、链霉素、吡嗪酰胺。②二线抑菌剂：乙胺丁醇、对氨基水杨酸钠、卷曲霉素。③抗结核新药：利福布汀、左氧氟沙星、环丙沙星。

（3）对症治疗：①毒性症状：抗结核药＋糖皮质激素。②咯血：量小用氨基己酸、卡巴克洛，量大用垂体后叶素。

考点7★★ 原发性支气管肺癌

【病因】

①吸烟。②空气污染。③职业致癌因子。④某些癌基因的活化及抗癌基因的丢失、电离辐射、病毒感染、β胡萝卜素和维生素A缺乏等。

分类

按解剖学分类：①中央型肺癌；②周围型肺癌。

按组织病理学分类：①非小细胞肺癌；②小细胞肺癌。

【临床表现】

（1）原发肿瘤引起的表现：①咳嗽与咳痰：常见的早期症状，多呈刺激性干咳，或有少量黏液痰。②咯血。③喘鸣。④全身症状：体重下降、发热等。

（2）肺外胸内扩散：①胸痛。②呼吸困难。③咽下困难。④声音嘶哑。⑤上腔静脉阻塞综合征：头颈、前胸部及上肢水肿淤血。⑥Horner综合征：肺尖部肺癌（又称为肺上沟瘤、Pancoast瘤）易压迫颈交感神经，出现同侧眼睑下垂、眼球内陷、瞳孔缩小、额部少汗等，称为Horner综合征。

【检查】

（1）胸部X线：局限性肺气肿、孤立性圆形病灶和单侧肺门阴影增大。

（2）痰脱落细胞检查：3次以上痰细胞学检查，可提高中央型肺癌的诊断准确率。

【诊断与鉴别诊断】

（1）诊断：有原发肿瘤引起的临床表现，或出现肺外胸内扩散的表现，或有胸外表现等，影像学、细胞学和病理学检查是诊断肺癌的必要手段。

（2）鉴别诊断

①肺结核：多见于青壮年，病程长。常有持续性发热及全身中毒症状，可有反复的咯血。痰菌检查可检出结核菌。X线检查有结核灶的特征。抗结核药物治疗有效。

②肺炎链球菌肺炎：多见于青壮年，急性起病，首发症状多为寒战、高热，咳铁锈色痰，伴有外周血白细胞增高及中性分类比例升高。影像学改变以大面积肺实变影为特征。一般抗生素治疗有效。若起病缓慢，无毒血症状，抗生素治疗效果不明显，或在同一部位反复发生的肺炎等，应慎重排查肺癌的可能。

【治疗】

治疗方案主要依据肺癌的组织学类型决定。小细胞肺癌发现时多已发生转移，外科手术根治的几率较低，主要依赖化疗或放化疗综合治疗；非小细胞肺癌中央型肺癌相对多见，发现时若为局限性，应积极实施外科手术治疗或放疗。

考点8★★★ 慢性呼吸衰竭（2016版大纲新增考点）

【病因】

①支气管-肺疾病。②胸廓和神经肌肉病变。

【临床表现】

（1）原发病表现。

（2）缺氧表现：①呼吸困难。②发绀。③精神神经症状：注意力不集中、智力及定向力障碍，缺氧加重时可出现烦躁、恍惚，甚至昏迷。⑤消化道表现：上消化道出血、黄疸。⑥泌尿系统表现：部分出现蛋白尿、氮质血症。

【检查】

（1）动脉血气分析：典型的动脉血气改变是 $PaO_2 < 60mmHg$，可伴或不伴 $PaCO_2 > 50mmHg$，以伴有 $PaCO_2 > 50mmHg$ 的Ⅱ型呼衰为常见。

（2）X线检查：用于进一步明确原发病等。

【诊断与鉴别诊断】

（1）诊断：①有慢性支气管-肺疾患如COPD、重症肺结核、肺间质纤维化等导致呼吸功能障碍的原发疾病史。②有缺氧和二氧化碳潴留的临床表现如呼吸困难、发绀、精神神经症状等。③动脉血气分析 $PaO_2 < 60mmHg$，或伴有 $PaCO_2 > 50mmHg$，即可确立诊断。

（2）鉴别诊断

急性呼吸衰竭：原有呼吸功能正常，无慢性支气管-肺疾病史，常由急性病因如严重急性肺部感染、急性呼吸道阻塞性病变、危重哮喘、急性肺水肿、肺血管疾病及外伤所致。除呼吸困难表现外，伴有多脏器功能性障碍。以Ⅰ型呼吸衰竭多见。

【治疗】

（1）保持气道通畅治疗。

(2) 氧疗。
(3) 增加通气量。
(4) 纠正酸碱平衡和电解质紊乱。
(5) 治疗并发症：①肺性脑病：甘露醇、山梨醇。②上消化道出血：质子泵抑制剂。

2. 循环系统疾病

考点9★★ 心力衰竭

【病因】

(1) 原发性心肌损害

①缺血性心肌损害。②心肌炎和心肌病。③心肌代谢障碍性疾病。

(2) 心脏负荷过重。

Ⅰ．慢性心力衰竭

【临床表现】

(1) 左心衰竭

症状：①肺淤血：呼吸困难：劳力性呼吸困难、夜间阵发性呼吸困难、端坐呼吸、急性肺水肿（心源性哮喘）；咳嗽、咳痰、咯血。②组织灌注不足：体能下降、乏力、疲倦、记忆力减退、焦虑、失眠、尿量减少等。

体征：①肺部：随着病情由轻到重，肺部湿啰音可从局限于肺底部发展到全肺。病情严重出现心源性哮喘时，可闻及散在哮鸣音。②心脏：心脏轻度扩大、心率加快、心音低钝，P_2亢进、心尖区可闻及舒张期奔马律和（或）收缩期杂音、可触及交替脉等。

(2) 右心衰竭

症状：以消化道及肝脏淤血症状为主，表现为食欲不振、腹胀、上腹隐痛等，伴有夜尿增多、轻度气喘等。

体征：①水肿。②颈静脉充盈。③肝脏肿大。④心脏体征：三尖瓣关闭不全的反流性杂音。⑤发绀。

【检查】

①利钠肽（BNP）检测：BNP＜100pg/mL，不支持心衰的诊断；BNP＞400pg/mL，支持心衰诊断。

②X线：心影增大、肺纹理增粗。

③超声心动图检查：收缩功能：左心室收缩分数（LVEF）≤50%为收缩期心力衰竭的诊断标准；舒张功能：E/A比值降低。

【诊断与鉴别诊断】

(1) 诊断：①首先应明确其原发心脏病的诊断，是诊断心力衰竭的前提。②具有心力衰竭的症状与体征。③检查有心力衰竭的相关改变为客观证据。

(2) 鉴别诊断

支气管哮喘：多见于青少年，有过敏史。发作时出现呼气性呼吸困难伴双肺弥漫而响亮的哮鸣音，一般无舒张期奔马律、心脏杂音等体征。发作将要缓解时咳出白色黏痰，支气管扩张剂治疗有效。血浆 BNP 水平及超声心动图等有重要的鉴别意义。

【治疗】

（1）病因治疗：治疗原发病、消除诱因。

（2）一般治疗：休息、限盐饮食。

（3）药物治疗：①利尿剂：氢氯噻嗪、呋塞米、螺内酯。②ACEI、血管紧张素Ⅱ受体拮抗剂。③β受体阻滞剂。④正性肌力药：洋地黄类。⑤血管扩张药物：硝酸甘油、肼苯哒嗪、酚妥拉明。

Ⅱ．急性心力衰竭

【临床表现】

（1）症状：①突发严重呼吸困难，呼吸频率常超过 30 次/分。②强迫坐位、面色灰白、发绀、大汗、烦躁不安，病情严重者常神志模糊。③频繁咳嗽，咳粉红色泡沫状痰。④发病初始血压可一时性升高，随后出现血压下降甚至发生休克。

（2）体征：听诊两肺满布湿啰音和哮鸣音，第一心音低钝，可闻及舒张期奔马律及 P_2 亢进。

【诊断与鉴别诊断】

（1）诊断：根据病史、典型症状与体征，可作出判断。

（2）鉴别诊断：突发的显著的呼吸困难应与支气管哮喘鉴别；发生心源性休克时应与其他原因所致的休克鉴别。

【治疗】

（1）应用血管扩张药：硝酸甘油、硝普钠。

（2）应用正性肌力药：毛花苷 C、多巴酚丁胺、多巴胺。

考点 10 ★★ 心律失常

Ⅰ．过早搏动

【病因】

①生理因素。②器质性心脏病。③药物过量中毒。④电解质紊乱。

【临床表现】

（1）症状：偶发过早搏动患者可无症状或仅有心悸、心跳暂停感，频发过早搏动可有头晕、乏力，甚至发生晕厥，器质性心脏病患者可诱发或加重心绞痛、低血压或心力衰竭。

（2）体征：心脏听诊早搏的第一心音增强，第二心音减弱或消失，之后有较长的停歇。早搏的桡动脉搏动减弱或消失。

【治疗】

（1）积极治疗原发病及诱因。

（2）抗心律失常药物治疗：①房性和交界性早搏：Ⅰa 类、Ⅰc 类、Ⅱ类和Ⅳ类抗心律失常药。②室性早搏：Ⅰ类和Ⅲ类抗心律失常药。③洋地黄中毒所致的室性早搏：

停用洋地黄，给予苯妥英钠、氯化钾。

（3）心动过缓基础上出现的室性早搏：阿托品、山莨菪碱。

Ⅱ．阵发性心动过速

【病因】

①房性心动过速。②与房室交界区相关的折返性心动过速。③室性心动过速。

【临床表现】

（1）房性心动过速：胸闷、心悸、气促，多不严重。

（2）与房室交界区相关的折返性心动过速：突发突止，长短不一，多由一个室上性早搏诱发。可有心悸、焦虑、紧张、乏力、晕眩、晕厥、心绞痛发作等症状。

（3）室性心动过速：持续性室速有低血压、少尿、晕厥、气促、心绞痛。

【治疗】

（1）房性心动过速：①自律性：洋地黄中毒引起者，停用洋地黄并静脉补钾。非洋地黄中毒引起者，口服或静脉注射洋地黄、钙拮抗剂、β受体阻滞剂。②折返性：基本同自律性房性心动过速的治疗。③紊乱性：维拉帕米、胺碘酮。

（2）与房室交界区相关的折返性心动过速：①机械刺激迷走神经。②应用腺苷或钙拮抗剂。③洋地黄或β受体阻滞剂：毛花苷C。④普罗帕酮、索他洛尔、胺碘酮。

（3）室性心动过速：①终止发作：胺碘酮、利多卡因、β受体阻滞剂。②去除病因及诱因：胺碘酮。

Ⅲ．心房颤动

【病因】

①正常人在情绪激动、手术后、运动或大量饮酒时。②心脏和肺部疾病患者，如心脏瓣膜病、冠心病、肺心病、心力衰竭等。③甲状腺功能亢进症等。④急性缺氧、高碳酸血症、血流动力学紊乱等病理因素。⑤孤立性房颤见于无原发心脏病者，多见于中青年。

【临床表现】

（1）症状：常有心悸、头晕、胸闷等。房颤时若心室率＞150次/分时，可发生心绞痛与心力衰竭。部分患者可发生体循环栓塞，常见脑栓塞、肠系膜动脉栓塞、肢体动脉栓塞、脾动脉栓塞等，出现相应的临床表现。

（2）体征：心脏听诊第一心音强度不等，心律绝对不规则，可发生脉搏短绌。

【治疗】

（1）病因治疗：积极治疗原发疾病，消除诱因。

（2）抗凝治疗：心脏瓣膜病基础上发生的房颤，应常规进行华法林抗凝治疗；非心脏瓣膜病患者，先进行栓塞危险分层，高危患者应给予华法林抗凝治疗。

（3）转复心律：有复律条件的患者应进行转复窦性心律治疗，常用药物复律、电复律或导管消融治疗。转复窦性心律后应服用胺碘酮维持治疗。

（4）控制心室率：适用于老年患者，常用药物有β受体阻滞剂、钙通道阻滞剂及地高辛。无器质性心脏病的房颤患者，控制心室率的目标是＜110次/分；合并器质性心脏病的房颤患者，应根据患者具体情况设定目标心室率。

考点 11 ★★★高血压

【病因】

①遗传因素。②环境因素：饮食因素、超重和肥胖、饮酒、精神紧张、缺乏体力活动等。

【临床表现】

(1) 症状

一般症状：头昏、头痛、颈项板紧、疲劳、心悸、烦躁易怒。

受累器官症状：①脑：脑出血和脑梗死（高血压最主要的并发症）。②心：高血压性心脏病、冠心病。③肾：多尿、夜尿增多，继而出现肾功能不全。④眼：眼底血管受累出现视力进行性减退。

(2) 体征：颈部血管杂音、主动脉瓣第二心音亢进、收缩期杂音或收缩早期喀喇音。

(3) 并发症：①高血压危象：血压急剧上升，影响重要脏器血供，出现头痛、恶心、呕吐。②高血压脑病：脑组织血流灌注过多引起脑水肿，出现头痛、呕吐、精神错乱。③脑卒中：包括脑出血、脑血栓形成。

【检查】

(1) 血液检查：餐后2小时血糖及血胰岛素水平、血同型半胱氨酸等，部分患者升高。

(2) 尿蛋白：定量并发生肾损害时多有升高。

(3) 眼底检查：可出现血管病变及视网膜病变。眼底动脉变细、反光增强、交叉压迫及动静脉比例降低；视网膜病变有出血、渗出，视盘水肿等。

(4) 胸部X线：可见主动脉迂曲延长，其升部、弓部或降部可扩张。

(5) 超声心动图：可见主动脉内径增大、左房扩大、左室肥厚。

(6) 动态血压监测：可测定白昼与夜间各时间段血压的平均值和离散度。

(7) 颈动脉超声：内膜中层厚度（IMT）增加或伴有动脉粥样硬化斑块。

【诊断与鉴别诊断】

(1) 诊断：①进行非同日三次测量血压，在未使用降压药物的情况下，收缩压≥140mmHg和（或）舒张压≥90mmHg，即可诊断为高血压。若收缩压≥140mmHg和舒张压<90mmHg为单纯性收缩期高血压。②进行基本项目及选择项目检查，排除继发性高血压。③进行推荐项目检测，评估靶器官情况，进行危险分层。

(2) 血压定义及水平分类

分类	收缩压（mmHg）		舒张压（mmHg）
正常血压	<120	和	<80
正常高值	120~139	和（或）	80~89
高血压	≥140	和（或）	≥90

续表

分类	收缩压（mmHg）		舒张压（mmHg）
1级高血压（轻度）	140~159	和（或）	90~99
2级高血压（中度）	160~179	和（或）	100~109
3级高血压（重度）	≥180	和（或）	≥110
单纯收缩期高血压	≥140	和	<90

（3）鉴别诊断

肾血管疾病：肾血管性高血压患者常起病急、血压显著增高；上腹部或肾区可闻及血管性杂音；静脉肾盂造影、肾动脉多普勒、肾动脉造影、放射性核素肾图等可明确诊断。

【治疗】

（1）高血压危象治疗

①迅速降压治疗目的是尽快使血压降低至足以阻止脑、肾、心等靶器官的进行性损害，但又不导致重要器官灌注不足的水平。可选用：硝普钠；二氮嗪；拉贝洛尔；酚妥拉明；人工冬眠；对血压显著增高，但症状不严重者，可舌下含用硝苯地平。

②制止抽搐可用地西泮10~20mg静脉注射。

③脱水、排钠、降低颅内压：呋塞米加入50%葡萄糖溶液20~40mL中，静脉注射；20%甘露醇或25%山梨醇静脉快速滴注。

④其他并发症的治疗。

（2）药物治疗

①降压药治疗原则：小剂量开始；优先选择长效制剂；联合用药；个体化。

②常用药分类

分类	药物
利尿剂	有噻嗪类、袢利尿剂和保钾利尿剂三类。常用噻嗪类有氢氯噻嗪和氯噻酮、吲哒帕胺
β受体阻滞剂	美托洛尔、阿替洛尔、倍他洛尔
钙通道阻滞剂（CCB）	分为二氢吡啶类和非二氢吡啶类，前者有氨氯地平、非洛地平、硝苯地平等，后者有维拉帕米和地尔硫䓬
血管紧张素转换酶抑制剂（ACEI）	依那普利、贝那普利、福辛普利
血管紧张素Ⅱ受体阻滞剂（ARB）	氯沙坦、缬沙坦、厄贝沙坦、替米沙坦、坎地沙坦和奥美沙坦

考点 12 ★★ 冠状动脉粥样硬化性心脏病

Ⅰ．慢性冠状动脉病

【临床表现】

（1）典型的心绞痛：①诱因：增加心肌氧耗的因素如体力劳动、情绪激动、饱食、寒冷、心动过速。②部位：主要在胸骨体上段或中段之后，可放射至左肩、左臂内侧，达无名指和小指，边界模糊，有手掌大小范围。③性质：压迫感、紧缩感、压榨感，多伴有濒死感。④持续时间：一般 3~5 分钟。

（2）体征：发作时常有心率增快、血压升高、皮肤湿冷、出汗等。有时可出现第四或第三心音奔马律；一过性心尖部收缩期杂音，第二心音分裂及交替脉等。

【检查】

（1）心电图检查：超过 95% 的患者心绞痛发作时，出现相应导联 ST 段水平型下移和（或）T 波倒置。

（2）冠状动脉造影检查：对冠心病具有确诊的价值。

【诊断与鉴别诊断】

（1）诊断：①根据典型心绞痛的发作特点，含用硝酸甘油后可短时间内缓解，结合年龄及存在的冠心病危险因素，应高度疑诊。②心绞痛发作时有心电图 ST-T 改变，症状缓解后心电图异常逐渐恢复，排除其他原因所致的心绞痛，即可建立诊断。③不典型患者必要时行选择性冠状动脉造影明确诊断。

（2）心绞痛严重程度分级

分级	表现
Ⅰ级	一般体力活动（如步行和登楼）不受限，仅在强、快或持续用力时发生心绞痛
Ⅱ级	一般体力活动轻度受限。快步、饭后、寒冷或刮风中、精神应激或醒后数小时内发作心绞痛。一般情况下平地步行 200m 以上或登楼一层以上受限
Ⅲ级	一般体力活动明显受限，一般情况下平地步行 200m，或登楼一层引起心绞痛
Ⅳ级	轻微活动或休息时即可发生心绞痛

【鉴别诊断】

急性心肌梗死：急性心肌梗死的胸痛多剧烈，持续时间多超过 30 分钟，甚至长达数小时，伴有心肌坏死的全身表现如发热、心律失常、心力衰竭或（和）休克等。含用硝酸甘油多不能缓解。心电图面向梗死部位的导联 ST 段抬高，或同时有异常 Q 波。外周血白细胞计数增高、红细胞沉降率增快，心肌坏死标记物增高。

【治疗】

①发作时立刻休息。

②药物治疗：硝酸甘油、硝酸异山梨酯。

Ⅱ．急性 ST 段抬高型心肌梗死

【临床表现】

（1）先兆表现：以原有的稳定型心绞痛转为不稳定型心绞痛，或突然出现心绞痛发作等最常见。

（2）症状：①疼痛：可达数小时至数天，常有烦躁不安、出汗、恐惧、濒死感等伴随表现。②心律失常：以室性心律失常多见。③低血压和休克。④心力衰竭：主要是急性左心衰竭。⑤胃肠道症状：疼痛时常有恶心呕吐、上腹胀痛和肠胀气等，部分患者出现呃逆。⑥其他坏死心肌组织：吸收可引起发热、心悸等。

（3）体征：①心脏体征：心脏浊音界轻至中度增大；心率增快或减慢；心尖区第一心音减弱；可出现舒张期奔马律；二尖瓣乳头肌功能失调或断裂，出现心尖区粗糙的收缩期杂音或伴有收缩中晚期喀喇音。②血压：早期可增高，随后均降低。③其他：发生心律失常、休克或心力衰竭时，出现相关体征。

【检查】

（1）心电图检查

①特征性改变：ST 段抬高反映心肌损伤；病理性 Q 波反映心肌坏死；T 波倒置反映心肌缺血。

②定部位和定范围

部位	特征性心电图改变的导联
前间壁	$V_1 \sim V_3$
局限前壁	$V_3 \sim V_5$
前侧壁	$V_5 \sim V_7$、I、aVL
广泛侧壁	$V_1 \sim V_5$
下壁	II、III、aVF
下间壁	II、aVF、$V_1 \sim V_3$
下侧壁	II、III、aVF、$V_5 \sim V_7$
高侧壁	I、aVL
正后壁	$V_7 \sim V_8$
右室	$V_{3R} \sim V_{7R}$

（2）实验室检查：①心肌酶谱：CK、AST、LDH 升高。②血象：白细胞增高，中性粒细胞增高，嗜酸性粒细胞降低，血沉加快，血清肌凝蛋白轻链增高。

【诊断与鉴别诊断】

（1）诊断：①有冠心病病史及典型的急性心肌梗死的临床表现。②有急性心肌梗死的典型的特征性及动态性 ECG 改变。③心肌损伤标记物的升高符合急性心肌梗死的演变特点。具备以上 3 条中的任意 2 条，即可确诊。

（2）鉴别诊断

心绞痛：疼痛发生在胸骨体上段或中段之后，可放射至肩、左臂内侧甚至达无名指和小指，边界模糊，范围约一个手掌大小，为压迫感、紧缩感、压榨感，多伴有濒死感。持续时间约 3~5 分钟，很少超过 15 分钟。

【治疗】
（1）一般治疗：①卧床休息。②监护。③护理。④建立静脉通道。
（2）有效解除疼痛：①哌替啶或吗啡。②硝酸甘油或硝酸异山梨酯。
（3）灌注治疗：①介入治疗。②溶栓疗法：药物有尿激酶；重组链激酶；重组组织型纤维蛋白溶酶原激活剂。③主动脉-冠状动脉旁路移植术。
（4）对症治疗：①消除心律失常。②控制休克。③治疗心力衰竭。
（5）并发症的处理：①并发栓塞时，用抗凝疗法。②心室壁瘤如影响心功能或引起严重心律失常，宜手术治疗。③心脏破裂和乳头肌功能严重失调者均应考虑手术治疗。

考点13★ 病毒性心肌炎（2016版大纲新增考点）
【病因】
①柯萨奇A、B组；②埃可病毒、脊髓灰质炎病毒、流感和HIV病毒等；③腮腺炎病毒、风疹病毒、肝炎病毒和腺病毒等。

【临床表现】
（1）病毒感染的表现：约半数患者有于发病前1~3周有上呼吸道或消化道病毒感染的病史。患者多有发热（轻度或中度）、咽痛、咳嗽、全身不适、乏力等"感冒"样症状，或恶心、呕吐、腹泻等肠道症状。
（2）心脏受累的表现：病毒感染后1~3周，患者出现头晕、乏力、心悸、胸闷、心前区疼痛、呼吸困难及浮肿等。大多数患者以心律失常为主诉或首发症状，其中少数患者可发生Adams-Stokes综合征。极少数患者发生心力衰竭及心源性休克，甚至猝死。
（3）体征：①心律失常，其中以早搏和房室传导阻滞最常见。②心脏浊音界轻度扩大。③心尖区第一心音减弱，心音可呈胎心律或钟摆律；可闻及第三心音奔马律。④心尖区可闻收缩期吹风样杂音或舒张期杂音，杂音强度一般不超过3级，病情好转后杂音可消失。⑤当炎症累及心包膜时可闻及心包摩擦音。⑥重症患者可出现颈静脉怒张、肺部啰音、肝大、室性或房性奔马律、交替脉等心力衰竭的体征及血压下降、脉搏细速、四肢冰冷、尿少等心源性休克的体征。

【检查】
（1）血液一般检查：病程早期外周血白细胞数可增高，血沉加快。
（2）心肌损伤标记物：血清肌酸磷酸激酶、天冬氨酸转氨酶、乳酸脱氢酶可增高。
（3）血清抗体测定：急性期和恢复期前后2次测定血清病毒中和抗体，有4倍或以上升高。
（4）心电图：①窦性心动过速。②ST段压低，T波低平或倒置。③各种心律失常。④低电压或R波降低、Q-T间期延长、心室肥大，亦可出现坏死性Q波。
（5）X线检查：无症状或轻型病例心影多正常；弥漫性心肌炎或合并心包炎者，心影扩大。
（6）超声心动图检查：显示左室壁弥漫或局限性收缩功能障碍、心室腔扩大。
（7）心内膜心肌活检：可见心肌炎性细胞浸润伴有心肌细胞坏死和（或）心肌细

胞变性。

（8）病毒分离：急性期从患者咽部、血液、粪便、心包或胸腔渗出液中可分离出病毒，是病毒感染的可靠依据。

【诊断与鉴别诊断】

（1）诊断：①发病前有病毒感染的病史。②有相应的临床表现尤其是循环系统的临床表现。③心电图、X线、实验室等检查结果有心肌受损的证据。④排除其他原因所致的心肌炎。⑤确诊有赖于心内膜、心肌或心包组织内病毒、病毒抗原或病毒基因片断的检出。

（2）鉴别诊断

风湿性心肌炎：除具有心肌炎的表现外，多有近期链球菌感染史的证据（咽痛、抗"O"升高、咽拭阳性等），多为全心受累，杂音多较明显且较恒定。常伴有风湿热的其他特征性表现如多发性关节炎、皮下结节、环行红斑等，糖皮质激素与抗风湿制剂疗效明显。

【治疗】

①一般治疗。②改善和促进心肌代谢。③应用糖皮质激素。④应用抗生素。⑤调节细胞免疫功能。⑥治疗并发症。⑦中医药治疗。

3. 消化系统疾病

考点14★★★ 胃炎

Ⅰ．急性胃炎

【病因】

①生物因素：包括细菌及病毒感染。②理化因素：过冷过热的食物、粗硬食物、异物、乙醇、咖啡、浓茶、尼古丁。③应激：一些危重疾病如严重感染、颅内疾病、大手术、大面积烧伤。

【临床表现】

起病迅速，出现上腹部饱胀、疼痛、恶心、呕吐、食欲减退等症状，体检可发现上腹压痛、肠鸣音亢进、急性糜烂出血性胃炎。

【诊断】

据患者急性起病，上腹不适、疼痛，有饮食不当或服用药物或应激状态等诱因，一般可诊断急性胃炎。发病后24～48小时内胃镜检查，可明确诊断不同类型的胃炎。

【治疗】

首先应立即祛除病因，停用非甾体消炎药，给予流质或软食，严重呕吐者应禁食。

Ⅱ．慢性胃炎

【病因】

①幽门螺杆菌（Hp）感染。②自身免疫反应。③十二指肠反流。④理化因素及其他：遗传、年龄、吸烟、饮酒、饮食习惯等。

【分类】

分为慢性浅表性和慢性萎缩性胃炎。

【临床表现】

上腹痛、饱胀不适，以餐后明显，有时伴嗳气、反酸、恶心、呕吐，少数患者上消化道少量出血，可有厌食、体重减轻及贫血表现，恶性贫血患者尚有舌炎、四肢感觉异常等表现。

【检查】

（1）Hp检测：有助于慢性胃炎的分类诊断和选择治疗措施。^{13}C或^{14}C尿素呼气试验具有很好的特异性和敏感性。

（2）胃镜检查：浅表性胃炎表现为黏膜充血与水肿混杂出现，镜下呈红白相间，以红为主，表面附着灰白色分泌物，可见局限性出血点和糜烂。萎缩性胃炎黏膜多苍白或灰白色，黏膜变薄，可透见黏膜下血管纹，皱襞细平，常见糜烂出血灶；局部可见颗粒状或结节状上皮增生。

【诊断与及鉴别诊断】

（1）诊断：慢性胃炎无特异性临床表现，确诊依赖于胃镜和黏膜活检，Hp检查、免疫学检查有助于病因学分析。

（2）鉴别诊断

消化性溃疡、胃癌、神经官能症、慢性胆囊炎都可以表现为上腹不适，胃镜和胆囊B超可以鉴别。

【治疗】

（1）抗菌治疗：以胶体铋剂和质子泵抑制药为主，配合阿莫西林、替硝唑、克拉霉素。

（2）保护胃黏膜：氢氧化铝凝胶、复方氢氧化铝片。

（3）对症治疗：腹胀恶心用多潘立酮/西沙比利。

考点15★★★消化性溃疡

【病因】

①幽门螺杆菌（Hp）感染。②长期服用肾上腺皮质激素、非甾体类抗炎药、氯吡格雷、化疗药、双膦酸盐等。③神经精神因素：长期精神紧张、焦虑、抑郁、恐惧者易发生溃疡。④胃排空障碍。⑤其他：遗传、环境、吸烟、嗜酒、饮浓茶等。

【临床表现】

（1）症状：慢性、周期性、季节性上腹痛，进食可缓解。

（2）体征：溃疡活动时剑突下可有一固定而局限的压痛点。

（3）特殊溃疡

病名	表现
复合性溃疡	胃和十二指肠同时存在溃疡
幽门管溃疡	发生于幽门孔2cm以内的溃疡称为幽门管溃疡，男性多见
球后溃疡	发生于十二指肠球部以下，多位于十二指肠乳头附近的溃疡，夜间痛及背部放射痛常见，易并发出血

续表

病名	表现
巨大溃疡	直径大于2cm的溃疡。对药物治疗反应较差、愈合时间较慢，易发生慢性穿透或穿孔
老年人溃疡	疼痛多无规律，较易出现体重减轻和贫血。胃溃疡多位于胃体上部，溃疡常较大
无症状型溃疡	约15%消化性溃疡患者可无症状，而以出血、穿孔等并发症为首发症状
难治性溃疡	十二指肠溃疡正规治疗8周或胃溃疡正规治疗12周后，经内镜检查确定未愈合的溃疡和（或）愈合缓慢、复发频繁的溃疡

（4）并发症

①出血：最常见的并发症，消化性溃疡是上消化道出血最常见的病因。②穿孔：引起三种后果，游离穿孔、穿透性溃疡、瘘管。③幽门梗阻：疼痛餐后加重，伴恶心呕吐，可致失水和低钾低氯性碱中毒。

【检查】

（1）胃镜检查和黏膜活检：胃镜检查是诊断消化性溃疡最有价值的检查方法。

（2）X线钡餐：直接征象为龛影，对溃疡的诊断有确诊意义。

（3）粪便隐血试验：粪便隐血试验呈阳性，提示溃疡活动。

【诊断与鉴别诊断】

（1）诊断：慢性病程、周期性发作的节律性上腹疼痛，且上腹痛可为进食或抗酸药所缓解的临床表现是诊断消化性溃疡的重要临床线索。X线钡餐检查发现龛影提示溃疡。确诊有赖胃镜检查。

（2）鉴别诊断

胃癌：癌性溃疡的内镜特点为①溃疡形状不规则，一般较大；②底凹凸不平、苔污秽；③边缘呈结节状隆起；④周围皱襞中断；⑤胃壁僵硬、蠕动减弱。

【治疗】

（1）抑制胃酸分泌药治疗：H_2受体拮抗剂（西咪替丁、雷尼替丁），质子泵抑制剂（奥美拉唑）。

（2）保护胃黏膜治疗：硫糖铝、枸橼酸铋钾和前列腺素类药物米索前列醇。

考点16★★★ 溃疡性结肠炎

【病因】

①免疫因素。②遗传因素。③感染因素：痢疾杆菌、溶组织阿米巴或病毒、真菌。④精神神经因素：紧张、劳累。

【临床表现】

（1）消化系统表现：①腹泻和黏液脓血便。②腹痛。③轻中型患者仅左下腹部压痛，若有腹肌紧张、反跳痛、肠鸣音减弱，应警惕结肠扩张、肠穿孔等并发症。

（2）全身症状：急性期可有发热，病情持续活动可出现衰弱、消瘦、贫血、低蛋白血症、电解质紊乱。

(3) 肠外表现：如关节炎、结节性红斑、强直性脊柱炎。

(4) 并发症：①中毒性巨结肠。②直肠结肠癌变。③其他：如肠出血、肠穿孔、肠梗阻、瘘管及肛周脓肿等。

(5) 临床分型

①按病情经过分型

分型	具体表现
初发型	首次发病
慢性复发型	临床最多见，发作与缓解交替
慢性持续型	症状持续半年以上，可间以急性发作
急性暴发型	少见。起病急骤，全身和消化系统症状严重，常并发结肠扩张、肠穿孔、下消化道出血、败血症等

②按病情程度分型

分型	具体表现
轻型	腹泻每天少于4次，无发热，贫血和便血轻或无，血沉正常
中型	介于轻、重型之间，腹泻每天超过4次，仅伴有轻微全身表现
重型	腹泻每天超过6次，多为肉眼脓血便，体温超过38℃，至少持续2天以上，脉搏超过90次/分，血红蛋白<70g/L，血沉>30mm/h，血清白蛋白<30g/L，体重短期内明显减轻。常有严重的腹痛、腹泻、全腹压痛，严重者可出现失水，一般情况较差

③按病变范围分型：可分为直肠炎、直肠乙状结肠炎、左半结肠炎、广泛性或全结肠炎等。

④按病情分期：可分为活动期和缓解期。

【检查】

(1) 粪便检查：常有黏液脓血便，便培养致病菌阴性。

(2) 结肠镜检查：诊断与鉴别诊断的最重要手段。

【诊断与鉴别诊断】

(1) 诊断：①慢性或反复发作性腹泻、脓血黏液便、腹痛，伴不同程度全身症状。②多次粪检无病原体发现。③内镜检查及X线钡剂灌肠显示结肠炎病变。

(2) 鉴别诊断

①慢性细菌性痢疾：常有急性细菌性痢疾病史，粪便检查可分离出致病菌，抗生素治疗有良好效果。

②阿米巴痢疾：病变主要侵犯近端结肠，溃疡较深，边缘潜行，溃疡间的黏膜多属正常。粪便或结肠镜取溃疡渗出物检查可找到溶组织阿米巴滋养体或包囊。血清抗阿米巴抗体阳性。抗阿米巴治疗有效。

【治疗】

(1) 氨基水杨酸制剂：常用柳氮磺吡啶同时应补充叶酸。

(2) 糖皮质激素：药理作用为非特异性抗炎和抑制免疫反应。

(3) 免疫抑制剂：上述两类药物治疗无效者可试用环孢素。

(4) 紧急手术指征：并发大量或反复严重出血、肠穿孔、重型患者合并中毒性巨结肠经积极内科治疗无效，伴有严重毒血症状者。

考点 17★★ 肝硬化

【病因】

①病毒性肝炎。②慢性酒精中毒。③长期胆汁淤积。④肝脏循环障碍。⑤药物或化学毒物。⑥免疫疾病。⑦寄生虫病。⑧遗传和代谢疾病。⑨营养障碍。⑩隐源性肝硬化。

【临床表现】

(1) 代偿期：乏力、食欲减退、腹部不适、恶心、上腹部隐痛、轻微腹泻。查体示肝脏轻度肿大，质地偏硬，无或轻度压痛，脾轻度或中度肿大。

(2) 失代偿期：查体示肝脏缩小、质硬、边缘锐利，有结节感，症状明显。肝硬化的肝功能减退表现：①消化吸收不良。②营养不良。③黄疸。④出血倾向和贫血。⑤内分泌失调：表现为男性睾丸萎缩、性欲减退、毛发脱落、乳房发育，女性月经失调、闭经、不孕等，出现肝掌、蜘蛛痣，皮肤色素沉着，腹水。⑥低蛋白血症。⑦不规则低热。门静脉高压症：①脾大：晚期脾大常伴有脾功能亢进。②侧支循环的建立和开放。③腹水。

(3) 并发症：①急性上消化道出血：食管胃底静脉曲张出血；消化性溃疡和急性出血性糜烂性胃炎；门静脉高压性胃病。②肝性脑病。③原发性肝癌。④感染。⑤其他如肝肾综合征、电解质和酸碱平衡紊乱、肝肺综合征、门静脉血栓形成等。

【检查】

(1) 肝功能检查：失代偿期异常程度与肝脏的储备功能减退程度相关。

(2) 腹水检查：多形核白细胞（PMN）$>0.25 \times 10^9$/L 为确认感染的重要指标。

(3) 免疫学检查：①血 IgG 升高。②可出现非特异性自身抗体。

(4) 超声检查：肝硬化时肝实质回声增强、不规则、不均匀，为弥漫性病变。

(5) X 线检查：食管吞钡 X 线检查显示虫蚀样或蚯蚓状充盈缺损以及纵行黏膜皱襞增宽。

(6) 内镜检查：胃镜可直接观察静脉曲张的程度与范围。

(7) 肝穿刺活检：见假小叶形成（确诊价值）。

【诊断与鉴别诊断】

(1) 诊断：早期肝硬化的诊断较为困难，对于病毒性肝炎、长期饮酒等患者，严密随访观察，必要时做肝活检以早期诊断。肝功能失代偿期的肝硬化，有肝功能损害和门脉高压的临床表现，结合实验室和其他检查能确诊。

（2）鉴别诊断

①肝肿大与原发性肝癌、脂肪肝或血吸虫病等鉴别。②脾肿大与慢性粒细胞性白血病、特发性门脉高压症或疟疾等鉴别。③腹水与充血性心力衰竭、结核性腹膜炎、慢性肾小球肾炎或腹膜肿瘤等鉴别。

【治疗】

（1）食管胃底静脉曲张破裂大出血的处理：对已有食管胃底静脉曲张尚未出血者预防出血的发生（一级预防），对已发生食管胃底静脉曲张出血者预防再次出血（二级预防）。

（2）腹水治疗：①限制水、钠摄入。②利尿：轻度首选螺内酯，疗效不佳或腹水较多者，螺内酯和呋塞米联合应用。③提高血浆胶体渗透压。④经颈静脉肝内门体静脉分流术。⑤放腹水疗法。⑥自身腹水浓缩回输术。⑦自发性细菌性腹膜炎：第三代头孢菌素。一旦培养出致病菌，则应根据药敏实验选择窄谱抗生素。

（3）手术治疗：行颈静脉肝内门体静脉分流术、肝移植。

考点18★★★ 急性胰腺炎

【病因】

①胆道疾病。②酗酒和暴饮暴食。③胰管阻塞。④十二指肠乳头附近病变。⑤手术与创伤。⑥内分泌与代谢障碍。⑦感染及全身炎症反应。

【临床表现】

（1）症状：①腹痛。②恶心、呕吐及腹胀。③发热。④低血压或休克。⑤水、电解质及酸碱平衡紊乱。⑥其他：如急性呼吸衰竭或急性呼吸窘迫综合征。

（2）体征

①轻症急性胰腺炎：腹部体征较轻，多数有上腹压痛，但常与主诉腹痛程度不相符，可有腹胀和肠鸣音减少，无肌紧张和反跳痛。

②重症急性胰腺炎：急性腹膜炎体征，腹肌紧张，全腹显著压痛和反跳痛。伴麻痹性肠梗阻而有明显腹胀者，肠鸣音弱或消失。可出现腹水征，腹水多呈血性。少数患者左侧或双侧肋腹部皮肤呈暗灰蓝色，称 Grey–Turner 征；脐周围皮肤青紫，称 Cullen 征，可出现黄疸。患者低血钙引起手足搐搦者，为预后不佳表现。

【检查】

（1）白细胞计数：白细胞及中性粒细胞增多，中性粒细胞核左移。

（2）血、尿淀粉酶测定：血清淀粉酶超过正常值3倍可确诊为本病。

（3）血清脂肪酶测定：对病后就诊较晚的急性胰腺炎患者有诊断价值。

（4）血清正铁白蛋白：重症胰腺炎起病时常为阳性。

（5）生化检查：暂时性血糖升高，低钙血症，血清转氨酶、乳酸脱氢酶、胆红素升高，血清尿素、肌酐常有不同程度升高。

【诊断与鉴别诊断】

（1）诊断：凡有急性发作的剧烈而持续的上腹部疼痛、恶心、呕吐、发热及上腹部压痛，同时有血清和（或）尿淀粉酶显著升高，排除其他急腹症，即可诊断为急性胰腺炎。

(2) 鉴别诊断

①消化性溃疡急性穿孔：有较典型的溃疡病史，腹痛突然加剧，腹肌紧张，肝浊音界消失，X线透视见膈下有游离气体。血清淀粉酶不超过500U/L。

②胆石症和急性胆囊炎：常有胆绞痛史，疼痛位于右上腹，常放射到右肩部，墨菲征阳性，血及尿淀粉酶轻度升高。B超及X线胆道造影可明确诊断。

③急性肠梗阻：腹痛为阵发性，多在脐周，腹胀，呕吐，肠鸣音亢进，有气过水声，无排气，可见肠形。腹部X线可见液气平面。

④急性心肌梗死：有冠心病史，突然发病，有时疼痛限于上腹部。心电图显示心肌梗死图像，血清心肌酶学升高。血、尿淀粉酶正常。

【治疗】

(1) 内科治疗

①一般治疗：监护，严密观察生命体征；积极补充血容量，维持水、电解质和酸碱平衡；重症急性胰腺炎应加强全身营养支持，通常早期采用全胃肠外营养，病情趋向缓解时尽早进行空肠插管实施肠内营养，以预防肠源性感染和肠道衰竭；解痉镇痛阿托品或山莨菪碱肌注，疼痛剧烈者同时加用哌替啶，不用吗啡。

②减少胰腺外分泌：禁食及胃肠减压；抑酸治疗：H_2受体拮抗剂或质子泵抑制剂静脉给药；生长抑素及其类似物：如奥曲肽，能抑制胰液及胰酶分泌。

③胰酶抑制剂：加贝酯、抑肽酶。

④抗感染：喹诺酮类联合甲硝唑或替硝唑。

(2) 外科治疗

①内镜治疗；②腹腔灌洗；③中医中药治疗。

4. 泌尿系统疾病

考点19★★ 慢性肾小球肾炎

【病因】

①溶血性链球菌、乙型肝炎病毒等感染。②急性肾炎发展所致。

【临床表现】

①血尿。②蛋白尿。③水肿。④高血压。

【检查】

(1) 尿常规检查：镜下血尿，颗粒管型。

(2) 尿红细胞相差显微镜和尿红细胞平均容积（MCV）检查：尿畸形红细胞＞80%，尿红细胞MCV＜75fL。

【诊断与鉴别诊断】

(1) 诊断：凡存在临床表现如血尿、蛋白尿、水肿和高血压者均应疑诊慢性肾炎。但确诊前需排除继发性肾小球疾病如系统性红斑狼疮、糖尿病、高血压肾病等。诊断困难时，应作肾穿刺病理学检查。

(2) 鉴别诊断

①原发性高血压继发肾损害：本病患者年龄较大，先有高血压后出现蛋白尿，尿蛋白定量多<1.5g/d，罕见持续性血尿和红细胞管型，肾小管功能损害一般早于肾小球损害。肾穿刺病理检查有助鉴别。常有高血压的其他靶器官（心、脑）并发症。

②继发性肾小球疾病：需与狼疮性肾炎鉴别。系统性红斑狼疮多见于女性，可伴有发热、皮疹、关节炎等多系统受累表现，实验室检查血中可见狼疮细胞，抗双链DNA抗体、抗S_m抗体、抗核抗体阳性等，肾组织学检查有助于诊断。

【治疗】

①优质低蛋白饮食。②控制高血压和保护肾功能。③抗凝和抗血小板解聚。

考点20★★ 尿路感染

【病因】

革兰阴性杆菌（最常见），其中以大肠埃希菌最为常见。

发病机制

(1) 感染途径：①上行感染；②血行感染；③直接感染；④淋巴道感染。

(2) 易感因素：①尿路梗阻；②膀胱输尿管反流及其他尿路畸形和结构异常；③尿路器械使用；④代谢因素；⑤机体抗病能力降低；⑥其他因素：如妊娠、尿道口周围炎。

【临床表现】

(1) 膀胱炎：常见于年轻女性，主要表现为膀胱刺激征（即尿频、尿急、尿痛），尿液常混浊，并有异味，约30%出现血尿。

(2) 急性肾盂肾炎：①泌尿系统症状：膀胱刺激征、腰痛和（或）下腹部痛、肋脊角及输尿管点压痛、肾区压痛和叩击痛。②全身感染症状：寒战、发热、头痛、恶心呕吐、食欲不振等，体温多在38~39℃，常伴血白细胞计数升高和血沉增快。

(3) 慢性肾盂肾炎：间歇性无症状细菌尿和间歇性尿急、尿频等下尿路感染，可有间歇性低热。

(4) 并发症：①肾乳头坏死。②肾脓肿及肾周围脓肿。③革兰阴性杆菌败血症。

【检查】

(1) 血常规：急性肾盂肾炎时，血白细胞及中性粒细胞常升高。

(2) 尿常规：尿沉渣镜检白细胞超过5/HP，诊断意义较大。

(3) 尿细菌学检查：细菌定量培养菌落计数≥10^5/mL，可确诊。

(4) 亚硝酸盐还原试验：可作为尿路感染的过筛试验。

【诊断与鉴别诊断】

(1) 诊断

①急性膀胱炎：常以尿路刺激征为突出表现，一般少有发热、腰痛；尿白细胞增多，尿细菌培养阳性等即可确诊。

②急性肾盂肾炎：常有发热、寒战等全身症状及明显腰痛、输尿管点、肾区叩痛等局部症状和体征。

③慢性肾盂肾炎：反复发作的尿路感染病史；影像学显示肾外形凹凸不平，且双肾大小不等，或静脉肾盂造影见肾盂肾盏变形、缩窄；合并持续性肾小管功能损害。

(2) 鉴别诊断

肾结核：膀胱刺激征多较明显，晨尿结核杆菌培养可阳性，尿沉渣可找到抗酸杆菌，静脉肾盂造影可发现肾结核 X 线征象。肾结核可与尿路感染并存，如经积极抗菌治疗后，仍有尿路感染症状或尿沉渣异常者，应考虑肾结核。

【治疗】

(1) 急性膀胱炎：喹诺酮类、半合成青霉素、头孢类或磺胺类等抗生素中的一种。

(2) 急性肾盂肾炎：喹诺酮类、半合成青霉素类、头孢类。

(3) 慢性肾盂肾炎：急性发作时，治疗同急性肾盂肾炎，复发者应根据病情和参考药敏试验结果制订治疗方案。反复发作者给予长疗程低剂量抑菌疗法。

考点 21★★ 慢性肾衰竭（2016 版大纲新增考点）

【病因】

①原发性肾小球肾炎。②糖尿病肾病、高血压肾小动脉硬化、狼疮性肾炎、肾小管间质病变、肾血管病变、遗传性肾病等。

【临床表现】

(1) 水、电解质及酸碱平衡紊乱。

(2) 各系统症状：①心血管为最常见死亡原因。②消化系统食欲不振、恶心、呕吐常为首发症状。③神经系统毒素蓄积，水、电解质和酸碱平衡紊乱等导致乏力、精神不振等。④血液系统：肾脏分泌促红素减少为贫血的主要原因。⑤呼吸系统：体液过多、酸中毒可出现呼吸困难。

【检查】

(1) 血液检查：血尿素氮、血肌酐升高；低蛋白血症；正红细胞性贫血。

(2) 尿液检查：尿蛋白量多少不等，晚期尿蛋白反减少。尿沉渣检查可有不等的红细胞、白细胞和颗粒管型。尿渗透压降低。

【诊断与鉴别诊断】

(1) 诊断：原有慢性肾脏病史，出现厌食、恶心呕吐、腹泻、头痛、意识障碍，肾功能检查有不同程度的减退，应考虑本病。对因乏力、厌食、恶心、贫血、高血压等就诊者，均应排除本病。

(2) 鉴别诊断

肾前性氮质血症：由于肾前因素如有效血容量减少、心输出量减少、全身血管扩张等使有效循环血容量减少，致肾血流量灌注不足引起的肾功能损害。当有效血容量补 48~72 小时后，肾脏血流灌注恢复正常，肾功能即可恢复。

【治疗】

(1) 延缓病情进展：①积极控制高血压。②严格控制血糖。③控制蛋白尿。④营养疗法。⑤ACEI 和 ARB。

(2) 慢性肾衰竭的药物治疗：①纠正水、电解质失衡和酸中毒：主要为口服碳酸氢钠。②控制高血压：常需要降压药联合治疗。③纠正贫血：促红细胞生成素，每周80~120U/kg皮下注射。④低血钙、高血磷与肾性骨病的治疗。

考点22★★ 肾病综合征

【病因】

分为原发性、继发性和遗传性三大类。原发性肾病综合征属于原发性肾小球疾病。

【临床表现】

肾病综合征最基本的特征是大量蛋白尿、低蛋白血症、（高度）水肿和高脂血症，即所谓的"三高一低"。

【诊断与鉴别诊断】

（1）诊断

诊断标准：①尿蛋白超过3.5g/d。②血浆白蛋白低于30g/L。③水肿。④高脂血症。其中①②两项为诊断所必需。

诊断内容：①确诊肾病综合征。②确认病因：首先排除继发性和遗传性疾病，才能确诊为原发性肾病综合征。最好进行肾活检，做出病理诊断。③判断有无并发症。

（2）鉴别诊断

过敏性紫癜：肾炎好发于青少年，有典型皮肤紫癜，常于四肢远端对称分布，多于出皮疹后1~4周出现血尿和（或）蛋白尿。

（3）并发症：①感染。②血栓及栓塞并发症。③急性肾衰竭。④蛋白质及脂肪代谢紊乱。

【治疗】

（1）一般治疗：①卧床休息。②给予优质蛋白饮食。③热量要保证充分。④水肿时应低盐（＜3g/d）饮食。⑤少进富含饱和脂肪酸的饮食。

（2）对症治疗：①利尿消肿：噻嗪类利尿剂；潴钾利尿剂；袢利尿剂；渗透性利尿剂；提高血浆胶体渗透压。②减少尿蛋白：ACEI或ARB。

（3）主要治疗：①糖皮质激素。②细胞毒性药物。③免疫抑制剂。

5. 血液系统疾病

考点23★★★ 缺铁性贫血

【病因】

①铁的丢失过多。②铁摄入量不足。③铁吸收不良。

【临床表现】

（1）症状：贫血、行为异常、乏力、心悸、耳鸣、烦躁、易激动、注意力不集中、异食癖、吞咽困难。

（2）体征：皮肤黏膜苍白，睑结膜、口唇黏膜、甲床苍白。

【检查】

（1）血象：典型表现为小细胞低色素性贫血。MCV＜80fL，MCHC＜32%。血片可见成熟红细胞淡染区扩大，体积偏小，大小不一。网织红细胞计数正常或轻度升高。白细胞和血小板计数一般正常或轻度减少，部分患者血小板轻度升高。

（2）骨髓象：骨髓增生活跃，幼红细胞增生，中幼红细胞及晚幼红细胞比例增高。幼红细胞核染色质致密，胞质较少，血红蛋白形成不良，边缘不整齐。骨髓铁染色显示骨髓小粒可染铁消失，铁粒幼红细胞消失或显著减少。

（3）铁代谢测定：①血清铁及总铁结合力测定：血清铁浓度常 < 8.9μmol/L，总铁结合力 > 64.4μmol/L，转铁蛋白饱和度常降至15%以下。②血清铁蛋白测定：血清铁蛋白 < 12ug/L，可作为缺铁依据。由于血清铁蛋白浓度稳定，与体内贮铁量的相关性好，可用于IDA早期诊断和人群铁缺乏症的筛检。

（4）红细胞游离原卟啉（FEP）测定：缺铁时血红素合成障碍，FEP增高超过4.5μg/gHb有诊断意义。

【诊断与鉴别诊断】

（1）诊断

①诊断步骤：确立是否系缺铁引起的贫血和明确引起缺铁的病因。

②诊断依据：有明确的缺铁病因和临床表现；小细胞低色素性贫血；血清铁等铁代谢测定和FEP测定异常；骨髓铁染色阴性。缺铁性贫血患者服用铁剂后，短时期网织红细胞计数明显升高，常于5～10天到达高峰，平均达0.06～0.08，以后又降，随后Hb上升。

（2）鉴别诊断

慢性病性贫血：血清铁降低，但总铁结合力正常或降低，血清铁蛋白正常或增高。常伴有肿瘤或感染性疾病。

【治疗】

补充铁剂：以口服铁剂为首选，忌与茶同时服用，血红蛋白完全正常后，仍需继续补充铁剂3～6个月。

考点24★★★ 再生障碍性贫血（2016版大纲新增考点）

【病因】

①药物及化学物质：最常见的药物是氯霉素、抗肿瘤药和保泰松等解热镇痛药，其次是磺胺、有机砷及抗癫痫药。②电离辐射。③生物因素：病毒性肝炎；病毒性呼吸道感染病史，如腮腺炎、麻疹、流行性感冒等。

【临床表现】

再障	表现
急性	起病急，进展迅速，常以出血、感染和发热为主要首发表现。发病初期贫血常不明显，但进行性加重。倾向常见皮肤瘀斑、鼻出血、牙龈出血、消化道出血、血尿、妇女月经过多等，颅内出血发生率高，可致死亡。感染发热多为高热，常见皮肤、肺部和口腔感染等，可因败血症而死亡。急性型再障病程短，患者常在数月至1年内死亡
慢性	起病和进展缓慢，主要表现为乏力、心悸、头晕、面色苍白等贫血症状。出血较轻，内脏出血少见。感染发热一般为轻度，且易控制。病程较长，患者可以生存多年，若治疗恰当，可长期缓解以至痊愈。少数病例可转变为急性过程

【检查】

(1) 血象：全血细胞减少，网织红细胞计数明显降低，正细胞正色素性贫血。

(2) 骨髓象：急性型骨髓穿刺物中骨髓小粒很少，脂肪滴显著增多。慢性型者在骨髓再生不良部位，其骨髓象与急性型相似或稍轻。

【诊断与鉴别诊断】

(1) 诊断：①全血细胞减少，网织红细胞绝对值减少；②一般无脾肿大；③骨髓至少有一部位增生减低或重度减低（如增生活跃，须有巨核细胞明显减少），骨髓小粒成分中应见非造血细胞增多（有条件者应做骨髓活检）；④能除外引起全血细胞减少的其他疾病；⑤一般抗贫血药物治疗无效。

(2) 鉴别诊断

再障须与阵发性睡眠性血红蛋白尿、骨髓增生异常综合征、低增生性急性白血病等相鉴别。

【治疗】

①一般治疗。②支持疗法。③刺激骨髓造血：应用雄激素。④免疫抑制剂。⑤异基因造血干细胞移植。⑥细胞因子。

考点25★★ 特发性血小板减少性紫癜

【病因】

①免疫因素。②感染。③脾脏作用。④其他如雌激素、毛细血管通透性增加等。

【临床表现】

(1) 急性型：起病急骤，可有发热、畏寒、广泛严重的皮肤黏膜出血或血肿。皮肤瘀点一般先出现于四肢，尤以下肢为多。

(2) 慢性型：多见于青年女性，出血症状轻，多为皮肤、黏膜出血；严重内脏出血较少见，月经过多常见。

【检查】

(1) 血象：急性型血小板多在 20×10^9/L 以下；慢性型：常在 $(30 \sim 80) \times 10^9$/L 左右。

(2) 出凝血检查：出血时间延长，血块收缩不良。

(3) 骨髓象：骨髓巨核细胞数增多或正常，急性型幼稚型巨核细胞比例增加，慢性型颗粒型巨核细胞比例增加，但两型均呈现血小板形成型巨核细胞减少。

(4) 免疫学检测：80%以上患者检出血小板相关抗体（PAIgG，IgM）及相关补体（PAC_3）。

【诊断与鉴别诊断】

(1) 诊断：①广泛出血累及皮肤、黏膜及内脏。②多次检查血小板计数减少。③脾脏不肿大或轻度肿大。④骨髓巨核细胞数增多或正常，有成熟障碍。⑤并具备下列五项中任何一项：泼尼松治疗有效；切脾治疗有效；PAIg阳性；PAC_3阳性；血小板寿命测定缩短。并需排除继发性血小板减少症。

(2) 鉴别诊断：应与过敏性紫癜、继发性血小板减少性紫癜进行鉴别。

【治疗】

(1) 一般治疗：卧床休息，避免使用可能引起血小板减少的药物。

(2) 糖皮质激素：首选药物。

(3) 脾脏切除。

(4) 免疫抑制剂：长春新碱、环磷酰胺、硫唑嘌呤、环孢素等。

考点26★ 过敏性紫癜

【病因】

①感染细菌和病毒。②食物主要有鱼、虾、蟹。③药物常用的如青霉素、链霉素。④其他如植物花粉、昆虫咬伤。

【临床表现】

①皮肤紫癜。②消化道症状：脐周或下腹部绞痛伴呕吐。③关节症状：多发性大关节肿痛。④肾脏症状：肾脏损害。⑤其他表现：中枢神经系统病变是潜在危险之一。

【检查】

(1) 血常规检查：白细胞正常或增加，嗜酸性粒细胞可增高。

(2) 尿常规检查：肾脏受累时可出现镜下血尿及蛋白尿。

(3) 大便常规检查：有消化道症状，如腹痛患儿，大便潜血试验可阳性。

(4) 免疫学检查：约半数病人IgA水平升高。

【诊断与鉴别诊断】

(1) 诊断：主要依靠典型的皮肤紫癜，或同时伴腹痛、便血、关节肿痛、肾损害等表现来进行诊断。

(2) 鉴别诊断

特发性血小板减少性紫癜：皮肤、黏膜可见出血点及瘀斑，不高出皮肤，分布在全身各处，血小板计数减少，出血时间延长，骨髓中成熟巨核细胞减少。

【治疗】

(1) 对症治疗：有腹痛时应用654-2、阿托品等解痉药物；有消化道症状时应限制粗糙饮食；有消化道出血时应禁食并考虑输血，可静脉滴注西咪替丁。

(2) 肾上腺皮质激素与免疫抑制剂：常用泼尼松或甲基泼尼松龙。

(3) 抗凝治疗：阿司匹林、双嘧达莫。

6. 内分泌系统疾病

考点27★★ 甲状腺功能亢进症（2016版大纲新增考点）

【病因】

以弥漫性毒性甲状腺肿（Graves病）为最常见病因。

【临床表现】

(1) 甲状腺毒症表现：①高代谢综合征：怕热多汗、皮肤潮湿、低热、多食善饥、体重锐减和疲乏无力。糖耐量减低或加重糖尿病；血总胆固醇降低。②精神神经系统症状：神经过敏、多言好动、烦躁易怒、失眠不安等。③心血管系统：心悸、气短、胸闷等。④消化系统症状：食欲亢进，稀便、排便次数增加。⑤肌肉骨骼系统：肌无力和肌肉萎缩。

(2) 甲状腺肿大：弥漫性、对称性肿大，随吞咽上下移动，可有震颤，收缩期吹风样血管杂音。

(3) 眼征

分类	具体表现
单纯性突眼	轻度突眼、Stellwag 征（瞬目减少，睑裂增宽）、Graefe 征（双眼向下看时，上眼睑不能随眼球下落）、Joffroy 征（向上看时前额皮肤不能皱起）和 Mobius 征（两眼看近物时，眼球聚合不良）
浸润性突眼	眼内异物感、眼部胀痛、畏光、流泪、复视及视力减退等。眼征较单纯性更明显，突眼度超过正常值上限 4mm，左右眼可不等（相差超过 3mm），严重者眼睑肿胀肥厚、闭合不全，结膜充血水肿，角膜溃疡或全眼球炎，甚至失明

(4) 甲状腺危象：高热（体温 >39℃）、心率增快 >140 次/分、烦躁不安、大汗淋漓、厌食、恶心呕吐、腹泻，继而出现虚脱、休克、嗜睡或谵妄，甚至昏迷。部分可伴有心力衰竭、肺水肿，偶有黄疸。白细胞总数及中性粒细胞常升高。血 T_3、T_4 升高，TSH 显著降低，病情轻重与血 TH 水平可不平行。

【检查】

(1) TT_3 和 TT_4：TT_3 较 TT_4 更为灵敏，更能反映本病的程度与预后。

(2) FT_3 和 FT_4：游离甲状腺激素是实现该激素生物效应的主要部分，且不受血中 TBG 浓度和结合力的影响，是诊断甲亢的首选指标。

(3) TSH 测定：反映甲状腺功能最敏感的指标。

(4) 甲状腺自身抗体测定：TSH 受体抗体（TRAb）阳性率 75%～96%，是鉴别甲亢病因、诊断 GD 的指标之一。

(5) 甲状腺摄 ^{131}I 率：甲状腺功能亢进类型的甲状腺毒症 ^{131}I 摄取率增高。

【诊断与鉴别诊断】

(1) 诊断

①甲亢的诊断：高代谢症状和体征；甲状腺肿大；血清 TT_3、FT_3、TT_4、FT_4 增高，TSH 减低。具备以上三项诊断即可成立。

②GD 的诊断：甲亢诊断确立；甲状腺弥漫性肿大（触诊和 B 超证实）；眼球突出和其他浸润性眼征；胫前黏液性水肿；TRAb、TSAb 阳性；TGAb、TPOAb 阳性。

(2) 鉴别诊断

亚急性甲状腺炎：发病与病毒感染有关。多有发热，短期内甲状腺肿大，触之坚硬而疼痛。白细胞正常或升高，血沉增高，摄 ^{131}I 率下降，TGAb、TPOAb 正常或轻度升高。

【治疗】

(1) 一般治疗：①休息。②补充足够热量和营养，减少碘摄入量。

(2) 甲亢的药物治疗及疗程：有硫脲类（如丙硫氧嘧啶）和咪唑类（如甲巯咪唑和卡比马唑）两类药物，分为初治、减量和维持期 3 个阶段，疗程通常在 1.5～2.5 年或以上。

(3) 抗甲状腺药物不良反应：不良反应有粒细胞减少、药疹和中毒性肝病。

(4) 甲状腺危象的治疗：①抑制 TH 合成，使用大量抗甲状腺药物，首选丙硫氧嘧啶；②抑制 TH 释放，如抗甲状腺药物、复方碘溶液和碘化钠；③迅速阻滞儿茶酚胺释放，降低周围组织对甲状腺激素的反应性，如普萘洛尔；④肾上腺糖皮质激素，常用氢化可的松；⑤对症治疗，如降温、镇静、保护脏器功能、防治感染等；⑥其他，如血液透析、腹膜透析或血浆置换等。

考点 28 ★★★ 糖尿病

【病因】

①1 型糖尿病：某些环境因素如病毒感染、化学物质、饮食因素等。②2 型糖尿病：遗传因素、环境因素如中心性肥胖、高热量饮食及缺乏体力活动等。

【临床表现】

(1) 代谢紊乱症候群："三多一少"，即多尿、多饮、多食和体重减轻。

(2) 慢性并发症：主要有糖尿病肾脏病变、糖尿病视网膜病变、糖尿病性心脏病变、糖尿病性脑血管病变、糖尿病性神经病变（周围神经病变、自主神经病变）、糖尿病足和其他（如白内障、青光眼、皮肤病等）。

【检查】

(1) 尿糖测定：尿糖阳性（重要线索，非诊断依据）。

(2) 血糖测定：血糖升高（主要依据）。

(3) 葡萄糖耐量试验（OGTT）：口服葡萄糖耐量应在清晨空腹进行。

(4) 糖化血红蛋白 A_1（$GHbA_1$）：$GHbA_1 \geq 65g/L$。

(5) 血浆胰岛素和 C 肽测定：反应胰岛 β 细胞功能情况。

【诊断与鉴别诊断】

(1) 诊断：有"三多一少"症状，原因不明的酸中毒、脱水、昏迷、休克，反复发作的皮肤疖或痈、真菌性阴道炎、结核病等，血脂异常、高血压、冠心病、脑卒中、肾病、视网膜病、周围神经炎、下肢坏疽以及代谢综合征，高危人群如空腹血糖受损、糖耐量减低、年龄 45 岁以上、肥胖、糖尿病或肥胖家族史等均为糖尿病的重要诊断线索。

(2) 糖尿病的诊断标准

诊断标准	静脉血浆葡萄糖水平（mmol/L）
糖尿病症状（多饮、多食、多尿、体重下降）	≥11.1
空腹血糖监测	≥7.0
葡萄糖负荷后 2h 血糖监测。无糖尿病症状者，需改日重复检查	≥11.1

(3) 鉴别诊断

肾性糖尿病：因肾糖阈降低所致，虽尿糖阳性，但 OGTT 正常。

【治疗】

（1）运动治疗。

（2）口服降糖药物的治疗

药物分类	适用对象	药物名称
双胍类	2型糖尿病患者	盐酸二甲双胍
磺脲类	①经饮食与运动治疗未能良好控制的非肥胖2型糖尿病患者；②肥胖2型糖尿病患者应用双胍类血糖控制仍不满意，或因胃肠道反应不能耐受者	格列本脲、格列吡嗪、格列美脲、格列齐特、格列喹酮等
噻唑烷二酮类	2型糖尿病患者，尤其是肥胖、胰岛素抵抗明显者	罗格列酮、吡格列酮
格列奈类	2型糖尿病早期餐后高血糖阶段或以餐后高血糖为主的患者	瑞格列奈、那格列奈等
α-葡萄糖苷酶抑制剂	以碳水化合物为主要食物成分和餐后血糖升高的患者	阿卡波糖、伏格列波糖和米格列醇
二肽基肽酶-4抑制剂	2型糖尿病患者	西格列汀、沙格列汀、维格列汀
胰岛素	①1型糖尿病维持生命所必需。②2型糖尿病β细胞功能明显减退，经饮食、运动和口服降糖药治疗仍控制不佳者。③糖尿病酮症酸中毒、高渗性昏迷和乳酸性酸中毒伴高血糖时。④各种严重的糖尿病急性或慢性并发症。⑤围手术期、妊娠期。⑥某些特殊类型糖尿病	胰岛素

7. 结缔组织疾病

考点29★★ 痛风（2016版大纲新增考点）

【病因】

①原发性痛风：遗传、先天性嘌呤代谢障碍和（或）尿酸排泄减少。②继发性痛风：肾脏病、血液病，或由于服用某些药物、肿瘤放化疗等。

【临床表现】

（1）急性发作期：表现为凌晨关节痛而惊醒、进行性加重、剧痛如刀割样或咬噬样，关节局部发热、红肿及明显触痛，酷似急性感染，首次发作的关节炎多于数天或数周内自行缓解。首次发作多为单关节炎，60%～70%首发于第一跖趾关节，足弓、踝、膝关节、腕和肘关节等也是常见发病部位。可伴有全身表现，如发热、头痛、恶心、心悸、寒战并伴白细胞升高，血沉增快。

（2）间歇期：仅有发作部位皮肤色素加深，呈暗红色或紫红色、脱屑、发痒。

（3）慢性痛风石病变期：起病10年后出现，典型部位在耳郭，也常见于足趾、手指、腕、踝、肘等关节周围，隆起于皮下，外观为大小不一的黄白色赘生物，表面菲薄，破溃后排出白色粉末状或糊状物，经久不愈。

【检查】

（1）血尿酸测定：血尿酸≥416μmol/L（7.0mg/dL）为高尿酸血症。

（2）尿尿酸测定：通过尿尿酸测定，可初步判定高尿酸血症的分型。

（3）滑液及痛风石检查：此项检查具有确诊意义，应视为痛风诊断的"金标准"。

（4）X线检查：急性关节炎期可见关节周围软组织肿胀。

【诊断与鉴别诊断】

（1）诊断：主要依靠临床表现、血尿酸水平、查找尿酸盐结晶和影像学检查。

（2）鉴别诊断

类风湿关节炎：多见于青中年女性；关节肿痛且好发于手指小关节和腕、踝、膝关节，伴明显晨僵、关节畸形僵硬；血尿酸正常，高有滴度的类风湿因子等；X线示关节面粗糙，间隙狭窄，甚至关节面融合。

【治疗】

（1）急性痛风性关节炎：卧床休息、抬高患肢，避免负重。暂缓使用降尿酸药物，以免引起血尿酸波动，延长发作时间或引起转移性痛风。同时可应用下列药物：①秋水仙碱。②非甾类抗炎药（NSAIDs）。③糖皮质激素。

（2）间歇期和慢性期的治疗：①促尿酸排液药：苯溴马隆、丙磺舒、磺吡酮。②抑制尿酸生成药：别嘌醇、非布司他。

考点30★★ 类风湿关节炎

【病因】

本病为一种抗原驱动、T细胞介导及与遗传相关的自身免疫病。

【临床表现】

（1）关节表现：①晨僵。②疼痛。③肿胀。④关节畸形。⑤关节功能障碍。

（2）关节外表现：①类风湿结节。②类风湿血管炎。③肺：约30%患者可表现为肺间质病变、胸膜炎及肺结节样改变。④心脏：可伴发心包炎、心肌炎和心内膜炎。⑤神经系统。⑥其他：可伴有贫血，为正红细胞正色素性贫血，血小板增多多见于活动期，口干、眼干等干燥综合征表现。

【检查】

（1）血象：有轻度至中度贫血。

（2）炎性标记物：活动期血沉增快，C反应蛋白升高。

（3）自身抗体：①类风湿因子：常规检测为IgM型，阳性率为70%~80%且其滴度与疾病的活动性和严重性成正比；②抗角蛋白抗体谱：对RF的诊断有较高的特异性，有助于早期诊断。但敏感性不如RF。

（4）关节影像学检查：①X线：首选双手指及腕关节摄片检查。②CT和MRI：CT有助于发现早期骨侵蚀和关节脱位等改变。

【诊断与鉴别诊断】

（1）诊断：①晨僵持续至少1小时（≥6周）。②3个或3个以上关节肿（≥6

周）。③腕关节或掌指关节或近端指间关节肿（≥6周）。④对称性关节肿（≥6周）。⑤类风湿皮下结节。⑥手和腕关节的X线片有关节端骨质疏松和关节间隙狭窄。⑦类风湿因子阳性。上述7项中，符合4项即可诊断。

（2）鉴别诊断

痛风性关节炎：①患者多为中年男性；②关节炎的好发部位为第一跖趾关节；③高尿酸血症；④关节附近或皮下可见痛风结节；⑤血清自身抗体阴性。

【治疗】

（1）非甾体抗炎药：布洛芬、萘普生和双氯芬酸。

（2）抗风湿药及免疫抑制剂：甲氨蝶呤、柳氮磺吡啶、来氟米特、抗疟药、青霉胺、金制剂和环孢素A。

（3）糖皮质激素。

8. 神经系统疾病

考点31★★ 脑梗死

【病因】

①动脉血栓性脑梗死。②脑栓塞。③腔隙性脑梗死。

【临床表现】

（1）一般表现：动脉血栓性脑梗死常在安静或睡眠中发病，脑栓塞可在数秒钟达高峰，腔隙性脑梗死往往不引起症状。

（2）常见脑动脉闭塞表现：①颈内动脉闭塞综合征：可有视力减退或失明、一时性黑蒙、Horner综合征。②大脑中动脉：出现典型的"三偏征"。③大脑前动脉病变：对侧中枢性面、舌瘫，对侧足、小腿运动和感觉障碍；排尿障碍。④大脑后动脉：对侧同向偏盲及丘脑综合征。⑤椎-基底动脉可突发眩晕、呕吐、共济失调。⑥小脑后下动脉或椎动脉延髓背外侧综合征；中脑腹侧综合征；脑桥腹外侧综合征；闭锁综合征。⑦小脑梗死常有眩晕、恶心、呕吐、眼球震颤、共济失调。

【检查】

（1）CT：急性脑梗死通常在起病24～48小时后可见闭塞血管低密度病变区。

（2）MRI：早期发现大面积脑梗死，特别是脑干和小脑的病灶。

【诊断与鉴别诊断】

（1）诊断：①有动脉硬化、高血压、糖尿病、心房颤动等病史。②常有TIA病史。③突然起病，出现局限性神经缺失症状，并持续24小时以上，神经系统症状和体征可用某一血管综合征解释，意识常清楚或轻度障碍，多无脑膜刺激征。④脑部CT、MRI检查可显示梗死部位和范围，并可排除脑出血、肿瘤和炎症性疾病，腔隙性梗死诊断需依据CT或MRI检查。

（2）鉴别诊断

①颅内占位病变：病程长，有进行性颅内压升高和局限性神经体征，造影可有脑血管移位，CT、MRI可发现占位病灶。

②中枢性面瘫与周围性面瘫：脑卒中引起的面瘫为中枢性面瘫，表现病灶对侧眼

裂以下面瘫，皱眉和闭眼动作正常，常伴舌瘫和偏瘫；周围性面瘫表现为同侧表情肌瘫痪、额纹减少或消失、眼睑闭合不全，无偏瘫。

【治疗】

（1）一般治疗：保持呼吸道通畅；控制血压、血糖；维持水、电解质平衡；预防感染。

（2）溶栓治疗：溶酶原激活剂和尿激酶。

（3）降纤治疗：巴曲酶。

（4）抗凝治疗：低分子肝素。

（5）抗血小板凝集药物：阿司匹林、氯吡格雷等。

考点32★★ 脑出血

【病因】

①高血压性动脉硬化。②血液病、动脉瘤、脑血管畸形、脑动脉炎、脑肿瘤、抗凝或溶栓治疗等。

【临床表现】

出血部位	临床表现
壳核出血（内囊外侧型）	三偏征（偏瘫、偏盲、偏身感觉障碍）
丘脑出血（内囊内侧型）	偏瘫，偏身感觉障碍
脑叶出血	抽搐发作和脑膜刺激征多较明显
桥脑出血	重型者呈去大脑性强直或四肢瘫痪，轻型者有交叉性麻痹和感觉障碍
小脑出血	常有眩晕、频繁呕吐、后枕剧痛、步履不稳、构音障碍、共济失调和眼球震颤而无瘫痪。重症者因血肿压迫脑干或破入第四脑室，迅速出现昏迷、中枢性呼吸困难，常因急性枕骨大孔疝死亡

【检查】

（1）CT：头颅CT可显示血肿的部位和形态以及是否破入脑室。血肿灶为高密度影，边界清楚，血肿被吸收后显示为低密度影。对进展型脑出血病例进行动态观察，可显示血肿大小变化、血肿周围的低密度水肿带、脑组织移位和梗阻性脑积水，对脑出血的治疗有指导意义。

（2）MRI：可明确部位、范围、脑水肿和脑室情况，除高磁场强度条件下，急性期脑出血不如CT敏感。但对脑干出血、脑血管畸形、脑肿瘤比CT敏感。

【诊断】

①多数为50岁以上高血压患者，在活动或情绪激动时突然发病。②突然出现头痛、呕吐、意识障碍和偏瘫、失语等局灶性神经缺失症状。病程发展迅速。③CT检查可见脑内高密度区。

【治疗】

（1）内科治疗

①一般治疗：保持安静；确保气道通畅；保持营养和水、电解质平衡。

②减轻脑水肿、降低颅内压。

③控制血压。

④亚低温治疗。

⑤并发症的处理：控制抽搐，首选苯妥英钠或地西泮静脉注射，可重复使用。同时用长效抗癫痫药物。及时处理上消化道出血，注意预防肺部、泌尿道及皮肤感染等。

（2）外科治疗

脑出血后出现颅内高压和脑水肿并有明显占位效应者，及时进行外科清除血肿、制止出血。

9. 传染病

考点33★★ 病毒性肝炎

【病原学】

①甲、丙、丁、戊型：RNA 病毒。②乙型：DNA 病毒。

【临床表现】

（1）急性肝炎

肝炎		表现
急性黄疸型肝炎（甲、戊肝）	黄疸前期	发热起病，全身乏力，食欲不振，厌油，恶心，甚或呕吐，常有上腹部不适、腹胀、便秘或腹泻，尿色逐渐加深，至本期末尿色呈浓茶样；少数出现上呼吸道症状，或皮疹、关节痛。肝脏可轻度肿大，伴有触痛及叩击痛，病程一般持续5~7天
	黄疸期	尿色加深，巩膜及皮肤黄染，逐日加深，数日至2周内达高峰，然后逐渐下降。黄疸明显时可出现皮肤瘙痒，大便颜色变浅，心动过缓。肝大达肋缘下1~3cm，有明显触痛及叩击痛，部分有轻度脾肿大。肝功改变明显。病程持续2~6周
	恢复期	黄疸消退，精神及食欲好转，肿大的肝脾回缩，触痛及叩击痛消失，肝功能恢复正常，本期病程平均约1个月
急性无黄疸型肝炎（急性丙型肝炎）		起病徐缓，临床症状较轻，仅有乏力、食欲不振、恶心、肝区痛和腹胀、便溏等症状，多无发热及黄疸。肝常肿大伴触痛及叩击痛；少数有脾肿大。肝功能改变主要是 ALT 升高。亦可无明显症状，仅在普查时被发现。多于3~6个月内逐渐恢复。部分乙型及丙型肝炎病例可发展为慢性肝炎

（2）慢性肝炎

肝炎	表现
慢性迁延型肝炎	病程达半年以上，仍有轻度乏力、食欲不振、腹胀、肝区痛等症状，多无黄疸。肝肿大伴有轻度触痛及叩击痛。肝功检查主要是 ALT 单项增高
慢性活动性肝炎	有较明显的肝炎症状，如倦怠无力、食欲差、腹胀、溏便、肝区痛等，面色晦暗，一般健康情况较差，劳动力减退。肝肿大质较硬，伴有触痛及叩击痛，脾多肿大。可出现黄疸、蜘蛛痣、肝掌等。部分病例出现肝外器官损害，如慢性多发性关节炎、慢性肾小球肾炎等

(3) 重型肝炎

肝炎	表现
急性重型肝炎	患者常有高热,消化道症状严重(厌食、恶心、频繁呕吐、鼓胀等)、极度乏力。病情在10日内迅速恶化,并出现下列症状:①黄疸迅速加深;②出血倾向明显(鼻衄、瘀斑、呕血、便血等);③肝脏迅速缩小,可有肝臭;④神经、精神症状(如性格改变,行为反常、嗜睡、烦躁不安等),可急骤发展为肝昏迷;⑤浮肿、腹水及急性肾功不全
亚急性重型肝炎	临床表现与急性重症肝炎相似,但在起病10天后出现上述表现。本型病程可长达数月,易发展为坏死后肝硬化
慢性重型肝炎	在慢性活动性肝炎或肝硬化的病程中病情恶化出现上述重型肝炎的临床表现
淤胆型肝炎	起病及临床表现类似急性黄疸型肝炎,但乏力及食欲减退等症状较轻而黄疸重且持久,有皮肤瘙痒、粪便颜色变浅等梗阻性黄疸的表现。肝脏肿大

【检查】

(1) 血常规检查:白细胞总数正常或稍低,淋巴细胞相对增多。重症肝炎患者的白细胞总数及中性粒细胞均可增高。

(2) 肝功能试验:①血清酶测定:丙氨酸转氨酶(ALT)及天门冬氨酸转氨酶(AST),血清转氨酶升高。②血清蛋白测定:血清白蛋白、α球蛋白、β球蛋白浓度降低,γ球蛋白升高。③血清胆红素代谢:胆红素定量试验,和尿液检查胆红素、尿胆原及尿胆素均增加。

【诊断】

(1) 疑似病例:①有肝炎接触史,或饮食不洁史(甲型肝炎)、输血或应用血制品史(乙、丙、丁型肝炎)。②最近出现食欲减退,恶心,厌油,乏力,巩膜黄染,茶色尿,肝脏肿大,肝区痛等,不能除外其他疾病者。③血清ALT反复升高而不能以其他原因解释者。

(2) 确诊病例:病原学或血清学检测的阳性结果有助于确定诊断。

【治疗】

肝炎	治疗
急性肝炎	以一般治疗及支持疗法为主。急性肝炎多为自限性疾病,若能在早期得到及时休息,合理营养支持,多在3~6个月内临床治愈
慢性肝炎	对症支持治疗病情活动期应适当卧床休息,好转后应注意动静结合,避免过劳。抗病毒药物治疗
重型肝炎	治疗应及早采取合理的综合措施,加强护理,密切观察病情变化,及时纠正各种严重紊乱,防止病情进一步恶化

10. 外科疾病

考点 34 ★ 乳腺增生病

【病因】

本病症状常与月经周期有密切关系，其发病与卵巢功能失调有关。

【病理】

病理类型可分为乳痛症型（生理性的单纯性乳腺上皮增生症）、普通型腺病小叶增生症型、纤维腺病型、纤维化型和囊肿型（即囊肿性乳腺上皮增生症）。

【临床表现】

(1) 症状：①乳房肿块。②乳房胀痛。③乳头溢液。④胸闷不舒，心烦易怒，失眠多梦。

(2) 体征：乳房内可扪及多个形态不规则的肿块，表面光滑或稍感毛糙，中等硬度，与皮肤及深部组织无粘连，推之能活动，多有压痛。

【诊断与鉴别诊断】

(1) 诊断：患者多为中青年妇女，常伴有月经不调，乳房胀痛，有周期性，常发生或加重于月经前期，也可随情志的变化而加重或减轻，双侧或单侧乳房内有肿块，质韧而不硬，推之能移，有压痛，部分病人可有乳头溢液，呈黄绿色、棕色或血性，少数为无色浆液，钼靶 X 线乳房摄片、B 型超声波检查、分泌物涂片细胞学检查等均有助于诊断。

(2) 鉴别诊断

①乳房纤维腺瘤：多见于 20～30 岁妇女；多为单个发病，少数属多发性；肿块多为圆形或卵圆形，表面光滑，边缘清楚，质地坚韧，活动，常在检查时的手指下滑脱；生长缓慢。

②乳腺癌：本病早期应注意与乳腺囊性增生病的结节状肿块鉴别。乳腺癌早期的肿块多为单发性，质地坚硬，活动性差，无乳房胀痛；主要应依据活体组织病理切片检查进行鉴别。

【治疗】

(1) 药物治疗

①维生素类药物：维生素 B_6 与维生素 E，或维生素 A。

②激素类药物：黄体酮、达那唑、丙酸睾酮。

(2) 手术治疗。

考点 35 ★ 急性阑尾炎

【病因】

①阑尾腔梗阻学说。②细菌感染学说。③神经反射学说。

【临床表现】

(1) 症状：转移性右下腹疼痛，胃肠道症状（伴恶心、呕吐）、全身症状（发热、头晕）。

(2) 体征：右下腹压痛、反跳痛、腹肌紧张。

【检查】

(1) 血常规检查：白细胞升高。

(2) 尿常规检查：尿中可出现少量红细胞与白细胞。

【诊断与鉴别诊断】

(1) 诊断：根据转移性右下腹疼痛的病史，以及右下腹局限性压痛的典型阑尾炎的特点，一般即可做出诊断。症状不典型的阑尾炎，或异位阑尾炎的诊断有一定困难，应结合详细的病史、仔细的体格检查，并辅以化验及特殊检查，综合判断，以提高阑尾炎的诊断率。

(2) 鉴别诊断

①胃十二指肠溃疡穿孔：多有上消化道溃疡病史，突然出现上腹部剧烈疼痛并迅速波及全腹。部分病人穿孔后，胃肠液可沿升结肠旁沟流至右下腹，出现类似急性阑尾炎的转移性右下腹痛，可出现休克，腹膜刺激征明显，多有肝浊音界消失，肠鸣音消失。

②急性胃肠炎：多有饮食不洁史，临床表现与急性阑尾炎相似，腹部压痛部位不固定，肠鸣音亢进，无腹膜刺激征。便常规检查：脓细胞、未消化食物。

③急性胆囊炎、胆石症：右上腹持续性疼痛，阵发性加剧，可伴右肩部放射痛，部分病人可出现黄疸。高位阑尾炎时，腹痛位置较高，或胆囊位置较低位，腹痛点比正常降低。腹膜刺激征以右上腹为甚，墨菲征阳性。

【治疗】

主要方法为阑尾切除术，近年对急性单纯性阑尾炎、慢性阑尾炎开展了经腹腔镜阑尾切除术，可应用超声或CT准确定位穿刺点。

考点36★肠梗阻

【病因】

①肠内异物。②肠道内息肉、新生物、良恶性肿瘤或淋巴瘤堵塞。③肠套叠。④术后。⑤电解质紊乱。⑥败血症、肾盂肾炎等。

【临床表现】

(1) 症状：①腹痛。②呕吐。③腹胀。④停止排气排便。

(2) 体征：①望诊：腹部膨胀，高位梗阻多在上腹部，低位小肠梗阻多在中腹部。②触诊：单纯性肠梗阻可有不定位的轻痛。③叩诊：肠胀气时一般呈鼓音。④听诊：肠鸣音亢进，呈高调金属音或气过水声。

【检查】

(1) 血液：严重失水，血液浓缩时，血红蛋白及红细胞压积升高。

(2) 尿液：脱水时尿量减少，尿比重升高。

(3) 呕吐物及粪便：如有大量红细胞或潜血试验阳性，多表示肠管有血运障碍或出血性的病变。

（4）腹部立位 X 线：透视或平片检查是肠梗阻常用的检查方法，肠管的气液平面是肠梗阻特有的 X 线表现。

【诊断】

典型的肠梗阻具有痛、呕、胀、闭四大症状，腹部可见肠型及肠蠕动波，肠鸣音亢进，可出现全身脱水等体征，结合腹部 X 线检查，明确诊断并不困难。

【治疗】

（1）禁食与胃肠减压。

（2）纠正水、电解质和酸碱平衡紊乱。

（3）防治感染和毒血症。

（4）灌肠疗法。

（5）颠簸疗法。

（6）其他：穴位注射阿托品，嵌顿疝的手法复位回纳，腹部推拿按摩。

考点 37★ 胆石症（2016 版大纲新增考点）

【病因】

胆固醇结石。

【临床表现】

胆石症	表现
胆囊结石	分为静止性结石和有症状结石。前者主要在体格检查、手术或尸体解剖时偶然发现。后者只有少数人出现，常表现为急性或慢性胆囊炎的临床表现，主要表现为胆绞痛，常见诱因为高脂肪饮食、暴饮暴食、过度疲劳等，伴有恶心、呕吐等消化系统症状。另外，有一部分病人只有上腹部钝痛，体格检查可有上腹部压痛及墨菲征阳性
肝外胆管结石	多数病人平时无症状或仅有上腹部不适，当结石造成胆管梗阻时，可出现腹痛或黄疸，如继发胆管炎时，可出现典型的夏柯三联征，即腹痛、寒战高热和黄疸
肝内胆管结石	不合并感染时，主要表现为肝区持续性闷胀痛，如合并感染，可表现为急性胆管炎的临床表现，寒战、高热和腹痛及黄疸

【诊断与鉴别诊断】

（1）诊断：①胆囊结石有典型的胆绞痛病史，右上腹有轻度压痛，提示胆囊结石可能。②肝外胆管结石当出现典型的胆绞痛发作，伴有黄疸时，除考虑胆囊结石外，需考虑肝外胆管结石的可能，主要依据影像学检查。③肝内胆管结石其临床症状取决于结石的部位、范围、炎症轻重和梗阻程度。常有典型的胆石梗阻和急性胆管炎的病史。

（2）鉴别诊断

胃、十二指肠溃疡：溃疡病多有反复发作病史，男性多于女性；胆石症多有胆绞痛发作诱因,如饱食、高脂肪性食物、暴饮暴食、过度疲劳等,女性多于男性。临床表现相似,鉴别存在困难。胃镜和B超可提供鉴别诊断。

【治疗】

(1) 胆囊结石:胆囊切除术、腹腔镜胆囊切除术

(2) 肝外胆管结石:胆总管切开取石、T管引流术、胆肠吻合术。

(3) 肝内胆管结石:胆管切开取石、胆肠吻合术和肝脏切除术。

考点38★ 前列腺增生症

【病因】

一般认为与体内性激素水平紊乱有关,年龄老化与有功能的睾丸是公认的发病基础。

【临床表现】

(1) 症状:①尿频。②排尿困难。③血尿。④尿潴留。⑤其他症状:膀胱出口梗阻可导致膀胱结石、膀胱炎,排尿不畅。长期靠增加腹压排尿可引发痔疮、便血、脱肛、腹外疝。

(2) 体征

【检查】

分度	临床表现
Ⅰ度	前列腺大小为正常的1.5~2倍,约鸡蛋大,质地中等,中央沟变浅,重量为20~25g
Ⅱ度	前列腺大小为正常的2~3倍,约鸭蛋大,质地中等,中央沟极浅,重量为25~50g
Ⅲ度	前列腺大小为正常的3~4倍,约鹅蛋大,质地硬韧,中央沟消失,重量为50~70g

(1) 尿流率检查:可以评估下尿路有无梗阻及梗阻的程度

(2) 血清前列腺特异抗原测定:可以帮助排除前列腺肿瘤。

(3) B超检查:可以观察前列腺、测定残余尿。

【诊断与鉴别诊断】

(1) 诊断:男性50岁后出现进行性尿频、排尿困难,应考虑前列腺增生的可能。有的患者可出现急性尿潴留、充溢性尿失禁、血尿。部分老年患者虽无明显排尿困难,但有膀胱炎、膀胱结石、肾功能不全时,也应注意有无前列腺增生。结合其他体征、直肠指检、实验室检查可明确诊断。

(2) 鉴别诊断:前列腺增生应与神经源性膀胱功能障碍、膀胱结石、尿路狭窄、膀胱颈痉挛、前列腺癌及膀胱癌相鉴别。

【治疗】

(1) 一般治疗

戒烟禁酒,不吃辛辣刺激性食物,避免受凉,预防感染,多饮水,不憋尿。

(2) 药物治疗

①5α还原酶抑制剂：非那雄胺。

②α受体阻滞剂：特拉唑嗪、阿夫唑嗪、坦索罗辛。

③植物药：太得恩、普适泰及中药制剂。

(3) 手术治疗

①开放性手术：经耻骨上前列腺摘除术、耻骨后前列腺摘除术、经会阴前列腺摘除术。

②非开放性腔内受术：经尿道前列腺电切术、等离子双级切除术。

考点39　下肢动脉硬化性闭塞症

【病因】

高血压、高脂血症、吸烟、糖尿病、肥胖等是其高危因素。

【临床表现】

(1) 症状：早期的症状主要为肢体发凉、沉重无力。病情进一步加重则出现肢体酸痛麻木、间歇性跛行、刺痛、烧灼感。继而出现静息痛。

(2) 体征：皮肤温度下降，皮肤颜色变化，肢体失营养，动脉搏动减弱或消失。

【检查】

(1) 一般检查：心电图、心功能、眼底检查及血脂、血糖检查。

(2) 无创伤性血管检查：超声多普勒肢体血流检查或光电容积血流描记检查。

(3) 踝肱压指数：即踝压（踝部胫前或胫后动脉收缩压）与同侧肱压相比，踝肱压指数正常在0.9~1.3之间。

(4) 影像学检查：数字减影动脉造影和磁共振血管造影检查能提供周围血管的形态及侧支循环、腔内斑块等情况。

【诊断与鉴别诊断】

(1) 诊断：①45岁以上发病，男性多见，常伴有高血压病、冠心病、糖尿病或脑血管硬化疾病等。②可有眼底动脉硬化，血胆固醇、甘油三酯、β-脂蛋白增高。③X线可有高血压心脏病改变及动脉钙化斑点。④心电图检查有冠状动脉供血不足、心律失常、陈旧性心梗等。⑤超声多普勒肢体血流检查提示动脉内管腔狭窄或闭塞，动脉腔内有硬化斑块形成。⑥磁共振血管造影或数字减影检查可直观地显示动脉闭塞改变。⑦肢体远端缺血改变，如皮肤颜色苍白、潮红，皮温降低，足背及胫后动脉搏动减弱或消失等。

(2) 鉴别诊断

血栓闭塞性脉管炎：发病年龄多见于青壮年；一般不伴有冠心病、高血压、高脂血症、糖尿病和其他动脉病变，受累血管为中小动静脉，可见游走性浅静脉炎表现，受累动脉无钙化改变，且在动脉造影中呈节段性闭塞，病变段的近、远侧血管壁光滑。

【治疗】

(1) 药物治疗

①降血脂：根据不同的情况选用他汀类药物及烟酸等。

②扩血管：丁咯地尔、前列地尔、贝前列素钠、占替诺等。

③抗凝祛聚：阿司匹林、双嘧达莫、安步乐克（沙格雷酯）、华法林等。

④去纤溶栓：尿激酶，降纤药有降纤酶、蕲蛇酶、东菱巴曲酶等。

⑤凝血酶抑制剂：诺保思泰（阿加曲班）。

(2) 手术治疗

①经皮腔内血管成形术。②动脉旁路转流术。③动脉内膜剥膜术。④截肢（趾）术。

11. 妇科疾病

考点 40　功能失调性子宫出血

【病因】

精神紧张、情绪变化、营养不良、代谢紊乱及环境、气候骤变等。

【临床表现】

子宫不规则出血，表现为月经周期紊乱，经期长短不一，经量不定或增多，甚至大量出血。

【检查】

(1) 血液检测：以利于了解贫血程度和排除血液系统病变。

(2) 尿妊娠试验或血 HCG 检测：有性生活者，应除外妊娠及妊娠相关疾病。

(3) 盆腔 B 超检查：明确有无宫腔内占位病变及其他生殖道器质性病变等。

(4) 基础体温测定：了解有无排卵及黄体功能。

(5) 诊断性刮宫：其作用一是止血，二是明确子宫内膜病理诊断。

(6) 宫腔镜检查：通过宫腔镜的直视，选择病变区域进行活检，诊断宫腔病变。

(7) 激素测定：经前测血孕二醇值，表现增生期水平为无排卵。

(8) 宫颈细胞学检查：用于排除宫颈癌及癌前病变。

(9) 宫颈黏液结晶检查：经前出现羊齿状结晶提示无排卵。

【诊断与鉴别诊断】

(1) 诊断：①病史详细了解异常子宫出血的类型、发病时间、病程经过、流血前有无停经病史及其以往的治疗情况。②症状子宫出血。③体格检查检查有无贫血、甲减、甲亢、多囊卵巢综合征及出血性疾病的阳性体征。

(2) 鉴别诊断

异常妊娠或妊娠并发症：如异位妊娠、流产、滋养细胞疾病、子宫复旧不良、胎盘残留、胎盘息肉等。

【治疗】

功血的治疗原则是止血、调整周期。无排卵型功血促进排卵，排卵型功血促进黄体功能的恢复。青春期及生育期无排卵型功血以止血、调整周期、促排卵为主；绝经过渡期患者以止血、调整周期、减少经量、防止子宫内膜病变为原则。

考点 41　绝经综合征

【病因】

性激素波动或减少。

【临床表现】

（1）近期症状：①月经紊乱。②血管舒缩症状主要表现为潮热，是雌激素减低的特征性症状。③自主神经失调症状如心悸、眩晕、失眠、耳鸣。④精神神经症状。

（2）远期症状：①泌尿生殖道症状主要表现为泌尿生殖道萎缩症状。②骨质疏松。③阿尔茨海默症。④心血管病变。

【诊断与鉴别诊断】

（1）诊断：①血清 FSH 值及 E_2 值测定：绝经过渡期血清 FSH >10U/L，提示卵巢储备功能下降。闭经、FSH >40U/L 且 E_2 <10pg/mL，提示卵巢功能衰竭。②氯米芬兴奋试验：月经第 5 天口服氯米芬，每日 50mg，共 5 天，停药第 1 天测血清 FSH >12U/L，提示卵巢储备功能降低。

（2）鉴别诊断：妇女在围绝经期容易发生高血压、冠心病、肿瘤等，因此，必须除外心血管疾病、泌尿生殖器官的器质性病变，也要与神经衰弱、甲亢等鉴别。

【治疗】

（1）一般治疗。

（2）性激素治疗

性激素类	具体药物
雌激素制剂	戊酸雌二醇、结合雌激素、17β-雌二醇经皮贴膜、尼尔雌醇
组织选择性雌激素活性调节剂	替勃龙
选择性雌激素受体调节剂	雷洛昔芬
孕激素制剂	醋酸甲轻孕酮、微粒化孕酮

（3）非激素类药物：盐酸帕罗西汀、氨基酸螯合钙胶囊、维生素 D。

考点 42 ★　盆腔炎性疾病

【病因】

病原体包括外源性病原体（如淋病奈瑟菌、沙眼衣原体）与内源性病原体（阴道的菌群，包括需氧菌及厌氧菌），常为混合感染。

【临床表现】

（1）症状：下腹痛、发热、阴道分泌物增多。

（2）体征：急性病容，体温升高、心率加快，下腹部有压痛、反跳痛及肌紧张，甚至出现腹胀,肠鸣音减弱或消失。阴道可见脓性臭味分泌物;宫颈充血、水肿。穹隆触痛明显,宫颈举痛;宫体稍大,有压痛,活动受限;子宫两侧压痛明显。

【诊断与鉴别诊断】

(1) 诊断

①最低标准:宫颈举痛或子宫压痛或附件压痛。

②附加标准:体温超过38.3℃(口表);宫颈或阴道异常黏液脓性分泌物;阴道分泌物0.9%氯化钠溶液涂片见到大量白细胞;红细胞沉降率升高;血C反应蛋白升高;实验室证实的宫颈淋病奈瑟菌或衣原体阳性。③特异标准:子宫内膜活检组织学证实子宫内膜炎;阴道超声或磁共振检查显示输卵管增粗,输卵管积液,伴或不伴有盆腔积液、输卵管卵巢肿块,腹腔镜检查发现PID征象。

(2) 鉴别诊断:应与急性阑尾炎、输卵管妊娠流产或破裂、卵巢囊肿蒂扭转或破裂等急症相鉴别。

【治疗】

(1) 药物治疗:抗生素。

(2) 手术治疗。

(3) 物理疗法:短波、超短波、离子透入、蜡疗等。

12. 产科疾病

考点43★ 自然流产

【病因】

①遗传因素。②母体因素。③免疫因素。④环境因素。

【临床表现】

流产	表现
先兆流产	先兆流产指妊娠28周前,出现少量阴道流血和(或)下腹疼痛,宫口未开,胎膜未破,妊娠物尚未排出,子宫大小与停经周数相符者;早期先兆流产是临床表现常为停经后有早孕反应,以后出现阴道少量流血,或时下时止,或淋沥不断,色红,持续数日或数周,无腹痛或有轻微下腹胀痛,腰痛,下腹有坠胀感
难免流产	难免流产是由先兆流产发展而来,继续妊娠已不可能。主要表现为阴道出血量多,常超过正常月经量,或阵发性腹痛加重,腰痛如折,阴道流水(胎膜已破)。妇科检查发现子宫颈口已扩张,可见胚胎组织或胎囊堵塞于子宫颈内口,子宫大小与停经月份相符或略小
不全流产	不全流产指妊娠物已部分排出体外,尚有部分残留宫腔或宫颈内,影响子宫收缩,致流血持续不止,甚至流血过多而发生休克。妇科检查发现子宫颈口已扩张,不断有血液自宫颈内口流出,有时可见胎盘组织堵塞于宫颈口或部分妊娠物已排出于阴道内,而部分仍留在宫颈内,一般子宫小于停经月份
完全流产	完全流产指妊娠物已全部排出,阴道流血逐渐停止,腹痛亦随之消失。妇科检查发现子宫颈口已关闭,子宫接近正常大小

【检查】

（1）B超检查：对疑为先兆流产者，根据妊娠囊的形态，有无胎心搏动，确定胚胎或胎儿是否存活，以指导正确的治疗方法。

（2）妊娠试验：临床多采用尿早孕诊断试纸法，对诊断妊娠有价值。

（3）孕激素测定：测定血孕酮水平，能协助诊断先兆流产的预后。

【诊断与鉴别诊断】

（1）诊断：有停经史、早孕反应，阴道流血或伴腹痛。

（2）鉴别诊断

异位妊娠：有腹痛、停经、不规则阴道出血症状，妇科检查宫颈有举痛，附件可触及包块，压痛，B超检查宫内无胚胎，宫外有包块或孕囊，尿妊娠试验阳性，后穹隆穿刺抽出不凝血。

【治疗】

（1）卧床休息，减少活动，禁止性生活，避免不必要的阴道检查。

（2）黄体功能不全的患者，每日肌注黄体酮、绒毛膜促性腺激素，也可口服维生素E。甲状腺功能低下者，可口服小剂量甲状腺片。

（3）经治疗症状不缓解或反而加重者，应进行B超及血HCG测定，根据情况，给予相应处理。

考点44★ 异位妊娠

【病因】

①输卵管炎症（异位妊娠的主要病因）。②输卵管手术史。③输卵管发育不良或功能异常。④与辅助生殖技术的应用有关。⑤宫内节育器避孕失败。⑥输卵管周围肿瘤压迫影响受精卵运行。

【临床表现】

（1）症状：①停经。②腹痛。③阴道出血。④晕厥休克。⑤腹部包块。

（2）体征：①腹腔内出血多时呈贫血貌。失血性休克时，患者面色苍白，四肢湿冷，脉快、细、弱，血压下降。体温一般正常或略低，腹腔内血液吸收时体温可升高。②腹部检查下腹有明显压痛、反跳痛，尤以患侧为著，但腹肌紧张较轻，内出血多时可出现移动性浊音。少数患者下腹部可触及包块。③盆腔检查阴道内可有少量暗红色血液，后穹隆可饱满、触痛，宫颈可有举痛或摆痛，子宫相当于停经月份或略大而软，宫旁可触及有轻压痛的包块。内出血多时，子宫有漂浮感。

【检查】

HCG值测定、孕酮测定、B型超声波检查、腹腔镜检查、阴道后穹隆穿刺、诊断性刮宫等有助于诊断。

【诊断与鉴别诊断】

（1）诊断：①血β-HCG定量异位妊娠时，该值通常低于同期正常宫内妊娠。②血孕酮定量输卵管妊娠时，孕酮一般偏低。③超声检查有助于诊断异位妊娠，阴道超声优于腹部超声。④阴道后穹隆穿刺适用于疑有腹腔内出血的患者，可抽出不凝血液。⑤腹腔镜检查术是诊断的"金标准"。⑥子宫内膜病理检查适于超声不能确定妊娠部位者。

（2）鉴别诊断：应与流产、急性输卵管炎、急性阑尾炎、卵巢囊肿蒂扭转、黄体破裂相鉴别。

【治疗】

（1）手术治疗：分为保守手术和根治手术。前者保留患侧输卵管，后者切除患侧输卵管。

（2）药物治疗：甲氨蝶呤。

考点45 产褥感染

【病因】

常见原因有产妇体质虚弱、营养不良、孕期贫血、妊娠晚期性生活、胎膜早破、羊膜腔感染、慢性疾病、产科手术操作、产程延长、产前产后出血过多。

【临床表现】

发热、下腹疼痛、异常恶露。

【检查】

B型超声、彩色超声多普勒、CT、磁共振成像等检测手段能对产褥感染形成的炎性包块、脓肿以及静脉血栓做出定位及定性诊断。

【诊断与鉴别诊断】

（1）诊断：①病史详细询问病史及分娩经过，排除引起产褥病率的其他疾病。②全身及局部体检仔细检查腹部、盆腔及会阴伤口，确定感染的部位和严重程度。③确定病原体病原体培养，分泌物涂片检查，病原体抗原和特异抗体检查。

（2）鉴别诊断：主要与上呼吸道感染、急性乳腺炎、泌尿系感染、血栓静脉炎相鉴别。

【治疗】

（1）支持疗法：加强营养，增强抵抗力，纠正贫血与电解质紊乱。

（2）处理感染灶：清除宫腔残留物，脓肿切开引流，采取半卧位以利于引流。

（3）应用抗生素：根据药敏试验选用广谱高效抗生素。中毒症状严重者，可短期加用肾上腺糖皮质激素，提高机体应激能力。

（4）适量选用抗凝药物：对血栓性静脉炎者，在应用大量抗生素的同时，加用肝素、尿激酶，用药期间监测凝血功能。口服双香豆素、阿司匹林等。

（5）手术治疗：子宫全切术。

13. 儿科疾病

考点46 小儿肺炎

【病因】

①感染因素：细菌和病毒。②非感染因素：吸入性肺炎、坠积性肺炎、过敏性肺炎等。

【临床表现】

（1）轻症肺炎：以呼吸系统症状为主，无全身中毒症状。以发热、咳嗽、气促为主要症状。

（2）重症肺炎：除呼吸系统受累外，其他系统亦受累，且全身中毒症状明显。

【检查】

（1）血液检查：①血白细胞检查：细菌性肺炎白细胞总数和中性粒细胞多增高。②C反应蛋白：细菌感染时，CRP浓度上升。

（2）病原学检查：①细菌培养和涂片。②病毒分离。③病原特异性抗体检测。④细菌或病毒核酸检测。

（3）X线检查：支气管肺炎可表现为点状或小斑片状肺实质浸润阴影，以两肺下野、心膈角区及中内带较多。

【诊断与鉴别诊断】

（1）诊断：根据临床有发热、咳嗽、气促或呼吸困难，肺部有较固定的中、细湿啰音，一般不难诊断。胸片有斑片影，可协助诊断。确诊后，应进一步判断病情的轻重，有无并发症，并作病原学诊断，以指导治疗和评估预后。

（2）鉴别诊断

急性支气管炎：以咳嗽为主，一般无发热或仅有低热，肺部听诊呼吸音粗糙或有不固定的干、湿啰音。

【治疗】

（1）病因治疗：①细菌感染宜采用抗生素治疗。②病毒感染目前尚无理想的抗病毒药物。

（2）对症治疗。

（3）糖皮质激素的应用。

（4）并存症和并发症的治疗：对并存佝偻病、营养不良者，应给予针对相应疾病的治疗。

考点47★ 小儿腹泻

【病因】

①感染性：如病毒、细菌、真菌、寄生虫等。②非感染性：饮食不当、过敏、双糖酶缺乏等。

【临床表现】

(1) 胃肠道症状：大便次数增多，每日数次至数十次，多为黄色水样或蛋花样大便，含有少量黏液，少数患儿也可有少量血便。食欲低下，常有呕吐，严重者可吐咖啡色液体。

(2) 重型腹泻：除较重的胃肠道症状外，常有较明显的脱水、电解质紊乱和全身中毒症状。

【检查】

(1) 大便显微镜检查：注意有无脓细胞、白细胞、红细胞及吞噬细胞。

(2) 血常规检查：病毒性肠炎白细胞总数一般不增高。

(3) 大便乳胶凝集试验：对某些病毒性肠炎有诊断价值，如轮状病毒、肠道腺病毒。

(4) 血生化检查：对腹泻较重的患儿，应及时检查pH、二氧化碳结合力。

【诊断与鉴别诊断】

(1) 诊断：根据发病季节、病史（包括喂养史和流行病学资料）、临床表现和大便性状易于做出临床诊断。必须判定有无脱水（程度和性质）、电解质紊乱和酸碱失衡；同时注意寻找病因，一般大便无或偶见少量白细胞者，为侵袭性细菌以外的病因（如病毒、非侵袭性细菌、寄生虫等肠道内、外感染或喂养不当）引起的腹泻，多为水泻，有时伴脱水症状；大便有较多白细胞者，常由各种侵袭性细菌感染所致。

(2) 鉴别诊断

细菌性痢疾：常有流行病学接触史，便次多，量少，脓血便伴里急后重，大便镜检有较多脓细胞、红细胞和吞噬细胞，大便细菌培养有痢疾杆菌生长可确诊。

【治疗】

(1) 饮食疗法。

(2) 液体疗法：①口服补液。②静脉补液：定量；定性；定速。③纠正酸中毒。④钾的补充。⑤其他电解质的补充。

(3) 药物治疗：①控制感染。②微生态疗法。③肠黏膜保护剂。

(4) 补锌治疗。

(5) 迁延性和慢性腹泻病的治疗：①液体疗法。②营养治疗。③药物疗法。

考点48 水痘

【病因】

水痘-带状疱疹病毒。

【临床表现】

(1) 典型水痘：前驱期可无症状或仅有轻微症状，可见低热或中等程度发热、头痛、全身不适、乏力、食欲减退、咽痛、咳嗽，持续1~2天即迅速进入出疹期。皮疹特点：初为红斑疹，数小时后变为深红色丘疹，再经数小时发展为疱疹。皮疹呈向心分布，先出现于头面、躯干，继为四肢，四肢远端、手掌及足底较少。

(2) 重症水痘：免疫功能低下者易形成播散性水痘，表现为高热及全身中毒症状重，皮疹多而密集，易融合成大疱型或呈出血性，或伴有血小板减少而发生暴发性紫癜。

【检查】
(1) 血常规检查：白细胞总数正常或稍低。
(2) 疱疹刮片检查：瑞氏染色见多核巨细胞。
(3) 病毒分离：将疱疹液直接接种于人胚成纤维细胞，分离出病毒。
(4) 血清学检测：检测水痘病毒特异性 IgM 抗体或双份血清特异性 IgG 抗体 4 倍以上升高。

【诊断与鉴别诊断】
(1) 诊断：典型水痘根据流行病学资料、临床表现，尤其皮疹形态、分布特点，不难做出诊断。非典型病例需靠实验室检测进行确诊。
(2) 鉴别诊断
①丘疹样荨麻疹：本病多见于婴幼儿，系皮肤过敏性疾病，皮疹多见于四肢，可分批出现，为红色丘疹，顶端有小水疱，壁较坚实，痒感显著，周围无红晕，不结痂。
②手足口病：本病皮疹多以疱疹为主，疱疹出现的部位以口腔、臀部、手掌、足底为主，疱疹分布以离心性为主。

【治疗】
(1) 对症治疗：皮肤瘙痒可局部应用炉甘石洗剂。
(2) 抗病毒治疗：①首选阿昔洛韦；②早期应用 α-干扰素可促进疾病恢复；③继发皮肤细菌感染时加用抗菌药物。禁用糖皮质激素。

考点49　流行性腮腺炎

【病因】
腮腺炎病毒。

【临床表现】
(1) 本病表现

腮腺肿大多是首发体征，通常先于一侧肿大，继之累及对侧。腮腺肿胀以耳垂为中心，向前、后、下发展，边缘不清，触之有弹性感及触痛，表面皮肤不红，张口、咀嚼困难，当进食酸性食物促使唾液腺分泌时疼痛加剧。腮腺导管口（位于上颌第二磨牙旁的颊黏膜处）在早期常有红肿。腮肿 1~3 天达高峰，1 周左右逐渐消退。有时颌下腺或舌下腺可以同时受累。不典型病例可无腮腺肿胀而以单纯睾丸炎或脑膜脑炎的症状出现，也有仅见颌下腺、舌下腺肿胀者。

(2) 并发症

①脑膜脑炎。②生殖器并发症。③胰腺炎。④心肌炎、乳腺炎、甲状腺炎、关节炎、肝炎等。

【检查】

（1）淀粉酶测定：90%患儿发病早期有血清淀粉酶和尿淀粉酶增高，有助于该病的诊断。无腮腺肿大的脑膜炎患儿，血淀粉酶和尿淀粉酶也可升高，故测定淀粉酶可与其他原因引起的腮腺肿大或其他病毒性脑膜炎相鉴别。血脂肪酶增高，有助于胰腺炎的诊断。

（2）血清学检查：①抗体检查ELISA法检测血清中腮腺炎病毒的IgM抗体可作为近期感染的诊断依据。②病原检查近年来应用特异性抗体或单克隆抗体来检测腮腺炎病毒抗原，可作早期诊断依据。应用PCR技术检测腮腺炎病毒RNA，可大大提高可疑患者的诊断率。

（3）病毒分离应用：患儿的唾液、血、尿或脑脊液，可分离出腮腺炎病毒。

【诊断与鉴别诊断】

（1）诊断：主要根据流行病学史、接触史以及腮腺肿大疼痛的临床表现，诊断一般不困难。对疑似病例需根据血清学检查或病毒分离确诊。

（2）鉴别诊断

化脓性腮腺炎：多为一侧腮腺肿大，局部疼痛剧烈拒按，红肿灼热明显，挤压腮腺时有脓液自腮腺管口流出。无传染性。白细胞总数和中性粒细胞百分数明显增高。

（6）**【治疗】**

（1）对高热患儿可采用物理降温或使用解热药。

（2）严重头痛和并发睾丸炎者可酌情使用止痛药。

（3）合并睾丸炎时，用丁字带托住阴囊；对并发脑膜脑炎、心肌炎的患儿，可短期应用氢化可的松，每日5mg/kg，静脉滴注。

（4）合并胰腺炎时应禁食，静脉输液加用抗生素；也可使用干扰素。

14. 骨科疾病

考点50　桡骨下端骨折

伸直型诊断要点

①腕部侧面观骨折远端向背侧移位时，可见"餐叉样"畸形。

②腕部正面观骨折远端向桡侧移位时，呈"枪上刺刀状"畸形。

③缩短移位时可触及上移的桡骨茎突。

考点51　肩关节脱位

脱位类型

①根据肩关节脱位的时间长短和脱位次数的多少可分为：新鲜性、陈旧性和习惯性脱位三种。

②根据脱位后肱骨头所在的部位可分为：前脱位、后脱位两种。前脱位又可分为喙突下、盂下、锁骨下脱位及胸腔内脱位，其中以喙突下脱位最多见；后脱位临床罕见。

考点52 颈椎病

分型	临床表现
颈型	颈部肌肉痉挛,肌张力增高,颈项强直,活动受限
神经根型	颈根部疼痛呈酸痛、灼痛或电击样痛向肩、上臂、前臂及手指放射,上肢沉重,酸软无力,持物易坠落
脊髓型	双下肢麻木、发冷、疼痛,走路欠灵活、无力,打软腿,易绊倒,不能跨越障碍物,晚期下肢或四肢瘫痪,二便失禁或尿潴留
椎动脉型	单侧颈枕部或枕顶部发作性头痛,视力减弱,耳鸣,听力下降,眩晕。可见眩晕猝倒发作
交感神经型	头痛或偏头痛,有时伴有恶心、呕吐,颈肩部酸困疼痛,上肢发凉发绀,视物模糊,眼窝胀痛,眼睑无力,瞳孔扩大或缩小,常有耳鸣、听力减退或消失。可有心前区持续性压迫痛或钻痛,心律不齐,心跳过速

考点53 腰椎间盘突出症

【病因】
①椎间盘退行性变。②负重及活动度大。③急性外伤史或慢性损伤史。④外伤。

【临床表现】
①腰痛和下肢坐骨神经放射痛,少数病例的起始症状是腿痛,而腰痛不甚明显。
②腰腿疼痛可在咳嗽、打喷嚏、用力排便等腹腔内压升高时加剧,步行、弯腰、伸膝起坐等牵拉神经根的动作也使疼痛加剧,腰前屈活动受限,屈髋屈膝、卧床休息可使疼痛减轻。
③重者卧床不起,翻身极感困难。
④病程较长者,其下肢放射痛部位感觉麻木、冷感、无力。
⑤中央型突出压迫马尾神经,其症状为会阴部麻木、刺痛,二便功能障碍,阳痿或双下肢不全瘫痪。

(三) 实战演练

1. 试述支气管哮喘的临床表现。(2016)

参考答案:常见症状是发作性的喘息、气急、胸闷或咳嗽等症状,少数患者还可能以胸痛为主要表现,很多患者在哮喘发作时自己可闻及喘鸣音。症状通常是发作性的,多数患者可自行缓解或经治疗缓解。

2. 试述溃疡性结肠炎的严重程度分级。(2016、2015)

参考答案:①轻型:腹泻每天少于4次,无发热,贫血和便血轻或无,血沉正常。②中型:介于轻、重型之间,腹泻每天超过4次,仅伴有轻微全身表现。③重型:腹泻每天超过6次,多为肉眼脓血便,体温超过38℃至少持续2天以上,脉搏超过90次/分,血红蛋白<70g/L,血沉>30mm/h,血清白蛋白<30g/L,体重短期内明显减轻。常有严重的腹痛、腹泻、全腹压痛,严重者可出现失水,一般情况较差。

3. 试述慢性肾小球肾炎的临床表现。(2016)

参考答案：①血尿：多为镜下血尿。②蛋白尿：尿蛋白多在 1～3g/d。③水肿：以眼睑及脚踝部晨起水肿为特点，严重时可呈现全身性水肿。④高血压：可为首发表现，突出表现为持续中等程度以上的高血压，严重时出现高血压脑病及高血压心脏病。

4. 试述慢性肺心病急性发作期治疗。(2016、2014)

参考答案：①治疗前准备：首先应明确急性加重的诱因，心肺功能状态，呼吸衰竭的类型及程度，有无右心衰竭，有无其他合并症等，及就诊前的用药情况。②控制感染：一般可首选青霉素类、氨基糖苷类、氟喹诺酮类或头孢菌素类等。③纠正呼吸衰竭：采取综合治疗措施，首先应解除支气管痉挛、祛痰止咳以通畅气道等，给予控制性氧疗，应用呼吸中枢兴奋剂，必要时施行机械通气等纠正低氧血症及高碳酸血症。④纠正心力衰竭：慢性肺心病多为右心衰竭，首先应积极控制感染、改善呼吸功能，经治疗心功能无改善可考虑应用利尿剂，一般不需使用强心剂。⑤抗凝治疗：应用低分子肝素。⑥应用糖皮质激素：在有效控制感染的情况下，可短期应用大量糖皮质激素。⑦处理并发症：肺性脑病、心律失常。

5. 试述支气管肺癌引起 Honer 综合征的原因和表现。(2015)

参考答案：原因：肺尖部肺癌（又称为肺上沟瘤、Pancoast 瘤）压迫颈交感神经。表现：同侧眼睑下垂、眼球内陷、瞳孔缩小、额部少汗等。

6. 试述双胍类降糖药物机制。(2015)

参考答案：①抑制肝糖异生及肝糖输出。②增加外周组织对胰岛素的敏感性，促进葡萄糖摄取和利用。③抑制或延缓葡萄糖在胃肠道的吸收。

7. 试述早搏应用抗心律失常药物适应证。(2015)

参考答案：抗心律失常药物治疗：①房性和交界性早搏可选用Ⅰa类、Ⅰc类、Ⅱ类和Ⅳ类抗心律失常药。②室性早搏多选用Ⅰ类和Ⅲ类抗心律失常药。③洋地黄中毒所致的室性早搏，应立即停用洋地黄，给予苯妥英钠、氯化钾等治疗。

8. 试述慢性喘息性支气管炎和支气管哮喘的鉴别。(2015)

参考答案：

病名	支气管哮喘	慢性喘息性支气管炎
病因	遗传、大气污染等	呼吸道感染
症状	带有哮鸣音的呼气性呼吸困难	咳嗽、咳痰、喘息
体征	双肺高音调干啰音	呼气与吸气哮鸣音，湿性啰音
实验室检查	嗜酸性粒细胞增多，血 IgE 升高	嗜酸性粒细胞正常，血 IgE 正常
X 线检查	肺部正常	肺纹理增多
治疗	支气管解痉药有效	支气管解痉药无效

9. 试述糖尿病酮症酸中毒诊断标准。(2015)

参考答案："三多一少"症状加重，有恶心、厌食、酸中毒、脱水、休克、昏迷，尤其是呼吸有酮味（烂苹果味）、血压低而尿量多者，不论有无糖尿病病史，均应考虑本症的可能。如血糖升高、尿糖强阳性、尿酮体阳性即可确诊糖尿病酮症；如兼有血pH、CO_2CP下降及BE负值增大者即可诊断为DKA。

10. 试述慢性肾小球肾炎尿液变化。（2015）

参考答案：①尿常规检查可为轻重不等的蛋白尿和（或）血尿，多为镜下血尿，可见颗粒管型。②尿蛋白分析多表现为非选择性蛋白尿。③尿红细胞相差显微镜和尿红细胞平均容积（MCV）检查：尿畸形红细胞>80%，尿红细胞MCV<75fL。

11. 试述抗甲状腺药物不良反应。（2015）

参考答案：①粒细胞减少。严重时出现粒细胞缺乏症，应定期检查白细胞，及时使用鲨肝醇、利血生等升白细胞药物。②药疹。③中毒性肝病。④药量过大或未及时减量，可见甲减表现。

12. 试述胰岛素的使用原则。（2015）

参考答案：应在综合治疗基础上进行。根据血糖水平、β细胞功能缺陷程度、胰岛素抵抗程度、饮食和运动状况等，选择胰岛素剂型及剂量。一般从小剂量开始，用量、用法必须个体化，及时稳步调整剂量。

13. 试述类风湿关节炎的实验室检查。（2015）

参考答案：（1）血象：有轻度至中度贫血。活动期血小板可增高，白细胞总数及分类大多正常。（2）炎性标记物：可判断类风湿关节炎活动程度。活动期血沉增快，C反应蛋白升高。（3）自身抗体：①类风湿因子（RF）：常规检测为IgM型，阳性率为70%~80%且其滴度与疾病的活动性和严重性成正比。②抗角蛋白抗体：抗角蛋白抗体（AKA）、抗核周因子（APF）和抗环瓜氨酸肽抗体（CCP）等自身抗体，对RF的诊断有较高的特异性，有助于早期诊断，但敏感性不如RF。

14. 试述急性黄疸型肝炎的分期和临床表现。（2015）

参考答案：①黄疸前期：多以发热起病，伴以全身乏力，食欲不振，厌油，恶心，甚或呕吐，常有上腹部不适、腹胀、便秘或腹泻，尿色逐渐加深，至本期末尿色呈浓茶样；少数病例可出现上呼吸道症状，或皮疹、关节痛等症状。肝脏可轻度肿大，伴有触痛及叩击痛。②黄疸期：尿色加深，巩膜及皮肤出现黄染，且逐日加深，多于数日至2周内达高峰，然后逐渐下降。黄疸明显时可出现皮肤瘙痒，大便颜色变浅，心动过缓等症状。肝肿大达肋缘下1~3cm，有明显触痛及叩击痛，部分病例且有轻度脾肿大。肝功能改变明显。③恢复期：黄疸消退，精神及食欲好转。肿大的肝脾回缩，触痛及叩击痛消失。肝功能恢复正常。

15. 试述特发性血小板减少性紫癜的诊断方法。（2015）

参考答案：①广泛出血累及皮肤、黏膜及内脏。②多次检查血小板计数减少。③脾脏不肿大或轻度肿大。④骨髓巨核细胞数增多或正常，有成熟障碍。⑤并具备下列五项中任何一项：泼尼松治疗有效；切脾治疗有效；PAIg阳性；PAC_3阳性；血小板寿命测定缩短。并需排除继发性血小板减少症。

16. 试述原发性支气管肺癌的表现。（2015、2014）

参考答案：（1）原发肿瘤引起的表现：①咳嗽与咳痰。②咯血。③喘鸣。④全身症状。（2）肺外胸内扩散引起的表现：①胸痛。②呼吸困难。③咽下困难。④声音嘶哑。⑤上腔静脉阻塞综合征。⑥Horner综合征。（3）肺外转移引起的表现：肺癌转移至脑、肝、骨、肾上腺、皮肤等，可出现相应的表现。锁骨上淋巴结是肺癌常见的肺外转移部位。（4）胸外表现：表现有肥大性肺性骨关节病、高钙血症、分泌促肾上腺皮质激素样物质引起的Cushing综合征，分泌抗利尿激素引起的稀释性低钠血症、神经肌肉综合征等。

17. 试述慢性支气管炎三个分期。（2015）

参考答案：①急性发作期：指在一周内出现脓性或黏液脓性痰，痰量明显增加，或伴有发热等炎症表现，或咳、痰、喘等症状任何一项明显加剧。②慢性迁延期：指有不同程度的咳、痰、喘症状迁延一个月以上者。③临床缓解期：经治疗或临床缓解，症状基本消失或偶有轻微咳嗽少量痰液，保持两个月以上者。

18. 试述消化性溃疡的治疗。（2015、2014）

参考答案：（1）一般治疗：生活规律；合理饮食；戒烟酒；调节情绪；慎用NSAIDs、肾上腺皮质激素等药物。（2）药物治疗：抑制胃酸分泌：①H_2受体拮抗剂（H_2RA）：常用药物有西咪替丁、雷尼替丁、法莫替丁等。②质子泵抑制剂（PPI）：常用药物如奥美拉唑、兰索拉唑、泮托拉唑。根除Hp的治疗：①三联疗法：一种PPI或一种胶体铋剂联合克拉霉素、阿莫西林、甲硝唑（或替硝唑）3种抗菌药物中的2种。②四联疗法：以铋剂为主的三联疗法加一种PPI组成。（3）保护胃黏膜：①枸橼酸铋钾。②米索前列醇。③弱碱性抗酸剂：如氢氧化镁等。（4）药物治疗方案及疗程：为使溃疡愈合率超过90%，抑制胃酸药物疗程通常为4~6周（十二指肠溃疡）或8周（胃溃疡）。

19. 试述急性心肌梗死的症状。（2015）

参考答案：①疼痛：胸痛为最早出现和最突出的症状，部位、性质与心绞痛相似，但程度更剧烈，持续时间更长，可达数小时至数天。多无诱发因素，休息和含服硝酸甘油多不能缓解。患者常有烦躁不安、出汗、恐惧、濒死感等伴随表现。②心律失常：以室性心律失常多见。若表现为频发、多源性、成对出现的室性早搏，或呈短阵室性心动过速，且有RonT现象，常为心室颤动的先兆。③低血压和休克：疼痛时可有血压下降，若疼痛缓解后收缩压仍低于80mmHg，伴有烦躁不安、面色苍白、皮肤湿冷、脉细而快、大汗淋漓、尿量减少、神志迟钝甚至昏厥，应考虑发生了休克。④心力衰竭：主要是急性左心衰竭，可在最初几天内发生，为梗死后心脏舒缩功能显著减弱及室壁运动不协调所致。⑤胃肠道症状：疼痛时常有恶心呕吐、上腹胀痛和肠胀气等，部分患者出现呃逆。⑥其他坏死心肌组织：吸收可引起发热、心悸等。

20. 试述洋地黄中毒及其治法。(2015)

参考答案：①低血钾、肾功能不全以及与其他药物的相互作用是引起洋地黄中毒的常见临床原因。②洋地黄中毒最重要的反应是各类心律失常及加重心力衰竭，胃肠道反应如恶心、呕吐等，以及中枢神经的症状如视力模糊、黄视、倦怠等。③发生洋地黄中毒后应立即停药，对症处理。

21. 试述脑出血的内科处理。(2015)

参考答案：①一般治疗：保持安静，避免不必要搬动。确保气道通畅。建立静脉通道，保持营养和水、电解质平衡。注意纠正高血糖和高热。昏迷患者禁食2～3天后应酌情鼻饲营养。加强护理，防止感染和褥疮等。②减轻脑水肿、降低颅内压。③控制血压。④亚低温治疗。⑤并发症的处理：控制抽搐，首选苯妥英钠或地西泮静脉注射，可重复使用。同时用长效抗癫痫药物。及时处理上消化道出血，注意预防肺部、泌尿道及皮肤感染等。

22. 试述急性左心衰的急救诊治。(2015)

参考答案：（1）应用血管扩张药：①硝酸甘油静脉滴注可扩张小静脉，减轻心脏前负荷。②硝普钠静脉滴注可同时扩张小动脉及小静脉，小剂量开始应用，根据血压逐步增加剂量。（2）应用正性肌力药：①洋地黄制剂：常用毛花苷C。②肾上腺素能受体兴奋剂：常用多巴酚丁胺、多巴胺。（3）机械辅助治疗：危重患者可实施主动脉内球囊反搏和应用临时心肺辅助系统。

23. 试述脑出血的初步诊断。(2015)

参考答案：①多数为50岁以上高血压患者，在活动或情绪激动时突然发病。②突然出现头痛、呕吐、意识障碍和偏瘫、失语等局灶性神经缺失症状，病程发展迅速。③CT检查可见脑内高密度区。

24. 试述尿路感染的易感因素。(2015)

参考答案：最常见致病菌为革兰阴性杆菌，其次为副大肠杆菌、变形杆菌、克雷白杆菌、产气杆菌、产碱杆菌和铜绿假单胞菌等。大约5%～10%的尿路感染由革兰阳性细菌引起，主要是粪链球菌和葡萄球菌。

25. 试述马尾神经症状。(2015)

参考答案：马尾神经受压：可见大、小便障碍，鞍区感觉异常。

26. 试述肺结核的感染途径。(2015)

参考答案：肺部病灶沿支气管扩散，通过血液、淋巴等途径传播到肺外组织。

27. 试述糖尿病的慢性并发症。(2015)

参考答案：主要有糖尿病肾脏病变、糖尿病视网膜病变、糖尿病性心脏病变、糖尿病性脑血管病变、糖尿病性神经病变（周围神经病变、自主神经病变）、糖尿病足和其他（如白内障、青光眼、皮肤病等）。

28. 试述缺铁性贫血的实验室检查。(2015)

参考答案：（1）血象：典型表现为小细胞低色素性贫血。$MCV < 80fL$，$MCHC <$

32%。血片可见成熟红细胞淡染区扩大，体积偏小，大小不一。网织红细胞计数正常或轻度升高。白细胞和血小板计数一般正常或轻度减少，部分患者血小板轻度升高。(2)骨髓象：骨髓增生活跃，幼红细胞增生，中幼红细胞及晚幼红细胞比例增高。幼红细胞核染色质致密，胞质较少，血红蛋白形成不良，边缘不整齐。骨髓铁染色显示骨髓小粒可染铁消失，铁粒幼红细胞消失或显著减少。(3)铁代谢测定：①血清铁及总铁结合力测定：血清铁浓度常<8.9μmol/L，总铁结合力>64.4μmol/L，转铁蛋白饱和度常降至15%以下。②血清铁蛋白测定：血清铁蛋白<12ug/L，可作为缺铁依据。由于血清铁蛋白浓度稳定，与体内贮铁量的相关性好，可用于IDA早期诊断和人群铁缺乏症的筛检。(4)红细胞游离原卟啉（FEP）测定：缺铁时血红素合成障碍，FEP增高超过4.5μg/gHb有诊断意义。

29. 试述特发性血小板减少性紫癜的治疗。(2015)

参考答案：(1)一般治疗：出血症状严重者，应卧床休息，防止创伤，避免使用可能引起血小板减少的药物。(2)糖皮质激素：糖皮质激素为ITP治疗的首选药物，适用于急性型和慢性型发作期。(3)脾脏切除：脾脏切除是慢性型患者治疗的首要方法。(4)免疫抑制剂：常用长春新碱、环磷酰胺、硫唑嘌呤、环孢素等。(5)其他：①达那唑。②输新鲜血液。③血浆置换。

30. 试述胃底静脉曲张破裂大出血的处理。(2015)

参考答案：①药物止血（常用垂体后叶素）。②气囊压迫止血（从口或鼻腔插入三腔双囊管，先抽出胃内积血，再注入气体，压迫胃底，食管曲张静脉以止血）。③内镜治疗。④经皮经颈静脉肝穿刺肝内门：体分流术。⑤手术治疗。

31. 试述原发性支气管肺癌的分类。(2015)

参考答案：(1)按解剖学分类：①中央型肺癌：以鳞状上皮细胞癌和小细胞肺癌常见。②周围型肺癌：以腺癌较为常见。(2)按组织病理学分类：①非小细胞肺癌：包括鳞状上皮细胞癌、腺癌、大细胞癌及其他肺癌如腺鳞癌、类癌、肉瘤样癌等。②小细胞肺癌：在原发性肺癌中恶性肿瘤程度最高，患者年龄较轻，有吸烟史。

32. 试述上消化道出血量的评估。(2015)

参考答案：血量达5ml时，大便隐血试验阳性；60ml时，可表现黑便；胃内积血达300ml时可引起呕血；急性大出血时，首先出现的症状可有口渴，心动过速，其次血压下降。

33. 试述慢性支气管炎的诊断。(2015)

参考答案：根据咳嗽、咳痰或伴喘息，每年发病持续三个月，并连续两年或以上，排除其他心、肺疾患（例如肺结核、尘肺、支气管哮喘、支气管扩张症、肺癌、肺脓肿、心功能不全等）之后，即可做出慢支诊断。如每年发病持续时间虽不足三个月，但有明确的客观检查依据（如X线检查）支持。

34. 试述高血压危象的治疗。(2015)

参考答案：①应尽快使血压下降。②根据病情选择用药。③监护。④防止脑水肿。

⑤抗心衰。⑥合并氮质血症者应予血液透析治疗。⑦恶性高血压往往迅速发生高血压危象，必须积极治疗，根据临床症状的轻重决定降压速度。病情危急的恶性高血压，舒张压高于20kPa（150mmHg），需数小时内下降，而处在恶性高血压早期，病情尚不十分危急，血压可在数天内下降，可口服或间断静脉给药。

35. 试述慢性肾小球肾炎和原发性高血压继发肾损害鉴别。（2014）

参考答案：慢性肾小球肾炎：临床见血尿，尿蛋白多在1~3g/d，以眼睑及脚踝部晨起水肿为特点，严重时可呈现全身性水肿，高血压。尿常规检查可为轻重不等的蛋白尿和（或）血尿，多为镜下血尿，可见颗粒管型。肾功能检查早期正常或轻度受损（Ccr下降或轻度氮质血症），可持续数年至数十年；晚期出现血清肌酐升高、Ccr下降。原发性高血压继发肾损害：本病患者年龄较大，先有高血压后出现蛋白尿，尿蛋白定量多<1.5g/d，罕见持续性血尿和红细胞管型，肾小管功能损害一般早于肾小球损害。肾穿刺病理检查有助鉴别。常有高血压的其他靶器官（心、脑）并发症。

36. 试述原发性支气管肺癌的病因。（2014）

参考答案：①吸烟。②空气污染。③职业致癌因子：石棉、铬、镍、砷、煤烟、煤焦油等。

37. 试述肾病综合征诊断。（2014、2013）

参考答案：(1)诊断标准：①尿蛋白超过3.5g/d。②血浆白蛋白低于30g/L。③水肿。④高脂血症。其中①②两项为诊断所必需。(2)诊断内容：①确诊肾病综合征。②确认病因：首先排除继发性和遗传性疾病，才能确诊为原发性肾病综合征。最好进行肾活检，做出病理诊断。③判断有无并发症。

38. 试述右心衰竭的临床表现。（2014）

参考答案：(1)症状：以消化道及肝脏淤血症状为主，表现为食欲不振、腹胀、上腹隐痛等，伴有夜尿增多、轻度气喘等。(2)体征：①水肿：身体低垂部位压陷性水肿，多由脚踝部开始，逐渐向上进展，午后加重。②颈静脉充盈：颈静脉搏动增强、充盈甚至怒张。③肝脏肿大：肝脏淤血性肿大伴压痛，肝-颈静脉反流征阳性。④心脏体征：可出现三尖瓣关闭不全的反流性杂音。⑤发绀。

39. 试述肝硬化并发症。（2014）

参考答案：①急性上消化道出血。②肝性脑病晚期肝硬化。③原发性肝癌。④感染。

40. 试述降压药分类。（2014）

参考答案：①利尿剂：有噻嗪类、袢利尿剂和保钾利尿剂三类。常用噻嗪类有氢氯噻嗪和氯噻酮、吲哒帕胺等。②β受体阻滞剂：常用药物有美托洛尔、阿替洛尔、倍他洛尔等。③钙通道阻滞剂（CCB）：又称钙拮抗剂，分为二氢吡啶类和非二氢吡啶类，前者有氨氯地平、非洛地平、硝苯地平等，后者有维拉帕米和地尔硫䓬。④血管紧张素转换酶抑制剂（ACEI）：常用依那普利、贝那普利、福辛普利等。⑤血管紧张素Ⅱ受体阻滞剂（ARB）：常用氯沙坦、缬沙坦、厄贝沙坦、替米沙坦、坎地沙坦和奥美沙坦等。

41．试述肺炎链球菌肺炎的并发症。（2014）

参考答案：肺肉质变、机化性肺炎、急性浆液性纤维蛋白性胸膜炎、脓胸、关节炎、脑膜炎、心肌炎、化脓性心包炎、心肾功能不全等。

42．试述慢性胃炎病因。（2014）

参考答案：病因：①幽门螺杆菌（Hp）感染。②自身免疫反应。③十二指肠反流。④理化因素及其他：遗传、年龄、吸烟、饮酒、饮食习惯等。

43．试述肺炎与肺结核相鉴别。（2014）

参考答案：肺炎：①肺炎起病急，寒战、高热、咳痰明显，而肺结核起病较缓，急性感染的全身表现不突出，早期咳痰较少。②肺炎多伴有外周血白细胞显著升高，胸片表现为片状或斑片状阴影，肺结核白细胞多轻度升高，肺部X线表现具有多样性、特征性。③痰结核菌检查有助于鉴别诊断。④肺炎一般抗生素治疗多有效，肺结核需用敏感的抗结核药物治疗方可见效。肺结核：①肺结核常有低热、乏力、消瘦等结核中毒症状；②痰中可找到结核菌；③X线胸片显示病变多在肺尖或锁骨上下，密度不均，且可形成空洞和肺内播散；④一般抗感染治疗无效，抗结核治疗有效。

44．试述类风湿性关节炎的临床表现。（2014）

参考答案：①晨僵：一般持续1小时以上。②疼痛：最常出现的部位为腕、掌指关节、近端指间关节，其次是趾、膝、踝、肘、肩等关节。多呈对称性、持续性，但时轻时重。③肿胀：呈对称性，以腕、掌指关节、近端指间关节、膝关节最常受累。④关节畸形：手指关节的尺侧偏斜、鹅颈样畸形、纽扣花畸形等。⑤关节功能障碍。⑥可伴有贫血、口干、眼干等干燥综合征表现。

45．试述小儿腹泻的治疗方法。（2014）

参考答案：（1）饮食疗法：母乳喂养的患儿可继续母乳喂养；混合喂养或人工喂养的患儿，用稀释牛奶或奶制品喂养，逐渐恢复正常饮食；儿童则采用半流质易消化饮食，然后恢复正常饮食。（2）液体疗法：①口服补液：轻度脱水50～80mL/kg，中度脱水80～100mL/kg，少量频服，8～12小时将累积损失量补足。②静脉补液：定量、定性、定速、纠正酸中毒、钾的补充、其他电解质的补充。（3）药物治疗：①控制感染。②微生态疗法。③肠黏膜保护剂。（4）补锌治疗。（5）迁延性和慢性腹泻病的治疗：①液体疗法。②营养治疗。③药物疗法。

46．试述腰椎间盘突出的原因。（2014）

参考答案：①椎间盘退行性变。②负重及活动度大。③急性外伤史或慢性损伤史。④外伤。

47．试述自然流产的诊断。（2014）

参考答案：有停经史、早孕反应、阴道流血或伴腹痛。

48. 试述急性阑尾炎和急性胃肠炎的鉴别。(2014)

参考答案：急性阑尾炎：表现为转移性右下腹疼痛、胃肠道症状、全身症状，腹部有压痛、反跳痛、腹肌紧张体征，右下腹见包块。尿常规：刺激输尿管、膀胱，部分患者尿中可出现少量红细胞与白细胞。多数患者白细胞升高，中性粒细胞比例不同程度升高。白细胞计数常在（10～15）×10^9/L 之间，出现阑尾穿孔合并腹膜炎或门静脉炎时，白细胞计数可达 20×10^9/L 以上。急性胃肠炎：多有饮食不洁史，临床表现与急性阑尾炎相似，腹部压痛部位不固定，肠鸣音亢进，无腹膜刺激征。大便常规检查见脓细胞和未消化食物。

49. 试述小儿腹泻的治疗原则。(2014)

参考答案：西医以预防和纠正脱水、调整饮食，合理用药及预防并发症为原则。中医以运脾化湿为原则。

50. 试述急性胰腺炎的病因。(2014)

参考答案：①胆道疾病。②酗酒和暴饮暴食。③胰管阻塞。④十二指肠乳头附近病变。⑤手术与创伤。⑥内分泌与代谢障碍。⑦感染及全身炎症反应。

51. 试述慢性肺源性心脏病的并发症。(2014、2013)

参考答案：①肺性脑病。②酸碱平衡失调及电解质紊乱。③心律失常。④休克。⑤消化道出血。⑥肾衰竭。

52. 试述溃疡型结肠炎的诊断。(2014)

参考答案：①慢性或反复发作性腹泻、脓血黏液便、腹痛，伴不同程度全身症状。②多次粪检无病原体发现。③内镜检查及 X 线钡剂灌肠显示结肠炎病变。

51. 试述急性胰腺炎的内科治疗。(2014)

参考答案：(1) 一般治疗：①监护，严密观察生命体征。②积极补充血容量，维持水、电解质和酸碱平衡。③重症急性胰腺炎应加强全身营养支持，通常早期采用全胃肠外营养，病情趋向缓解时尽早进行空肠插管实施肠内营养，以预防肠源性感染和肠道衰竭。④解痉镇痛阿托品或山莨菪碱肌注，疼痛剧烈者同时加用哌替啶，不用吗啡。(2) 减少胰腺外分泌：①禁食及胃肠减压。②抑酸治疗：H_2 受体拮抗剂或质子泵抑制剂静脉给药，通过抑制胃酸而减少胰液分泌，同时防治应激性溃疡。③生长抑素及其类似物：如奥曲肽，能抑制胰液及胰酶分泌。(3) 胰酶抑制剂：加贝酯、抑肽酶。(4) 抗感染：喹诺酮类联合甲硝唑或替硝唑。

52. 试述风湿热的临床表现。(2014)

参考答案：①全身症状：多数有咽峡炎、扁桃体炎等上呼吸道链球菌感染史，不规则发热全身症状重。少数不典型。②主要表现：心脏炎（心肌、心内膜、心包炎）、多发性关节炎、皮肤病变（环形红斑和皮下结节）、舞蹈症、其他。

53. 试述原发性肺癌与哪些疾病鉴别。(2014)

参考答案：①肺结核：肺结核多见于青壮年，病程长。常有持续性发热及全身中毒症状,可有反复的咯血。痰菌检查可检出结核菌。X 线检查有结核灶的特征。抗结核药物治疗有效。②肺炎链球菌肺炎:肺炎链球菌肺炎多见于青壮年,急性起病,首发症状多为寒战、高热、咳铁锈色痰,伴有外周血白细胞增高及中性分类比例升高。影像学改变以大面积肺实变影为特征。一般抗生素治疗有效。若起病缓慢,无毒血症状,抗生素治疗效果不明显,或在同一部位反复发生的肺炎等,应慎重排查肺癌的可能。

54. 试述肝硬化的功能减退表现。(2014)

参考答案:①消化吸收不良。②营养不良。③黄疸。④出血倾向和贫血。⑤内分泌失调。⑥低蛋白血症。⑦不规则低热。

55. 试述缺铁性贫血的病因。(2013)

参考答案:①铁的丢失过多。②铁摄入量不足。③铁吸收不良。

56. 试述肝硬化的病因。(2013)

参考答案:①病毒性肝炎:乙型、丙型肝炎病毒感染。②慢性酒精中毒:此为欧美国家肝硬化的最常见原因。③长期胆汁淤积:包括原发性和继发性,我国继发性相对较多。④肝脏循环障碍。⑤药物或化学毒物:长期服用损伤肝脏的药物及接触四氯化碳、砷、甲基多巴、四环素等可引起中毒性肝炎,最终可演变为肝硬化。⑥免疫疾病。⑦寄生虫病血吸虫、华支睾吸虫等感染。⑧遗传和代谢疾病。⑨营养障碍。⑩隐源性肝硬化。

57. 试述上消化道出血的原因。(2013)

参考答案:(1)上胃肠道疾病:①食管疾病食管炎、食管癌、胃十二指肠疾病消化性溃疡、急性胃炎、慢性胃炎、空肠疾病等。(2)门静脉高压:①各种肝硬化失代偿期。②门静脉炎。③肝静脉阻塞综合征。(3)上胃肠道邻近器官或组织的疾病:①胆道出血、胆管或胆囊结石。②胰腺疾病累及十二指肠胰腺癌。③动脉瘤破入食管、胃或十二指肠。(4)全身性疾病:①血液病白血病、血小板减少性紫癜。②血管性疾病动脉粥样硬化等。

58. 试述原发性支气管肺癌的治疗原则。(2013)

参考答案:治疗方案主要依据肺癌的组织学类型决定。小细胞肺癌发现时多已发生转移,外科手术根治的几率较低,主要依赖化疗或放化疗综合治疗;非小细胞肺癌中央型肺癌相对多见,发现时若为局限性,应积极实施外科手术治疗或放疗。

59. 试述急性心力衰竭的临床表现。(2013)

参考答案:①突发严重呼吸困难,呼吸频率常超过 30 次/分。②强迫坐位、面色灰白、发绀、大汗、烦躁不安,病情严重者常神志模糊。③频繁咳嗽,咳粉红色泡沫状痰。④发病初始血压可一过性升高,随后出现血压下降甚至发生休克。⑤听诊两肺满布湿啰音和哮鸣音,第一心音低钝,可闻及舒张期奔马律和 P_2 亢进。

60. 试述幽门杆菌三联疗法。(2013)

参考答案:一种 PPI 或一种胶体铋剂联合克拉霉素、阿莫西林、甲硝唑(或替硝唑）3种抗菌药物中的2种。

61. 试述再障临床表现。（2013）

参考答案：①急性：起病急，进展迅速，常以出血、感染和发热为主要首发表现。发病初期贫血常不明显，但进行性加重。倾向常见皮肤瘀斑、鼻出血、牙龈出血、消化道出血、血尿、妇女月经过多等，颅内出血发生率高，可致死亡。感染发热多为高热，常见皮肤、肺部和口腔感染等，可因败血症而死亡。急性型再障病程短，患者常在数月至1年内死亡。②慢性：起病和进展缓慢，主要表现为乏力、心悸、头晕、面色苍白等贫血症状。出血较轻，内脏出血少见。感染发热一般为轻度，且易控制。病程较长，患者可以生存多年，若治疗恰当，可长期缓解以至痊愈。少数病例可转变为急性过程。

62. 试述甲状腺危象的治疗。（2013）

参考答案：①抑制TH合成，使用大量抗甲状腺药物，首选丙硫氧嘧啶。②抑制TH释放，如抗甲状腺药物、复方碘溶液和碘化钠。③迅速阻滞儿茶酚胺释放，降低周围组织对甲状腺激素的反应性，如普萘洛尔。④肾上腺糖皮质激素，常用氢化可的松。⑤对症治疗，如降温、镇静、保护脏器功能、防治感染等。⑥其他，如血液透析、腹膜透析或血浆置换等。

63. 试述COPD急性加重期的治疗。（2013）

参考答案：①明确病因，评估病情：明确急性加重的诱因（如肺部感染等），并进行病情严重程度评估，根据评估结果确定治疗单元。②控制感染：常用阿莫西林/克拉维酸、头孢菌素、氟喹诺酮类，感染严重者考虑静脉使用三代头孢菌素。③扩张支气管：急性加重期一般应用短效β_2受体激动剂，若效果不显著，加用抗胆碱能药物。病情严重的COPD患者，可考虑静脉滴注茶碱类药物。④控制性氧疗：采用鼻导管或面罩吸氧，一般吸入氧浓度控28%～30%，无严重合并症患者，氧疗后易达到满意的氧合水平（$PaO_2>60mmHg$或$SaO_2>90\%$）。吸入氧浓度不宜过高，需注意可能发生潜在的二氧化碳潴留及呼吸性酸中毒。⑤应用糖皮质激素：住院患者宜在应用支气管扩张剂基础上，口服或静脉滴注糖皮质激素。⑥应用祛痰药：应用盐酸氨溴索等。⑦防治并发症。

64. 试述脑梗死诊断要点。（2013）

参考答案：①有动脉硬化、高血压、糖尿病、心房颤动等病史。②常有短暂性脑缺血发作病史。③突然起病，出现局限性神经缺失症状，并持续24小时以上。神经系统症状和体征可用某一血管综合征解释。意识常清楚或轻度障碍，多无脑膜刺激征。④脑部CT、MRI检查可显示梗死部位和范围，并可排除脑出血、肿瘤和炎症性疾病。腔隙性梗死诊断需依据CT或MRI检查。

65. 试述慢性肾衰竭的诊断。（2013）

参考答案：原有慢性肾脏病史，出现厌食、恶心呕吐、腹泻、头痛、意识障碍，肾功能检查有不同程度的减退，应考虑本病。对因乏力、厌食、恶心、贫血、高血压等就诊者，均应排除本病。

66. 试述腰椎间盘突出的症状。（2013）

参考答案：（1）症状：①腰痛。②坐骨神经痛。③马尾神经受压：可见大、小便障碍，鞍区感觉异常。（2）体征：①腰椎侧凸。②腰部活动受限。③压痛及骶棘肌痉挛。④直腿抬高试验及加强试验。⑤神经系统表现：感觉异常：①肌力下降。②反射异常。

67. 试述肺心病代偿期的临床表现。（2013）

参考答案：①肺部原发疾病表现及急性呼吸道感染的表现：COPD等原发病的症状与体征。肺部听诊常有干、湿啰音。②肺动脉高压和右心室肥大：肺动脉瓣区 S_2 亢进。三尖瓣区出现收缩期杂音或剑突下触及心脏收缩期搏动。可出现颈静脉充盈、肝下缘肋下可触及以及下肢水肿。

68. 试述急性阑尾炎的症状。（2013）

参考答案：①转移性右下腹疼痛：70%～80%的急性阑尾炎病人具有这种典型的腹痛，腹痛多起始于上腹部或脐周围，呈阵发性疼痛并逐渐加重，数小时甚至1～2天后疼痛转移至右下腹部。②胃肠道症状：发病初期常伴有恶心、呕吐，呕吐物多为食物，并多数伴有便秘、食欲减退。盆腔位阑尾炎刺激直肠可有腹泻和里急后重感。弥漫性腹膜炎时可出现麻痹性腹胀。③全身症状：早期一般并不明显，体温正常或轻度升高，可有头晕、头痛、乏力、汗出、口干、尿黄、脉数等症状。当体温升高至38℃～39℃，应注意到阑尾有化脓、坏疽穿孔的可能性。少数坏疽性阑尾炎或导致门静脉炎时，可有寒战高热，体温高达40℃以上。

69. 试述过敏性紫癜的诊断要点。（2013）

参考答案：主要依靠典型的皮肤紫癜，或同时伴腹痛、便血、关节肿痛、肾损害等表现来进行诊断。

70. 试述房颤的临床表现。（2013）

参考答案：（1）症状：常有心悸、头晕、胸闷等。房颤时若心室率＞150次/分时，可发生心绞痛与心力衰竭。部分患者可发生体循环栓塞，常见脑栓塞、肠系膜动脉栓塞、肢体动脉栓塞、脾动脉栓塞等，出现相应的临床表现。（2）体征：心脏听诊第一心音强度不等，心律绝对不规则，可发生脉搏短绌。（3）心电图诊断：①P波消失，代之以一系列大小不等、形状不同、节律完全不规则的房颤波（f波），频率为350～600次/分。②心室率绝对不规则，心室率通常在100～160次/分。③QRS波群形态正常，伴室内差异性传导时则增宽变形。

二、临床判读

◆ 心电图

本部分所考查的内容为看图判断,以下考点中的异常心电图请扫描微信二维码按图号查看。

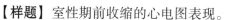

扫一扫,看图片

(一)考试介绍

考查西医诊断学中心电图内容。本类考题与西医答辩考题 2 选 1 抽题作答,每题 5 分,共 5 分。

【样题】室性期前收缩的心电图表现。

答案:

①提早出现的 QRS-T 波群,其前无提早出现的异位 P′波。②QRS 波群形态宽大畸形,时间≥0.12s。③T 波方向与 QRS 波群主波方向相反。④有完全性代偿间歇(即室性期前收缩前、后的两个窦性 P 波的时距等于窦性 P-P 间距的两倍)。

(二)考点汇总

考点 1 心房肥大(见心电图 1、心电图 2)(2016 版大纲新增考点)

右心房肥大突出表现是心房除极波振幅增高。主要改变:①P 波高尖(称肺型 P 波),电压≥0.25mV,以 Ⅱ、Ⅲ、aVF 导联最突出;②V_1 导联上,P 波前部高尖,IPI>0.03mm·s。左心房肥大突出表现是心房除极时间延长。主要改变:①P 波增宽,≥0.12s,为前低后高的双峰型,两峰间距≥0.04s,以 Ⅰ、Ⅱ、aVL 导联明显,又称"二尖瓣型 P 波";②V_1 导联上,Ptf≤-0.04mm·s。

考点 2 心室肥大(见心电图 3、心电图 4、心电图 5)(2016 版大纲新增考点)

(1)左心室肥大:①QRS 波群电压增高。②额面 QRS 心电轴左偏,多数不超过 -30°;③QRS 波群时间延长,达 0.10~0.11s,左室室壁激动时间>0.05s;④在以 R 波为主的导联中,S-T 段下移>0.05mV,T 波低平、双向或倒置。上述条件中,左心室电压增高是诊断左心室肥大的基本条件,其他三项为辅助条件。

(2)右心室肥大:①QRS 波群电压改变:RV_1>1.0mV,RV_1+S_{V5}>1.2mV,R_{aVR}>0.5mV;②QRS 波群形态改变:V_1 的 R/S>1,V_5 的 R/S<1,aVR 的 R/Q>1 或 R/S>1。③心电轴右偏,尤其是超过+110°;④V_1 导联的 VAT>0.03s,但 QRS 波群时间并不延长。⑤V_1 或 V_3R 等右胸导联 S-T 段下移>0.05mV,T 波低平、双向或倒置。上述条件中,QRS 波群电压增高、QRS 波群形态改变和心电轴右偏是诊断右心室肥大的可靠条件,其他各项为参考条件。

考点 3 典型心肌梗死(见心电图 6、心电图 7)

(1)缺血型 T 波改变:表现为两支对称的、尖而深的、倒置 T 波,即"冠状 T 波"。

(2)损伤型 S-T 段改变:主要表现为面向损伤心肌的导联 S-T 段呈弓背向上抬

高，甚至形成单向曲线（心肌梗死急性期的特征）。

（3）坏死型Q波改变：主要表现为面对梗死心肌的导联上Q波异常加深增宽，即宽度≥0.04s，深度≥同导联R波的1/4，R波振幅降低，甚至R波消失而呈QS型。

考点4★★ 心绞痛

（1）典型心绞痛：发作时可出现暂时性急性心肌缺血的表现：面对缺血区的导联上出现S-T段水平型或下垂型压低≥0.1mV，T波倒置、低平或双向。

（2）变异型心绞痛：心电图特点为：S-T段抬高，常伴T波高耸，对应导联则表现为S-T段压低。

考点5 慢性冠状动脉供血不足（见心电图8、心电图9）

（1）S-T段压低：除aVR导联外，其他导联的S-T段压低。

（2）T波改变：主要表现为低平、双向或倒置。心内膜部分心肌缺血可出现高大T波；心外膜部分心肌缺血时出现对称性倒置T波，即"冠状T波"。

考点6★★★ 室性期前收缩（见心电图10）

（1）提早出现的QRS-T波群，其前无提早出现的异位P′波。

（2）QRS波群形态宽大畸形，时间≥0.12s。

（3）T波方向与QRS波群主波方向相反。

（4）有完全性代偿间歇（即室性期前收缩前、后的两个窦性P波的时距等于窦性P-P间距的两倍）。

考点7★★★ 房性期前收缩（见心电图11）

（1）提早出现的房性P′波，形态与窦性P波不同。

（2）P′-R间期≥0.12s。

（3）房性P′波后有正常形态的QRS波群。

（4）房性期前收缩后的代偿间歇不完全（房性期前收缩前后的两个窦性P波的时距短于窦性P-P间距的两倍）。

考点8 交界性期前收缩（见心电图12）

（1）提早出现的QRS波群，形态基本正常。

（2）逆行的P′波可出现在提早出现的QRS波群之前、之后、之中（见不到逆行的P′波）。若逆行P′波在QRS波群之前，P′-R间期<0.12s；若逆行P′波在QRS波群之后，R-P′间期<0.20s。

（3）常有完全性代偿间歇。

考点9 阵发性室上性心动过速（见心电图13）

（1）突然发生，突然终止，频率多为150~250次/分，节律快而规则。

（2）QRS波群形态基本正常，时间<0.10s。

（3）ST-T可无变化，但发作时S-T段可有下移和T波倒置表现。

（4）如能确定房性P′波存在，且P′-R间期≥0.12s，为房性心动过速；如为逆行

P′波，P′-R间期<0.12s或R-P′间期<0.20s，则为交界性心动过速；如不能明确区分，则统称为室上性心动过速。

考点10★★★ 心房颤动（见心电图14）

（1）P波消失，被一系列大小不等、间距不均、形态各异的心房颤动波（f波）所取代，其频率为350~600次/分。

（2）R-R间距绝对不匀齐，即心室率完全不规则。

（3）QRS波群形态一般与正常窦性者相同。

考点11★★ 室性心动过速（见心电图15）（2016版大纲新增考点）

（1）为室性期前收缩的连续状态（连续3次或3次以上），频率多为150~200次/分，R-R大致相等，室律可略有不齐。

（2）QRS波群宽大畸形，时间≥0.12s，T波方向与QRS主波方向相反。

（3）如能发现窦性P波，可见窦性P波的频率比QRS波群的频率明显缓慢，P波与QRS波群之间无固定关系。

（4）可有心室夺获或室性融合波。

考点12 心室颤动（见心电图16）（2016版大纲新增考点）

这是最严重的心律失常，是心脏停跳前的征象，此时表现为QRS-T波完全消失，被大小不等、极不匀齐的低小波所取代，频率为200~500次/分。

考点13★★★ 房室传导阻滞

（1）一度房室传导阻滞（见心电图17）

①窦性P波之后均伴随有QRS波群。

②P-R间期延长，常≥0.21s（老年人>0.22s）。

（2）二度房室传导阻滞（见心电图18、心电图19）

分为二度Ⅰ型和二度Ⅱ型。

二度Ⅰ型表现：①P波规律出现；②P-R间期呈进行性延长（而R-R间距则进行性缩短），直至出现一次心室漏搏，其后P-R间期又恢复为最短，再逐渐延长，直至又出现心室漏搏。这种周而复始的现象，称为房室传导的文氏现象。房室传导比例可为3∶2、4∶3、5∶4等。

二度Ⅱ型表现：①P-R间期恒定（正常或延长），部分P波后无QRS波群；②QRS波群成比例地脱漏，形态一般正常或增宽畸形。房室传导比例常为2∶1、3∶2、4∶3等。

凡连续出现2次或2次以上的QRS波群脱漏者，为高度房室传导阻滞，房室传导比例常呈3∶1、4∶1等。

（3）三度房室传导阻滞（见心电图20）

①P波与QRS波群无固定关系，P-P间距、R-R间距各有其固定的节律。

②心房率>心室率（P波频率高于QRS波群频率）。

③QRS波群形态正常或宽大畸形。

(三) 实战演练

1. 房室传导阻滞心电图表现。(2016、2015、2014)

参考答案：(1) 一度房室传导阻滞：①窦性P波之后均伴随有QRS波群。②P-R间期延长，常≥0.21s（老年人>0.22s）。(2) 二度房室传导阻滞：分为二度Ⅰ型和二度Ⅱ型。二度Ⅰ型表现：①P波规律出现；②P-R间期呈进行性延长（而R-R间距则进行性缩短），直至出现一次心室漏搏，其后P-R间期又恢复为最短，再逐渐延长，直至又出现心室漏搏。这种周而复始的现象，称为房室传导的文氏现象。房室传导比例可为3∶2、4∶3、5∶4等。二度Ⅱ型表现：①P-R间期恒定（正常或延长），部分P波后无QRS波群；②QRS波群成比例地脱漏，形态一般正常或增宽畸形。房室传导比例常为2∶1、3∶2、4∶3。凡连续出现2次或2次以上的QRS波群脱漏者，为高度房室传导阻滞，房室传导比例常呈3∶1、4∶1等。(3) 三度房室传导阻滞：①P波与QRS波群无固定关系，P-P间距、R-R间距各有其固定的节律。②心房率>心室率（P波频率高于QRS波群频率）。③QRS波群形态正常或宽大畸形。

2. 房颤的心电图表现。(2015、2014、2013)

参考答案：①P波消失，被一系列大小不等、间距不均、形态各异的心房颤动波（f波）所取代，其频率为350～600次/分。②R-R间距绝对不匀齐，即心室率完全不规则。③QRS波群形态一般与正常窦性者相同。

3. 急性心肌梗死的心电图表现。(2014)

参考答案：表现为S-T段呈弓背向上抬高，并可与T波融合形成单向曲线，可出现异常Q波或QS波，继而S-T段逐渐下降，直立T波开始倒置，并逐渐加深。坏死型Q波、损伤型S-T段抬高和缺血型T波倒置在此期可同时出现。

4. 室速的心电图表现。(2014)

参考答案：①为室性早搏的连续状态（连续3次或3次以上），频率多为150～200次/分，R-R大致相等，室律可略有不齐。②QRS波群宽大畸形，时间>0.12s，T波方向与QRS主波方向相反。③如能发现窦性P波，可见窦性P波的频率比QRS波群的频率明显缓慢，P波与QRS波群之间无固定关系。④可有心室夺获或室性融合波。

5. 三度房室传导阻滞。(2013)

参考答案：①P波与QRS波群无固定关系，P-P间距、R-R间距各有其固定的节律。②心房率>心室率（P波频率高于QRS波群频率）。③QRS波群形态正常或宽大畸形。

6. 心绞痛的心电图表现。(2013)

参考答案：①典型心绞痛：发作时可出现暂时性急性心肌缺血的表现：面对缺血区的导联上出现S-T段水平型或下垂型压低≥0.1mV，T波倒置、低平或双向。②变异型心绞痛：心电图特点为S-T段抬高，常伴T波高耸，对应导联则表现为S-T段压低。

◆X 线片

本部分所考查的内容为看图判断，以下考点中的 X 线图片内容请扫描微信二维码按图号查看。

扫一扫，看图片

（一）考试介绍

考查西医诊断学中影像学内容。本类考题与西医答辩考题 2 选 1 抽题作答，每题 5 分，共 5 分。

【样题】气胸的 X 线表现。

答案：

肺组织被气体压缩，于壁层胸膜与脏层胸膜之间形成无肺纹理的气胸区，少量气胸时，气胸区呈线状或带状无肺纹理区；大量气胸时，气胸区可占据肺野中外带；张力性气胸，可将肺完全压缩在肺门区，呈均匀的软组织影，可使纵隔向健侧移位，膈肌向下移位。

（二）考点汇总

考点 1　肺气肿

①两肺野透亮度增加。②肺纹理分布稀疏、纤细。③横膈位置低平（膈穹隆平坦，位置下降），活动度减弱。④胸廓呈桶状胸，前后径增宽，肋骨横行，肋间隙增宽。⑤心影狭长，呈垂位心。⑥侧位胸片见胸骨后间隙增宽。

考点 2★★　气胸（见 X 线片 1）

肺组织被气体压缩，于壁层胸膜与脏层胸膜之间形成无肺纹理的气胸区，少量气胸时，气胸区呈线状或带状无肺纹理区；大量气胸时，气胸区可占据肺野中外带；张力性气胸，可将肺完全压缩在肺门区，呈均匀的软组织影，可使纵隔向健侧移位，膈肌向下移位。

考点 3★★　胸腔积液（见 X 线片 2、X 线片 3）

（1）游离性胸腔积液

游离性胸腔积液最先积存在后肋膈角。

①少量积液时，于站位胸片正位时，仅见肋膈角变钝。

②中等量积液时，胸片可见渗液曲线，液体上缘呈外高内低边缘模糊的弧线样影，此为胸腔积液的典型 X 线表现。

③大量积液时，患侧肺野呈均匀致密阴影，纵隔向健侧移位，肋间隙增宽，膈肌下移。

（2）局限性胸腔积液

胸腔积液存于胸腔某个局部称为局限性胸腔积液，如包裹性胸腔积液、叶间积液等。

①包裹性积液：胸膜炎时，脏、壁层胸膜粘连使积液局限于胸膜腔的某部位，称

为包裹性胸腔积液。好发于侧后胸壁。

②叶间积液：胸腔积液局限在水平裂或斜裂的叶间裂时，称叶间积液。侧位胸片上可见液体位于叶间裂位置，呈梭形，密度均匀，边缘清晰。

考点4　急性胃肠穿孔（见X线片4）

X线主要征象为膈下游离气体，表现为双侧膈下线条状或新月状透光影，也称气腹。50mL以上的气体X线才能发现。

考点5　肠梗阻（见X线片5）（2016版大纲新增考点）

典型X线表现为梗阻上段肠管扩张、积气、积液。肠内有气液平面，长短不一，高低不等，如阶梯状。

考点6　长骨骨折（见X线片6）（2016版大纲新增考点）

长骨骨折是指长骨完整性和连续性发生断裂或粉碎，X线表现为锐利而透明的骨折线，细微或不全骨折有时看不到明确的骨折线，而表现为骨皮质皱折、成角、凹折、裂痕，骨小梁中断、扭曲或嵌插。在中心X线通过骨折断面时，则骨折线显示清楚，否则显示不清，甚至不易发现。严重骨折骨骼常弯曲、变形。嵌入性或压缩性骨折骨小梁紊乱，甚至密度增高，而看不到骨折线。

（三）实战演练

1. 游离性胸腔积液X线表现。(2016)

参考答案：游离性胸腔积液最先积存在后肋膈角。①少量积液时，于站位胸片正位时，仅见肋膈角变钝。②中等量积液时，胸片可见渗液曲线，液体上缘呈外高内低边缘模糊的弧线样影，此为胸腔积液的典型X线表现。③大量积液时，患侧肺野呈均匀致密阴影，纵隔向健侧移位，肋间隙增宽，膈肌下移。

2. 胸水表现。(2015)

参考答案：①少量积液时，于站位胸片正位时，仅见肋膈角变钝。②中等量积液时，胸片可见渗液曲线，液体上缘呈外高内低边缘模糊的弧线样影，此为胸腔积液的典型X线表现。③大量积液上缘达第2前肋水平以上，患侧肺野呈均匀致密阴影，肋间隙增宽，纵隔向健侧移位大量积液时，患侧肺野呈均匀致密阴影，纵隔向健侧移位，肋间隙增宽，膈肌下移。

◆ **实验室检查**

（一）考试介绍

考查西医诊断学中实验室检查的内容。本类考题与西医答辩考题2选1抽题作答，每题5分，共5分。

【样题】血沉增快的临床意义。

答案：

（1）生理性增快：见于妇女月经期、妊娠、儿童、老年人。

（2）病理性增快：①各种炎症，如细菌性急性炎症、风湿热和结核病活动期；

②损伤及坏死,如急性心肌梗死、严重创伤、骨折等;③恶性肿瘤;④各种原因导致的高球蛋白血症,如多发性骨髓瘤、感染性心内膜炎、系统性红斑狼疮、肾炎、肝硬化等;⑤贫血。

(二)考点汇总

考点1★★ 血红蛋白测定和红细胞计数

【参考值】

	血红蛋白测定	红细胞计数
男	120~160g/L	$(4.0~5.5)\times10^{12}/L$
女	110~150g/L	$(3.5~5.0)\times10^{12}/L$
新生儿	100~190g/L	$(6.0~7.0)\times10^{12}/L$

【临床意义】

(1) 红细胞和血红蛋白减少

贫血分为四级,轻度:男性低于120g/L,女性低于110g/L但高于90g/L;中度:60~90g/L;重度:30~60g/L;极重度:低于30g/L。贫血可分为三类:①红细胞生成减少,见于造血原料不足(如缺铁性贫血、巨幼细胞贫血),造血功能障碍(如再生障碍性贫血、白血病等),慢性系统性疾病(慢性感染、恶性肿瘤、慢性肾病等);②红细胞破坏过多,见于各种溶血性贫血;③失血,如各种失血性贫血。

(2) 红细胞和血红蛋白增多

相对性红细胞增多:见于大量出汗、连续呕吐、反复腹泻、大面积烧伤等。

绝对性红细胞增多:①继发性:生理性增多见于新生儿、高山居民、登山运动员和重体力劳动者。病理性增多见于阻塞性肺气肿、肺源性心脏病、发绀型先天性心脏病。②原发性:见于真性红细胞增多症。

考点2★★ 白细胞计数及白细胞分类计数

【参考值】

白细胞总数:成人:$(4~10)\times10^9/L$;儿童:$(5~12)\times10^9/L$;新生儿:$(15~20)\times10^9/L$。

分类计数:中性杆状核:0.01~0.05;中性分叶核:0.50~0.70;嗜酸性粒细胞:0.005~0.05;嗜碱性粒细胞:0~0.01;单核细胞:0.03~0.08。

【临床意义】

(1) 反应性粒细胞增多:见于①感染。②严重组织损伤。③急性大出血、溶血。④其他:如中毒、类风湿关节炎及应用某些药物如皮质激素等。

(2) 异常增生性粒细胞增多:见于急、慢性粒细胞性白血病,骨髓增殖性疾病(骨髓纤维化、真性红细胞增多症)等。

考点3★★★ 淋巴细胞
【参考值】
淋巴细胞：0.20~0.40。
【临床意义】
①感染性疾病：主要为病毒感染，如麻疹、风疹、水痘、流行性腮腺炎、传染性单核细胞增多症等，也可见于某些杆菌感染，如结核病、百日咳、布氏杆菌病。②某些血液病。③急性传染病的恢复期。

考点4 血小板计数
【参考值】
$(100~300) \times 10^9/L$。
【临床意义】
（1）血小板减少：血小板数低于 $100 \times 10^9/L$。见于再生障碍性贫血、急性白血病、原发性血小板减少性紫癜、脾功能亢进等。
（2）血小板增多：血小板数高于 $400 \times 10^9/L$。血小板反应性增多见于脾脏摘除术后、急性大失血及溶血之后。血小板原发性增多见于真性红细胞增多症、原发性血小板增多症、慢性粒细胞性白血病等。

考点5★★★ 红细胞沉降率测定
【参考值】
成年男性：0~15mm/h；成年女性：0~20mm/h。
【临床意义】
（1）生理性增快：见于妇女月经期、妊娠、儿童、老年人。
（2）病理性增快：见于①各种炎症，如细菌性急性炎症、风湿热和结核病活动期；②损伤及坏死，如急性心肌梗死、严重创伤、骨折等；③恶性肿瘤；④各种原因导致的高球蛋白血症，如多发性骨髓瘤、感染性心内膜炎、系统性红斑狼疮、肾炎、肝硬化等；⑤贫血。

考点6★★★ 尿液酸碱反应
【参考值】
pH4.5~8.0（平均6.5）。
【临床意义】
尿液酸度增高见于多食肉类、蛋白质，代谢性酸中毒，痛风等；碱性尿见于多食蔬菜、服用碳酸氢钠类药物、代谢性碱中毒、呕吐等。

考点7★ 尿酮体
【参考值】
定性试验为阴性。

【临床意义】

尿酮体包括乙酰乙酸、β羟丁酸和丙酮。糖尿病酮症酸中毒时尿酮体呈强阳性反应,妊娠呕吐、重症不能进食等也可呈阳性。

考点8 尿液红细胞

【参考值】

玻片法平均0~3/HP,定量检查0~5/uL。

【临床意义】

离心后的尿沉渣,若红细胞>3/HP,尿外观无血色者,称为镜下血尿;尿内含血量较多,外观呈红色,称肉眼血尿。多形性红细胞大于计数的80%称为肾小球源性血尿,见于各类肾小球疾病,如急慢性肾小球肾炎、紫癜性肾炎、狼疮性肾炎等;多形性红细胞<50%,为非肾小球性血尿,见于泌尿系统肿瘤、肾结石、肾盂肾炎、急性膀胱炎等。

考点9★ 粪便一般性状检查

(1) 水样或粥样稀便:见于各种感染性或非感染性腹泻,如急性胃肠炎、甲状腺功能亢进症等。

(2) 米泔样便:见于霍乱患者。

(3) 黏液脓样或黏液脓血便:常见于痢疾、溃疡性结肠炎、直肠癌等。在阿米巴痢疾时,以血为主,呈暗红色果酱样;细菌性痢疾则以黏液及脓为主。

(4) 鲜血便:多见于肠道下段出血。痔疮出血滴落于粪便之后,肛裂出血则附于秘结粪便的表面。

(5) 柏油样便:见于各种原因引起的上消化道出血。

(6) 白陶土样便:见于各种原因引起的胆管阻塞。

(7) 细条状便:多见于直肠癌。

考点10★ 粪便检查出现大量白细胞、红细胞的临床意义

(1) 白细胞:大量白细胞出现,见于急性细菌性痢疾、溃疡性结肠炎。过敏性结肠炎、肠道寄生虫时,可见较多的嗜酸性粒细胞。

(2) 红细胞:肠道下段炎症或出血时可见,如痢疾、溃疡性结肠炎、结肠癌、痔疮出血、直肠息肉等。

考点11★ 隐血试验阳性的临床意义

常见于消化性溃疡的活动期、胃癌、钩虫病以及消化道炎症、出血性疾病等。消化性溃疡隐血试验呈间断阳性,消化道癌症呈持续性阳性,故本试验对消化道出血的诊断及消化道肿瘤的普查、初筛和监测均有重要意义。服用铁剂,食用动物血或肝类、瘦肉以及大量绿叶蔬菜时,可出现假阳性。口腔出血或消化道出血被咽下后,可呈阳性反应。

考点 12★ 血清氨基转移酶测定

【参考值】

ALT 10~40U/L，AST 10~40U/L，ALT/AST≤1。

【临床意义】

（1）肝脏疾病：①病毒性肝炎时，ALT 与 AST 均显著升高，以 ALT 升高更加明显，是诊断病毒性肝炎的重要检测项目。急性重症肝炎 AST 明显升高，但在病情恶化时，黄疸进行性加深，酶活性反而降低，即出现"胆酶分离"现象，提示肝细胞严重坏死，预后不良。②慢性病毒性肝炎转氨酶轻度上升或正常。③肝硬化转氨酶活性正常或降低。④肝内、外胆汁淤积。⑤酒精性肝病、药物性肝炎、脂肪肝、肝癌等，转氨酶轻度升高或正常。酒精性肝病 AST 显著增高，ALT 轻度增高。

（2）心肌梗死：急性心肌梗死后 6~8 小时 AST 增高，4~5 天后恢复正常。

（3）其他疾病：骨骼肌疾病、肺梗死、肾梗死等转氨酶轻度升高。

考点 13★ γ-谷氨酰转移酶（γ-GT）

【参考值】

γ-GT<50U/L。

【临床意义】

γ-GT 增高：见于①肝癌。②胆道阻塞。③肝脏疾病：急性肝炎 γ-GT 呈中等度升高；慢性肝炎、肝硬化的非活动期，γ-GT 正常，若 γ-GT 持续升高，提示病变活动或病情恶化；急慢性酒精性肝炎、药物性肝炎，γ-GT 可明显升高。

考点 14 胆红素代谢检查

	血清胆红素定量（μmol/L）			尿液		粪便	
	总胆红素	非结合胆红素	结合胆红素	尿胆原	尿胆红素	颜色	粪胆原
健康人	3.4~17.1	1.7~10.2	0~6.8	1:20（-）	（-）	黄褐色	正常
溶血性黄疸	↑↑	↑↑	轻度↑或正常	强（+）	（-）	加深	增加
阻塞性黄疸	↑↑	轻度↑或正常	↑↑	（-）	（+）	变浅或灰白色	↓或消失
肝细胞性黄疸	↑↑	↑	↑	（+）或（-）	（+）	变浅或正常	↓或正常

考点 15 抗-HBs 阳性的临床意义

HBsAg 具有抗原性，不具有传染性。HBsAg 是感染 HBV 的标志，见于 HBV 携带者或乙肝患者。抗-HBs 一般在发病后 3~6 个月才出现，是一种保护性抗体。抗-HBs 阳性，见于注射过乙型肝炎疫苗或曾感染过 HBV，目前 HBV 已被清除者，对 HBV

已有了免疫力。

考点 16　抗-HBc 阳性的临床意义

抗-HBc 不是中和抗体,而是反映肝细胞受到 HBV 侵害的可靠指标,主要有 IgM 和 IgG 两型。抗-HBc IgM 是机体感染 HBV 后出现最早的特异性抗体,滴度较高。抗-HBc IgM 阳性,是诊断急性乙肝和判断病毒复制的重要指标,并提示有强传染性。抗-HBc IgG 阳性高滴度,表明患有乙型肝炎且 HBV 正在复制;抗-HBc IgG 阳性低滴度,则是 HBV 既往感染的指标,可在体内长期存在,有流行病学意义。

考点 17　抗-HBe 阳性的临床意义

HBeAg 阳性表示有 HBV 复制,传染性强。抗-HBe 多见于 HBeAg 转阴的病人,它意味着 HBV 大部分已被清除或抑制,是传染性降低的一种表现。抗-HBe 并非保护性抗体,它不能抑制 HBV 的增殖。

考点 18★★　乙肝五项判读

HBsAg、HBeAg 及抗-HBc 阳性俗称"大三阳",提示 HBV 正在大量复制,有较强的传染性。HBsAg、抗-HBe 及抗-HBc 阳性俗称"小三阳",提示 HBV 复制减少,传染性已降低。

考点 19★　内生肌酐清除率(Ccr)测定

【参考值】

80~120mL/min。

【临床意义】

(1) 评价肾功能损害程度:根据 Ccr 将肾功能分四期:50~80mL/min 为肾功能代偿期,20~50m/min 为肾功能代偿期,10~20mL/min 为肾功能衰竭期,Ccr<10mL/min 为尿毒症期。

(2) 指导治疗。

考点 20★　血肌酐(Cr)测定

【参考值】

全血肌酐:88~177μmol/L。血清或血浆肌酐:男性 53~106μmol/L;女性 44~97μmol/L。

【临床意义】

测定血中 Cr 浓度可反映肾小球的滤过功能,敏感性优于血尿素氮,是评价肾功能损害程度的重要指标。肾功能代偿期 Cr133~177μmol/L,肾功能失代偿期 Cr186~442μmol/L,肾功能衰竭期 Cr445~701μmol/L,尿毒症期 Cr>707μmol/L。

考点 21★　血清尿素氮(BUN)测定

【参考值】

成人:3.2~7.1mmol/L。

【临床意义】

(1) 肾前性因素：肾血流量不足：见于脱水、心功能不全、休克、水肿、腹水等。

(2) 肾脏疾病：如慢性肾炎、肾动脉硬化症、严重肾盂肾炎、肾结核和肾肿瘤的晚期。对尿毒症的诊断及预后估计有重要意义。

(3) 肾后性因素：尿路梗阻，如尿路结石、前列腺肥大、泌尿生殖系统肿瘤等。

(4) 体内蛋白质分解过剩：见于急性传染病、脓毒血症、上消化道出血、大面积烧伤、大手术后和甲状腺功能亢进症等。

考点 22 ★ 血清尿酸（UA）测定

【参考值】

男性：268~488μmol/L；女性：178~387μmol/L

【临床意义】

(1) 血清尿酸增高：见于①UA 排泄障碍，如急慢性肾炎、肾结石、尿道梗阻等。②UA 生成增加，见于痛风、慢性白血病、多发性骨髓瘤等。③进食高嘌呤饮食过多。④药物影响如吡嗪酰胺等。

(2) 血清尿酸降低：见于重症肝病、肝豆状核变性等。

考点 23 ★ 血糖测定

【参考值】

空腹血糖（葡萄糖氧化酶法）：血清 3.9~6.1mmol/L（70~110mg/L）。

【临床意义】

病理性高血糖：见于①各型糖尿病。②其他内分泌疾病，如甲状腺功能亢进症、嗜铬细胞瘤、肾上腺皮质功能亢进等。③应激性高血糖，如颅内高压、颅脑外伤、中枢神经系统感染、心肌梗死等。④药物影响，如噻嗪类利尿剂、口服避孕药、泼尼松等。⑤肝脏和胰腺疾病，如严重肝病、重症胰腺炎、胰腺癌等。⑥其他，如高热、呕吐、腹泻等。

考点 24 口服葡萄糖耐量试验（OGTT）

【参考值】

空腹血糖（FBG）＜6.1mmol/L（110mg/dL），口服葡萄糖 30~60min 达高峰，峰值＜11.1mmol/L（200mg/dL）；2 小时血糖＜7.8mmol/L（140mg/dL），3 小时回复到正常水平。全部尿糖定性试验均为阴性。

【临床意义】

(1) 糖耐量受损（IGT）：FBG＜7.0mmol/L，OGTT 2 小时血糖介于 7.8~11.1mmol/L 之间。见于甲状腺功能亢进症、皮质醇增多症、肢端肥大症、肥胖症等。

(2) 糖耐量增高：空腹血糖正常或减低，服糖后血糖上升不明显，耐量曲线平坦。见于甲状腺功能减退症、肾上腺皮质功能减退、皮质功能低下等。

考点25 糖化血红蛋白检测（2016版大纲新增考点）

【参考值】

HbA_1c 4%~6%，HbA_1 5%~8%。

【临床意义】

可反映采血前2~3个月血糖的平均水平。

①评价糖尿病控制程度：HbA_1c增高提示近2~3月糖尿病控制不良，HbA_1c越高，血糖水平越高，病情越重，可作为糖尿病长期控制的检测指标。

②筛检糖尿病：美国糖尿病协会将$HbA_1c>6.5\%$作为糖尿病诊断标准之一。

③鉴别高血糖：糖尿病性高血糖的HbA_1c增高，而应激性糖尿病的HbA_1c正常。

④预测血管并发症：$HbA_1c>10\%$，提示血管并发症重。

考点26★ 血清总胆固醇（TC）测定

【参考值】

合适水平：TC<5.20mmol/L。边缘水平：5.23~5.69mmol/L。升高：TC>5.72mmol/L。

【临床意义】

（1）TC增高：TC增高是冠心病的危险因素之一，高TC者动脉硬化、冠心病的发生率较高。TC升高还见于甲状腺功能减退症、糖尿病、肾病综合征、胆总管阻塞、长期高脂饮食等。

（2）TC降低：见于重症肝脏疾病，如急性重型肝炎、肝硬化等。

考点27★ 血清甘油三酯（TG）测定

【参考值】

0.56~1.70mmol/L。

【临床意义】

（1）TG增高：常见于冠心病、原发性高脂血症、动脉硬化症、肥胖症、阻塞性黄疸、糖尿病、肾病综合征等。

（2）TG降低：见于甲状腺功能亢进症、肾上腺皮质功能减退或肝功能严重低下等。

考点28 血清脂蛋白测定

【参考值】

（1）低密度脂蛋白胆固醇（LDL-C）：≤3.12mmol/L为合适范围，3.15mmol/L~3.61mmol/L为边缘性升高，>3.64mmol/L为升高。

（2）高密度脂蛋白胆固醇（HDL-C）：1.03~2.07mmol/L，>1.04mmol/L为合适范围，<0.91mmol/L为降低。

【临床意义】

（1）高密度脂蛋白胆固醇：HDL-C具有抗动脉粥样硬化作用，与TG呈负相关，也与冠心病发病呈负相关。HDL-C明显降低，多见于心脑血管病、糖尿病、肝炎、肝硬化等。

(2) 低密度脂蛋白胆固醇：LDL-C 与冠心病发病呈正相关，LDL-C 升高是动脉粥样硬化的潜在危险因素。

考点 29 ★★ 血钾测定

【参考值】

3.5~5.5mmol/L

【临床意义】

(1) 血清钾增高：见于①肾脏排钾减少，如急慢性肾功能不全及肾上腺皮质功能减退等；②摄入或注射大量钾盐，超过肾脏排钾能力；③严重溶血或组织损伤；④组织缺氧或代谢性酸中毒时大量细胞内的钾转移至细胞外。

(2) 血清钾降低：见于①钾盐摄入不足，如长期低钾饮食、禁食或厌食等；②钾丢失过多，如严重呕吐、腹泻或胃肠减压，应用排钾利尿剂及肾上腺皮质激素。

考点 30 血清钠测定

【参考值】

135~145mmol/L。

【临床意义】

(1) 血清钠增高：临床上较少见，可因过多地输入含钠盐的溶液、肾上腺皮质功能亢进、脑外伤或急性脑血管病等所致。

(2) 血清钠降低：临床上较常见。见于①胃肠道失钠，如幽门梗阻，呕吐，腹泻，胃肠道、胆道、胰腺手术后造瘘、引流等；②尿钠排出增多，见于严重肾盂肾炎、肾小管严重损害、肾上腺皮质功能不全、糖尿病及应用利尿剂治疗等；③皮肤失钠，如大量出汗、大面积烧伤及创伤等；④抗利尿激素过多，如肾病综合征、肝硬化腹水及右心衰竭等。

考点 31 ★★ 淀粉酶（AMS）测定

【参考值】

Somogyi 法：血清 800~1800U/L，尿液 100~1200U/L。

【临床意义】

(1) 活性增高：见于①胰腺炎：急性胰腺炎血、尿淀粉酶明显升高，慢性胰腺炎急性发作、胰腺囊肿等 AMS 也升高；②胰腺癌；③急腹症，如消化性溃疡穿孔、机械性肠梗阻、胆管梗阻、急性胆囊炎等。

(2) 活性降低：见于慢性胰腺炎、胰腺癌。

考点 32 血清肌酸激酶（CK）测定

【参考值】

酶偶联法（37℃）：男性 38~174U/L，女性 26~140U/L。

【临床意义】

(1) 心脏疾患：①急性心肌梗死：发病后数小时即开始增高，是 AMI 早期诊断的敏感指标之一；②心肌炎。

(2) 骨骼肌病变与损伤：如多发性肌炎、进行性肌营养不良、重症肌无力等。

(3) 其他：心脏或非心脏手术及心导管术、电复律等时，均可引起 CK 活性升高。

考点 33 血清肌酸激酶同工酶测定

【参考值】

琼脂糖凝胶电泳法：CKMM 活性 94% ~ 96%，CKMB 活性 <5%，CKBB 极少或为 0。

【临床意义】

(1) CKMB 增高：见于①急性心肌梗死：是早期诊断急性心肌梗死的重要指标，特异性及敏感性较高；②其他心肌损伤：如心肌炎、心脏手术等。

(2) CKMM 增高：见于急性心肌梗死，其他肌肉疾病，如重症肌无力、肌萎缩、多发性肌炎，以及手术、创伤等。

(3) CKBB 增高：见于①神经系统疾病，如脑梗死、脑损伤、脑出血等；②肿瘤，如肺、肠、胆囊、前列腺等部位肿瘤。

考点 34 心肌肌钙蛋白 T（cTnT）测定

【参考值】

ELISA 法：cTnT 0.02 ~ 0.13μg/L。超过 0.2μg/L 为诊断临界值，超过 0.5μg/L 可诊断为急性心肌梗死。

【临床意义】

(1) 急性心肌梗死：发病 3~6h 后 cTnT 开始升高，其敏感性及特异性优于 CKMB 和 LDH。

(2) 不稳定型心绞痛：cTnT 也常升高，提示有微小心肌梗死的可能。

考点 35 肌钙蛋白 I（cTnI）测定（2016 版大纲新增考点）

【参考值】

ELISA 法：cTnI <0.2μg/L。诊断临界值为 >1.5μg/L。

【临床意义】

(1) 急性心肌梗死：在发病 3~6h 后 cTnI 开始升高，其特异性较 cTnT 高。

(2) 不稳定型心绞痛：cTnI 也可升高，提示有小范围梗死的可能。

考点 36 肌红蛋白（Mb）测定

【参考值】

定性：阴性。

【临床意义】

(1) 急性心肌梗死：可用于急性心肌梗死的早期诊断，但其特异性较差。

(2) 其他疾病：如骨骼肌损伤、肌营养不良、多发性肌炎以及肾衰竭、心力衰竭等。

考点37★ B型心钠素（心力衰竭标志物）测定（2016版大纲新增考点）

【参考值】

BNP1.5～9pml/L，判断值＞22pmol/L。

诊断心衰的 NT-pro-BNP 界值建议：年龄小于50岁为450pg/mL，50～70岁为900pg/mL，超过70岁为1800pg/mL，低于300pg/mL 可基本排除心衰。

【临床意义】

（1）用于心衰的诊断、分级和预后判断：NT-pro-BNP＞2000pg/mL 基本可确定心衰，NT-pro-BNP＜400pg/mL 基本可除外心衰。

（2）AMI诊断：BNP可反映心肌梗死面积及严重程度。

（3）呼吸困难的鉴别。

（4）心脏疾病治疗检测。

（5）其他心脏疾病诊断。

考点38★ 抗链球菌溶血素"O"（ASO）测定

【参考值】

定性：阴性。定量：ASO＜500U（乳胶凝集法）。

【临床意义】

ASO升高常见于A群溶血性链球菌感染及感染后免疫反应所致的疾病，如感染性心内膜炎及扁桃体炎、风湿热、链球菌感染后急性肾小球肾炎等。

考点39★ 类风湿因子（RF）检查

【参考值】

定性：阴性。定量：血清稀释度＜1∶10。

【临床意义】

（1）未经治疗的类风湿关节炎病人，RF阳性率为80%，且滴度常超过1∶160。

（2）系统性红斑狼疮、硬皮病、皮肌炎等风湿性疾病，以及感染性疾病如传染性单核细胞增多症、感染性心内膜炎、结核病等，RF也可阳性，但其滴度均较低。有1～4%的正常人可呈弱阳性反应，尤以75岁以上的老年人多见。

考点40★ 血清甲胎蛋白（AFP）测定

【参考值】

RIA或ELISA法：＜20μg/L。

【临床意义】

（1）原发性肝癌：AFP是目前诊断原发性肝细胞癌最特异的标志物，50%患者AFP＞300μg/L，但也有部分病人AFP不增高或增高不明显。

（2）病毒性肝炎、肝硬化：AFP可升高（常＜200μg/L）。

（3）妊娠：3～4个月后，AFP上升，7～8个月达高峰（400μg/L），分娩后约3周即恢复正常。孕妇血清中AFP异常升高，有可能为胎儿神经管畸形。

(4) 其他：胚胎性肿瘤、胃癌、胰腺癌等血中 AFP 也可增加。

考点 41　浆膜腔积液检测

根据浆膜积液的形成原因及性质的不同，可分为漏出液和渗出液两类。

项目	漏出液	渗出液
原因	非炎症性	炎症、肿瘤、或理化刺激
外观	淡黄、浆液性	黄色、脓性、血性、乳糜性
透明度	透明或微混	多混浊
比重	<1.015	>1.018
凝固	不自凝	能自凝
黏蛋白定性	阴性	阳性
蛋白质质量	<25g/L	>30g/L
葡萄糖定量	与血糖相近	常低于血糖水平
细胞计数	常 $<100 \times 10^6/L$	常 $>500 \times 10^6/L$
细胞分类	以淋巴细胞为主	以中性粒细胞或淋巴细胞为主
细菌检查	阴性	可找到致病菌
LDH	<200IU	>200IU

考点 42　血气分析

【参考值】

动脉血氧分压（PaO_2）95～100mmHg；动脉血氧饱和度（SaO_2）95%～98%；动脉血二氧化碳分压（$PaCO_2$）35～45mmHg；pH 为 7.35～7.45，平均 7.4；标准碳酸氢盐（SB）22～27mmol/L；实际碳酸氢盐（AB）22～27mmol/L；缓冲碱（BB）45～55mmol/L；碱剩余（BE）0±3mmol/L；血浆二氧化碳总量（TCO_2）23～31mmol/L；阴离子间隙（AG）8～16mmol/L。

【临床意义】

(1) 代谢性酸中毒：常见病因有糖尿病酮症酸中毒、长期高热、严重感染、休克、肾功能衰竭、严重腹泻、肠瘘等。

(2) 代谢性碱中毒：常见于严重呕吐、幽门梗阻、严重低钾、低氯血症，库欣综合征或长期大量使用糖皮质激素等。

(3) 呼吸性酸中毒：常见于 COPD、肺心病、肺纤维化、严重支气管哮喘、各种病因的呼吸衰竭等。

(4) 呼吸性碱中毒：可见于过度换气，如精神过度紧张、使用呼吸兴奋剂或呼吸机、颅脑病变等。

(5) 呼吸性酸中毒合并代谢性碱中毒：常见于肺心病并发酸碱失衡时，也见于使用碱性药物过量，或使用利尿剂、糖皮质激素不当引起的低血钾、低血氯等。

（6）呼吸性酸中毒合并代谢性酸中毒：是肺心病并发酸碱失衡时的常见表现，还可见于各种病因的严重缺氧、休克，以及COPD、肺纤维化合并严重感染时。

（7）呼吸性碱中毒合并代谢性酸中毒：可见于肺心病并发酸碱平衡紊乱时，或癔症较长时间发作，过度换气同时合并感染发热等。

（8）呼吸性碱中毒合并代谢性碱中毒：是一种严重的碱中毒。临床虽然相对少见，但预后极差。可见于肝硬化合并肝肺综合征时。

（三）实战演练

1. 甘油三酯0.17mmol/L常见于哪些原发性疾病。(2016)

参考答案：见于甲状腺功能亢进症、肾上腺皮质功能减退或肝功能严重低下等。

2. 甲胎蛋白的临床意义。(2016)

参考答案：①原发性肝癌：AFP是目前诊断原发性肝细胞癌最特异的标志物，50%患者AFP＞300μg/L，但也有部分病人AFP不增高或增高不明显。②病毒性肝炎、肝硬化：AFP可升高（常＜200μg/L）。③妊娠：妊娠3～4个月后，AFP上升，7～8个月达高峰（400μg/L），分娩后约3周即恢复正常。孕妇血清中AFP异常升高，有可能为胎儿神经管畸形。④其他：生殖腺胚胎性肿瘤、胃癌、胰腺癌等血中AFP也可增加。

3. 肌酐576μmol/L分在哪一期。(2016、2013)

参考答案：测定血中Cr浓度可反映肾小球的滤过功能，敏感性优于血尿素氮，是评价肾功能损害程度的重要指标。肾功能代偿期Cr133～177μmol/L，肾功能失代偿期Cr186～442μmol/L，肾功能衰竭期Cr445～701μmol/L，尿毒症期Cr＞707μmol/L。肌酐576μmol/L为肾功能衰竭期。

4. 红细胞增多的临床意义。(2015)

参考答案：（1）相对性红细胞增多：见于大量出汗、连续呕吐、反复腹泻、大面积烧伤等。（2）绝对性红细胞增多：①继发性：生理性增多见于新生儿、高山居民、登山运动员和重体力劳动者。病理性增多见于阻塞性肺气肿、肺源性心脏病、发绀型先天性心脏病。②原发性：见于真性红细胞增多症。

5. 尿酮体阳性的临床意义。(2015、2013)

参考答案：尿酮体包括乙酰乙酸、β羟丁酸和丙酮。糖尿病酮症酸中毒时尿酮体呈强阳性反应，妊娠呕吐、重症不能进食等也可呈阳性。

6. 血清钾升高的临床意义。(2015)

参考答案：①肾脏排钾减少，如急慢性肾功能不全及肾上腺皮质功能减退等；②摄入或注射大量钾盐，超过肾脏排钾能力；③严重溶血或组织损伤；④组织缺氧或代谢性酸中毒时大量细胞内的钾转移至细胞外。

7. ALT、AST增高的临床意义。(2015)

参考答案：①病毒性肝炎时，ALT与AST均显著升高，以ALT升高更加明显，是诊断病毒性肝炎的重要检测项目。②酒精性肝病AST显著增高，ALT轻度增高。③急性心肌梗死后6～8小时AST增高，4～5天后恢复正常。④疾病骨骼肌疾病、肺梗死、肾梗死等转氨酶轻度升高。

8. 胆固醇偏高的临床意义。(2015)

参考答案：胆固醇偏高是冠心病的危险因素之一，高 TC 者动脉硬化、冠心病的发生率较高。TC 升高还见于甲状腺功能减退症、糖尿病、肾病综合征、胆总管阻塞、长期高脂饮食等。

9. 血钾 6.3mmol/L 的临床意义。(2015)

参考答案：血钾正常范围为 3.5~5.5mmol/L。血钾 6.3mmol/L 提示血钾增高，见于①肾脏排钾减少，如急慢性肾功能不全及肾上腺皮质功能减退等；②摄入或注射大量钾盐，超过肾脏排钾能力；③严重溶血或组织损伤；④组织缺氧或代谢性酸中毒时大量细胞内的钾转移至细胞外。

10. 抗链球菌溶血素"O"升高的临床意义。(2014、2013)

参考答案：ASO 升高常见于 A 群溶血性链球菌感染及感染后免疫反应所致的疾病，如感染性心内膜炎及扁桃体炎、风湿热、链球菌感染后急性肾小球肾炎等。

11. 尿酸增高的临床意义。(2014)

参考答案：①UA 排泄障碍，如急慢性肾炎、肾结石、尿道梗阻等。②UA 生成增加，见于痛风、慢性白血病、多发性骨髓瘤等。③进食高嘌呤饮食过多。④药物影响如吡嗪酰胺等。

12. 类风湿因子 1:40 的临床意义。(2014)

参考答案：未经治疗的类风湿性关节炎病人，RF 阳性率 80%，另系统性红斑狼疮、硬皮病、皮肌炎等风湿性疾病，及感染性疾病如传染性单核细胞增多症、感染性心内膜炎、结核病等，也可阳性，但滴度低。

13. 血糖 2.5mmol/L 的临床意义。(2014)

参考答案：见于①胰岛 B 细胞增生或肿瘤、胰岛素注射过量等；②缺乏抗胰岛素的激素，如生长激素、甲状腺激素、肾上腺皮质激素等；③肝糖原贮存缺乏，如急性重症肝炎、急性肝炎、肝硬化、肝癌等；④其他，如药物影响（如磺胺药、水杨酸等）、急性乙醇中毒、特发性低血糖等。

14. 检测糖化血红蛋白的临床意义。(2014)

参考答案：①评价糖尿病控制程度：HbA_1c 增高提示近 2~3 月糖尿病控制不良，HbA_1c 越高，血糖水平越高，病情越重，可作为糖尿病长期控制的检测指标。②筛检糖尿病：美国糖尿病协会将 $HbA_1c > 6.5\%$ 作为糖尿病诊断标准之一。③鉴别高血糖：糖尿病高血糖的 HbA_1c 增高，而应激性糖尿病的 HbA_1c 正常。④预测血管并发症：$HbA_1c > 10\%$，提示血管并发症重。

15. 白细胞增高的临床意义。(2013)

参考答案：（1）反应性粒细胞增多见于：①感染。②严重组织损伤。③急性大出血、溶血。④其他：如中毒、类风湿关节炎及应用某些药物如皮质激素等。（2）异常增生性粒细胞增多见于急、慢性粒细胞性白血病，骨髓增殖性疾病（骨髓纤维化、真性红细胞增多症）等。

16. 淀粉酶升高的临床意义。（2013）

参考答案：见于①胰腺炎：急性胰腺炎血、尿淀粉酶明显升高，慢性胰腺炎急性发作、胰腺囊肿等 AMS 也升高；②胰腺癌；③急腹症，如消化性溃疡穿孔、机械性肠梗阻、胆管梗阻、急性胆囊炎等。

17. 脓血便红、白细胞的临床意义。（2013）

参考答案：红细胞：肠道下段炎症或出血时可见，如痢疾、溃疡性结肠炎、结肠癌、痔疮出血、直肠息肉等。白细胞：见于急性细菌性痢疾、溃疡性结肠炎。过敏性结肠炎、肠道寄生虫时，可见较多的嗜酸性粒细胞。

18. 黏液脓血便的临床意义。（2013）

参考答案：见于痢疾、溃疡性结肠炎、直肠癌等。在阿米巴痢疾时，以血为主，呈暗红色果酱样；细菌性痢疾则以黏液及脓为主。

19. 乙肝五项判读。（2013）

参考答案：HBsAg，HBeAg 及抗-HBc 阳性俗称"大三阳"，提示 HBV 正在大量复制，有较强的传染性。HBsAg，抗-HBe 及抗-HBc 阳性俗称"小三阳"，提示 HBV 复制减少，传染性已降低。